全国医药职业教育药学类规划教材

中药鉴定技术

（供中职使用）

主　编　林　萍

主　审　周小雅

编　者　（以姓氏笔画为序）

王克荣　朱春玲　林　萍

赵　颖　黄素高　蔡　瑾

图片处理　何志慧　赵　颖　赖飞娥

中国医药科技出版社

内容提要

本教材分5个单元，第一单元是中药鉴定的基础知识，介绍从事中药鉴定工作的基本常识，强调了中药质量的重要性。第二单元为中药的原植物鉴定，介绍了植物形态学基础，药用植物分类知识。第三单元介绍中药材的性状鉴定基础知识，记载了320种中药材及饮片的真伪优劣鉴别依据。第四单元介绍中药的显微鉴别。第五单元简介中药的理化鉴别，各专业可选择不同的单元作为教学内容。本书供中等专业学校学生使用。

图书在版编目（CIP）数据

中药鉴定技术/林萍主编. —北京：中国医药科技出版社，2009.8
全国医药职业教育药学类规划教材．供中职使用
ISBN 978-7-5067-4276-4

Ⅰ. 中... Ⅱ. 林... Ⅲ. 中药鉴定学-专业学校-教材
Ⅳ. R282.5

中国版本图书馆CIP数据核字（2009）第082938号

美术编辑 陈君杞
版式设计 郭小平

出版 中国医药科技出版社
地址 北京市海淀区文慧园北路甲22号
邮编 100082
电话 发行：010-62227427 邮购：010-62236938
网址 www.cspyp.cn
规格 787×1092mm 1/16
印张 25 ½
字数 425千字
印数 1—5000
版次 2009年8月第1版
印次 2009年8月第1次印刷
印刷 河北省南宫市印刷有限责任公司
经销 全国各地新华书店
书号 ISBN 978-7-5067-4276-4
定价 46.00元

本社图书如存在印装质量问题请与本社联系调换

编写说明

随着我国医药职业教育的迅速发展，医药院校对具有职业教育特色药学类教材的需求也日益迫切，根据国发［2005］35号《国务院关于大力发展职业教育的决定》文件和教育部［2006］16号文件精神，在教育部、国家食品药品监督管理局、教育部高职高专药品类专业教学指导委员会的指导之下，我们在对全国药学职业教育情况调研的基础上，于2007年7月组织成立了全国医药职业教育药学类规划教材建设委员会，并立即开展了全国医药职业教育药学类规划教材的组织、规划和编写工作。在全国20多所医药院校的大力支持和积极参与下，共确定78种教材作为首轮建设科目，其中高职类规划教材52种，中职类规划教材26种。

在百余位专家、教师和中国医药科技出版社的团结协作、共同努力之下，这套“以人才市场需求为导向，以技能培养为核心，以职业教育人才培养必需知识体系为要素、统一规范科学并符合我国医药事业发展需要”的医药职业教育药学类规划教材终于面世了。

这套教材在调研和总结其他相关教材质量和使用情况的基础上，在编写过程中进一步突出了以下编写特点和原则：①确定了“市场需求→岗位特点→技能需求→课程体系→课程内容→知识模块构建”的指导思想；②树立了以培养能够适应医药行业生产、建设、管理、服务第一线的应用型技术人才为根本任务的编写目标；③体现了理论知识适度、技术应用能力强、知识面宽、综合素质较高的编写特点。④高职教材和中职教材分别具备“以岗位群技能素质培养为基础，具备适度理论知识深度”和“岗位技能培养为基础，适度拓宽岗位群技能”的特点。

同时，由于我们组织了全国设有药学职业教育的大多数院校的大批教师参加编写工作，强调精品课程带头人、教学一线骨干教师牵头参与编写工作，从而使这套教材能够在较短的时间内以较高的质量出版，以适应我国医药职业教育发展的需要。

根据教育部、国家食品药品监督管理局的相关要求，我们还将组织开展这套教材的修订、评优及配套教材（习题集、学习指导）的编写工作，竭诚欢迎广大教师、学生对这套教材提出宝贵意见。

全国医药职业教育药学类
规划教材建设委员会
2008 年 5 月

前　言

《中药鉴定技术》为药剂、中药、药品营销专业核心课程之一，通过本课程的学习，学生能够适应药品经营企业与中药相关岗位的工作任务，具有鉴定中药真伪优劣的基本知识与技能。

本教材分5个单元：第一单元是中药鉴定的基础知识，介绍从事中药鉴定工作的基本常识，强调了中药质量的重要性；第二单元为中药的原植物鉴定，介绍了植物形态学基础，药用植物分类知识；第三单元介绍中药材的性状鉴定等基础知识，记载了320种中药材及饮片的真伪优劣鉴别依据；第四单元介绍中药的显微鉴别；第五单元简介中药的理化鉴别，各专业可选择不同的单元作为教学内容。

第三单元按药用部位分为12章，各章节药材按外形排列，以便对比鉴别。各药材列有别名、来源、产地、性状、主要成分、品质、功能与主治等项。其中品质一项摘要记载传统习惯的“为佳”标准；《中国药典》2005年版一部规定的一些质量标准。

本教材的编写依托教学科研立项，资料主要来源于《中华人民共和国药品管理法》和《中国药典》2005年版，并参考有关教材及专著，全书图文并茂，简明扼要。

本教材编写分工如下：林萍负责第一章、第二章、第三章、第四章、第十九章、第二十章、第二十一章、第二十六章、第二十七章；赵颖负责第五章；朱春玲负责第六章、第七章；黄素高负责第八章、第九章、第十章、第十一章、第二十五章；王克荣、林萍负责第十二章、第十三章、第十四章、第十五章、第十六章、第十七章、第十八章；蔡瑾负责第二十二章、第二十三章、第二十四章。

书中插图由何志慧、赵颖、赖飞娥共同完成。

由于编写时间仓促，作者水平有限，书中有不妥之处，敬请广大师生和读者提出宝贵意见。

编　者

2009年3月

目　录

第一单元　绪　论

第二单元　中药原植物鉴定

第三单元　中药的性状鉴别

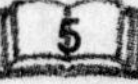

第四单元 中药显微鉴别

第五单元 中药的理化鉴别

第一单元

绪　　论

第一章　中药鉴定技术课程简介

本课程为药剂、中药、药品营销专业核心课程之一，通过本课程的学习，学生能够适应药品经营企业与中药相关岗位的工作任务，具有鉴定中药真伪优劣的基本知识与技能，达到中药调剂员、中药购销员工种中级的职业技能标准中识别中药300种的要求。

一、中药鉴定的基本概念

（一）中药

中药一词有广义与狭义之分。广义的“中药”是指在中医药理论指导下用于防治疾病和医疗保健的天然药物及其制品，包括中药材、中药饮片和中成药；狭义的“中药”特指中药材。

（二）中药材

简称“药材”，指来源于植物、动物或矿物，未经加工或只经过简单产地加工的原料药。

（三）中药饮片

简称“饮片”，是指将中药材经净制、切制、或炮炙后，可直接供调剂或制剂用的加工品。

（四）中成药

是指以中药材或中药饮片为原料，根据药品标准规定的处方，采用适宜的制备工艺制成的，具有一定规格和剂型，可直接用于防治疾病的药品。

（五）中药鉴定

又称“中药鉴别”、“中药检验”或“中药检定”，是指对中药品种和质量进行的检验，包括来源鉴定、性状鉴定、显微鉴定、理化鉴定等方法；涵盖国家药品标准中的“性状”、“鉴别”、“检查”、“浸出物”及“含量测定”等项目。

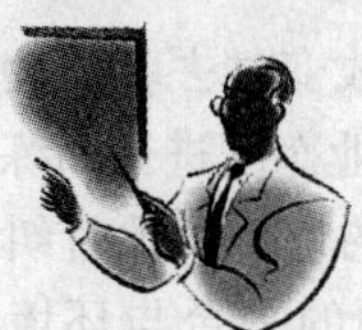

小资料：

据统计，我国中药材品种已达12 807种，临床用复方方剂10万余首，中成药9300余种，中药复方和中成药已成为中药的主要临床使用形式。其中，中成药原料的用量约占全部药材用量的70%以上，且呈逐年上升的趋势。

二、《中药鉴定技术》课程的目标要求

（一）致同学们

1. 课程的内容　中药的外形、颜色、气味，中药内部的细微结构，中药的成分甚至基因，都是我们进行中药鉴别时的观测点。显然这些“点”的观察，或通过物理、化学手段以及借助显微镜等，可以使这些“点”更易于观察和识别。对比不同中药的这些“特征点”，是我们鉴别中药的基本方法。掌握了这种基本的方法，并在众多的中药品种鉴别实践中加以运用直至熟练，就能有效地积累中药鉴别的经验并有效地拓展和提升中药鉴别能力。

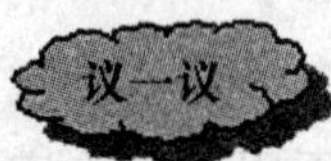

你做好了在药品经营企业与中药相关岗位就业的思想准备了吗？你认为药品经营企业与中药相关岗位人员应具备什么素质？

（二）致教师们

1. 课程的性质与特点　《中药鉴定技术》是直接针对药品经营企业与中药相关岗位的工作任务与能力要求设置的技术性课程，是预期在经营、调剂岗位就业的学习者的必修课。

2. 教学要求

（1）理论教学：教学中应重视培养学生应用知识解决实际问题的能力，这种能力以知识的认知为基础，并以实际工作中的操作意识与操作行为体现出来。要教给学生知识还是要培养学生的能力，本不应再有学术之争。遗憾的是当知识积累到一定程度的，人们容易忘却知识获得的途径与方法，而把知识的识记当作了能力。正如鉴别中药的“特征点”被一一识别后，人们忘记了这些“特征点”提炼与识别的过程和方法，将能够识记某种中药的特征点当作了能力。于是老师不遗余力地教学生很多种中药的鉴别特征，学生也以记得多少种中药为荣，这本不为过，但教学中不免有了许许多多的困惑：学生工作后埋怨老师，上课讲的都没用，因为上课时教的在工作中没有，工作中用的上课时没教；老师则埋怨学校，我的课时不够，我上不完这么多的内容……，如此等等。孰不知这种矛盾其实正是“鱼”与“渔”的问题。因此，要教会学生鉴别中药真伪优劣的过程与方法。要求学生通过比较、对照、分析，能找出各药材之间的异同，从而将学会的知识转化为工作的技能。

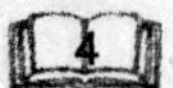

（2）实践教学：《中药鉴定技术》是实践性较强的技术课程，应改变过去验证性实验的实践教学模式，用教－学－做一体教学法，对学生的操作技能与职业态度进行训练。

教－学－做一体教学法的实施应把握实训过程中对操作规范性的评价，及时纠正不良操作行为，以促进规范的操作习惯的养成；要注意创设解决问题的平台与环境，培养应用知识与技能解决实际问题的信心与能力，强调在“做”中学习新知，在“用”中巩固技能。

三、《中药鉴定技术》课程的总体框架与内容

中药的鉴别能力是以观察力为基础的，《中药鉴定技术》课程就是要重点培养学生对鉴别中药特征点的观察力，并以此为基础拓展观察能力在中药鉴别与检验领域中的应用，教会学生鉴别中药真伪优劣的过程与方法。为此《中药鉴定技术》课程设计了四个单元（模块）的观察训练：中药原植物的鉴定；中药材与中药饮片的性状鉴定；中药显微的鉴定；中药的理化鉴定。各单元（模块）均包含两部分内容：一部分重点在观察点的识别与描述等基础技能的训练，是必须达成的基础性目标；另一部分则是观察点识别与描述技能在鉴定具体中药品种时的拓展应用，是拓展性目标，可根据学生的学习情状况予以适当增删和取舍。

第二章 中药的质量

第一节 中药质量的概念

中药主要是用来治病、防病的，所以中药的质量指的就是中药医疗效果的好坏。我国古代医学家在长期的用药实践中，发现中药的疗效与其形、色、气、味等属性有密切联系，总结出一套根据外观判断中药质地的经验。如明代《本草蒙筌》记载："黄芪柔软味甘，易致人肥"而"苜蓿根坚脆味苦，能令人瘦"；知母"柔软肥白有力，枯黯无功"；贝母"黄白轻松者良，油黑重硬者勿用"；地黄"江浙种者受南方阳气，质虽光润而力微，怀庆产者禀北方纯阳，皮有疙瘩而力大"等等。

现代科学研究证明，中药之所以有疗效，是因为含有某些有治疗作用的成分，习惯称"有效成分"。有效成分含量越高，疗效就越好。国家药品标准对一些中药材的有效成分含量作了规定，如黄连含小檗碱不得少于3.6%，薄荷含挥发油不得少于0.80%等等。以有效成分含量的高低来判断药材质量优劣，当然比单凭性状判断质量更加合理，但是目前大多数中药的有效成分还没有查明，评价中药质量暂时仍以传统的性状指标为主。实验证明，药材性状（形、色、气、味等）往往是有效成分的标志，如黄连主要有效成分是味苦、色黄的小檗碱，黄连的苦味浓、黄色深，说明小檗碱含量高，证实了"黄连以色黄味苦者为佳"的传统认识是正确的。再如，中药行业习惯认为"薄荷以香气浓者为佳"，现代证实香气越浓，其中的有效成分挥发油含量越高。因此用性状指标评价中药质量是有一定科学道理的。要制订能准确反映中药疗效的质量标准，必须做大量的研究工作。

第二节 保证和提高中药质量的意义

"质量第一"是中药工作的基本原则，保证和提高中药质量的特殊意义主要体现在以下几个方面。

一、保证中药质量就是保证人民身体健康和生命安全

使用优质中药可以缩短治疗过程，使患者尽快恢复健康；使用疗效不佳或没有疗效的劣质中药则会延误或加重病情；如果使用了假药、变质药材和炮制不合格的有毒药材，还可能产生副作用，甚至使患者中毒死亡。所以中药质量是"人命关天"的大问题切不可掉以轻心。

二、保证中药质量是继承和发扬中医药学的关键

中医药学历经数千年而不衰，至今仍在国内外享有盛誉，主要是因为它有确切的、显

著的医疗效果。中医的疗效主要是通过中药质量来体现的，如果中药质量低劣，医术再高的医生也难以取得预期的疗效。目前，一些地方的药材质量普遍下降，已经影响到临床疗效和中医中药的声誉。这种情况若继续发展下去将使人们不信任中医中药，不愿意学中医中药，那样中医药事业就无法继承，更谈不上发展。因此提高药材质量，不让“医亡于药”的担忧成为现实，正是我们这一代中药工作者的历史责任。

三、提高中药质量是增产节约的重要途径

一般情况下，中药的质量与用量成反比关系，质量越好，用量越小；质量越差，用量越大。使用优质中药，提高中药质量就可以在不增加中药数量的前提下增加经济收入，也就等于增加中药的数量。

劣质药材越多，造成的人力、物力、财力的浪费也越大；如果中药完全变质，那么，以前为它所做的一切工作就都成了无效劳动。保证和提高中药的质量不仅能增加社会财富，也可以节约社会劳动和国家资金，减少消费者的无效，对国家、个人都有好处。因此，中药质量优良，在国际国内市场竞争中，还能提高我们国家和企业的信誉。所以，中药不能单看数量，更要注重质量。

第三节　影响中药质量的因素

影响中药质量的因素是多方面的。中药来源于自然界的植物、动物、矿物，要经过生产、采集、加工、包装、运输、贮藏、检验等，其中任何一个环节的疏忽，都会破坏有效成分，导致中药质量下降，甚至丧失药用价值。

一、产地对中药质量的影响

我国各地均产中药材，但各地中药质量高低不等。主产于某些地区，在同种药材中质量最好的称为“道地药材”；生产道地药材的产区称为“道地产区”。全国各省区都有自己的道地药材，如河南有“四大怀药”（怀牛膝、怀山药、怀地黄、怀菊花），浙江有“浙八味”（浙玄参、杭白芍、杭菊花、浙元胡、温郁金、浙贝母、浙麦冬、浙白术），广东有“十大广药”（广藿香、广陈皮、广佛手、广地龙、阳春砂、沉香、益智仁、金钱白花蛇、高良姜），再如东北的人参、鹿茸、五味子、华北的黄芪、党参，西北的大黄、甘草等，都是质量上乘、文明中外的道地药材。我国南方尤其是西南各省的道地药材较多，故中药企业常以“川广云贵”的招牌标榜自己货全质优。

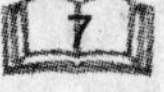

现代科学实验证明，同一种中药由于产地不同，质量确有差异。例如，广州产的穿心莲抗菌作用较福建、安徽产者为优，西北产的大黄中蒽醌衍生物含量高，泻下作用强；而黑龙江双城等地产的大黄中鞣质含量高，蒽醌衍生物少，反而有止泻作用。这些研究成果为道地药材提供了科学依据，说明中药行业讲究“道地”的传统是有道理的。

近年来我国在一些道地药材产区开始推行《中药材生产质量管理规范》（简称 GAP），力图用科学手段大规模生产道地药材。我国《药品管理法》也规定：“药品经营企业销售中药材，必须标明产地”。

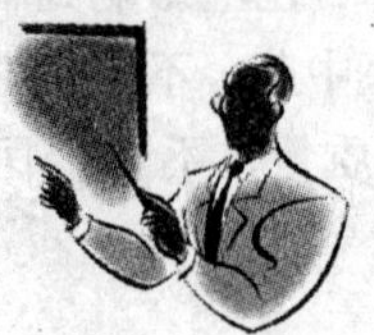

实施中药材生产质量管理规范（简称“中药材 GAP”）的目的是规范中药材生产，保证中药材质量，促进中药标准化、现代化，达到药材“优质、安全、稳定、可控”的目标。中药材 GAP 的核心是规范中药材生产过程以保证药材质量稳定、可控。因此，中药材 GAP 各条款均紧紧围绕中药材质量及可能影响药材质量的内在因素（如种质）和外在因素（环境、生产技术等）的调控而制订。

二、采收加工对中药质量的影响

采药的时间对药材的疗效有直接的影响。唐代药王孙思邈在《千金翼方》中指出：“中药采取不知时节，不以阴干暴干，虽有药名，终无药实。故不依时采收，与朽木不殊，虚费人工，卒无裨益”。元代大医学家李东垣著的《用药法象》也说：“凡诸草木昆虫，产之有地；根叶花实，采之有时；失之地则性味少异，失其时则气味不全”。药材产地的劳动人民对适时采药的必要性也深有体会，有“当季是药，过季是草”的谚语，并总结出各类药材的最佳采收期。如根和根茎类药材宜在早春、晚秋采收，树皮类药材宜在春夏之交采收，花叶全草类药材多在花盛开时采，果实种子类药材多在成熟期采，有些动物药的采收时间性也很强，如鹿茸应在 5 月中旬到 7 月下旬锯取，过期则骨化成鹿角，疗效明显下降。

现代科学实验证明，药材适时采收十分重要。如草麻黄中的有效成分生物碱在春天含量很低，到了夏季突然增加并在 8～9 月达到最高点，之后又显著下降，证实了古人“麻黄立秋后收茎”的说法是很有道理的。药材有效成分的含量除了与植物生长发育的不同阶段有密切联系外，同时还受到品种、采收方法及产地、气候、土壤等许多环境因素的制约，如在阴雨连绵或久雨初晴的两三天内，薄荷的挥发油含量有时可下降 75% 左右。因此，采收薄荷最好在天晴后的上午 10 点至下午 2 点进行。但是，绝大多数药材的有效成分含量变化规律还不清楚，暂时传统经验采收。现在有些采药者违反采收规律提前采收，是造成部分药材质量下降的原因之一。

药材采收后，由采收者在产地进行简单加工，称为“产地加工”或“采收加工”。主要有除杂、干燥、整形、分等级四项内容，有的药材还要经过蒸、煮、烫等特殊处理。“除杂”就是除去泥土、砂石及非药用部分等杂质，目的是使药材纯净。现代科学实验证明，有些习惯认为的“非药用部分”是不应该丢弃的，如人参地上部分所含的有效成分往往比根部高，浙贝母除去粗皮、心芽后有效成分贝母碱含量大大降低。应该根据科学研究结果改进加工方法，扩大药源，提高产量。

干燥方法不当也会影响中药质量，例如，含挥发油的花类、叶类、草类药材及高温下易变质的药材都不宜在烈日下曝晒或高温烘烤。有些药材中有效成分受热后发生变化，失去疗效不能用蒸、煮、烫法处理，如雷丸中的蛋白酶在蒸煮后凝固，失去驱虫作用。在传统的整形分等时，将一些药材加工成某种形状或染上某种颜色，都是为了制作商品规格的特征，对提高质量并无意义。一些传统的加工方法人参浸糖、鹿茸排血等，使有效成分减少现已改进。其他方法应做些研究，去粗取精，以确保中药的质量。

三、包装、贮藏对中药质量的影响

《药品管理法》第53条规定："药品包装必须适合药品质量的要求，方便储存、运输和医疗使用，发运中药材必须有包装。在每件包装上必须注明品名、产地、日期、调出单位，并附有质量合格标志"。包装不当，不仅会造成中药数量的损失，而且会引起虫蛀、发霉、泛油、变色、污染等变质现象，造成中药质量的下降，甚至完全失去药用价值，我国我国于1986年颁布了《中药材运输包装国家标准》，规定了包装材料有瓦楞纸箱、麻袋、塑料编织袋等，不用纸袋、塑料薄膜袋、草席包、枝条筐等物品。

贮藏条件和方法不当也是造成中药变质的重要因素，当仓库的温度、湿度适合霉菌和仓库害虫生长繁殖时，多数植物类药材会出现发霉、虫蛀。在湿热环境中，含较多油脂、糖类、黏性成分的药材，易出现泛油、变色、熔化、粘连等变质现象，动物类药材会出现腐败，有的矿物药会出现潮解。若库内的空气过于燥热，含挥发油的药材会散失固有的气味，有的矿物药会因风化而变质。药材一旦变质只能按假药处理，不能再用。为避免贮藏过程中造成的质量问题，《药品管理法》规定：药品经营企业和医疗机构必须制定和执行药品保管制度，采取必要的冷藏、防冻、防潮、防虫、防鼠等措施，保证药品质量。并要求药品入库和出库时必须执行检查制度。

第四节　中药的质量标准

《药品管理法》规定："药品必须符合国家药品标准"。这里的"国家药品标准"是指国家食品药品监督管理局颁布的《中华人民共和国药典》和药品标准。国家药品标准记载着适合我国情况的药品及其质量要求，它对于药品的各项规定，如名称、来源、性状、成分含量、鉴别和检验方法等，都具有法定的约束力，全国一切药品生产、经营、使用、检验和监督管理部门必须共同遵照执行，不得违反。下面简介与中药有关的药品标准。

一、《中华人民共和国药典》

简称《中国药典》，是国家监督管理药品质量的法定技术标准。它现每隔5年修订再版，以公元年号作为版次标志。每当新一版药典颁布实施时，旧版药典即停止使用，但新版未收载的品种，仍以旧版执行。中华人民共和国成立以来，先后颁布了《中国药典》1953年版、1963年版、1977年版、1985年版、1990年版、1995年版、2000年版、2005年版共八版药典，1963年版及其以后的各版药典都分一部、二部两册，"一部"记载中药材及中药成方制剂等，"二部"记载化学药品、抗生素、生化药品、放射性药品和生物制品。2005版药典分一部、二部和三部。

《中国药典》2005版（一部）收载药材及饮片、植物油脂和提取物、成方制剂和单味制剂；“二部”记载化学药品、抗生素、生化药品、放射性药品及药用辅料等；“三部”收载生物制品，首次将《中国生物制品告成》并入药典。本部药典收载的品种有较大幅度的增加，共收载3214种。药典一部收载药材及饮片551种，植物油脂和提取物31种，成方制剂和单味制剂564种，共计1146种，其中新增154种，修订453种，共计607个品种，进一步扩大了收载品种，使之基本涵盖中医临床各科的用药范围。在新增、修订的607个品种中，增、修订“性状”项104个，“鉴别”项959个，“检查”项509个，“浸出物”项146个，“含量测定”项525个，总数达2243个，刷新了历版《中国药典》质量标准提高项目数的记录，大幅度提高了中药质量标准的科学性和中药质量的可控性，同时又体现了实用性和可操作性。

二、其他与药材有关的几个药品标准

1.《中华人民共和国卫生部药品标准》中药材第一册　选取《中国药典》未收载的、来源清楚、疗效确切，多地区经营使用的常用中药材，收载101种药材，正文体例与药典相同，于1991年2月10日起施行。

2.《中华人民共和国卫生部进口药材标准》　记载31种进口药材，体例与药典相同，是对外签订进口药材合同条款及到货检验的法定依据，1987年5月1日起执行。

此外，由于中药存在品种繁多、各地用药习惯不同等特殊性，对于国家标准及部（局）颁标准尚未收载的或虽收载但规格有所不同的品种，可依据地方标准或专著进行鉴定。

第五节　我国中药质量管理

一、质量管理机构

国家食品药品监督管理局主管全国药品监督管理工作，各省、市、自治区食品药品监督管理局负责本行政区域内的药品监督管理工作，依法实施药品审批和药品质量监督检查所需的药品检验工作。并对当地药品生产企业和医疗机构的药品检验或人员进行业务指导。

我国的中药生产企业、经营企业和医疗机构的中药房都必须具有质量监督管理机构和质量检验人员，必须具有保证药品质量的规章制度。

二、质量管理依据

1.《中华人民共和国药品管理法》　我国现行的《药品管理法》于2001年2月28日颁布，自2001年12月1日起施行。主要内容有：药品生产企业管理、药品经营企业管理、医疗机构的药剂管理、药品管理、药品包装管理、药品价格和广告管理、药品监督、法律责任等。《药品管理法》全部条文都是围绕一个宗旨：保证药品质量，保障人们用药安全，维护人民身体健康和用药的合法权益。在中华人民共和国境内从事药品的研制、生产、经营、使用和监督管理的单位或个人，都必须遵守本法。

2. 其他　国家药品监督管理部门制定的《药品生产质量管理规范》（简称 GMP）、《药品经营质量管理规范》（简称 GSP）、《中药材生产质量管理规范》（简称 GAP）和各级药品监督管理部门、药品生产、经营、使用主管部门发布的有关中药质量管理的文件，也是中药质量管理依据。

第三章　中药鉴定的任务

中药鉴定的主要任务是：鉴别中药的真伪优劣，保证人们临床用药的安全和有效。

第一节　鉴别中药的真伪

中药真伪的鉴定即对中药品种的鉴定。“真”即正品，是指符合国家药品标准规定的品种；“伪”即“伪品”（或称“假药”），是指不符合国家药品标准规定的品种。

一、假药的概念

《药品管理法》规定：有下列情形之一的，为假药：

（1）药品所含成分与国家药品标准规定的成分不符的。

（2）以非药品冒充药品或者以他种药品冒充此种药品的。有下列情形之一的药品，按假药论处：①国务院药品监督管理部门规定禁止使用的。②依照《药品管理法》必须批准而未经批准生产、进口，或者依照《药品管理法》必须检验而未经检验即销售的。③变质的。④被污染的。⑤使用依照《药品管理法》必须取得批准文号而未取得批准文号的原料药生产的。⑥所标明的适应症或者功能主治超出规定范围的。

二、假药产生的原因

中药伪品产生的主要原因有：①误种误收：误将非正品药材或非用药物质当作正品药材种植、收购、销售和使用，如将波叶大黄作大黄种植，将聚花过路黄作金钱草采收等。②以假充真：一些不法人员有意以非药材伪充药材，以价值低的药材伪充价值高的药材，如以淀粉为原料仿制冬虫夏草，以商陆伪充人参，以小生晒参伪充西洋参等。③变质或被污染：在贮藏和保管过程中发生虫蛀、霉变、变色、走油后丧失药效的，或被微生物、重金属、农药等有害物质污染的。

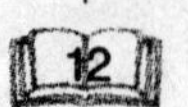

三、假药的处理

非药品冒充药品 、国家禁止使用的及变质污染的应全部没收，就地销毁。以他种药品冒充此药品的、夸大功能主治的，按国家药品标准恢复其正名或实际功效后，可继续药用。对生产、销售假药的单位和个人要依法进行处罚。

第二节　鉴别中药优劣

中药优劣的鉴定是指对中药商品质量的检验。

一、劣药的概念

《药品管理法》规定："药品成分的含量不符合国家药品标准的，为劣药。有下列情形之一的药品，按劣药论处：①未标明有效期或者更改有效期的。②不注明或者更改生产批号的。③超过有效期的。④直接接触药品的包装材料和容器未经批准的。⑤擅自添加防腐剂、香料、矫味剂及辅料的；⑥其他不符合药品标准规定的"。由于目前绝大部分药材尚未规定有效期和生产批号，故药材中按劣药论处的主要是指上述④、⑤、⑥三种情形。

二、劣药的产生与处理

凡采收失时，加工不当，炮制失宜，包装养护不善，都可使正品药材的质量下降，以致不符合国家药品标准规定，成为劣药。劣药和假药一样，均属不合格药品，应全部没收销毁。对生产销售劣药的单位和人员要依法进行处罚。

三、合格药材的质量差异

排除假、劣药后的正品药材，质量仍有差异，体现这种差异的是药材的"规格和等级"。①按品种、产地、采收加工及药用部位的不同，常将药材分为不同类别，即"规格"。如按品种不同，将黄连分为"味连"、"雅连"和"云连"；按产地不同，将白芍分为"杭白芍"、"亳白芍"和"川白芍"；按采收时间不同，将连翘分为"青翘"和"老翘"；按加工方法不同，将山药分为"毛山药"和"光山药"；按药用部位不同，将当归分为"归头"、"归身"、"归尾"和"全当归"等。②按药材形态、色泽、大小等的不同，将同种规格的药材制定出若干标准，每一标准即为一个等级。通常将品质最优者定为一等品；其次为二等品，然后依次为三等、四等，最次为等外品。中药材的等级标准较规格标准更为具体，如一等三七每500g应在20头以内；二等品应在30头以内等，有的中药材既有规格又有等级；有的没有规格而只有等级；有的质量差异不大，常不分规格和等级，称为"统货"。

第四章 中药鉴定的程序与方法

第一节 工作总体方案的制定

一、任务分析

首先确定检品是需要做真伪鉴别还是品质鉴定，真伪鉴别视检品的状况首选哪种鉴别方法，如植物器官完整的首选基原鉴别，确定其学名。完整的入药部位首选性状鉴别，碎片及粉末首选显微鉴别等等。检品如果需做品质鉴别，视检品的主要成分选择理化鉴别方法。

二、资料查寻

鉴定目标确定后，通过对检品特征的观察，如果检品的器官较完整，能初步确定科属的，可以直接查阅有关科属的资料，不能确定科、属的，可以查阅植物分科、分属的检索表，对于某些未知品种，鉴定特征不全或缺少有关资料者，也可根据产地、别名、性状特征、显微特征、化学成分、功效等线索，直接查阅与中药鉴定、药用植物等相关的综合性书籍或图谱，将检品的特征与书籍中记载的内容相比较，并加以分析。

三、确定鉴定方案

根据鉴定的目标首先抽取样品，然后确定鉴定方法，最后根据鉴定结果出具鉴定报告。

第二节 工作方案的实施

一、取样

药材的取样是指从整批中药中抽取一部分供鉴定用的样品的过程。取样应具有代表性、均匀性、真实性。取样的代表性直接影响到鉴定结果的准确性，因此必须重视取样的各个环节。

（一）取样前的准备

取样前，应注意品名、数量、产地、规格等级、包装情况以及包件式样是否一致，检查包装的完整性和清洁程度，有无水迹、霉变或污染等；并应打开一定数量的包件，比较包间或包内药材的一致性，凡是有异常情况的包件，应单独检验。

（二）取样原则

同批药材总包件数不足5件的，逐件取样；5~99件的，取样5件；100~1000件的，按5%比例取样；超过1000件的，超过部分按1%比例取样；贵重药材，无论包件多少，均应逐件取样。

对破碎的、粉末状的或大小在1cm以下的药材，可用采样器（探针）抽取样品；每一包件至少在2~3个不同部位取样品1份；包件大的应从10cm以下的深处在不同部位分别抽取；包件少的抽样总量应不少于实验用量的3倍。每一包件的取样量为：一般药材100~500g贵重药材5~10g，由于样品的代表性主要取决于取样的个数，因此个体总量较大的药材，其取样量应比个体较小的为多。

（三）取样方法

1. *总样品的抽取*　一般用取样器（如探针）或手从每个包装的四角及中间五处取样；液体药材混合均匀后取样，不易混匀者从顶部、中部和底部分别取样。将每一包件所取样品混匀，称为“袋样”。将全部袋样混匀所取得的样品，即为总样品，又称“混合袋样”或“初样”。

2. *平均样品的抽取*　平均样品是指不少于实验用量3倍量的样品，其中1/3供分析鉴定用，1/3供复核用，1/3留样保存。若混合袋样超出平均样品数倍时，可采用“连续四分法”获得平均样品，方法是：将总样品摊成正方形，依对角线画“×”字形，分成4等份，取用对角2份，再如此反复操作，直至剩余的量达到平均样品量为止。

二、鉴定

包括来源、性状、鉴别、检查、浸出物和含量测定等项目。鉴定时应注意下列有关规定：①来源：认真考察其原植物、原动物、原矿务及其药用部位是否与标准规定相符，有无非药用部位，是否符合产地加工的要求等。②性状：是指药材的形状、大小、表面、色泽、质地、断面（包括折断面或切断面）及气味等特征。主要是与中药标准中描述的特征相对照，看其有无差异，必要时可用符合药典规定的相应药材标本作对照。③鉴别：是指检验药材真实性的方法，包括性状鉴别、显微鉴别、理化鉴别。④检查：是指对药材的纯净程度、有害或有毒物质进行的限量检查，包括杂质、水分、灰分、毒性成分、重金属及有害元素、农药残留量等。⑤浸出物测定：是指用水或其他适宜的溶剂对药材中可溶性物质进行的测定。⑥含量测定：是指用化学、物理或生物的方法，对药材含有的有效成分、指标成分或类别成分进行测定，包括挥发油及主成分的含量、生物效价测定等。测定方法常用色谱法和光谱法等。

一般先按药品标准“来源”、“性状”、“鉴别”项下的规定，进行真伪鉴定；经鉴定无误后，再按“检查”、“浸出物测定”及“含量”项下的规定，进行纯度和品质优劣的鉴定，剩余样品按规定条件留样贮存，中药材保存半年，中药饮片、中成药和进口药材保存一年，进口药品及药厂中报审批质量标准的留样保存两年。

三、出具鉴定报告

质检人员要用蓝黑墨水或碳素笔，及时、准确地记录实验过程中的一切数据、现象及结果，认真填写“药品检验原始记录”。需废弃的实验记录，应注明“本结果作废”，不得任意涂改。检验结束，应综合各鉴定项目的结果做出检验结论，打印药品检验报告书，经核对无误后盖章发出。检验结论必须明确“符合规定”或“不符合规定”，如“本品按《中国药典》2005 年版（一部）××页××项下检验，结果符合规定（或不符合规定）”。判断药材是否合格，必须按标准对其进行全面检查，并全部符合规定。

药品检验报告书是对药品质量做出的技术鉴定，是具有法律效力的技术文件，应长期保存。其检验项目一般分为性状、鉴别、检查、浸出物与含量测定五项，每项下再分小项。每个检验项目应列出名称、检验数据、标准规定、检验结论、检验科室、检验者及核对者等内容。

第二单元

中药原植物鉴定

第五章 植物形态

本书中的植物形态主要学习和研究的是种子植物器官的外部形态。

植物器官是指具有一定外部形态和内部结构、执行一定生理功能的组成部分。种子植物器官通常分为两类：一类为营养器官，有根、茎、叶；另一类为繁殖器官，有花、果实和种子。各种器官在植物生命活动中互相依存，在形态结构和生理功能上密切联系。

一、根的观察

根是植物的营养器官，通常是植物体向土壤中伸长的部分，具有向地性、向湿性和背光性。根无节和节间，不生叶和花，一般也不生芽。根从土壤中吸收水分和无机盐，供给植物，同时还有输导、固着、支持、贮藏和繁殖等功能。此外，有些植物的根还具有合成蛋白质、氨基酸、生物碱、激素等物质的能力（图5－1）。

很多植物的根还具有药用价值，如：人参、党参、当归、黄芪、甘草、白芷、百部等。

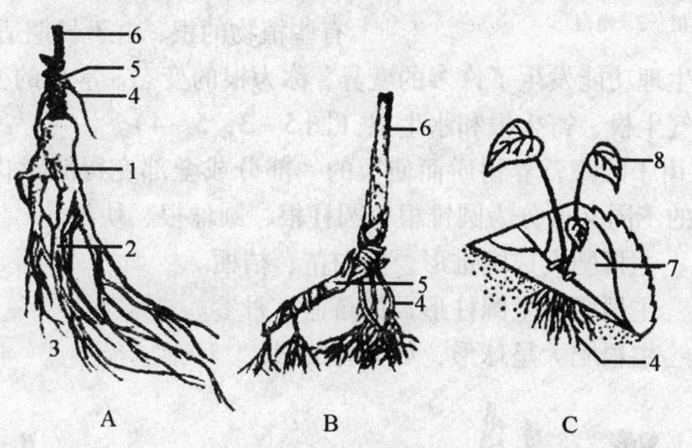

图5－1 根的类型

A人参 B虾蟆海棠 C砂仁

1. 主根 2. 侧根 3. 纤维根 4. 不定根 5. 根茎 6. 茎 7. 老叶 8. 新叶

（一）根的形态与类型

1. 主根与侧根

（1）主根 种子萌发时，胚根突破种皮，由胚根直接发育而成的根，不断向下生长形成根的主轴称为主根。多呈圆柱形或圆锥形。

（2）侧根 由主根侧面生出的分枝称侧根。侧根上还会生长出次一级的侧根，在主根、各级侧根上生出的细小侧枝称为纤维根。

2. 定根与不定根

（1）定根 直接或间接由胚根生长发育而来，有固定的生长部位，称为定根。包括主根、侧根、纤维根。

（2）不定根　从植物的茎、叶或其他部位也可以长出根来，这种根无固定的生长部位，称为不定根。如玉米近地面茎节处生出的根，杨、柳的枝条落地生根，秋海棠的叶插入土中所生出的根，以及人参、砂仁根茎上生出的根，都是不定根。

3. 直根系和须根系　根系是指地下根的总和。按根系形态不同分为直根系与须根系（图 5－2）。

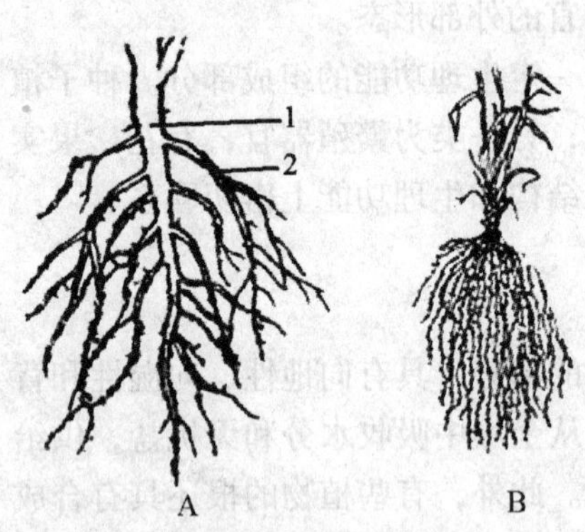

图 5－2　根系

A 直根系　B 须根系

1. 主根　2. 侧根

（1）直根系　主根发达，一般垂直向下生长，而侧根较细较短，与主根形成一定的角度向四周伸展，主根和侧根明显可分。一般双子叶植物的根系是直根系，如人参、黄芪、桔梗、蒲公英的根系。

（2）须根系　主根不发达，或早期枯萎，而从茎基的节上生出许多粗细相仿的不定根，密集呈胡须状，没有主根与侧根的区别。一般单子叶植物的根系是须根系，如葱、蒜、麦等的根。但也有少数双子叶植物的根系是须根系，如龙胆、徐长卿、白薇等的根系。

（二）变态根的类型

有些植物的根，由于长期适应生活环境的变化，其形态、构造和生理功能发生了许多的变异，称为根的变态。常见的变态根有贮藏根、支持根、攀援根、气生根、寄生根和水生根（图 5－3，5－4）。

1. 贮藏根　由于贮藏营养物质而使根的一部分或全部变得肥大肉质，这种根称贮藏根。根据其形态的不同又可分为圆锥根、圆柱根、圆球根、块根。

（1）圆锥根　主根肥大成圆锥形，如白芷、桔梗。

（2）圆柱根　主根肥大呈圆柱形，如菘蓝、丹参。

（3）圆球根　主根肥大呈球形，如芜青的根。

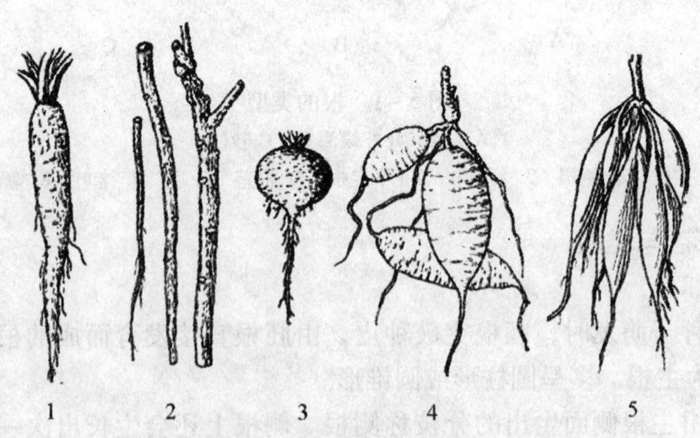

图 5－3　变态根类型（一）

1. 圆锥根　2. 圆柱根　3. 圆球根　4、5. 块根

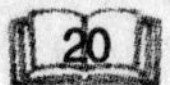

(4) 块根 由侧根或不定根肥大而成、形状不一，多呈块状或纺锤状，如百部、何首乌、天门冬、郁金等。

2. 支持根 在接近地面的茎节上生出不定根，深入土中，增强茎的支持力量，称支持根。如玉米、高粱等。

3. 攀援根 茎上产生的不定根，能攀援树干、墙壁或它物而使植物体向上生长，这种根称为攀援根。如常春藤、薜荔等。

4. 气生根 从茎上产生不定根，悬垂于空中，不伸入土里，能吸收和贮藏空气中的水分，这种根称为气生根。如石斛、榕树、吊兰等。

5. 寄生根 寄生根插入寄主植物体内，吸取寄主体内营养物质供自身生活，称为寄生根。如槲寄生、桑寄生、菟丝子等。

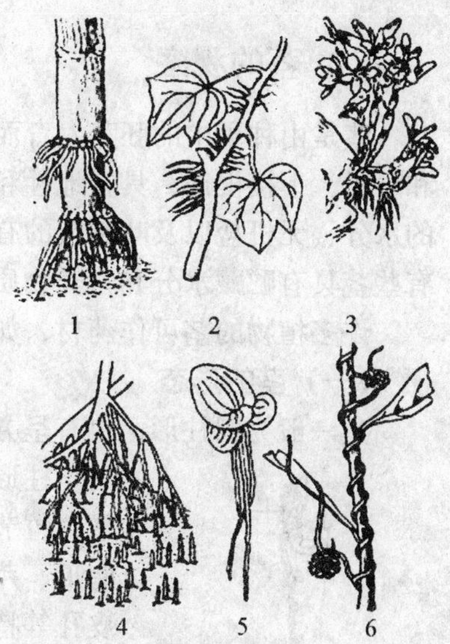

图5-4 变态根类型（二）

1. 支持根 2. 攀援根

3、4. 气生根 5. 水生根 6. 寄生根

寄生植物根据对寄主的依赖情况又分为全寄生植物和半寄生植物：全寄生植物体内不含叶绿素，不能制造养料，完全依靠吸收寄主体内的养分维持生活。如菟丝子、列当。半寄生植物不仅由寄生根吸收寄主体内的养分，同时自身含有叶绿素，能制造一部分养料。如槲寄生、桑寄生。

6. 水生根 水生植物的根漂浮在水中呈须根状，称水生根。如浮萍等。

小资料：

独木成林：到打洛，没有不看独木成林的。这株成林独树，株高达28m，树龄在200年以上，属热带、亚热带的大叶榕。该树主干中部平生的众多气生根，顺树而下，相互交缠，盘于根部。左右两侧的主枝上，有32条大小不等的气生根垂直而下，扎入泥土，形成根部相连的丛生状支柱根，塑造出一树多干的成林景致。气生根形成的自然景观十分引人注目，它们像列队的战士长久地站在开发区的边沿。当你进入独木成林公园内，抬头仰望到高大的成林的气生根时，不得不肃然起敬，惊叹西双版纳地区这个神奇、美妙的自然奇观。

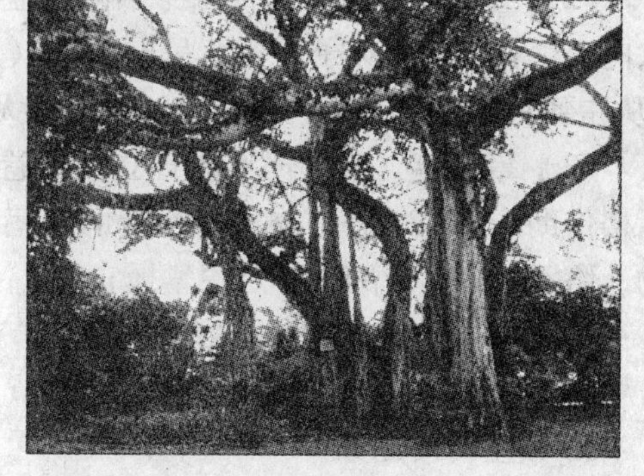

二、茎的观察

茎是由种子中的胚芽发育而成的，是植物体地上部分的主干，其上着生叶、花、果实和种子，下接根部，具背地性和向光性。茎具有支持、输导、贮藏和繁殖功能。根吸收来的水分、无机盐以及叶制造的有机物质，都由茎输送到植物体各部，供给植物生长需要。有些茎具有贮藏水分和营养物质的作用。

许多植物的茎可作药材，如桂枝、苏木、麻黄、黄连、半夏等。

（一）茎的形态

茎一般为圆柱形；也有呈方柱形的，如唇形科植物益母草、薄荷、紫苏的茎；有的为三角柱形，如莎草科的荆三棱、莎草的茎；有的呈扁平形，如仙人掌、竹节蓼的茎。茎通常实心，但也有一些植物的茎是空心的，如南瓜、芹菜、竹等。茎具有节、节间、叶痕、托叶痕、维管束痕和皮孔等特征（图5－5）。

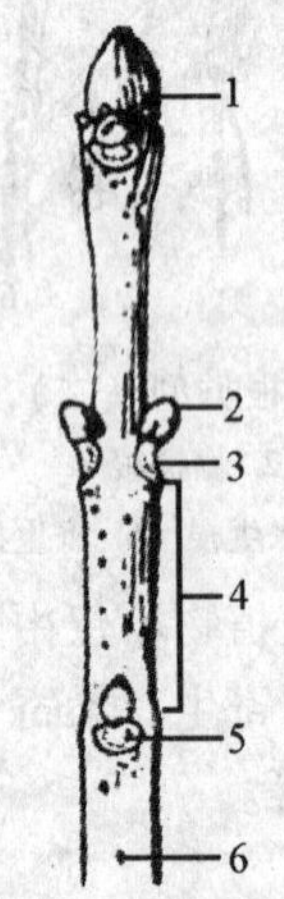

图5－5　茎的外形

1. 顶芽　2. 腋芽　3. 叶痕　4. 节间　5. 节　6. 皮孔

1. 节和节间　茎上着生叶和腋芽的部位称节，节与节之间的部分称节间。有些植物的节特别明显，如芦苇、薏苡的节呈环状，牛膝的节膨大如膝状，而莲藕的节则成环状缢缩等。各种植物节间的长短相差很大，长的可达几十厘米，如竹、南瓜；短的还不到1mm，如蒲公英。

2. 叶痕、托叶痕、维管束痕　叶脱落时，叶柄在茎上留下的瘢痕称为叶痕。叶痕呈心形、半月形、三角形等形状。叶痕中点状的小突起称为维管束痕。具有托叶的植物，托叶脱落后在茎上留下的痕迹称为托叶痕，通常在叶柄的两侧，多呈条形。

3. 皮孔　皮孔是茎枝表面隆起呈裂隙状的小孔。

（二）茎的类型（图5－6）

1. 按茎的生长习性分

（1）直立茎　茎直立于地面上生长。如松树、银杏等。

（2）缠绕茎　茎细长，自身不能直立，以卷须、吸盘、不定根等攀附于它物呈螺旋状向上生长。如五味子、葎草呈顺时针（从右到左）方向缠绕；牵牛、马兜铃呈逆时针（从左到右）方向缠绕；何首乌、猕猴桃无一定规律。

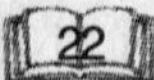

（3）攀援茎　茎细长不能直立，以卷须、吸盘、不定根等攀附于它物向上生长。如栝楼借助于卷须攀援它物，钩藤借助于茎节上的钩攀援它物，爬山虎借助于吸盘攀援它物，络石、薜荔借助于不定根攀援它物。

（4）匍匐茎　茎细长平卧于地面，节上有不定根。如连钱草、金钱草等。

（5）平卧茎　茎细长平卧于地面，节上无不定根。如地锦、马齿苋等。

2. 按茎的质地分

（1）木质茎　茎显著木质化，质地坚硬，通常为多年生。具木质茎的植物，称木本植物。木本植物可分为乔木、灌木及木质藤本。①乔木：植物体主干明显，高度在5m以上，下部分枝少。如厚朴、杜仲、松树等。②灌木：植物体主干不明显，高度多在5m以下，在近基部处发出数个丛生的树干，如连翘、五加、夹竹桃等。在灌木中高度在 1m 以下的，称小灌木，如六月雪；若介于木本与草本之间，仅在基部木质化，则称半灌木或亚灌木，如草麻黄、草珊瑚等。③木质藤本：茎长，木质，常缠绕或攀附它物向上生长。如忍冬、鸡血藤等。

（2）草质茎　茎中木质化程度低而质地柔软，植物体较矮小，具草质茎的植物称草本植物。因其生长年限和性状不同，又分为以下几种。①一年生草本：植物在一年内完成生命周期，开花结果死亡。如水稻、紫苏、决明等。②二年生草本：植物第一年种子萌发，第二年开花结果死亡。如白芷、菘蓝等。③多年生草本：植物连续生存二年以上才全株枯死。又可分为两种：一种是植物地上部分每年都枯萎死亡，而地下部分则保持生命力，当年或第二年又可抽出新苗，称宿根草本，如人参、黄连、鱼腥草等；另一种是全株多年不死，保持常绿，称多年生常绿草本，如麦冬、万年青等。

（3）肉质茎　茎肉质肥厚多汁，质地柔软。如芦荟、景天、仙人掌等。

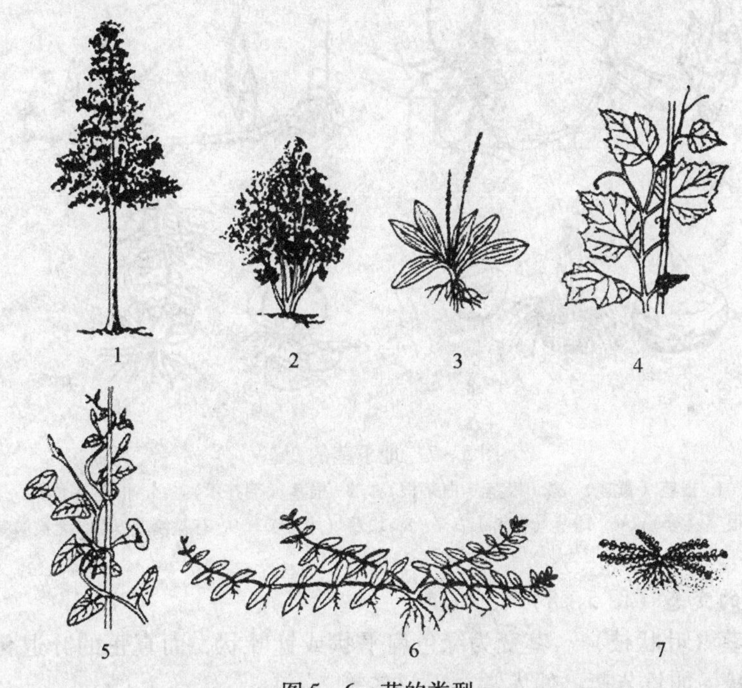

图 5－6　茎的类型

1. 乔木　2. 灌木　3. 草质茎　4. 攀缘茎　5. 缠绕茎　6. 匍匐茎　7. 平卧茎

（三）茎的变态

由于植物长期适应不同的生活环境，其茎会产生各种变态。变态茎的类型分为地下茎变态及地上茎变态两大类。

1. 地下茎的变态（图 5－7）　生长在地面以下的茎，称为地下茎。地下茎也具有节和节间，鳞叶及顶芽、侧芽等茎的一般特征，可与根相区别。地下茎多贮藏各种营养物质而发生变态。常见的有下列四种。

（1）根状茎（根茎）　常横卧地下，外形似根，但具有明显的节和节间，节上有小而退化的鳞叶，具顶芽和侧芽，并产生不定根。根状茎的形态及节间的长短随植物而异。有的根状茎呈团块状，如姜、川芎等；有的根状茎细长，如竹、白茅等；有的还有明显的茎痕，如黄精。

（2）块茎　地下茎短而肥厚呈不规则的块状，节间短或不明显，叶退化成小鳞片或枯萎脱落。如马铃薯、半夏、天麻等。

（3）球茎　地下茎膨大呈球形或扁球形，节间明显，节上有较大的膜质鳞叶，顶芽发达，腋芽常生于球茎的上半部节上，下半部生有多数须根，如荸荠、慈菇等。

（4）鳞茎　球形或扁球形，鳞茎节间极度缩短呈圆盘状，呈鳞茎盘，上面排列许多肉质肥厚的鳞叶，鳞茎顶端生有顶芽，鳞叶腋内生有腋芽，鳞茎盘基部生有不定根。根据其外围有无膜质的鳞叶，可分为有被鳞茎（如洋葱、大蒜）和无被鳞茎。（如贝母、百合）。

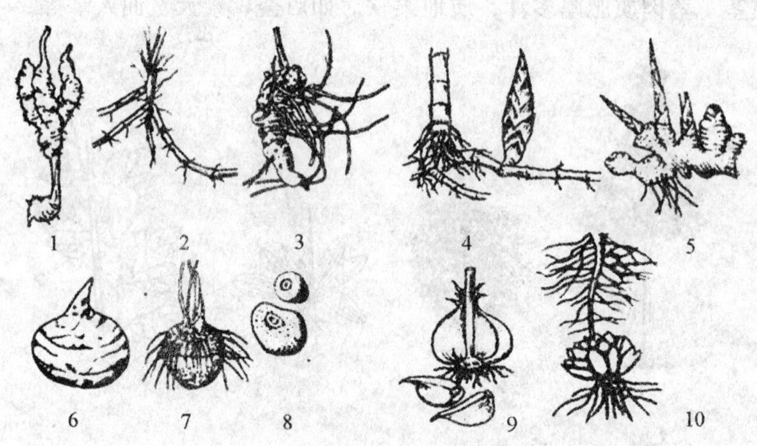

图5－7　地下茎的变态

1. 根茎（黄连）　2. 根茎（白茅根）　3. 根茎（毛苍术）　4. 根茎（竹）
5. 根茎（姜）　6. 球茎（荸荠）　7、8. 块茎（半夏）　9. 有被鳞茎　10. 无被鳞茎

2. 地上茎的变态（图5－8）

（1）叶状茎（叶状枝）　茎变为绿色扁平状或针叶状，而真正的叶退化为膜质鳞片状、线状或刺状。如竹节蓼、仙人掌、天门冬等。

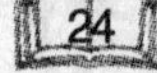

（2）刺状茎（枝刺或棘刺）　植物的部分枝条呈坚硬刺状。有的植物枝刺不分枝，如山楂、酸橙；有的植物枝刺分枝，如皂荚等。枝刺生于叶腋，不易拔掉，有时刺上生叶，可与叶刺相区别。

（3）茎卷须　常见于攀援植物，茎变态为卷须状，生于叶腋处，有分枝和不分枝的，用以攀援或缠绕它物使茎向上生长。如栝楼、南瓜、葡萄等。

（4）钩状茎　由茎枝变态而成，位于叶腋处，通常为钩状，粗短、坚硬无分枝。如钩藤等。

（5）小块茎及小鳞茎　有些植物的腋芽常形成小块茎，如薯蓣的腋芽形成的小块茎，称零余子或珠芽，半夏叶柄上的不定芽形成小块茎，具繁殖作用。有些植物在叶腋或花序中生有小鳞茎，如卷丹腋芽发育形成小鳞茎，洋葱、大蒜花芽有时也形成小鳞茎。

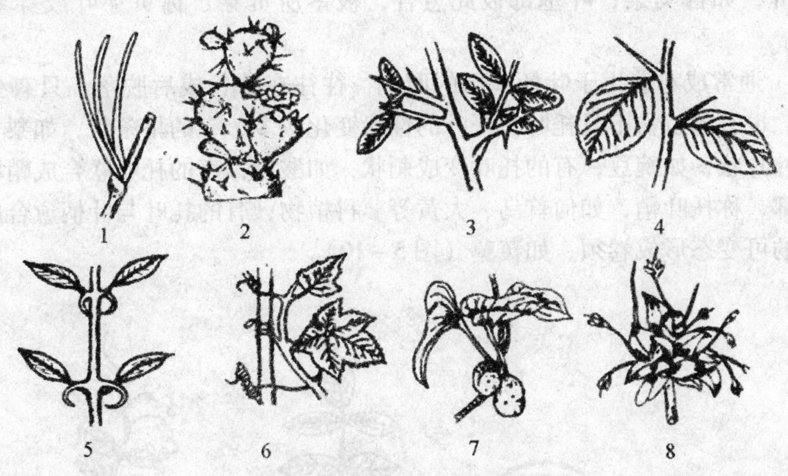

图5-8 地上茎的变态

1. 叶状茎（天门冬） 2. 叶状茎（仙人掌） 3. 枝刺（山楂） 4. 枝刺（皂荚） 5. 钩状茎（钩藤） 6. 茎卷须（葡萄） 7. 小块茎（山药的珠芽） 8. 小鳞茎（洋葱花序）

三、叶的观察

叶是植物重要的营养器官，着生在茎节上，一般为绿色扁平体具有向光性。叶是植物进行光合作用的重要器官，同时还具有气体交换和蒸腾水分的功能，另外，还有贮藏作用，如百合、贝母的肉质鳞片叶。有些植物的叶还具有繁殖的作用，如秋海棠、落地生根等。

许多植物的叶可供药用，如桑叶、番泻叶、艾叶、大青叶等。

（一）叶的组成

植物的叶，可分为叶片、叶柄、托叶三部分。叶片、叶柄和托叶三部分齐全的称完全叶，如桑、梨、月季的叶；缺一或二部分，称不完全叶，如女贞、紫苏只有叶片和叶柄，没有托叶，龙胆、石竹仅有叶片，没有叶柄和托叶（图5-9）。

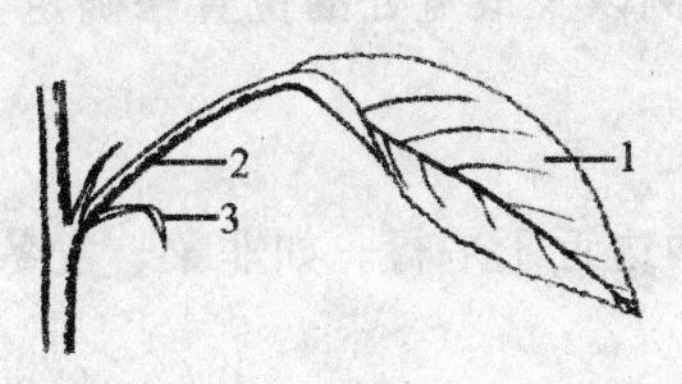

图5-9 叶的组成

1. 叶片 2. 叶柄 3. 托叶

1. 叶片　叶片是叶的主要部分，通常为绿色扁平体，薄而质地柔软。叶片的全形称叶形，顶端为叶尖或叶端，基部称为叶基，周边称叶缘，叶片中分布许多维管束，称叶脉。

2. 叶柄　叶柄是叶片与茎枝相连接的部分，通常为圆柱形、半圆柱形或扁平形，上表面（腹面）多有沟槽，具有支撑叶片的作用。有些植物种类具有特殊的性状：叶柄具有膨胀的气囊以利于浮水，如莲、菱等水生植物；叶柄基部具有膨大的关节，称叶枕，能调节叶片的运动，如含羞草；叶柄变成叶状，如台湾相思树；叶柄基部或全部扩大形成鞘状，称叶鞘，如伞形科植物。

有些植物没有叶柄，叶基部扩大形成叶鞘，如淡竹叶、芦苇；叶片基部包围在茎上，称抱茎叶，如苦荬菜；叶基部彼此愈合，被茎所贯穿，称贯穿叶或穿茎叶，如元宝草。

3. 托叶　通常成对着生于叶柄基部的两侧，往往在叶长成后脱落，只有少数植物不脱落而宿存。也有的植物不具托叶。托叶的性状变化较多，有的呈条状，如梨、桑；有的托叶很大呈叶片状，如豌豆；有的托叶变成刺状，如酸枣；有的托叶联合成鞘状，并包围在茎节的基部，称托叶鞘，如何首乌、大黄等蓼科植物；有的托叶与叶柄愈合成翅状，如蔷薇；还有的可变态形成卷须，如菝葜（图5-10）。

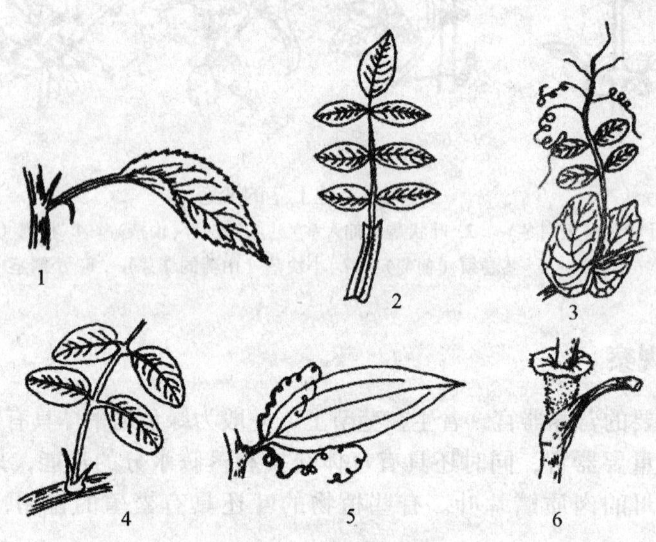

图5-10　托叶的类型

1. 条形托叶（梨）　2. 翅状托叶（蔷薇）　3. 叶状托叶（豌豆）　4. 刺状托叶（刺槐）
5. 卷须状托叶（土茯苓）　6. 托叶鞘（荭草）

（二）叶片的形态

1. 叶片全形　叶片的全形可根据叶片长度和宽度的比例以及最宽处的位置来确定。常见的叶形有下列几种（图5-11）。

（1）针形　叶片细长如针。如松叶。

（2）条形（线形）　叶片狭长，长为宽的5倍以上，两边近于平行。如韭菜、麦冬等植物的叶。

（3）披针形　叶片长约为宽的4~5倍，中部以下最宽，两端渐狭。如柳、桃等植物的叶。

（4）椭圆形　叶片长约为宽的2~3倍，中部最宽，两端近相等。如薄荷等植物的叶。

（5）圆形　叶片的长度与宽度近相等，叶端和叶基均是圆形。如虎耳草等植物的叶。

（6）卵形　叶片长约为宽度的1.5~2倍，中部以下最宽。如梨、桑等植物的叶。

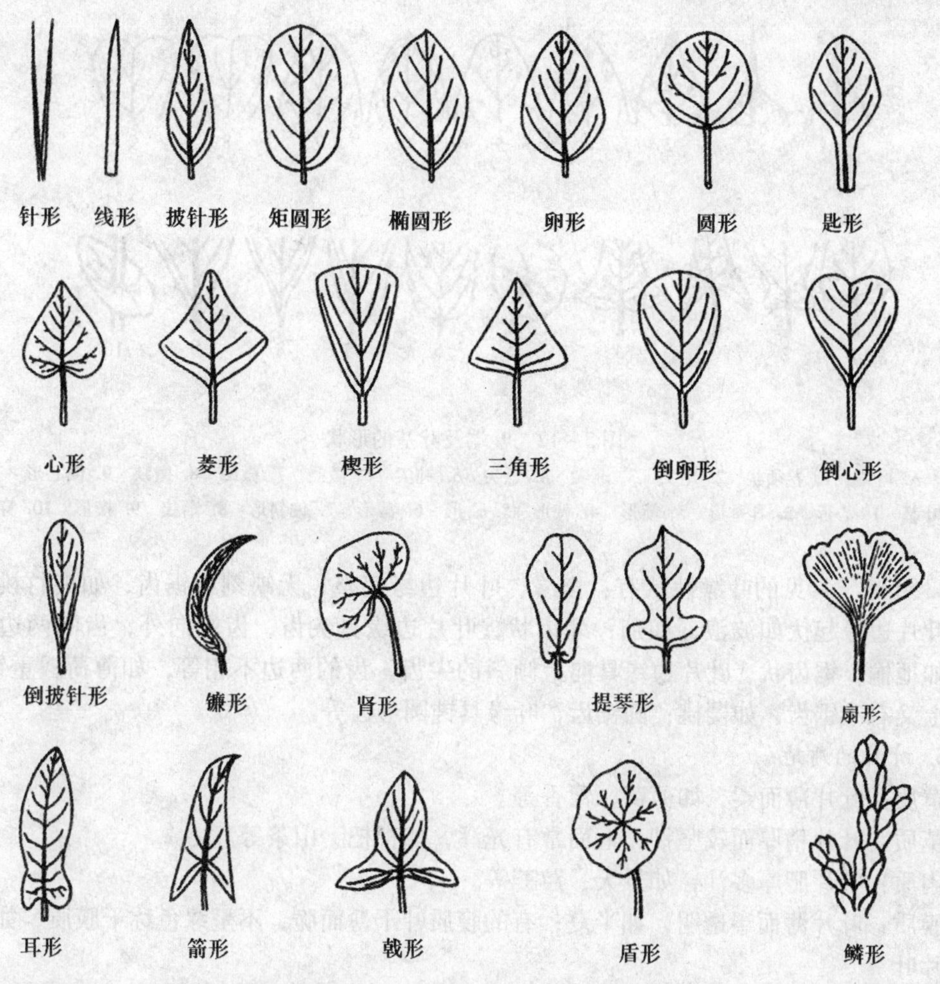

图 5－11 各种叶形

（7）心形 叶片长为宽的 1.5～2 倍，中部以下最宽，与卵形相似，但基部宽圆而内凹，全形似心。如荠菜、细辛的叶。

（8）肾形 叶片宽大于长，先端钝圆，基部凹入，形似肾脏。如连钱草等植物的叶。

（9）盾形 叶柄着生于叶片背面中部或近中部，形似盾。如莲等植物的叶。

（10）箭形 叶端渐尖，叶基两侧尖而下垂，形如箭头，如慈菇等植物的叶。

2. 叶端 常见的叶端性状有尾状、渐尖、急尖、钝尖、截形、微凹、倒心形等（图 5－12A）。

3. 叶基 常见的叶基性状有渐狭、楔形、圆形、截形、心形、耳垂形、钝形、箭形、戟形、偏斜形、截形、穿茎、抱茎、合生穿茎等（图 5－12B）。

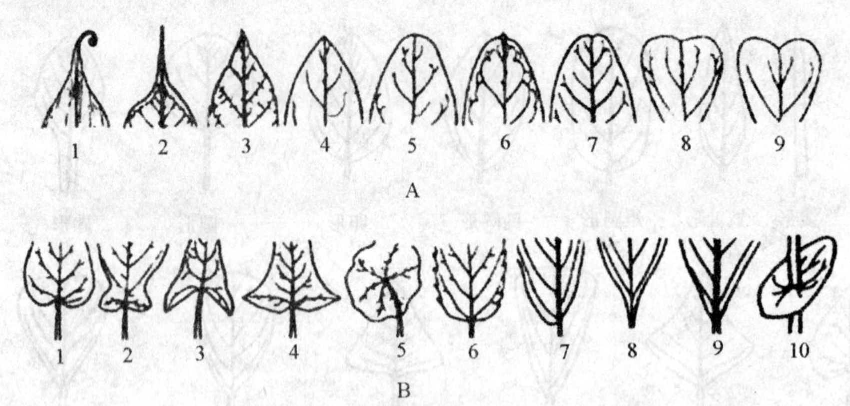

图5-12　叶端及叶基的形状

A. 叶端　1. 卷须状　2. 尾尖　3. 渐尖　4. 急尖　5. 钝尖　6. 微凸　7. 微凹　8. 微缺　9. 倒心形

B. 叶基　1. 心形　2. 耳垂形　3. 箭形　4. 戟形　5. 盾形　6. 截形　7. 偏斜形　8. 渐狭　9. 楔形　10. 穿茎

4. 叶缘　常见的叶缘性状有：全缘，叶片边缘完整，无缺刻或锯齿，如夹竹桃；波状，叶片边缘起伏如波浪，如茄；牙齿状，叶片边缘具尖齿，齿端向外，齿的两边近相等，如地榆；锯齿状，叶片边缘具向上倾斜的尖齿，齿的两边不相等，如薄荷；重锯齿，锯齿上又有小锯齿，如樱桃；圆锯齿，叶缘具钝圆形齿等。

5. 叶片的质地

草质：叶片薄而柔，如薄荷、藿香等。

革质：叶片稍厚而较坚韧，上面常有光泽，如枇杷、山茶等。

肉质：叶片肥厚多汁，如景天、芦荟等。

膜质：叶片薄而半透明，如半夏；有的膜质叶干薄而脆，不呈绿色称干膜质，如麻黄的鳞片叶。

6. 叶脉　叶脉是贯穿在叶肉中的维管束，是叶的输导组织与支持结构。叶片中有一至多条大而明显的叶脉称主脉，中央的主脉称中脉，主脉的分枝称侧脉，侧脉的分枝称细脉。叶脉在叶片上的分布方式称脉序。常见的脉序有下列几种类型（图5-13）：

（1）二叉分枝脉　每条叶脉均呈多级二叉分枝状，是较原始的一种脉序。如银杏。

（2）网状脉　主脉、侧脉、细脉相互连接成网状。多数双子叶植物的脉序是网状脉序。网状脉又可分为羽状网脉和掌状网脉。①羽状网脉：主脉一条，由主脉分出的侧脉呈羽状排列。如枇杷、桂花等。②掌状网脉：主脉数条，由叶基发出呈掌状排列，并由侧脉及细脉交织成网状。如蓖麻、南瓜等。

（3）平行脉　叶脉平行或近于平行分布。多数单子叶植物的叶具平行脉。平行脉又可分为以下类型：①直出平行脉：叶脉自叶基相互平行发出直达叶端。如薏苡、淡竹叶等。②横出平行脉：主脉一条，侧脉自主脉两侧横出，彼此平行，直达叶缘。如芭蕉等。③射出平行脉：叶脉自叶基向叶端成辐射状伸出。如蒲葵、棕榈等。④弧形脉：叶脉自叶基发出，成弧线纵行，直达叶端。如车前等。

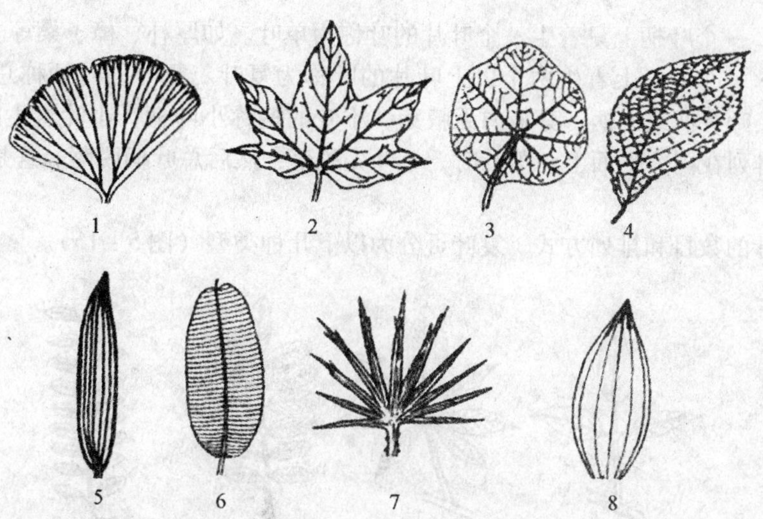

图5-13 叶脉的类型

1. 二叉分枝脉 2、3. 掌状网脉 4. 羽状网脉 5. 直出平行脉 6. 横出平行脉 7. 射出平行脉 8. 弧形脉

7. 叶片的分裂 叶片边缘裂开或成缺口称为分裂。根据裂口深度不同，可分为浅裂、深裂及全裂（图5-14）。

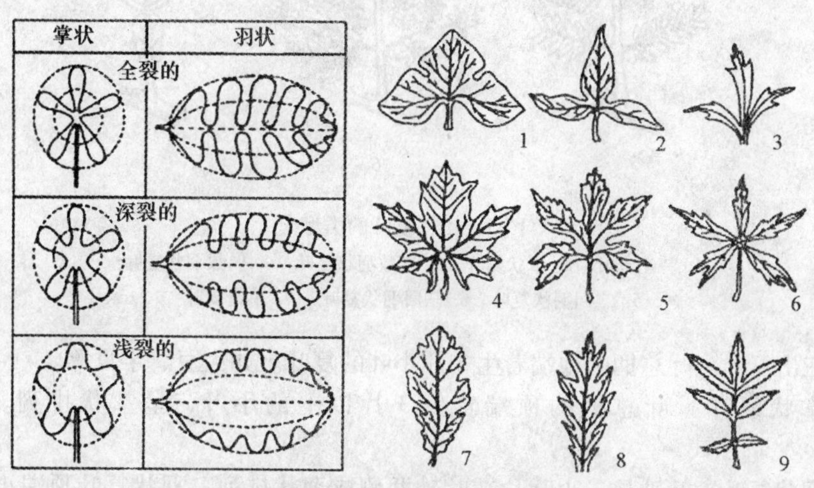

图5-14 叶片的开裂

1. 三出浅裂 2. 三出深裂 3. 三出全裂 4. 掌状浅裂 5. 掌状深裂 6. 掌状全裂 7. 羽状浅裂 8. 羽状深裂 9. 羽状全裂

（1）浅裂 叶裂深度不超过或接近叶片宽度1/4。如药用大黄、南瓜等。

（2）深裂 叶裂的深度超过叶片宽度1/4。如唐古特大黄、荆芥等。

（3）全裂 叶裂几乎达到叶的主脉基部或两侧，形成数个全裂片，如白头翁、大麻等。

（三）叶的类型

植物的叶可分为单叶和复叶两大类型。

1. 单叶　一个叶柄上只着生一个叶片的叶称为单叶。如厚朴、樟、桑等。

2. 复叶　一个叶柄上着生两个以上叶片的叶称为复叶。复叶的叶柄称总叶柄，其腋内有腋芽，小叶有柄或无柄，其腋内无腋芽。小叶的柄称小叶柄，小叶着生的轴称叶轴。复叶的小叶排列在同一平面上，落叶时，小叶先脱落，然后总叶柄脱落。这是区分单叶和复叶的方法。

根据小叶的数目和排列方式，复叶可分为以下几种类型（图5－15）。

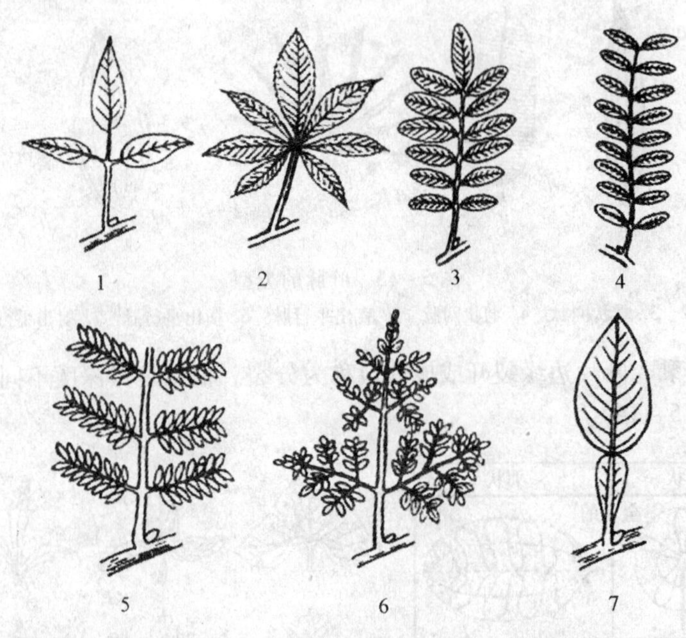

图5－15　复叶的类型

1. 三出复叶　2. 掌状复叶　3. 奇数羽状复叶　4. 偶数羽状复叶　5. 二回羽状复叶　6. 三回羽状复叶　7. 单身复叶

（1）三出复叶　叶总柄的顶端着生3片小叶的复叶。如大豆、半夏等。

（2）掌状复叶　叶总柄的顶端着生3片以上的小叶，呈掌状排列。如人参、五加等。

（3）羽状复叶　叶轴长，小叶片在叶轴两侧成羽状排列。羽状复叶顶端小叶是1片的，称奇数羽状复叶（或单数羽状复叶），如甘草、黄檗等；顶端小叶是2片的，称偶数羽状复叶（或双数羽状复叶），如皂荚、决明等；羽状复叶的叶轴做一次羽状分枝，形成许多侧生小叶轴，在小叶轴上又形成羽状复叶的，称二回羽状复叶。如云实、合欢等；叶轴做二次羽状分枝，在最后一次分枝上形成羽状复叶的，称三回羽状复叶。如苦楝、南天竹等。

（4）单身复叶　总叶柄顶端只有一片发达的小叶，两侧的小叶退化并与总叶柄合生成翼状，其顶生小叶与叶轴连接处有一明显的关节。如芸香科柑橘属的植物柑橘、柚等。

（四）叶序

叶在茎枝上的排列次序叫叶序。常见下列几种类型（图5－16）：

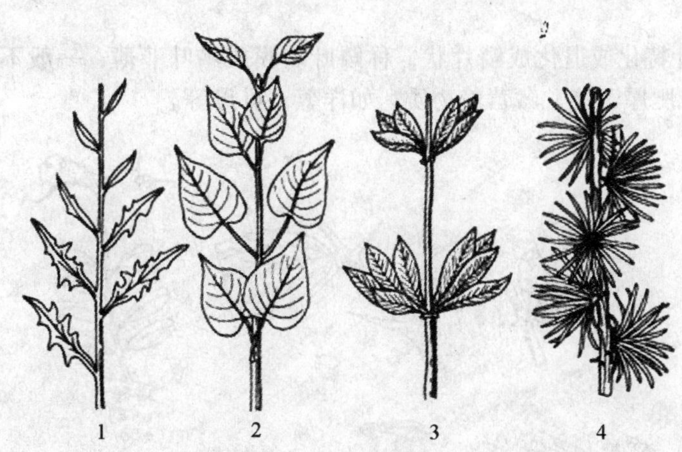

图5－16　叶序的类型

1. 互生叶序　2. 对生叶序　3. 轮生叶序　4. 簇生叶序

1. 互生　茎枝的每一节上只生一片叶，各叶交互而生，常沿着茎枝螺旋状排列，如柳、桑等。有的植物各叶交互向左右展开成一平面，则称为叶二列互生，如姜科植物砂仁、姜等。

2. 对生　茎枝的每一节上相对着生两片叶。若相邻的两对排列成十字形称为交互对生，如忍冬、薄荷等。若对生叶排列在茎的两侧，则称为二列对生。如水杉、小叶女贞等。

3. 轮生　茎节上生三或三片以上的叶，如黄蝉、轮叶沙参等。

4. 簇生　二片或二片以上的叶着生于茎节极度缩短的茎枝上，呈簇状，如金钱松、银杏等。有些植物的茎极度缩短而不明显，其叶集生成丛状，称基生叶。如车前、蒲公英等。

同一植物可以同时存在 2 种或 2 种以上的叶序，如桔梗的叶序有互生、对生及三叶轮生。

（五）叶的变态

在环境条件的影响及生理功能的改变下，叶与根、茎一样会形成各种变态。常见的变态有下列几种（图5－17）。

1. 叶刺（刺状叶）　由叶片或托叶变态而成，坚硬，刺状。有保护和缩小蒸腾面积的作用。红花、枸骨上的刺是由叶尖、叶缘形成的；仙人掌叶退化成针刺状；小檗叶变态成三刺状；刺槐、酸枣的刺是由托叶变态形成的，着生在叶柄基部的左右两侧。根据刺的来源及生长位置可与刺状茎相区别。

2. 叶卷须　叶的全部或部分变为卷须，借以攀援它物。如菝葜的卷须是托叶变态；豌豆的卷须是由复叶顶端的小叶变态形成的。

3. 苞片、小苞片和总苞片　生于花柄基部或花序下面的变态叶，称苞片。花序中各花花梗上或花萼下的苞片，称小苞片；生于花序最外层或下面的苞片称总苞片。如蒲公英、菊等菊科植物花序下面的总苞由多数绿色总苞片所组成；半夏等天南星科植物的花序外围，常围有一片大型的总苞片称佛焰苞；鱼腥草花序下的总苞是由4片白色的花瓣状总苞片所组成的。

4. 鳞叶　叶特化或退化成鳞片状，称鳞叶。膜质鳞叶菲薄，一般不含叶绿素，如麻黄等；肉质鳞叶肥厚，能贮藏营养物质，如洋葱、贝母等。

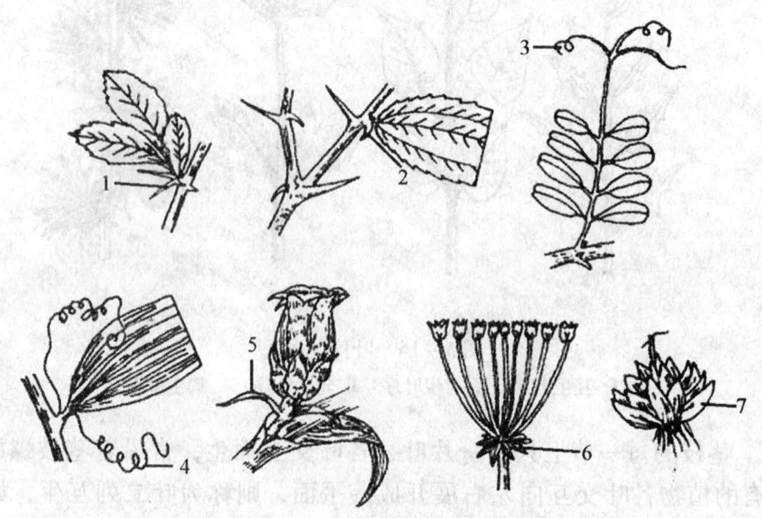

图5－17　变态叶的类型

1. 叶刺（小檗）　2. 托叶刺（刺枣）　3. 叶卷须（豌豆）　4. 托叶卷须（草菝葜）
5. 苞片（风铃草）　6. 总苞（伞形科植物）　7. 鳞叶（百合）

四、花的观察

花是种子植物特有的繁殖器官。通过开花、传粉、受精后形成果实和种子，繁衍后代。除了种子植物外，其他的植物不开花，所以种子植物又称为有花植物或者是显花植物。种子植物包括裸子植物和被子植物，其中被子植物的花高度进化，构造复杂。通常我们所说的花，多指被子植物的花。

花的形态和构造随植物种类而异，它的形态特征比较稳定，是进行植物分类、药材原植物鉴别以及花类药材的鉴定都有着重要的意义。

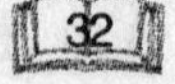

许多植物的花可供药用，如金银花、洋金花、红花、辛夷、槐花等。

（一）花的组成及形态

花一般由花梗、花托、花被、雄蕊群和雌蕊群五部分构成（图5－18）。其中，具有生殖功能的是雄蕊群和雌蕊群两部分。花梗、花托主要起支撑作用。花被起保护作用。

1. 花梗　又称花柄，是茎与花的连接部分，常呈绿色，圆柱形。花梗的长短因植物种类而异，有的甚至无花梗。

2. 花托　花托是花梗顶端膨大部分，是花被、雄蕊群和雌蕊群着生的部分。花托一般呈平顶状或稍凸的圆顶状，但随着植物种类不同有很大的差异，有的圆柱形延伸，花被、雄蕊群、雌蕊群螺旋状排列在柱状花托周围，如木兰、厚朴；有的圆锥状，如草莓；

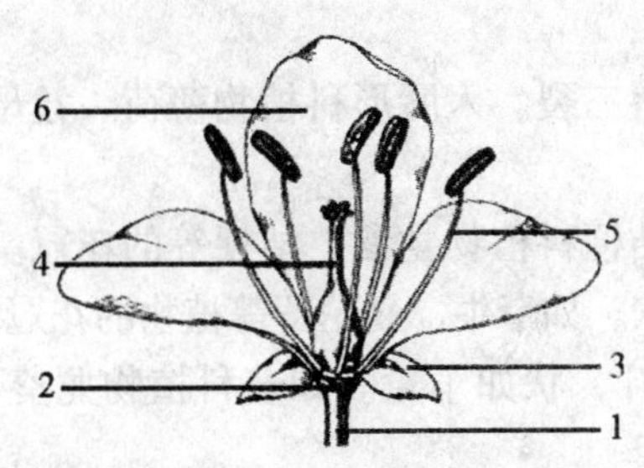

图5－18 花的组成

1. 花梗 2. 花托 3. 花萼 4. 雌蕊群 5雄蕊群 6. 花冠

有的凹陷呈杯状，如金樱子、蔷薇；还有倒圆锥状的，如莲等。

3. 花被 花被是花萼和花冠的总称。在花萼和花冠形态相似不易区分时，也可以称为花被，如百合、贝母等的花。花被位于花的外围，在花蕾（芽）期对雄蕊群和雌蕊群具有保护作用。

花萼：花萼是花中所有萼片的总称，位于花的最外一轮，通常绿色。有些植物的萼片彼此分离，称离萼。有的互相连合，称合萼，合萼中连合部分称萼筒或萼管，分离部分称萼裂片或萼齿；花萼在花凋谢后不脱落而存留在果实上的，成宿萼，如茄科的茄、柿子等的花萼。有的花萼在花开放之间便脱落，称早落萼，如罂粟等。有些植物无花冠，花萼大而具有鲜艳的颜色，称瓣状萼，如百合、乌头等。菊科植物的花萼常变态成毛状，称为冠毛。有的植物在花萼外还有一轮萼状物，称为副萼，如锦葵科植物朱槿等。

花冠：位于花萼内侧，是一朵花中所有花瓣的总称，常有鲜艳的颜色。花瓣彼此分离的称离瓣花冠。如油菜、苹果等的花冠。花冠彼此连合的称合瓣花冠。如牵牛、桔梗等的花冠。花冠只有一轮的称单瓣花；花冠有二至数轮的称重瓣花。

花冠的形态多样，常见的花冠类型有（图5－19）：

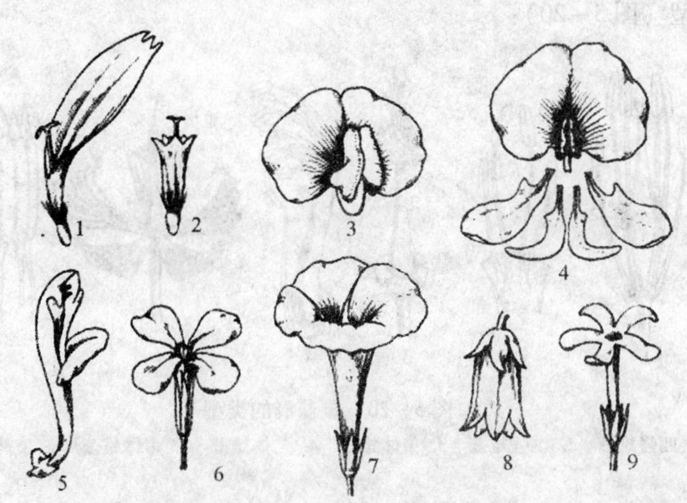

图5－19 花冠的类型

1. 舌状 2. 管状 3、4. 蝶形 5. 唇形 6. 十字形 7. 漏斗形 8. 钟状 9. 高脚碟状

十字形花冠：花瓣4片，分离，呈十字形排列，如十字花科荠菜、萝卜等的花冠。

蝶形花冠：花瓣5片，分离，上方最大的一片称为旗瓣，侧面两片较小，称为翼瓣，下面两片形小且下缘稍连合，状如龙骨，称为龙骨瓣。如豆科植物甘草、黄芪等的花冠。

管状花冠：花冠大部分合生成管状。如菊科植物红花、向日葵等的花冠。

舌状花冠：花冠基部合生成一短筒，上部向一侧延伸成扁平舌状。如菊科植物蒲公英、菊花等植物头状花序中的舌状花冠。

唇形花冠：花冠合生成二唇形，通常上唇二裂，下唇三裂。入唇形科植物薄荷、益母草等的花冠。

钟状花冠：花冠筒稍短而宽，上部扩大成钟状。如桔梗科植物党参、桔梗等的花冠。

漏斗状花冠：花冠筒长，自基部向上逐渐扩大成漏斗状。如牵牛、曼陀罗等植物的花冠。

辐状（轮状）花冠：花冠筒短，裂片向四周水平展开，状如车轮。如茄科植物龙葵、茄等的花冠。

高脚碟状花冠：花冠下部合生成长筒状，上部水平展开成碟状。如水仙花、长春花等的花冠。

4. 雄蕊群

（1）雄蕊群的组成　雄蕊群是一朵花中所有雄蕊的总称。由花丝和花药两部分组成。位于花被内方，雄蕊的数目一般与花瓣或花冠裂片同数或为其倍数。雄蕊在10枚以上的，称雄蕊多数。

花丝：是雄蕊基部细长柄状部分，大多着生在花托上或花被基部，上部支持花药。其形态因植物种类而异。

花药：通常由四个花粉囊组成，内有花粉粒。当花粉成熟时，花粉囊裂开散出花粉粒。花粉粒的性状随植物种类不同而不同，可作为鉴别花类生药的重要依据。

（2）雄蕊群的类型　根据花丝和花药的数目、长短、离合及排列情况，可以把雄蕊群分为以下类型（图5－20）：

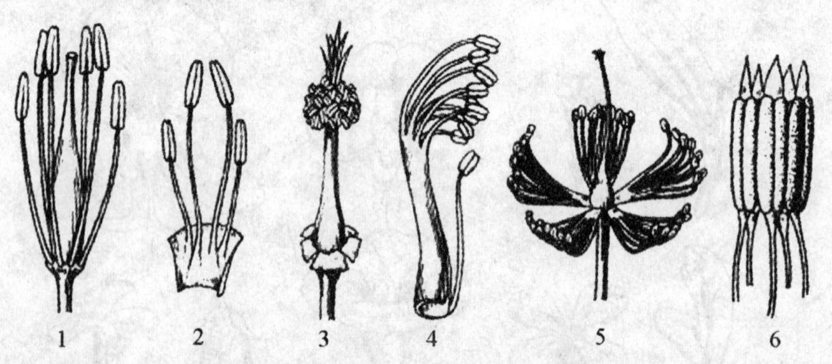

图5－20　雄蕊群的类型

1. 四强雄蕊　2. 二强雄蕊　3. 单体雄蕊　4. 二体雄蕊　5. 多体雄蕊　6. 聚药雄蕊

二强雄蕊：雄蕊4枚，其中2枚花丝较长，2枚花丝较短。如益母草、地黄等。

四强雄蕊：雄蕊6枚，其中4枚花丝较长，2枚花丝较短。如十字花科植物油菜、菘蓝等。

单体雄蕊：所有雄蕊的花丝连合成一束，呈圆筒状，花药分离。如棉花、木槿等。

二体雄蕊：花丝连合成两束，花药分离。豆科植物甘草、豌豆等，其雄蕊共有10枚，9枚连合，1枚分离；紫堇、延胡索等，共6枚雄蕊，每3枚连合成2束；均属于二体雄蕊。

多体雄蕊：雄蕊多数，花丝分别连合成数束，如蓖麻、元宝草等。

聚药雄蕊：花药连合成筒状，花丝分离。如红花、蒲公英等。

5. 雌蕊群 雌蕊群位于花的中央，是一朵花中所有雌蕊的总称。雌蕊是由心皮构成的，心皮是指构成雌蕊的变态叶。心皮形成雌蕊时，边缘向内卷，两边缘结合在一起，心皮边缘结合的缝线称腹缝线，心皮的中脉称背缝线。胚珠通常着生在腹缝线上。

(1) 雌蕊的组成 雌蕊是由子房、花柱和柱头三部分组成的。

子房：子房是雌蕊基部膨大成囊状的部分。通常子房的底部着生在花托上，其外壁为子房壁，壁内的腔室为子房室。子房的室内发育着胚珠。

花柱：位于子房与柱头之间的细长部分，是花粉管进入子房的通道。其粗细长短因植物种类而异。

柱头：位于花柱顶端，有承受花粉的作用，常膨大成头状、盘状、星状、羽毛状等。有的柱头有乳头状凸起，并能分泌黏液，有利于花粉的固着及萌发。

(2) 雌蕊群的类型 根据花中构成雌蕊的心皮数和结合情况，可把雌蕊群分为以下三种类型（图5-21）：

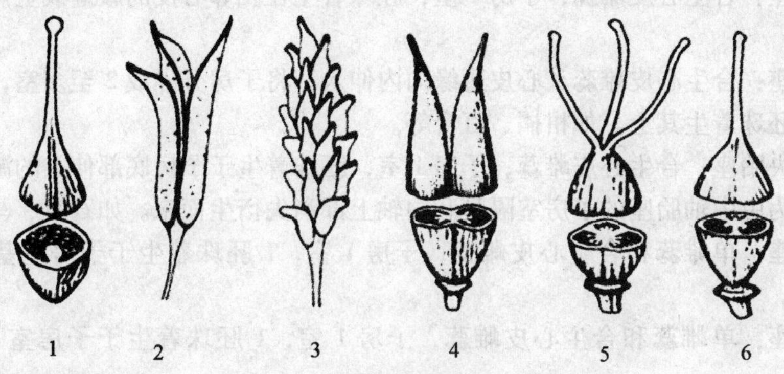

图5-21 雌蕊群类型

1. 单雌蕊 2. 离生心皮雌蕊（三心皮） 3. 离生心皮雌蕊（多心皮） 4. 复雌蕊 5、6. 复雌蕊（三心皮）

单雌蕊：一朵花中只有1个雌蕊，由1个心皮构成。如甘草、桃等。

离生心皮雌蕊：一朵花中有若干个离生的单雌蕊。如八角茴香、五味子、毛茛等。

复雌蕊（合生心皮雌蕊）：一朵花中仅有一个雌蕊，由2至多个心皮连合而成。如油菜具2心皮；南瓜、蓖麻具3心皮；卫矛具4心皮；山楂具5心皮；柑橘类的心皮数通常在5枚左右。组成复雌蕊的心皮数，一般可以由花柱或柱头分裂的数目以及子房上主脉数目和子房室数来确定。

(3) 子房着生的位置 根据子房与花托的愈合情况及其与花各部分的关系，可以将其位置分为以下几种（图5-22）。

子房上位：子房底部与花托相连，花萼、花冠和雄蕊群均着生在子房下方，称子房上位，下位花，如百合、毛茛等；若花托下陷，但不与子房愈合，花的其他部分着生在花托的上端边缘上（位于子房四周），则称子房上位，周位花，如桃、杏等。

子房下位：子房全部与凹陷的花托愈合，花萼、花冠、雄蕊群着生于子房的上方，称子房下位，上位花，如黄瓜、梨、栀子等。

子房半下位：子房仅下半部陷入花托并与花托愈合，花萼、花冠、雄蕊群着生在子房四周的花托边缘，称为子房半下位，周位，如桔梗、马齿苋等。

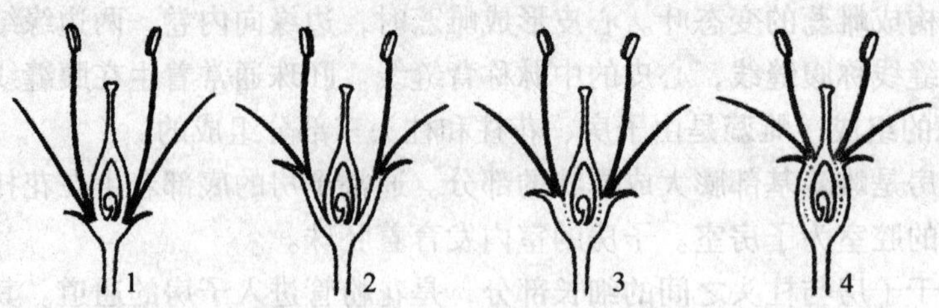

图 5－22　子房位置

1. 子房上位（下位花）　2. 子房上位（周位花）　3. 子房半下位（周位花）　4. 子房下位（上位花）

（4）胎座　胚珠在子房内的着生部位，称为胎座。常见的胎座类型有（图 5－23）：

边缘胎座：单心皮雌蕊，子房 1 室，胚珠在腹缝线边缘着生。如甘草、豌豆等豆科植物。

侧膜胎座：合生心皮雌蕊，子房 1 室，胚珠着生在相邻心皮的腹缝线上。如栝楼、紫花地丁等。

中轴胎座：合生心皮雌蕊，心皮边缘向内伸入，将子房分隔成 2 至多室，并在中央汇集成中轴，胚珠着生其上。如柑橘、百合等。

特立中央胎座：合生心皮雌蕊，子房 1 室，胚珠着生于子房底部伸上的游离柱状突起上。一般认为由中轴胎座的子房室隔膜和中轴上部消失衍生而来。如石竹、马齿苋等。

基生胎座：单雌蕊和合生心皮雌蕊，子房 1 室，1 胚珠着生于子房室基部。如向日葵、大黄等。

顶生胎座：单雌蕊和合生心皮雌蕊，子房 1 室，1 胚珠着生于子房室顶部。如桑、瑞香等。

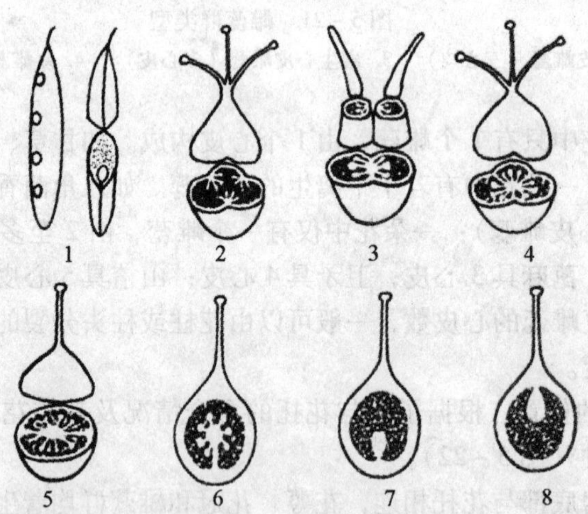

图 5－23　胎座类型

1. 边缘胎座　2. 侧膜胎座　3、4、5. 中轴胎座　6. 特立中央胎座　7. 基生胎座　8. 顶生胎座

（5）胚珠　胚珠着生在子房内壁的胎座上，受精后发育成种子。胚珠外面是珠被，一般植物有内外两层珠被，也有仅具一层珠被的植物，还有少数植物是没有珠被的。在胚

珠顶端，珠被不完全连合留有一孔，称珠孔。珠被内面是珠心，珠心中发育着胚囊。胚囊内有 8 个细胞，近珠孔一端有 1 个卵细胞和 2 个助细胞，另一端有 3 个反足细胞，中央有两个极核细胞。卵细胞可与从花粉管中释放到胚囊内的一个精细胞结合，发育成种子的胚，极核细胞可与另一个精细胞结合，发育成种子的胚乳，这种现象称为双受精。珠被和珠心连合的部位称合点。连接胚珠和胎座的部分，称珠柄。

由于珠柄、珠被和珠心各部分的生长速度不同，胚珠常形成下列几种类型（图 5－24）：

直生胚珠：胚珠直立，珠孔在上，珠柄在下，珠柄、合点、珠心和珠孔均在一条直线上，如胡椒、大黄等。

横生胚珠：胚珠全部横向弯曲，合点、珠心和珠孔成一直线与珠柄垂直，如毛茛、锦葵等。

弯生胚珠：胚珠弯曲似肾形，珠孔朝下方靠近珠柄，珠柄、珠心和珠孔不在一条直线上，如大豆、石竹等。

倒生胚珠：胚珠倒置，合点在上，珠孔向下靠近珠柄基部，珠柄与珠被愈合形成一条纵行隆起称珠脊，合点、珠心和珠孔几乎在一条直线上，如花生、杏等。

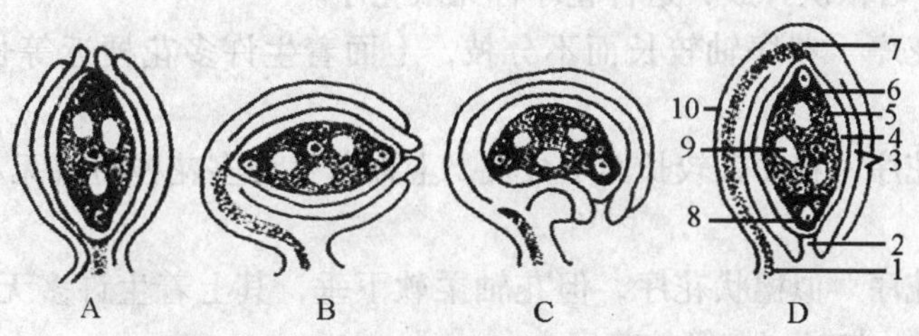

图 5－24 胚珠的类型和结构

A 直生胚珠 B 横生胚珠 C 弯生胚珠 D 倒生胚珠

1. 珠柄 2. 珠孔 3. 珠被 4. 珠心 5. 胚囊 6. 反足细胞 7. 合点 8. 卵细胞和助细胞 9. 极核细胞 10. 珠脊

（二）花的类型

被子植物的花，在长期演化过程中，各部分发生了不同程度的变化，一般有下列几种类型。

1. 完全花与不完全花

完全花：一朵花中花萼、花冠、雄蕊群、雌蕊群均有的称为完全花，如桃、桔梗等。

不完全花：一朵花中花萼、花冠、雄蕊群、雌蕊群中缺少其中一部分或几部分称不完全花，如南瓜、桑等。

2. 重被花、单被花、无被花

重被花：一朵花中既有花萼又有花冠，如党参、栝楼。

单被花：一朵花中只有花萼无花冠称为单被花。缺失花冠的话，花萼通常花瓣样，这种花萼应称为花被，如玉兰、白头翁。

无被花：没有花被的花称为无被花或裸花，常具苞片，如柳、杜仲。

3. 两性花、单性花和无性花

两性花：一朵花中既有雄蕊又有雌蕊称两性花，如桔梗、牡丹等。

单性花：一朵花中仅有雄蕊或仅有雌蕊称单性花。只有雄蕊称雄花；只有雌蕊称雌花。

无性花：雄蕊和雌蕊退化或发育不全称无性花或中性花，如绣球。

4. 辐射对称、两侧对称、不对称

辐射对称：通过一朵花的中心，可以作出两个以上的对称面的花，称辐射对称花，又叫整齐花，如油菜、桃等。

两侧对称：通过花的中心只能作出一个对称面的花，称两侧对称花，又叫不整齐花，如薄荷、甘草等。

不对称：通过花的中心不能作出对称面的花称为不对称花，如美人蕉等。

（三）花序

花在花轴上的排列方式称花序（图5－25）。有些植物的花单生于枝条的顶端或叶腋，称单生花，如莲、朱槿、桃等。

根据花在花轴上的排列方式及开放顺序，可分为无限花序和有限花序两大类。

1. 无限花序　花由花轴基部向顶端依次开放，花轴可继续向上生长、伸长，或者花由花序边缘向中心依次开放，这种花序称无限花序。

（1）总状花序　花序轴较长而不分枝，上面着生许多花梗近等长的小花，如萝卜、荠菜等的花序。

（2）穗状花序　花序轴较长而不分枝，上面着生许多花梗短或无花梗的花，如车前、马鞭草等花序。

（3）柔荑花序　似穗状花序，但花轴柔软下垂，其上着生许多无柄的单性小花，花后整个花序脱落，如杨、柳等的花序。

（4）肉穗花序　似穗状花序，但花轴肉质肥厚呈棒状，其上着生许多无柄的单性小花，在花序的外面常有一大型苞片称佛焰苞，这种花序又称佛焰花序，如天南星、马蹄莲、半夏等的花序。

（5）复穗状花序　花序轴的每一分枝又形成一穗状花序，如小麦、香附等的花序。

（6）伞房花序　似总状花序，但花梗由下而上依次渐短，整个花序的小花几乎排列在一个面上，如山楂、苹果等的花序。

（7）伞形花序　花序轴缩短，在总花梗的顶端生出许多花梗近等长的花，呈伞形，如人参、五加等的花序。

（8）复伞形花序　花序轴作伞形分枝，每一分枝又形成伞形花序，如当归、柴胡等的花序。

（9）头状花序　花序轴缩短并膨大成头状或盘状，上面聚生许多无花梗或近于无花梗的花，如川牛膝、合欢等的花序。

（10）隐头花序　花轴肉质膨大而下陷成中空的囊状体，在囊状体的内壁上，聚生许多无柄的单性花，如榕树、薜荔等的花序。

（11）圆锥花序　花轴分枝，每一分枝成一总状花序，整个花序呈圆锥状，如女贞、苦楝等的花序。

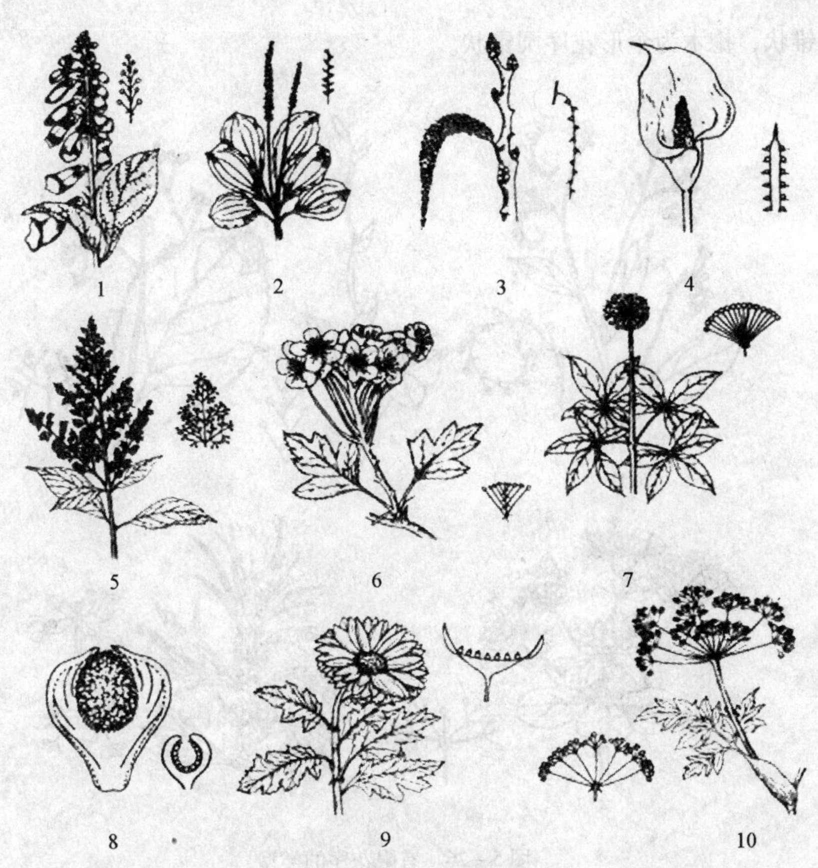

图5－25 无限花序的类型

1. 总状花序 2. 穗状花序 3. 柔荑花序 4. 肉穗花序 5. 圆锥花序 6. 伞房花序
7. 伞形花序 8. 隐头花序 9. 头状花序 10. 复伞形花序

2. 有限花序花 由花轴顶端向下部或由花序中心向边缘依次开放，花轴顶端或中心的花先开放，花轴顶端不能继续生长，只能在顶花的下面产生侧轴，这种花序称为有限花序，又称聚伞花序（图5－26）。

（1）单歧聚伞花序 花轴顶生一花，在顶花下面只产生1个侧轴，长度超过主轴，顶端也生一花，依此方式继续分枝就形成了单歧聚伞花序。若侧轴均向同一侧生出而呈螺旋状，称为螺旋状聚伞花序，如紫草、附地菜等植物的花序。若侧轴依次一左一右交互生出，称蝎尾状聚伞花序。如唐菖蒲、鸢尾等的花序。

（2）二歧聚伞花序 花轴顶生一花，在其下方同时产生两个侧轴，长度超过主轴，顶端各生一花，每侧轴继续以同样方式分枝开花，如王不留行、卫矛等植物的花序。

（3）多歧聚伞花序 花轴顶生一花，顶花下面同时产生3个以上的侧轴，每一侧轴又形成一聚伞花序，如大戟、甘遂等的花序。

（4）轮伞花序 聚伞花序生于茎枝对生叶的叶腋，呈轮状排列，称为轮伞花序，如薄荷、益母草等唇形科的花序。

此外，有的花轴上同时生有两种不同类型的花序，称混合花序，如紫丁香、葡萄为聚伞花序圆锥状，楤木为伞形花序圆锥状。

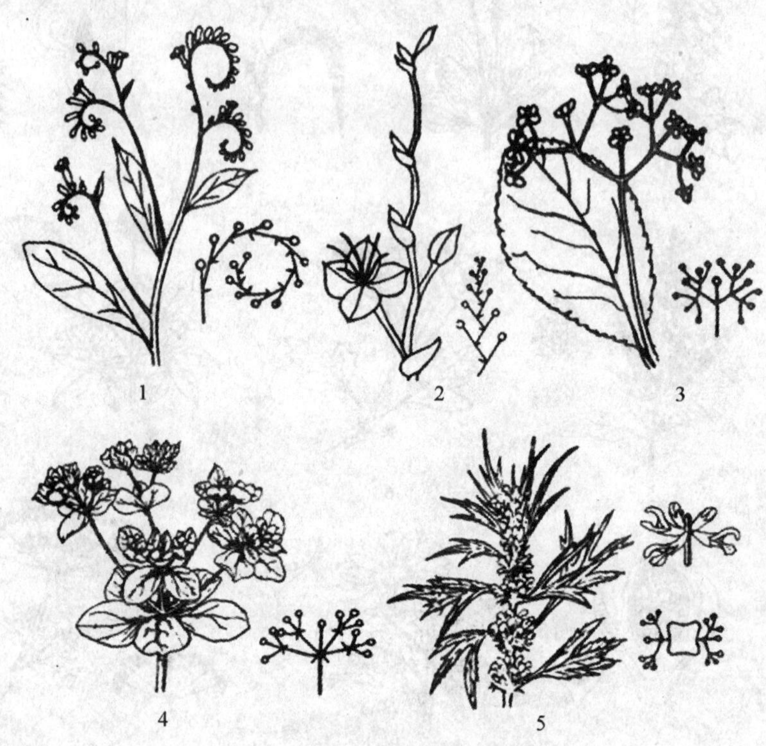

图 5－26　有限花序的类型

1. 螺旋状聚伞花序（琉璃草）　2. 蝎尾状聚伞花序（唐菖蒲）　3. 二歧聚伞花序（大叶黄杨）　4. 多歧聚伞花序（泽漆）　5. 轮伞花序（益母草）

五、果实和种子

果实和种子是植物的繁殖器官，花开放、传粉、受精后，子房连同花的其他部分发育成为果实。胚珠发育成种子。果皮包被种子，具有保护和散布种子的作用。

许多植物的果实和种子可供药用，如五味子、乌梅、山楂、木瓜、连翘、杏仁等。

（一）果实

1. *果实的发育和构造*　在果实的形成过程中，花的各部分发生明显变化，花梗变成果柄，花萼脱落或宿存，花冠雄蕊一般脱落，和雌蕊的花柱、柱头枯萎，子房发育成果实。

单纯由子房发育而成的果实称为真果，如桃、柑橘等。有些植物除子房外，花的其他部分如花被、花托及花序轴等也参与形成果实，这种果实称为假果。如梨、瓜类、无花果等。还有少数植物的雌蕊不经过受精作用也能发育成果实，称为单性结实，这种果实里不形成种子，又叫无子果实，如香蕉、无子西瓜等。

被子植物由开花到果实和种子成熟，花的各部分发生了相应的变化，如下表所示：

被子植物花各部的相应变化

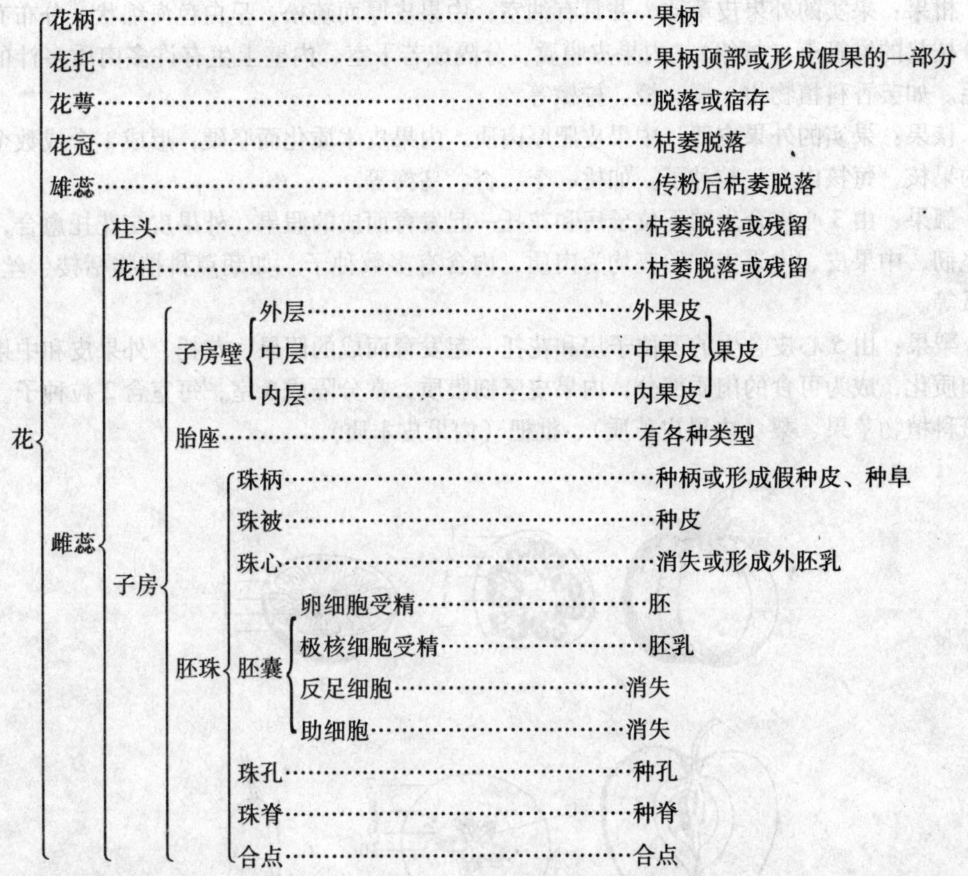

果实由果皮和种子组成。果皮由子房壁发育而来，包于种子的外面。果皮分为外果皮、中果皮、内果皮三层。

外果皮：在果实的外面，通常很薄，表面常有各种附属物，如桃有毛茸，柿子有蜡被，曼陀罗有刺，荔枝有瘤突，榆有翅等。

中果皮：是外果皮与内果皮之间的部分，在肉质果中较发达，肥厚肉质，一般为可食部分，如李、葡萄等果实；有的中果皮维管束贯穿于其中，形成复杂的网络，如柑、橘、丝瓜等；干果的中果皮干燥而成膜质或革质，如龙眼、落花生、油菜等。

内果皮：位于果皮最内层，在不同的果实中变化很大，一般多成膜质，如辣椒；有的木质化而形成坚硬的果核，如桃、杏、李等；有的有充满汁液的囊状毛，如柑、橘等。

2. 果实的类型　根据果实的来源、结构和果皮性质的不同，可分为单果、聚合果和聚花果。

(1) 单果　一朵花中只有一个雌蕊（单雌蕊或复雌蕊）的子房发育而成的果实。根据果皮的质地不同可分为肉果和干果。

肉果是指果实成熟时，果皮肉质多浆，不开裂（图 5－27）。肉果又可以分为：

浆果：果实的外果皮薄，中果皮和内果皮肥厚肉质，含丰富的浆汁，内有1至数枚种子。如西红柿、枸杞子等。

柑果：果实的外果皮革质，并具有油室；中果皮厚而疏松，呈白色海绵状，分布有许多分枝状的维管束（橘络）；内果皮膜质，分隔成若干室，内壁上生有许多肉质多汁的囊状毛。如芸香科植物柑、橘、橙、柠檬等。

核果：果实的外果皮薄，中果皮肥厚肉质，内果皮木质化而坚硬，形成1个或数个坚硬的果核，每核内含1粒种子。如桃、李、杏、乌梅等。

瓠果：由3心皮合生的下位子房和花托一起发育而成的假果，外果皮与花托愈合，比较坚韧，中果皮、内果皮和胎座均为肉质，内含有多数种子。如葫芦科植物栝楼、丝瓜、南瓜等。

梨果：由5心皮合生的下位子房和花托一起发育而成的假果，花托、外果皮和中果皮均肉质化，成为可食的肉质部分，内果皮坚韧膜质，常分隔成5室，每室含2粒种子。如蔷薇科植物苹果、梨（内果皮革质）、枇杷（内果皮木质）。

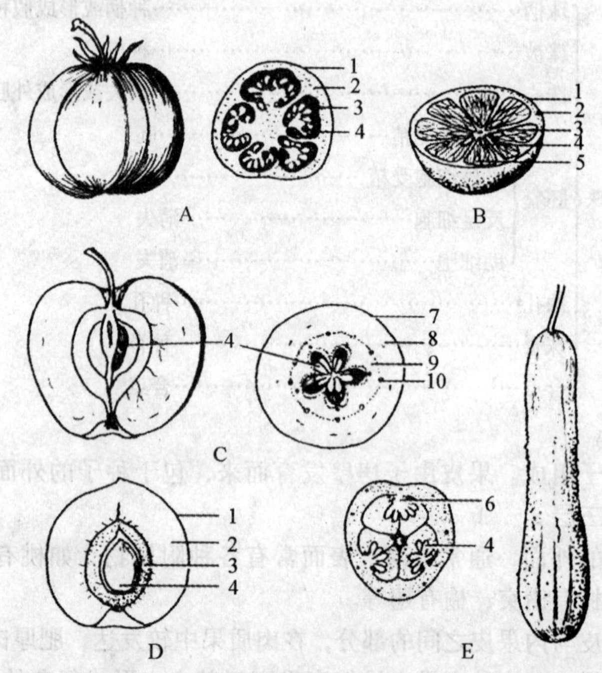

图5－27　肉果类型

A浆果（番茄）　B柑果（橙）　C梨果（苹果）D核果（杏）　E瓠果（黄瓜）

1. 外果皮　2. 中果皮　3. 内果皮　4. 种子　5. 胎座　6. 花托与萼筒　7. 果皮　8. 子房室

干果是指果实成熟后，果皮干燥，开裂或不开裂的果（图5－28）。根据果实成熟时是否开裂，又可分为裂果和不裂果。

裂果　果实成熟后果皮开裂，根据果实的组成及开裂方式的不同，可分为以下类型：①蓇葖果：单心皮雌蕊发育而成。成熟后沿腹缝线或背缝线一侧开裂。如淫羊藿等。②荚果：单心皮雌蕊发育而成。成熟时果皮通常沿着腹缝线和背缝线两面开裂。如合欢、绿豆等。有的荚果种子间结节断裂，每节含1枚种子，如含羞草、山蚂蟥。也有的荚果成熟时不开裂，如皂荚、刺槐。还有的肉质呈念珠状，如槐。荚果为豆科植物特有的果实。③角果：由2个心皮上位子房发育而成的果实，子房1室，中间有假隔膜将子房隔成2室，种子附生于假隔膜边缘的两侧，果实成熟后，果皮沿着背缝线和腹缝线两侧开裂，果皮脱落后，留下假隔膜。其中，果实细长的称长角果，如油菜、菘蓝等。长宽近等长的称短角果，如荠菜、独行菜等。角果为十字花科特有的果实。④蒴果：由2个或2个以上的合生心皮发育而成的果实，1至多室，内含多数种子，成熟后开裂的方式主要有瓣裂、孔裂、盖裂、齿裂等。瓣裂是果实成熟后，果皮沿着果实纵向裂开成数个果瓣，如马兜铃、牵牛等；孔裂是果实的上部或顶端开裂成小孔，如虞美人、罂粟等；盖裂是果实中部呈环状开裂，上部帽状脱落，如车前、白皮桉等；齿裂是果实顶端呈齿状开裂，如石竹、瞿麦等。

不裂果　果实成熟后，果皮不开裂。常见有下列几种：①瘦果：内含1粒种子的果实，果皮薄，成熟后果皮与种皮分离。如红花等。②颖果：内含1粒种子，果皮与种皮愈合，不易分离，一般容易误认为是种子。如薏苡、小麦等。为禾本科特有果实。③坚果：内含1粒种子，果皮木质化而坚硬，外面常有总苞发育成的硬壳（壳斗）附着基部。如板栗、栎等。④翅果：内含1粒种子，果皮向外延伸，呈翅状。如杜仲、榆等。⑤双悬果：由2心皮合生而成，果实成熟后，分离成两瓣，每瓣为一小坚果，内含1粒种子，双双悬挂在中央果柄顶端。如白芷、当归、小茴香等。双悬果为伞形科特有的果实。

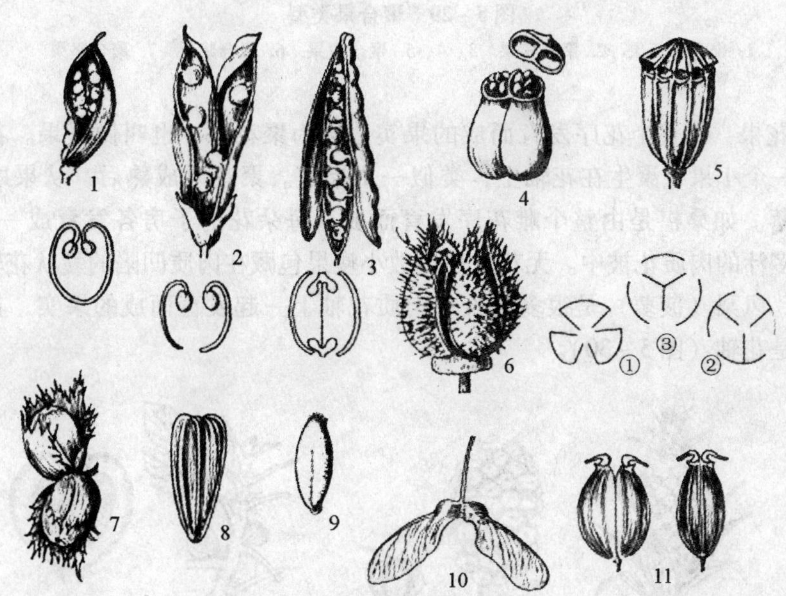

图5－28　干果类型

1. 蓇葖果　2. 荚果　3. 角果　4. 蒴果（盖裂）　5. 蒴果（孔裂）　6. 蒴果（瓣裂）
①室间开裂、②室背开裂、③室轴开裂　7. 坚果　8. 瘦果　9. 颖果　10. 翅果　11. 双悬果

（2）聚合果　一朵花中有若干个雌蕊（离心皮雌蕊），每一个雌蕊可以发育成一个小果，这些小果聚生在共同的花托上，称为聚合果。根据小果的类型，可分为以下几种类型：①聚合蓇葖果：多数蓇葖果聚生在花托上而成的果实。如八角茴香、芍药等。②聚合瘦果：多数小瘦果聚生于突起的花托上而成的果实。如毛茛、白头翁等。③聚合坚果：由多数小坚果聚生在膨大的海绵状花托上而成的果实。如莲等。④聚合浆果：由多数浆果聚生在花托上形成的果实。如五味子等。⑤聚合核果：由多数小核果聚生在花托上而形成的果实。如悬钩子等（图5－29）。

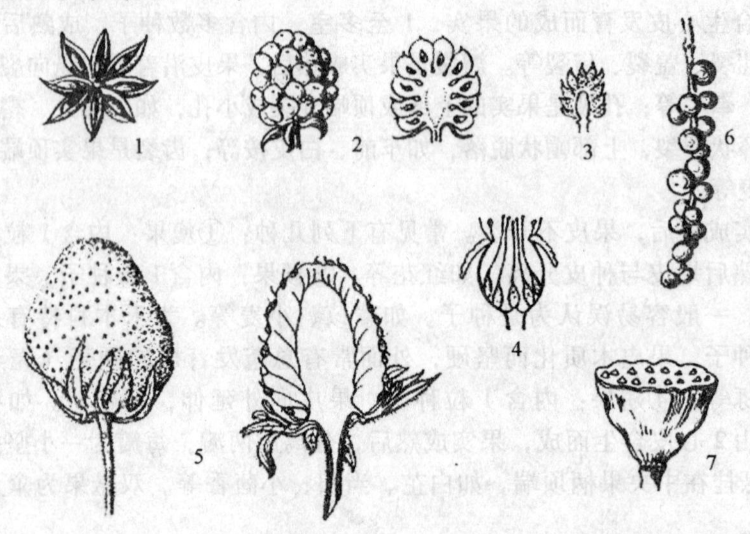

图5－29　聚合果类型

1. 聚合蓇葖果　2. 聚合核果　3、4、5. 聚合瘦果　6. 聚合浆果　7. 聚合坚果

（3）聚花果　由整个花序发育而成的果实，称为聚花果，也叫做复果。花序中的每一朵花形成一个小果，聚生在花轴上，类似一个果实。聚花果成熟后，从果序轴（花序轴）基部脱落。如桑椹是由整个雌花序发育而成，每朵花的子房各发育成一个小瘦果，包藏在肥厚多汁的肉质花被中。无花果是多数小瘦果包藏在肉质凹陷的囊状花轴内所形成的一种复果。凤梨（菠萝）是很多花长在肉质花轴上一起发育而成的果实，花不孕，肉质可食部分是花轴（图5－30）。

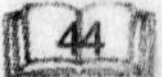

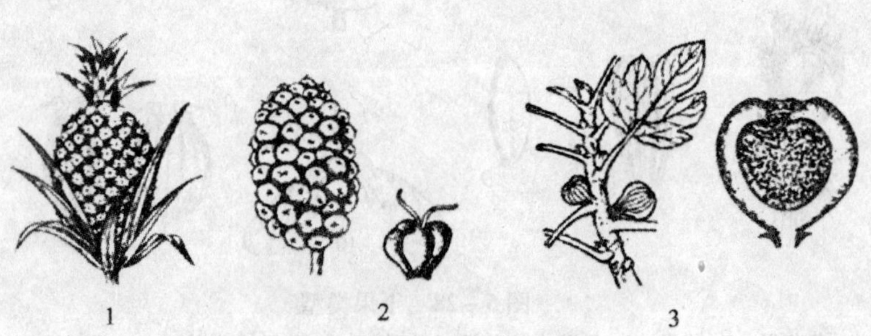

图5－30　聚花果（复果）

1. 凤梨　2. 桑椹　3. 无花果

（二）种子

种子由胚珠受精后发育形成，是种子植物重要的繁殖器官。

1. 种子的组成 种子通常由种皮、胚、胚乳三部分组成。

（1）种皮 由珠被发育而成，位于种子的外层，起着保护种子的作用。通常分为两层，外层比较坚韧，称外种皮；内层一般较薄，称内种皮。

（2）胚 胚由卵细胞受精后发育而成，是种子内尚未发育的植物体，位于胚乳内。大多数植物的种子成熟时，胚已经分化成胚根、胚轴（胚茎）、胚芽和子叶。

胚根：为幼小未发育的根，以后发育成植物的主根。

胚轴(胚茎)：为连接胚根、子叶和胚芽的部分。

胚芽：为发育的地上枝，种子萌发后，发育成植物的茎。

子叶：是胚吸收养料或贮藏养料的器官，占胚的较大部分。单子叶植物常有子叶1枚，如小麦、薏苡等；双子叶植物常有子叶2枚，如大豆、蚕豆等。裸子植物有子叶2至多枚，如银杏种子的子叶有2~3枚，松的种子则为多枚子叶。

（3）胚乳 是极核细胞受精后发育而来的，通常位于胚的四周，称内胚乳，呈白色，细胞中含有丰富的营养物质，如淀粉、蛋白质、脂肪油等。

有的植物种子在发育过程中，珠心未被完全吸收，形成营养组织，包围在胚乳和胚的外部，称外胚乳。如肉豆蔻、槟榔等。

某些植物的种子，无胚乳，营养物质贮存在子叶中。

2. 种子的形态特征 种子的形态特征包括形状、大小、色泽、表面特征等。在各种不同的植物中，其种子的形态特征是有着显著差异的。种子种皮表面上具有种脐、种孔、种脊、合点、种阜等结构。

种脐：是种子成熟后，脱离种柄或胎座而留在种皮上的瘢痕。

种孔：是由胚珠上的珠孔发育而成。种子萌发时，由种孔吸收水分及伸出胚根。

种脊：为种脐到合点之间隆起的脊棱线，由珠脊发育而成。倒生胚珠的珠柄与珠被愈合形成明显的珠脊，如杏仁；直生胚珠和弯生胚珠中的珠脊不明显。

合点：种子的合点即是胚珠的合点，种皮上的维管束汇集于此点。

种阜：为种脐附近的海绵状突起物，由近珠孔处的珠被扩展而成，将种孔掩盖，种子萌发时帮助吸水，如蓖麻、巴豆等。

少数种子具假种皮，系由珠柄或胎座延伸发育而成，位于种皮的外面，如龙眼、砂仁、肉豆蔻等。

3. 种子的类型 根据种子胚乳的有无，可以把种子分为以下两种类型。

（1）有胚乳种子：种子内有胚乳，这类种子由种皮、胚、胚乳三部分组成。如蓖麻、柿等（图5-31）。

（2）无胚乳种子：种子在发育过程中，胚乳里的营养物质转移到发达的子叶中，因此成熟的种子中看不到胚乳。这类种子由种皮、胚两部分组成。如大豆、慈菇等（图5-32）。

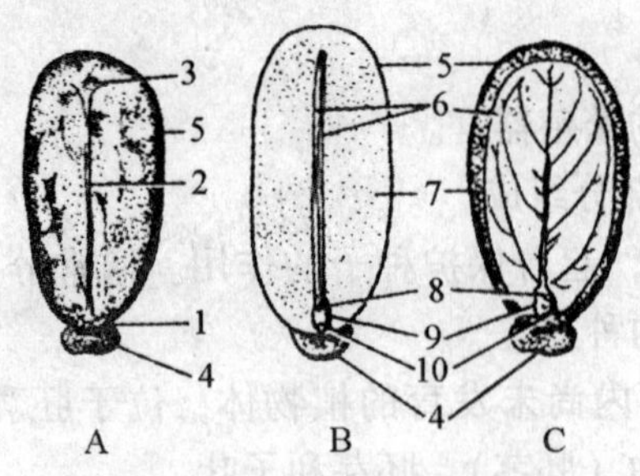

图5－31　蓖麻种子（双子叶有胚乳种子）

A. 外形　B. 与子叶垂直面纵切

C. 与子叶平行面纵切

1. 种脐　2. 种脊　3. 合点　4. 种阜　5. 种皮

6. 子叶　7. 胚乳　8. 胚芽　9. 胚轴　10 胚根

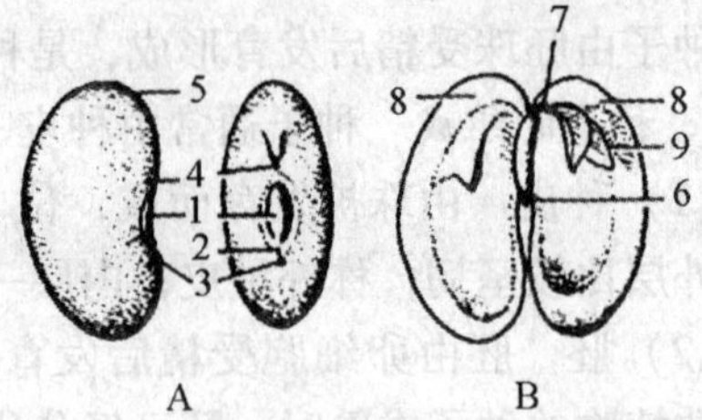

图5－32　菜豆种子（双子叶无胚乳种子）

A. 表面观　B. 侧面观　C. 剖面结构

1. 种皮　2. 种脐　3. 种孔　4. 合点

5. 胚根　6. 胚轴　7. 胚芽　8. 子叶

第六章　药用植物分类

植物分类学（plant taxonomy）是一门对植物进行准确描述，命名，分类归群，并探索各类群之间亲缘关系远近及趋向的基础学科。地球上的植物种类繁多，不同物种形态和构造千差万别各不相同。人类在认识植物和利用植物的探索实践中将繁杂的不同植物进行识别、分群归类、命名，并按系统排列起来，发展了这门学科。药用植物分类将植物分类学的基本知识和方法运用于药用植物的研究、药用植物的分类和识别鉴定。这对鉴别药材来源真伪及质量优劣，充分发掘和利用中草药植物资源，保证药物临床疗效和使用安全都有重要意义。

第一节　概　　述

一、植物的分类系统

人们在长期生活实践中观察各种植物的不同形态、构造、生活史及生活习性，积累知识并加以研究比较，找出了它们的共同点和不同点，把很多具有共同点的种类归并成一个群体，又根据它们的区别分成若干不同的种类，按照等级顺序排列就形成分类系统。

植物分类系统有人为分类系统（prtificial system）和自然分类系统（natural system）。人为分类系统为了更方便地使用或习惯，用一个或少数几个性状作为分类依据，而不考虑亲缘关系和演化关系，是人们按照自己的方便或按植物的用途，选择植物一个或几个特征作为标准进行分类，再按照人为标准顺序排成分类系统。如我国已知最早的本草专著《神农本草经》，根据所收载药物的功效和性能分上、中、下三品；明朝我国杰出的植物学、医药学家李时珍（1518～1593）编著的《本草纲目》，以生态、生长习性、用途等作为分类依据，以纲、目、部、类、种作为分类级别，将植物分为草部、木部、谷藏部、果部、蔬菜部5个部；瑞典植物学家林奈根据雄蕊的有无、数目及着生情况将植物分为24纲，其中1～23纲为显花植物（如一雄蕊纲、二雄蕊纲等），第24纲为隐花植物，这种分类系统叫生殖器官分类系统。上述两个系统，都是人为的分类系统。由于使用上方便适用，多种人为分类系统至今仍在使用，如经济植物学中往往以油料、纤维、香料、药用植物等进行分类。

自然分类系统又称系统分类系统（phylogenetic system），以植物的亲疏远近程度作为群体分类的标准。按照生物进化的观点，植物由于来自共同祖先而具有相似的遗传性，表现出形态、结构、习性等方面的相似。因此，根据植物相同点的多少就可判断他们之间亲缘上亲疏远近程度。自然分类系统追求客观地反映出自然界生物的亲缘关系和演化发展。现代被子植物的自然分类系统常用的有两大体系：一是恩格勒（A. Engler）和勃兰特（K. Prantl）为代表的系统，另一个是哈钦松（J. Hutchinson）为代表的系统。两大体系所依据的理论原则有所不同。恩格勒系统分科内容较大，科数较少，由于这个系统发表较早，影响较大，为很多国家的植物学家所采用；哈钦松系统分科内容较小，科数较多，每一科均有固定的科号近年来我国有些植物研究单位已经采用哈钦松分类系统。

本书植物界类群分门根据修正的恩格勒系统编排。

二、植物分类等级

植物学上设立各种不同分类等级和单位，按各种植物之间类似的程度和亲缘关系的远近进行编排，形成分类系统。即将各种亲缘关系相近的不同植物分成若干大群体，各大群体之内又分次级群体，依次类推，直至种为止。

植物分类系统的分类等级排列如下：

植物界（Regnum vegetable 拉丁名，Vegetable kingdom 英文名）

　门（Divisio，Division）

　　纲（Classis ，Class）

　　　目（Ordo，Order）

　　　　科（Familia，Family）

　　　　　属（Genus，Genus）

　　　　　　种（Species，Species）

在各级单位之间，如因范围过大不能完全包括植物群体特征或关系，则增设亚级，如亚门、亚纲、亚目、亚科、亚属、亚种。

现以杏为例示其分类等级如下：

植物界 Regnum vegetabile

　被子植物门 Angiospemme

　　双子叶植物纲 Dicotyledoneae

　　　蔷薇目 Rosales

　　　　蔷薇科 Rosaceae

　　　　　梅亚科 Prunoideae

　　　　　　杏属 Prunus

　　　　　　　杏 Prunus armeniaca L.

种（Species）是分类的基本单位，是所有个体具有一定形态特征及生理特征，有一定的自然分布区域，而且性质相对稳定的繁殖群体。

种下分设亚种（Subspecies）、变种（Varietas）、变型（Forma）。

（1）亚种：是一个种内变异类型，并具有地理分布上、生态上或季节上的隔离，这样的群体即是亚种。

（2）变种：也是一个种内的变异类型，并与种内其他变种有共同的分布区。

（3）变型：是一个种内形态变异比较小的类型，用于识别和描述偶发的变异，如毛的有无、花的颜色等。有时将栽培植物中的品种也视为变型。

通常说的品种不是分类单位，不存在于野生植物中，指的是人工栽培或园艺繁殖的种内变异类型。

三、植物命名法

世界上的植物种类繁多，各国的传统、文化又不相同，因而植物的名称也就不同。不仅各国叫法不同，而且一国之内各地的叫法也不尽相同。同物异名或者同名异物的混乱现象普遍存在。为了科学技术的交流，避免混乱，统一使用植物学名是完全必要的。

国际上所采用的植物学名，是瑞典植物学家林奈 1753 年创立的“双名制命名法”（简称“双名法”）。两个拉丁词作为一种植物的名称，第一个词是“属名”，属名采用拉丁文名词的单数主格，它的第一个字母必须大写；第二个词是“种加词”（种名）通常使用形容词、同格名词或属格名词；在学名后附加该种植物的命名人（或命名人的缩写），便于考证。

黄连的植物学名是 Coptis chinensis Franch. 其中 Coptis 为黄连属的属名，chinensis（中国的）种名，Franch. 系命名人 Franchet 的缩写。

种以下的分类等级有亚种（Subspecies），在学名中缩写为 subsp.（或 ssp.），变种（varietas）缩写为 var.，变型（forma）缩写为 f.。这些分类等级中亚种的学名表示法为原种名后加亚种的缩写，后写亚种名（又称亚种加词）及亚种命名人。变种和变型也用同样的方法表示。举例如下：

紫花地丁 *Viola philippica* Cav. ssp. *munda* W. Beck.

百合 *Lilium brownii* F. E. Brown var. *viridulum* Backer

红果罗芙木 *Rauvolfia verticillata*（Lour.）BailL. f. *rubrocarpa* H. T. Chang

四、植物分类检索表

植物分类检索表是鉴别植物种类的必备工具之一，植物分类学其他工具书，如植物志、植物分类手册等一般均有检索表，用于鉴别植物的所属科、属、种。

检索表是根据二歧分类法的原理，以对比的方式编制成区分植物种类的表格。首先将各种植物形态的关键特征进行比较，再按照各种特征的异同来进行归类，找出相互对立的主要特征，相同的归在一项下，不同的归在另一项下。在相同的项下，又以不同特征分开，依主、次要特征进行排列，最后得出不同种的区别。植物各分类等级单位门、纲、目、科、属、种等都有检索表，其中科、属、种检索表最为常用。

检索表的式样常见有两种：

（一）定距检索表

将每一对相互区分特征的描述、给予同一号码，分开间隔在一定的距离处，依次逐项列出、每低一项向右后退一字。示例：

1. 植物体没有根、茎、叶的分化，没有胚（低等植物）
  2. 植物体不为菌类和藻类所组成的共生体
    3. 植物体内含叶绿素或其他光合色素，生活方式自养 ………………………… 藻类植物
    3. 植物体内不含叶绿素或其他光合色素，生活方式异养 …………………… 菌类植物
  2. 植物体为菌类和藻类所组成的共生体 ………………………………………… 地衣植物
1. 植物体有根、茎、叶的分化，有胚（高等植物）

4. 植物体有茎、叶，无真根 …………………………………………… 苔藓植物
4. 植物体有茎、叶，有真根
5. 不产生种子，用孢子繁殖 …………………………………………… 蕨类植物
5. 产生种子，用种子繁殖 ……………………………………………… 种子植物

（二）平行检索表

将每一对相互区分特征的描述，并列在相邻的两行，给予同一号码，每一条后面注明往下查阅的号码或植物名称。示例：

1. 植物体没有根、茎、叶的分化，没有胚（低等植物）……………………… 2.
1. 植物体有根、茎、叶的分化，有胚（高等植物）………………………… 4.
2. 植物体为菌类和藻类所组成的共生体 ……………………………… 地衣植物
2. 植物体不为菌类和藻类所组成的共生体 …………………………………… 3.
3. 植物体内含叶绿素或其他光合色素，生活方式自养 ……………… 藻类植物
3. 植物体内不含叶绿素或其他光合色素，生活方式异养 …………… 菌类植物
4. 植物体有茎、叶，无真根 …………………………………………… 苔藓植物
4. 植物体有茎、叶，有真根 ……………………………………………………… 5.
5. 不产生种子，用孢子繁殖 …………………………………………… 蕨类植物
5. 产生种子，用种子繁殖 ……………………………………………… 种子植物

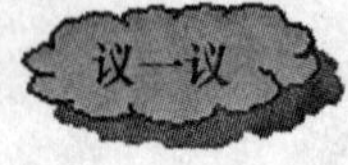

植物分类检索表是根据什么原则编制的，常用的有哪几种检索表？学会使用检索表。

实　训

比照课本后面附录的被子植物门分类检索表，鉴别某实物（如南瓜等）的科，说一说鉴别的理由。

第二节　低等植物

低等植物包括藻类、菌类、地衣类植物。他们的共同特征是：植物体结构简单，大多数为单细胞群体和多细胞的个体；无根、茎、叶等器官的分化；生殖器官一般都是单细胞的；生殖方法有最简单的无性分裂，也有比较复杂的有性繁殖；配子结合成合子，合子直接发育成新植物体，不经过胚的阶段。

一、藻类植物 Algae

藻类植物是一群构造简单，没有根、茎、叶分化，具有能进行光合作用的色素，能制造养分供自身需要，能独立生活的自养性植物（autotrophic plant）。

藻类植物体在形态上差异很大，小的只有几微米；最大的藻类体长可达 100 m 以上，

如生长于太平洋东岸寒流中的巨藻（macrocystis）。

藻类植物细胞内具有和高等植物一样的叶绿素、胡萝卜素、叶黄素，此外还含有其他色素如藻蓝素、藻红素、藻褐色等，故不同种类的藻体呈现不同的颜色。

藻类植物生殖方式有营养繁殖、有性生殖和无性生殖三种。

藻类植物分为8个门：裸藻门、绿藻门、轮藻门、金藻门、甲藻门、褐藻门、红藻门、蓝藻门。约有3万种，广布全世界。大多数生活在淡水或海水中，少数生活在潮湿的土壤、树皮或岩石上。

【药用植物】

海带 *Laminaria japonica* Aresch. 属于褐藻们，海带科。为一种大型藻类，植物体分三部分：基部分枝如根状，固着于岩石上，称为固着器；上面圆柱形的茎状柄；柄以上是扁平叶状的带片，中部较厚，边缘波状。分布于辽宁、浙江、山东沿海。现已人工养殖。我国产量居世界首位。海带除了食用，也作为昆布药用，能软坚散结，消痰利水，还用于治疗缺碘性甲状腺肿大等病。

昆布 *Ecklonia kurome* Okam. 属于翅藻科，又名鹅掌菜，植物体明显区分为固着器、柄和带片三部分。带片为单条或羽状，边缘有粗锯齿。分布我国海域。全藻能镇咳平喘、软坚散结（图6-1）。同科植物作昆布用的还有裙带菜 *Undaria pinnatifida*（Harv.）Suringar。

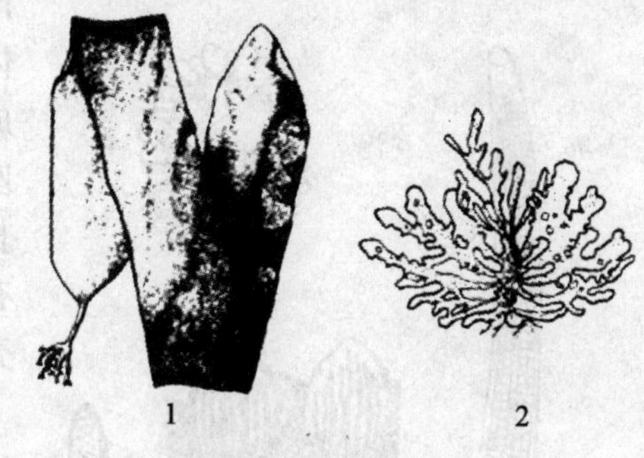

图6-1

1. 海带　2. 昆布

常见的药用藻类还有石莼 *Ulva lactuca* L. 可供食用，称"海白菜"。药用能软坚散结，清热祛痰，利水解毒。甘紫菜 *Porphyra tenera* Kjellm. 全藻供食用。入药能清热利尿，软坚散结，消痰。

二、菌类植物 Fungi

菌类植物体的营养细胞内无叶绿素及其他光合色素，不能进行光合作用，寄生或腐生，属于异养植物。也有兼营寄生和腐生的种类。

菌类植物分布广泛、种类繁多，已知的约有10万余种，菌类植物分类共分三门：细菌门、黏菌门和真菌门。这三门植物的形态、结构、繁殖和生活史差别很大，彼此并无亲缘关系。本节只介绍有药用植物关联的真菌门。

真菌门（Eumycota）细胞不含叶绿素，是典型的异养植物。多数由多细胞的菌丝构成，组成一个植物体所有的菌丝称为菌丝体。正常情况下菌丝体是很疏松，但是，某些真菌当环境不良或繁殖时，菌丝体上的菌丝相互紧密地缠结在一起，形成渡过不良环境的菌核或容纳子实体的子座。较高等的真菌菌丝体在有性繁殖时形成有一定结构和形态的，能产生孢子的各种子实体，常见的银耳、灵芝、蘑菇等都是子实体。

真菌营寄生、腐生或兼营寄生和腐生生活。贮藏物质以肝糖为主，也常含有油脂，但不含淀粉。

真菌的繁殖方式有营养繁殖、无性繁殖和有性生殖三种类型。

真菌门药用植物较多，真菌根据菌丝体的结构和生殖器官的形态分为5个亚门，即鞭毛菌亚门、接合菌亚门、子囊菌亚门、担子菌亚门和半知菌亚门。本节只介绍子囊菌亚门、担子菌亚门。

（一）子囊菌亚门 Ascomycotina

子囊菌亚门是真菌中种类最多的一个亚门。除少数低等子囊菌为单细胞外，绝大多数有发达的菌丝，菌丝具有横隔并且紧密结合成一定的形状。子囊菌的无性生殖特别发达有裂殖、芽殖或形成各种孢子。有性生殖产生子囊，内生子囊孢子，这是子囊菌亚门的最主要特征，除少数原始种类子囊裸露不形成子实体（如酵母菌）外。绝大多数子囊菌都产生子实体，子囊包于子实体内。子囊菌的子实体又称子囊果。

【药用植物】

冬虫夏草菌 *Cordyceps sinensis*（Berk.）Sacc. 是麦角菌科一种寄生于蝙蝠蛾科昆虫幼虫体上的子囊菌。这种菌的子囊孢子为多细胞的针状物，由子囊散出后分裂成小段，每段萌发，产生芽管，侵入昆虫的幼虫体内，蔓延发展，破坏虫体内部的结构，把虫体变成充满菌丝的僵虫，冬季形成菌核，夏季自幼虫体的头部长出棍棒状的子座，子座上端膨大，近表面生有许多子囊壳，壳内生有许多长形的子囊，每个子囊具2~8个子囊孢子，通常只有2个成熟，子囊孢子细长、有多数横隔，它从子囊壳孔口散射出去，又继续侵害幼虫。

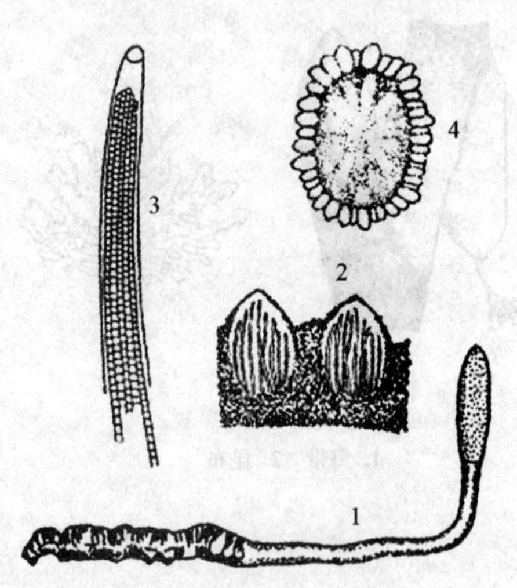

图6-2　冬虫夏草

1. 子座和虫体　2. 子囊壳

3. 子囊和子囊孢子　4. 子座横切面

带子座的菌核（僵虫）即药材冬虫夏草（图6-2），含虫草酸，能补肺益肾，止血化痰。冬虫夏草主产我国西南、西北，分布在海拔3000 m以上的高山草甸上。据统计虫草属（Cordyceps）有130多种，我国有20多种，其中如蛹草菌 *C. militaris*（L.）Link.、凉山虫草 *C. liangshanensis* Zang. Hu et Liu、亚香棒菌 *C. hawkesii* Gray. 等，它们带子座的菌核和冬虫夏草有相似的疗效，从蛹草菌的培养物中可得到虫草素。

（二）担子菌亚门 Basidiomycotina

担子菌最大特点是有性生殖过程形成形成担子（basidium）、担子上着生有4个担孢子（basidiospore），是外生的，这与子囊菌的子囊孢子生于子囊内不同。

伞菌类是一类常见的担子菌，具有伞状或帽状的子实体，上面展开的部分叫菌盖。菌盖下面自中央到边缘有许多呈辐射状排列的片状物，称为菌褶。菌盖的下面是细长的柄，称菌柄。有些伞菌的子实体幼小时，连在菌盖边缘和菌柄间有一层膜，叫内菌幕，在菌盖张开时，内菌幕破裂，遗留在菌柄上的部分构成菌环。有些子实体幼小时外面有一层膜包被，叫外菌幕，当菌柄伸长时，包被破裂，残留在菌柄基部的一部分成菌托。这些结构的特征是鉴别伞菌的重要依据。很多种伞菌可供食用，少数极毒。

【药用植物】

灵芝（赤芝）*Ganoderma lucidum*（Leyss. ex Fr.）Karst，多孔菌科。腐生菌。子实体伞状，坚硬，有漆样光泽。菌盖坚硬革质，肾形或半圆形，具环状棱纹和辐射状皱纹，红褐色；菌盖下面白色，后变深褐色，有许多小孔。菌柄侧生，紫褐色（图6－3）。生于栎树及其他树木桩上，多栽培。子实体入药，能补气安神，止咳平喘。

茯苓 *Poria cocos*（Schw）Wolf. 多孔菌科。菌核球形或不规则块状，大小不一，小的如拳头，大的可达数十斤。表面粗糙，呈瘤状皱缩，灰棕色或黑褐色，内部白色或淡棕色，粉粒状，由无数菌丝及贮藏物质聚集而成。子实体无柄，平伏于菌核表面，呈蜂窝状，厚3～10mm，幼时白色，成熟后变为浅褐色；孔管单层，管口多角形至不规则形，孔管内壁着生棍棒状的担子，担孢子长椭圆形到近圆柱形，壁表平滑，透明无色（图6－4）。全国大部分地区均有分布，现多栽培。寄生于赤松、马尾松、黄山松、云南松等的根上。菌核入药，能利水渗湿，健脾宁心。

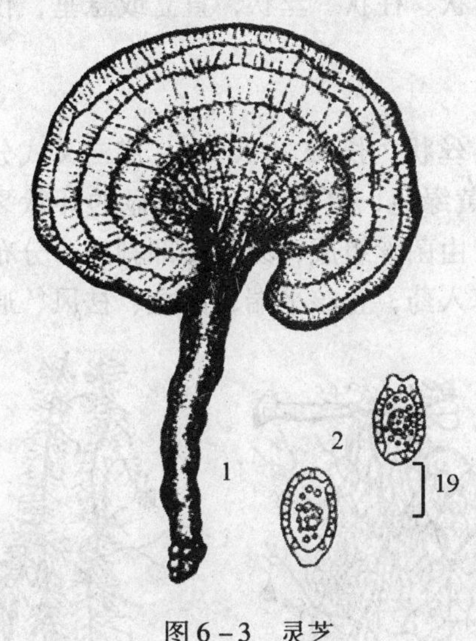

图6－3　灵芝

1. 子实体　2. 孢子

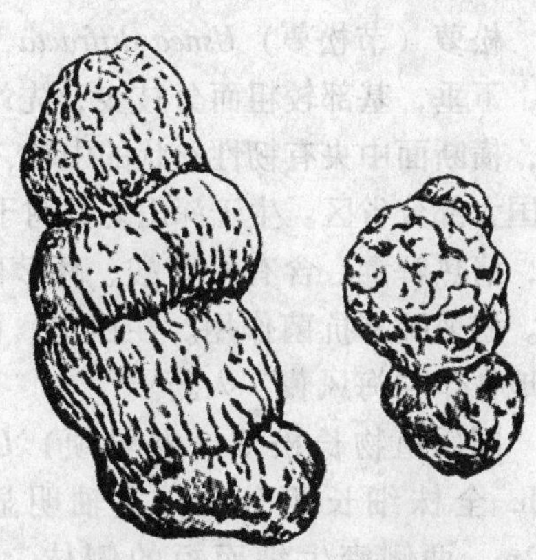

图6－4　茯苓（菌核）

常用的药用植物还有猴头菌 *Hericium erinaceus*（Bull. ex Fr.）Pers. 含多糖类和氨基酸，为常见的食用菌，有利五脏、助消化、滋补和抗癌作用。猪苓 *Polyporus umbellatus*（Pers.）Fr. 菌核入药，能利水渗湿，含多糖，有抗癌作用。

三、地衣类植物 Lichens

地衣是一类特殊的多年生植物，是由一种真菌和一种藻类长期生物学结合的共生复合体。组成地衣的真菌绝大多数为子囊菌，少数为担子菌或藻状菌，其共生的藻类是蓝藻和绿藻。参与地衣的真菌是地衣的主要部分，地衣的形态几乎是由共生的真菌决定的。地衣的子实体实际上是真菌的子实体。部分真菌在生物长期进化过程中与特定的藻类共生而形成地衣植物。

地衣中的菌丝缠绕藻细胞，并包围藻类。藻类含叶绿素，光合作用制造的营养物质供给整个植物体，菌类则吸收自然界水分和无机盐，并保持藻细胞的湿度，为藻类提供进行光合作用的原料。

地衣约有500属，26 000种。它们适应能力强，分布广泛，在土壤、岩石及树皮上都有地衣生长。地衣分泌的地衣酸，可腐蚀岩石，从而促进土壤的形成。

大部分地衣是喜光植物，要求空气清洁新鲜，对空气污染，特别对二氧化硫非常敏感，所以在工业城市附近很少有地衣的生长，地衣常常被作为判别大气污染程度的指示植物。

地衣植物的繁殖方法主要有营养繁殖和有性繁殖。

地衣类植物按外观形态可分为3种类型：

1. 壳状地衣 crustose lichens　地衣体为具各种颜色的壳状物，菌丝紧密附着于树干或石壁，很难剥离。如网衣、文字衣、茶渍衣及绒毡衣。

2. 叶状地衣 foliose lichens　植物体扁平叶片状，有背腹性，以假根或脐固着在基物上，易剥离。如石耳、梅衣等。

3. 枝状地衣 fruticose lichens　植物体直立，呈树枝状、柱状、丝状，直立或悬垂，仅基部附着在基物上。如松萝。

【药用植物】

松萝（节松萝）*Usnea diffracta* Vain. 属于松萝科。丝状，长15～30 cm，成二叉式分枝，下垂，基部较粗而分枝少，先端分枝多。表面灰黄绿色，具光泽，有明显的环状裂沟，横断面中央有韧性丝状的中轴，具弹性，可拉长，由菌丝组成，易与皮部剥离。分布全国大部分省区。生于深山老林树干上或岩壁上。全草入药，止咳平喘，活血、祛风、通络，清热解毒。含有松萝酸、环萝酸、地衣聚糖。松萝酸有抗菌作用。在西南、西北、华中等地常作“海风藤”入药。

同属植物长松萝（老君须）*U. longissima* Ach. 全株细长不分枝，主轴明显，长可达1.2m，两侧密生细而短的侧枝，形似蜈蚣。分布和功用同松萝（图6－5）。

地衣入药的还有石耳 *Umbilicaria esculenta* (Miyoshi) Minks. 全草清热解毒，止咳祛痰，利尿；有雪茶（地茶）*Thamnolia vermicularis*（Sw.）Ach. ex Schaer. 全草清肝明目、平肝、解毒。

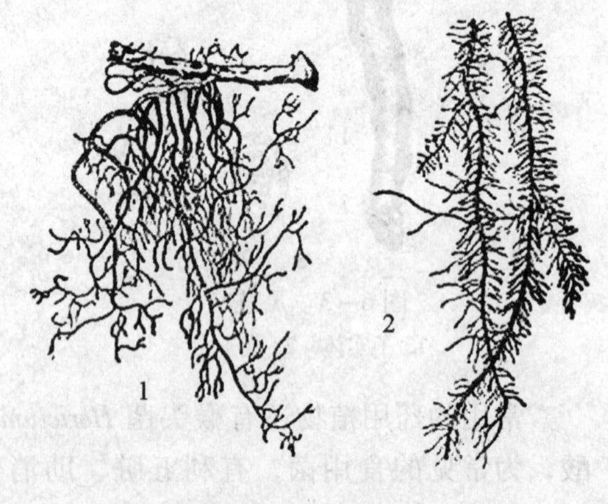

图6－5　地衣
1. 松萝　2. 节松萝

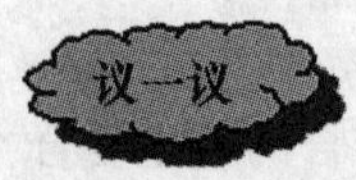

菌类植物和藻类植物的异同点是什么呢，常见的药用植物有哪些？

第三节　高等植物

高等植物包括苔藓植物、蕨类植物、裸子植物和被子植物。它们的共同特征是：植物体由多细胞构成，一般具有根、茎、叶等器官的分化；从蕨类植物开始内部构造中出现了维管束，增强了支持和输导作用；繁殖器官由多细胞组成；个体发育要经过胚的阶段。

一、苔藓植物 Bryophyta

苔藓植物是绿色自养性植物，亦是结构最简单的高等植物。多生于阴湿的环境中，是植物从水生到陆生过渡形式的代表。

常见植物体是配子体，一般很小，绿色，扁平叶状或有茎、叶分化，但无真根，只有假根，无维管束。有性生殖器官多细胞组成。雌性的生殖器官称颈卵器（archegoium），颈卵器的外形如瓶状，上部细狭，下部膨大。雄性的生殖器官称精子器（antherdinm），精子器多为棒状、球状或卵状，精子器内具有许多的精子。苔藓植物的受精借助于水，精子与卵结合后形成二倍体合子，合子在颈卵器发育成胚（embryo），胚发育成为孢子体。

孢子体寄生于配子体上。孢子体中的孢子母细胞经过减数分裂形成孢子，孢子成熟后散布于体外，孢子在适宜的生活环境中萌发成新的配子体。

苔藓植物约有 40 000 种左右，遍布于世界各地，分布广，绝大多数为陆生，主要生活在阴湿的环境，在树干、树叶上都有生长，也有些种类生于裸露的岩面，耐旱力很强，也有些种类水生。对大气中的二氧化硫敏感，是大气污染监测植物。我国约有 2800 多种，目前已知 50 多种可供药用。根据其营养体的形态结构，分为苔纲（Hepaticae）和藓纲（Musci）两纲。

（一）苔纲 Hepaticae

地钱 *Marchantia polymorpha* L. 地钱科，植物体为叶状，绿色，扁平，呈二叉分枝。贴地生长，有背腹之分，在背面（上面）可见表皮上有气孔，腹面（下面）具紫色鳞片及平滑和带有花纹的两种假根。地钱有营养繁殖、有性生殖两种繁殖方式，有性生殖时，植株上产生有柄的配子器托（图6-6）。地钱分布在全国各地，全草入药，清热解毒，祛瘀生肌，消炎。

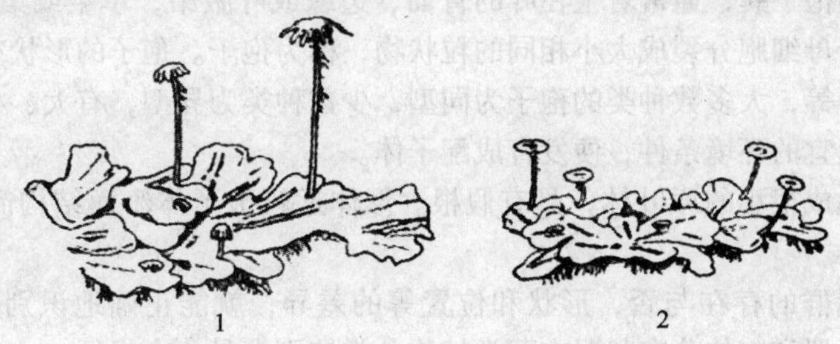

图6-6 地钱

1. 雌株（示有柄的雄配子器） 2. 雄株（示有柄的雄配子器）

（二）藓纲 Musci

大金发藓（土马鬃）*Polytrichum commune* L. ex Hedw. 金发藓科。植物体高 10～30 cm，常丛集成大片群落。幼时深绿色，老时呈黄褐色。有茎、叶分化。茎直立，下部有多数假根。叶丛生于茎上部，渐下渐稀而小，鳞片状、长披针形，边缘有齿，中肋

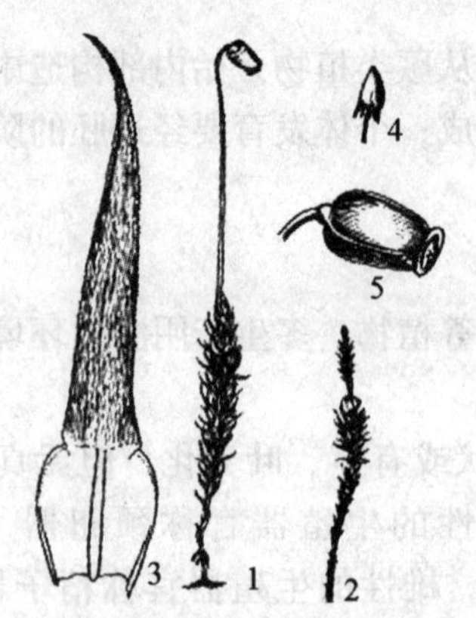

图6-7 大金发藓

1. 雌株，其上具孢子体 2. 雄株，其上生有新枝 3. 叶腹面观 4. 具蒴帽的孢蒴 5. 孢蒴

突出，由数层细胞构成，叶缘则由一层细胞构成，叶基部鞘状。颈卵器和精子器分别生于两株植物体（即配子体）茎顶（图6-7）。全国均有分布，生于山地及平原。全草入药，能清热解毒，凉血止血。

二、蕨类植物 Pteridophyta

蕨类植物也称羊齿植物，是具有维管束并以孢子繁殖的植物。它既是高等孢子植物，同时也是原始的维管束植物。

蕨类植物和苔藓植物一样有明显的世代交替现象，无性繁殖产生孢子，有性生殖器官为精子器和颈卵器。苔藓植物有性世代的配子体占优势，孢子体寄生在配子体上，而蕨类植物的孢子体远比配子体发达，并有根、茎、叶的分化，有维管束，这是区别于苔藓植物的重要特征。与种子植物一样，蕨类植物有根、茎、叶器官的分化，有维管束并能形成胚，但蕨类植物只产生孢子不发育成种子，这是区别于种子植物的地方。在植物的进化演绎中，蕨类植物是介于苔藓植物和种子植物之间的一个大的植物群体。

蕨类植物的茎通常为根状茎，仅少数有直立树状或匍匐茎。根状茎常被有保护作用的鳞片或鳞毛。中柱结构类型有原生中柱、管状中柱和网状中柱等。

叶有小型叶和大型叶、孢子叶（能育叶）和营养叶（不育叶）、同型叶和异型叶等区别。

孢子囊常集生成孢子囊群（堆）。孢子囊群有的具盖，有的无盖。孢子囊群有圆形、肾形、条形等各种形状。孢子囊壁由多层或一层细胞构成，孢子囊壁的细胞中往往有部分细胞的胞壁不均匀增厚，它们排列成带状，称为环带。环带有顶生、横行中部、斜行、纵行等类型。

蕨类植物的孢子囊，通常着生在叶的背面、边缘或叶腋中，单生或集生成孢子囊群。孢子囊内的孢子母细胞分裂成大小相同的粒状物，称为孢子。孢子的形状有两面形、四面形、球状四面形等，大多数种类的孢子为同型，少数种类为异型，有大、小孢子之分。成熟的孢子遇到适宜的环境条件，便发育成配子体。

配子体退化成很小的原叶体，具有假根。形体远较孢子体小而结构简单，能独立生活，生命期短。

根据孢子囊群的存在与否，形状和位置等的差异，就能正确地识别蕨类植物的科、属，因此孢子囊群和它的分布状况在蕨类植物分类鉴别上是一个指征。

目前地球上生存的蕨类植物约有12 000多种，绝大多数为草本植物。蕨类植物共分5个亚门，我国有61科223属，约2600种，多分布在西南地区和长江流域以南各省及台湾省等地。已知可供药用的蕨类植物有39科300余种。多生长在阴湿和温暖的环境。

1. *石松科* Lycopodiaceae

【药用植物】

石松（伸筋草）*Lycopodium japonicum* Thunb. 多年生常绿草本，匍匐茎、直立茎，高

30cm 左右，二叉分枝。叶小，线状钻形，螺旋状排列。孢子枝高出营养枝。孢子叶罕生枝顶，形成孢子叶穗，孢子叶卵状三角形，穗长 2～5cm，单生或2～6 个着生于孢子枝顶端。孢子囊肾形，孢子淡黄色，为三棱状锥形，外壁有网纹（图 6－8）。

分布于东北、华北、长江流域以南地区。生于林下阴坡的酸性土壤上。全草入药，祛风散寒、舒筋活血、利尿通经。孢子可作丸药包衣。

其他药用植物还有垂穗石松（铺地蜈蚣、灯龙草）*Lycopodium cernuum* L．地刷子石松 *Lycopodium complanatum* L. 等，用途同石松。

2. 木贼科 Equisetaceae

【药用植物】

木贼 *Equisetum hiemale* L．多年生草本。茎直立，单枝、中空，棱脊 20～30 条，棱脊上疣状突起 2 行，极粗糙。叶鞘基部和鞘齿成黑色两圈。孢子叶穗生于茎顶，长圆形，孢子同型。产于东北、华北、西北、西南等地。生于山坡湿地或疏林下。全草入药，散热，退翳、明目（图 6－9）。

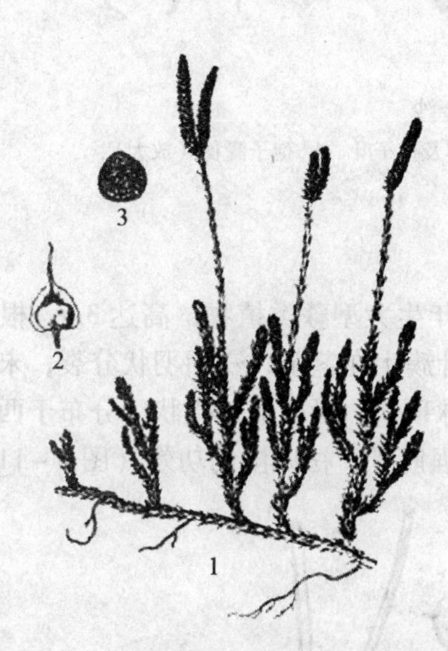

图 6－8　石松

1. 植株的一部分
2. 孢子叶和孢子囊　3. 孢子（放大）

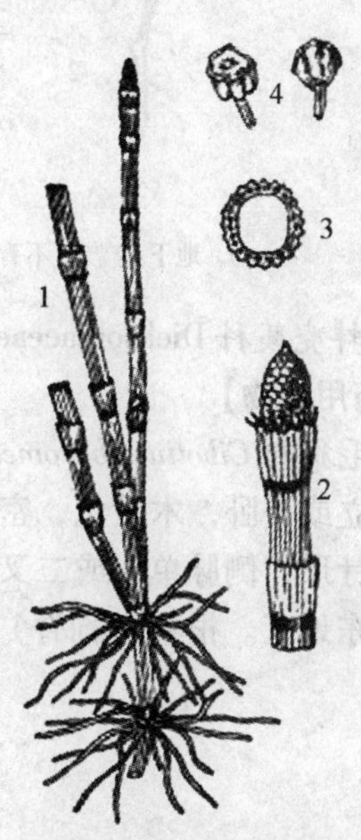

图 6－9　木贼

1. 植株　2. 孢子叶穗
3. 茎的横切面　4. 孢子叶

其他入药的植物还有笔管草 *Equisetum debile* Roxb.、节节草 *Equisetum ramosissimum* Desf.、问荆 *Equisetum ravens* L．全草入药，功效和木贼相似。

3. 海金沙科 Lygodiaceae

【药用植物】

海金沙 *Lygodium japonicum*（Thunb.）Sw. 缠绕草质藤本。根茎横走，生有黑褐色节毛。叶二型，能育叶羽片卵状三角形，不育叶羽片三角形，二至三回羽状，小羽片 2～3 对。孢子囊穗生于孢子叶羽片的边缘，排列成流苏状，暗褐色；孢子表面有疣状突起。分布于长江流域及南方各省区。多生于山坡林边、灌木丛、草地中。孢子、根状茎、茎藤入药，能清利湿热，通淋止痛（图6－10）。

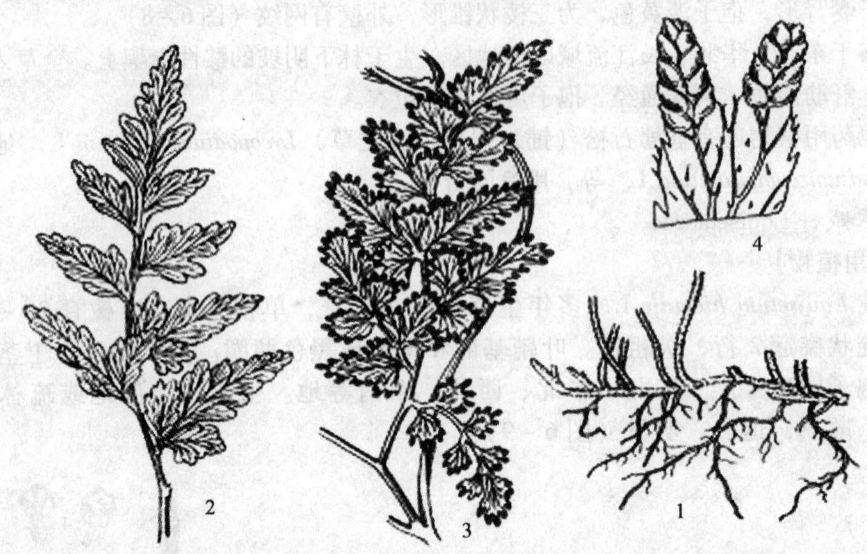

图6－10　海金沙

1. 地下茎　2. 不育叶（营养叶）　3. 地上茎及孢子叶　4. 孢子囊穗（放大）

4. 蚌壳蕨科 Dicksoniaceae

【药用植物】

金毛狗脊 *Cibotium barometz*（L.）J. Sm.，多年生大型蕨类植物，高达3m。根状茎粗大，直立或平卧，木质化，密被金黄色长绒毛。叶簇生在茎基，三回羽状分裂，末回裂片镰状披针形，侧脉单一或二叉状。孢子群生于侧脉顶端，囊群盖蚌壳状。分布于西南、华南、华东地区。根茎（狗脊）入药，有补肝肾，强筋骨，祛风湿的功效（图6－11）。

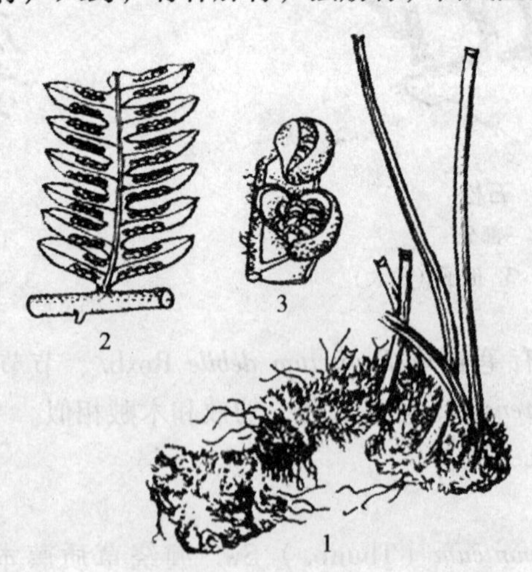

图6－11　金毛狗脊

1. 根茎及叶柄的一部分　2. 羽叶的一部分，示孢子囊堆着生部位　3. 孢子囊群及盖

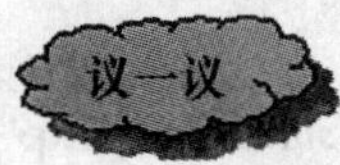

蕨类植物和苔藓植物有哪些区别，蕨类植物和种子植物又有什么区别呢，常见有哪些蕨类植物？

三、裸子植物 Gymnospermae

裸子植物既是颈卵器植物，又是种子植物，是介于蕨类植物和被子植物之间的一群高等植物。裸子植物较被子植物古老，大都为化石植物，现存裸子植物不少种类是新生代第三纪（约250万年前至6500万年前）出现的，如银杏、油杉、水松、水杉、红豆杉、银杉及金钱松等都是第三纪有"活化石"称号的孑遗植物。

植物体（孢子体）多为乔木，少为灌木，很少为木质藤本。叶多为针形、线形或鳞形。茎的维管束排列成一环，有形成层，木质部有管胞，很少有导管，韧皮部有筛胞而无伴胞。子叶1至多数。

花单性同株或异株，无花被；小孢子叶（雄蕊）聚生成小孢子叶球（雄球花），每个小孢子叶下面生有贮满小孢子（花粉）的小孢子囊（花粉囊）。大孢子叶（心皮）丛生或聚生成大孢子叶球（雌球花）。雌球花具胚珠，雌蕊着生胚珠的鳞片即大孢子叶呈叶状，不形成密闭的子房，因而胚珠裸露，故称裸子植物。这是裸子植物与被子植物的显著区别。

世代交替中，配子体极度退化，寄生于孢子体上，雌配子体的卵细胞受精后发育成胚，配子体的其他部分发育成胚乳，珠被发育成种皮，整个胚珠发育成种子。这是裸子植物与蕨类植物的主要区别。

现存的裸子植物5纲12科71属近800种，广布世界各地，主产北半球亚热带高山地区及温带至寒带地区，常形成大面积的森林。我国是裸子植物种类最多、资源最丰富的国家，有11科41属近300种（包括引种栽培的），可药用的植物近百种。大多为林业生产上的重要用材树种，或供作纤维、单宁、松脂、药用等，有很高的经济价值。

1. 苏铁科 Cycadaceae

【药用植物】

苏铁 *Cycas revoluta* Thunb. 树干上有明显的叶柄残痕，最下面一层羽状叶常向下弯。羽状叶长0.5～2m，叶轴横切面四方状圆形，叶柄两侧的刺长2～6mm。雄球花长30～70cm，径8～15cm；小孢子叶顶端宽平，有急尖头，大孢子叶密生黄色绒毛，上部顶片长大于宽，边缘裂片12～18对，裂片长2.5～6cm，胚珠2～6，密被绒毛。种子核果状，倒卵形，熟时橙红色（图6－12）。

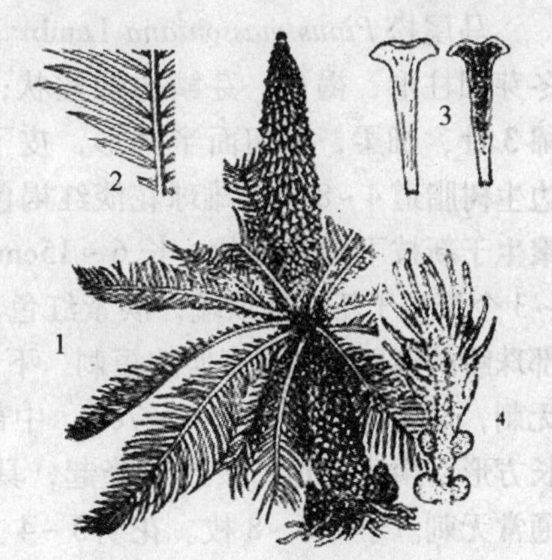

图6－12　苏铁

1. 苏铁植株　2. 叶　3. 小孢子叶　4. 大孢子叶

分布于台湾、福建、广东、海南，现华南、西南、华东等地庭园常有栽培，日本、菲律宾、印度尼西亚也有。为绿化观赏植物，种子含油20%，种子及茎髓淀粉可供食用。种子及大孢子叶化气、止痛、调经；叶收敛止血、止痢；根祛风活络、补肾。

本科植物还有华南苏铁 *Cycas runphii* Miq. 根消肿解毒。云南苏铁 *C. siamensis* Miq. 根、茎、叶消炎解毒，治疗慢性肝炎、难产、癌症；叶降血压。

2. 银杏科 Ginkgoaceae

高大落叶乔木，树干挺直，高达 40 余米，胸径达 3 m，主枝开展，分枝多，具长枝和短枝，单叶扇形，先端二裂，叶脉二叉状分枝；雄球花为柔荑花序状；雌球花具长梗。种子核果状，椭圆形至近圆形，径约 2 cm，熟时淡黄色，外被白粉，具臭味。花期 4 ~ 5 月份，种子 9 ~ 10 月份成熟。

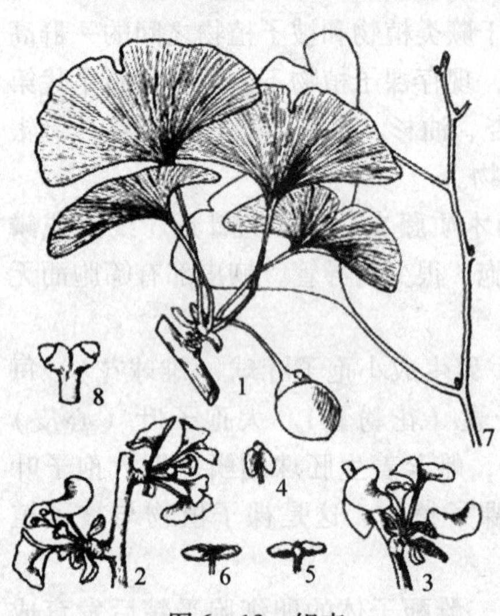

图 6 – 13　银杏

1. 着生种子的枝　2. 具雌花的枝　3. 具雄花的枝　4. 雄蕊　5. 雄蕊正面　6. 雄蕊背面　7. 具冬芽的长枝

仅 1 属 1 种，为我国特产。分布于我国中部至西部。现国内外已广为栽培。

【药用植物】

银杏 *Gingkgo biloba* L. 又名白果树、公孙树。银杏是孑遗的稀有树种。木材纹理细腻驯直，有光泽，易加工，干后不变形，适于作精美器具、雕刻、细工、家具等用；种子供食用，为滋补品，可入药，有润肺止咳的功效；叶镇咳止喘，清热利湿；肉质外种皮含银杏酸、银杏醇、银杏酚等，叶含莽草酸、谷甾醇等，作农药可防治病虫害。银杏叶提取物黄酮类有扩张冠状动脉血管作用（图 6 – 13）。

3. 松科 Pinacese

【药用植物】

马尾松 *Pinus massoniana* Lamb. 高达 45m，胸径达 1.5m，一年生枝淡黄褐色，无毛，冬芽圆柱形，褐色，芽鳞边缘丝状；针叶每束 2 针或稀 3 针，细柔，横切面半圆形，皮下层细胞单型，有边生树脂道 4 ~ 8 个。雄球花淡红褐色，圆柱形，弯垂，聚生于新枝下部成穗状，长 6 ~ 15cm；雌球花单生或 2 ~ 3 个聚生于新枝近顶端，淡紫红色。一年生小球果上部珠鳞的鳞脐具向上直伸的短刺，下部珠鳞的鳞脐平钝无刺，球果卵圆形，长 4 ~ 7cm，中部种鳞倒卵形或近长方形，鳞盾菱形，平或稍隆起，具横脊，鳞脐微凹，通常无刺。子叶 5 ~ 8 枚。花期 3 ~ 4 月份，球果次年 10 ~ 11 月份熟（图 6 – 14）。分布较广，强阳性树种，不耐盐碱，较适合在酸性土壤生长。优质经济林树种。植株各部均可入药，花粉即松花粉，燥湿，收敛止血；瘤状节或分枝节称油松节，祛风燥湿，活络、止痛；种子称松子仁，润肺滑肠。还有松根、松白皮（树干内皮）、松笔头（幼枝尖端）、松针（叶）、松塔（球果）、松节油、松香等。

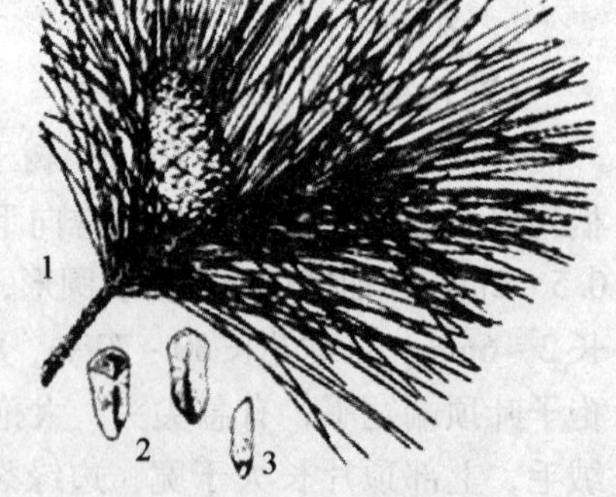

图 6 – 14　马尾松

1. 球果枝　2. 种鳞　3. 种子

其他药用植物还有：油松 *P. tabulaeformis* Carr.、云南松 *P. yunnanensis* Franch、红松 *P. koraiensis Sieb*. et Zucc. 等。药用情况同马尾松相似。

4. 麻黄科 Ephedracese

【药用植物】

草麻黄 *Ephedra sinica* Stapf 草本状灌木，高 20 ~ 40cm，小枝节间较长，长 2.5 ~ 5.5cm，直径约 2mm，叶膜质鞘状 2 裂。雌球花顶生或侧生，具梗，雌花胚珠的珠被管短而伸直，或先端微弯，成熟时苞片增厚成肉质，红色。种子通常 2 粒（图 6 – 15）。

分布于东北，华北，西北诸省区。生长于山坡，平原及草原等处。

中麻黄 *Ephedra intermedia* Schrenk ex C. A. Mey. 本种与上种的主要区别在于：叶 3 裂和 2 裂并存。雌花的胚珠具长而弯曲的珠被管。种子通常 3（2）粒。

实训：校园内寻找观察蕨类和裸子植物（苏铁、海金沙、肾蕨、槲蕨、马尾松、水杉等），说出这些植物的特征。

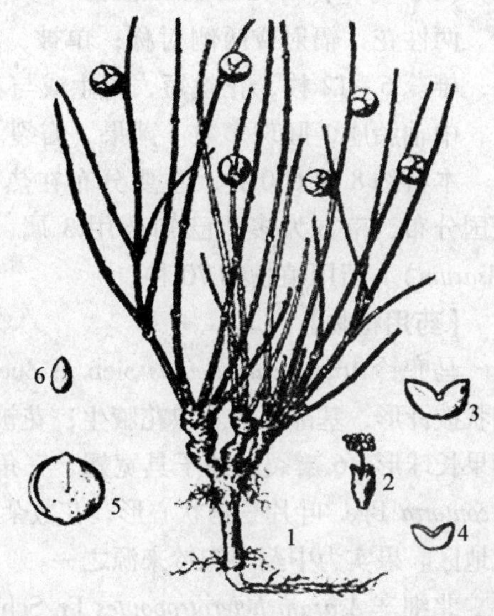

图 6 – 15　麻黄

1. 植株　2. 雄花　3、4. 苞片　5. 果实　6. 种子

四、被子植物

被子植物是植物界种类最多、分布最广的植物类群。已知地球上被子植物有 1 万多个属，20 多万种。我国有 2700 多个属，3 万多种。被子植物的繁荣与其完善的外部形态和内部结构是分不开的。

与裸子植物相比较，被子植物具有如下特征：①具有真正的花。典型的被子植物花由花萼、花冠、雄蕊群、雌蕊群组成。②胚珠被心皮所包被。被子植物胚珠包藏在心皮闭合的子房内。受精后子房发育成果实，胚珠发育成种子。③具双受精现象。双受精现象是指两个精子进入胚囊后，一个精子与卵细胞结合形成受精卵发育成胚，另一精子与两个极核结合形成受精极核，发育成胚乳。④孢子体高度发达。孢子体的形态有乔木、灌木和草本；构造上出现了导管和筛管及伴胞。⑤配子体极退化。雄配子体即萌发的花粉粒；雌配子体即胚囊，通常胚囊中只有 8 个细胞，没有颈卵器等结构。雌雄配子体终生寄生在孢子体上。配子体简化具有进化的意义。

修订的恩格勒系统将被子植物门分为双子叶植物和单子叶植物两个纲。被子植物门共有 62 个目 344 个科。

（一）双子叶植物纲 Dicotyledoneae

根系多为直根系；茎内维管束呈环状排列，具形成层；叶片网状脉序；花基数为 5 或 4；花粉粒具 3 个萌发孔；胚具子叶 2 枚。

双子叶植物纲又分为两个亚纲，即原始花被亚纲和后生花被亚纲。

1. 原始花被亚纲 Archichlamydeae（离瓣花亚纲 Choripetalae）

无被花、单被花或重被花，重被花时花瓣分离。通常雄蕊和花冠离生，胚珠有一层珠被。

（1）马兜铃科 *Aristolochiaceae*　多年生草本或藤本。单叶互生，叶基常为心形，无托叶。两性花，辐射或两侧对称；单被，花被下部常合生成花被管，顶端三裂或向一侧伸展；雄蕊 6～12 枚，花丝短，离生或与花柱合生；雌蕊 4～6 心皮合生，子房下位或半下位，中轴胎座，胚珠多数。蒴果，瓣裂。种子有胚乳。

本科约 8 属 600 种，主要分布在热带和亚热带，南美洲最多。我国有 4 属 80 多种，全国分布，南方为多。已知药用 3 属，其中重要属有马兜铃属（*Aristolochia*）、细辛属（*Asarum*）。药用植物约 70 种。

【药用植物】

马兜铃 *Aristolochia debilis* Sieb. et Zucc. 多年生草质藤本。叶互生；叶片三角状狭卵形至卵状披针形，基部心形。单花腋生；花被管基部膨大成球形，中部管状，上部偏斜成舌状。蒴果长球形，6 瓣裂。种子具宽翅，三角形（图 6－16）。分布于黄河以南地区。北马兜铃 *A. contorta* Bge. 叶片三角状心形；花数朵簇生于叶腋，花被顶端具线状尖尾。分布于黄河以北地区。果实为中药马兜铃来源之一。

北细辛 *Asarum heterotropoides* Fr. Schmidt var. *mandshuricum*（Maxim.）Kitag. 多年生草本。根状茎横走，具有多数细长肉质的根，气味辛香浓烈。叶基生，常 2 枚；叶片心形或近肾形，全缘，上表皮脉上有短毛，下表皮被毛较密；长叶柄。单花腋生；紫色花被管壶形或半球形，顶端三裂，裂片向外反折（图 6－17）。分布于东北各地。全草入药，能祛风散寒，通窍止痛，温肺化饮。同属植物华细辛 *A. sieboldii* Miq. 叶片心形，先端渐尖，叶下表皮无毛或被疏毛；花被裂片斜伸或平展。分布华东、河南、陕西、湖北及四川等地。全草入药功效与北细辛相同。

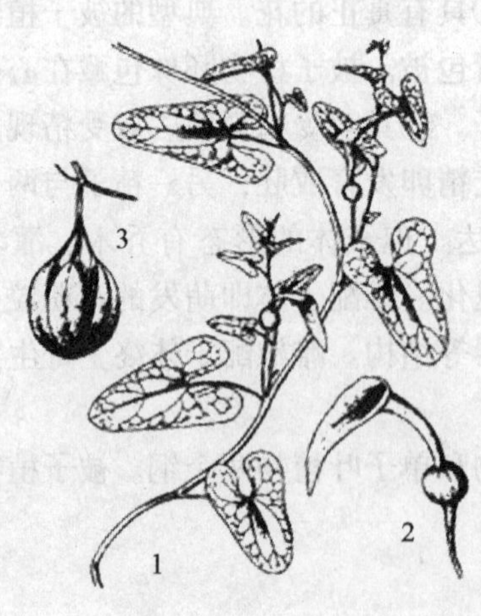

图 6－16　马兜铃

1. 花枝　2. 花　3. 果实

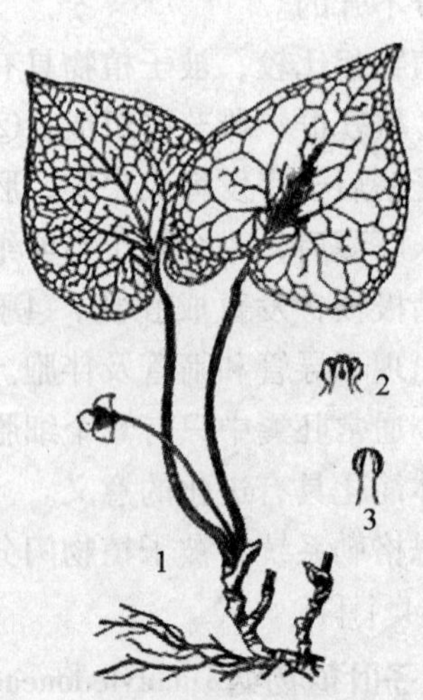

图 6－17　北细辛

1. 植株全形　2. 花柱与柱头　3. 雄蕊

（2）蓼科 Polyonaceae　草本，节常膨大。单叶互生，全缘，托叶包围茎节成为托叶鞘。多两性花，稀单性异株，花序多样；单被，花被片3~6，分离或基部合生，两轮排列，宿存；雄蕊6~9；雌蕊由2~3心皮合生，子房上位，1室，含1枚胚珠，基生胎座。瘦果或小坚果呈三棱形或双凸镜形，常包于宿存的花被内，多具翅。种子胚乳丰富。

本科有30多个属1200余种，主要分布于北温带。我国有14属约300种，分布全国各地。已知药用8属，其中重要属有大黄属（*Rheum*）、蓼属（*Polygonum*）、酸模属（*Rumex*）等。药用植物120多种。

【药用植物】

何首乌 *Polygonum multiflorum* Thunb. 多年生草质藤本，块根近纺锤形，表面暗褐色，坚实，断面浅黄棕色，具云锦纹。叶互生，卵状心形，托叶鞘短筒状，长叶柄。大型圆锥花序顶生或腋生，分枝极多。瘦果具三棱。分布全国各地。块根（何首乌）能解毒消肿，润肠通便；制首乌能补肝肾，益精血，乌须发，强筋骨；藤茎（夜交藤、首乌藤）能养血安神，祛风通络（图6－18）。

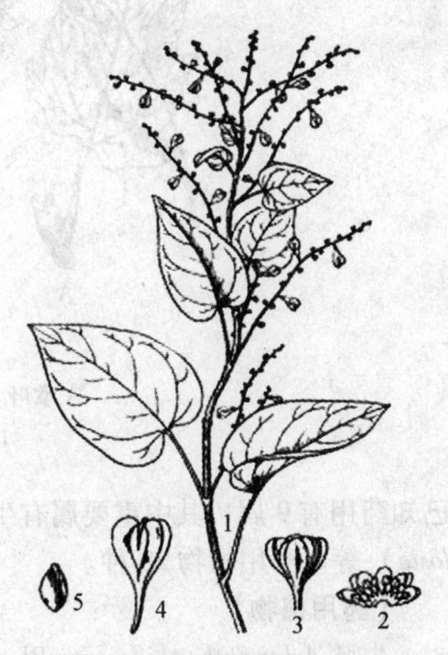

图6－18　何首乌

1. 花枝　2. 花被展开，示雄蕊　3. 花的侧面　4. 包被在花被内的果实　5. 果实

掌叶大黄 *Rheum palmatum* L. 多年生高大草本。根及根状茎粗壮，黄褐色。基生叶叶片宽大，宽卵形或近圆形，掌状浅裂至半裂。叶柄长；茎生叶较小，具短柄，托叶鞘筒状，被毛。大型圆锥花序顶生；花红紫色。瘦果具三棱，棱上生翅。分布于陕西、甘肃、青海和四川等西南、西北地区，生于高海拔山坡林缘，野生或栽培。同属植物唐古特大黄（鸡爪大黄）*R. tanguticum* Maxim. ex Balf. 主要特征是叶片深裂，裂片再作羽状浅裂，裂片呈三角形披针形或狭条形。分布于青海、甘肃、四川、西藏。药用大黄 *R. officinalis* Baill. 的主要特征是叶片浅裂，裂片呈粗齿状或宽三角形。分布于湖北、陕西、四川、云南等地。以上三种植物的根和根状茎均为大黄正品。具泻热通肠，凉血解毒，逐瘀通经功效（图6－19）。

本科药用植物还有：虎杖 *Polygonum cuspidatum* Sieb. et Zucc. 根状茎及根能祛风利湿，散瘀定痛，止咳化痰。羊蹄 *Rumex japonicus* Houtt. 与巴天酸模 *R. patientia* L. 根（土大黄）能清热解毒，凉血止血，通便。拳参 *Polygonum bistorta* L. 根状茎能清热解毒，消肿，止血。红蓼 *P. orientale* L. 果实（水红花子）能散血消癥，消积止痛。萹蓄 *P. auiculare* L. 地上部分能利尿通淋，杀虫，止痒。

（3）苋科 Amaranthaceae　多为草本。根内常有同心环状异型维管束。单叶对生或互生，常全缘，无托叶。花小，辐射对称，两性，稀单性；聚伞花序排成穗状、头状或圆锥状；花单被，花被片3~5枚；花下常有1枚干膜质苞片和2枚小苞片；雄蕊多为5枚，常与花被片对生，花丝分离或基部合生成环；子房上位，由2~3心皮组成，1室，胚珠1枚，稀多数。胞果，稀浆果、坚果。

本科约65属850种，分布全球热带和温带地区。我国有13属39种，南北各地分布。

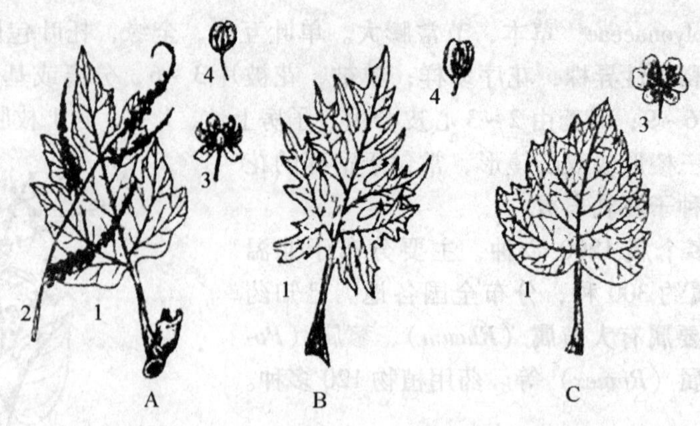

图6－19　大黄

A 掌叶大黄　B 唐古特大黄　C 药用大黄

1. 叶　2. 果枝　3. 花　4. 果实

已知药用有9属，其中重要属有牛膝属（*Achyranthes*）、杯苋属（*Cyathula*）、青葙属（*Celosia*）等。药用植物28种。

【药用植物】

牛膝 *Achyranthes bidentata* Bl. 多年生草本。根长圆柱形，表面灰黄色或淡棕色，断面上异型维管束排成2～4轮。茎四棱形，节膨大。叶对生；叶片椭圆形或椭圆状披针形，被柔毛。穗状花序顶生或腋生。胞果包于宿萼内。全国分布或栽培。产于河南者称怀牛膝。根能补肝肾，强筋骨，逐瘀通经。

川牛膝 *Cyathula officinalis* Kuan. 多年生草本。根圆柱形，断面具数轮排成同心环的异型维管束。茎直立，多分枝，中部以上近四棱形，疏生糙毛。叶片椭圆形，两面被糙毛。花小，绿白色；由多数聚伞花序密集成圆头状；花杂性。分布于四川、云南、贵州等地。根能逐瘀通经，通利关节，利尿通淋（图6－20）。

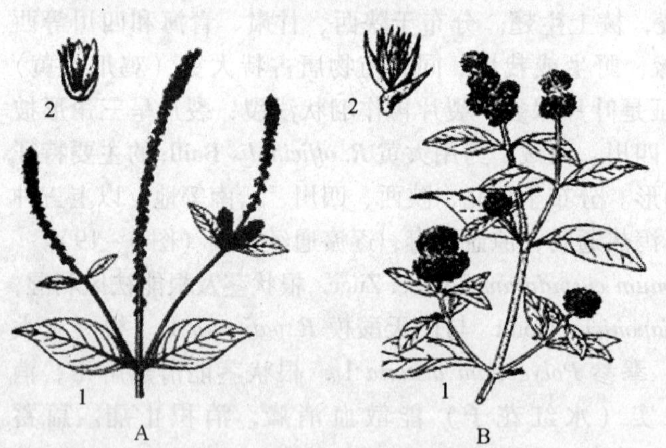

图6－20　牛膝

A 牛膝　B 川牛膝

1. 植株　2. 花

本科常见药用植物还有，土牛膝（倒扣草）*Achyranthes aspera* L. 根（土牛膝）能清热解毒，利尿。青葙 *Celosia argentea* L. 种子（青葙子）能清肝、明目、退翳。鸡冠花 *C. cristata* L. 各地栽培。花序收敛止血、止痢。

（4）毛茛科　多为草本，稀木质藤本。叶基生或互生，少对生；单叶或复叶，无托叶。花多辐射对称，少两侧对称，多两性；花单生或排列成聚伞花序、总状花序；萼片3～5

或多数，有时花瓣状；花瓣3~5或多数，或缺；雄蕊和雌蕊心皮均多数，离生，螺旋状排列凸起的花托上，稀少数，轮生；子房上位，每室含胚珠1至数枚。聚合蓇葖果、聚合瘦果稀为聚合浆果。

本科约50属2000种，全球广布，主要分布于北温带。我国有42属约800种，全国分布。已知药用30属，其中重要属有黄连属（*Coptis*）、乌头属（*Aconitum*）、升麻属（*Cimicifuga*）、芍药属（*Paeonia*）等。药用植物近500种。

【药用植物】

黄连 *Coptis chinensis* Franch. 多年生草本。根状茎分枝成簇，断面黄色。叶基生，具长柄，叶片3全裂，中央裂片卵状菱形，羽状深裂，具细柄，侧裂片不等2裂。聚伞花序；心皮8~12，有柄，花柱微外弯。聚合蓇葖果。分布四川、湖北、陕西南部、湖南、贵州等地，多栽培。根状茎（味连、鸡爪连）能清热燥湿，泻火解毒。三角叶黄连 *C. deltoidea* C. Y. Cheng et Hsiao、云南黄连 *C. teeta* Wall. 根状茎入药，皆为中药黄连正品（图6-21）。

乌头 *Aconitum carmichaeli* Debx. 多年生草本。母根倒圆锥形，表面棕黑色，常有数个倒圆锥形子根。茎高60~150 cm。叶互生，叶片常3裂，中央裂片近羽状分裂，侧生裂片2深裂。总状花序密生反曲微柔毛；花两侧对称；萼片5，蓝紫色，上萼片盔状；花瓣2，高度特化。雄蕊多数；心皮3~5枚，离生。聚合蓇葖果。分布于长江中下游流域。栽培品的母根称川乌，能祛风除湿，温经止痛，具大毒。子根（附子）能回阳救逆，温里助阳，逐风寒湿邪。同属植物北乌头 *A. kusnezoffti* Reichb. 块根称草乌，功效同川乌（图6-22）。

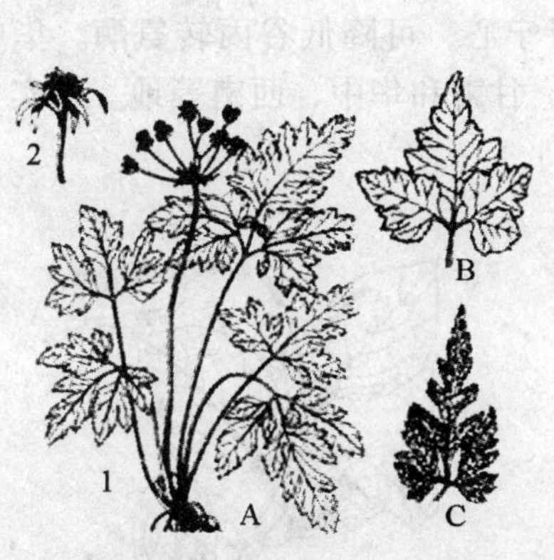

图6-21　3种黄连原植物

A黄连　B三角叶黄连　C云南黄连

1. 植株　2. 花

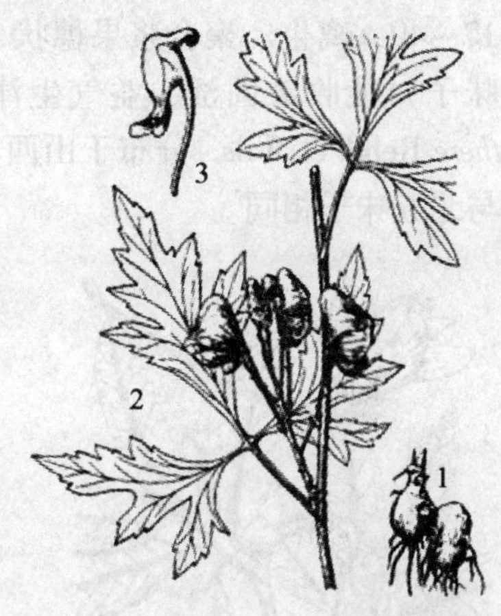

图6-22　乌头

1. 块根　2. 花枝　3. 花瓣

本科常见药用植物还有：白头翁 *Pulsatilla chinensis*（Bge.）Regel 根能清热解毒、凉血止痢。芍药 *Paeonia lactiflora* Pall. 栽培种刮去外皮并经水煮的干燥根称白芍，能平肝止痛，养血调经，敛阴止汗。野生种不去外皮的干燥根称赤芍，能清热凉血，散瘀止痛。牡丹 *Paeonia suffruticosa* Andr. 根皮（牡丹皮），能清热凉血，活血散瘀。升麻 *Cimicifuga foetida* L.、大三叶升麻 *C. heracleifolia* Kom.、兴安升麻 *C. dahurica*（Turcz.）Maxim. 的根状茎（升麻）能发表透疹，清热解毒，升举阳气。威灵仙 *Clematis chinensis* Osbeck 与东北威灵仙 *C. mandshurica* Rupr. 根及根状茎能祛风除湿，通络止痛。

（5）木兰科 Magnoliaceae 落叶或常绿木本。体内具油细胞。单叶互生，常全缘；托叶有或缺；有托叶者托叶较大，包被幼芽，早落，在节上留托叶痕。花常大型，单生，辐射对称，多两性，稀单性；花被片 6 至多数，每轮 3 片，有的分化为花萼和花冠；雄蕊和雌蕊心皮均多数，离生，螺旋状排列在伸长的花托上，雄蕊在下，雌蕊在上，稀轮生，子房上位，1 室，每室含胚珠 1～2。聚合蓇葖果或聚合浆果。

本科 16 属 250 余种，分布于亚洲、美洲的热带和亚热带地区。我国有 14 属约 160 余种，主产于西南和南部地区。已知药用 8 属，其中重要属有木兰属（*Magnolia*）、五味子属（*Schisandra*）等。药用植物约 90 种。

【药用植物】

望春花 *Magnolia biondii* Pamp. 落叶乔木。树皮灰色或暗绿色，小枝近无毛，芽卵形，密被淡黄色柔毛。单叶互生，叶片长圆状披针形至卵状披针形，全缘，先端急尖，两面无毛。花先叶开放，单生枝端；萼片 3，近线形；花瓣 6，2 轮，白色，匙形，基部外面紫色；雄蕊、心皮多数，离生。聚合蓇葖果圆柱状，稍扭曲。种子深红色（图 6－23）。分布于河南、陕西、甘肃、湖北及四川等地。花蕾（辛夷）能散风寒，通鼻窍。同属植物玉兰 *M. denudata* Desr.、武当玉兰 *M. sprengeri* Pamp. 两种花蕾也作辛夷药用。

五味子 *Schisandra chinensis*（Turcz.）Baill. 落叶木质藤本。叶互生，近膜质，阔椭圆形或倒卵形，边缘生有腺齿。花单性异株；花被片 6～9，乳白色或粉红色；雄花雄蕊 5；雌花心皮 17～40，离生。聚合浆果穗状，红色（图 6－24）。分布于东北、华北等地。果实（北五味子）能收敛固涩，益气生津，补肾宁心，可降低谷丙转氨酶。华中五味子 *S. sphenanthere* Rehd. et Wils. 分布于山西、陕西、甘肃和华中、西南等地。果实（南五味子）功效与北五味子相同。

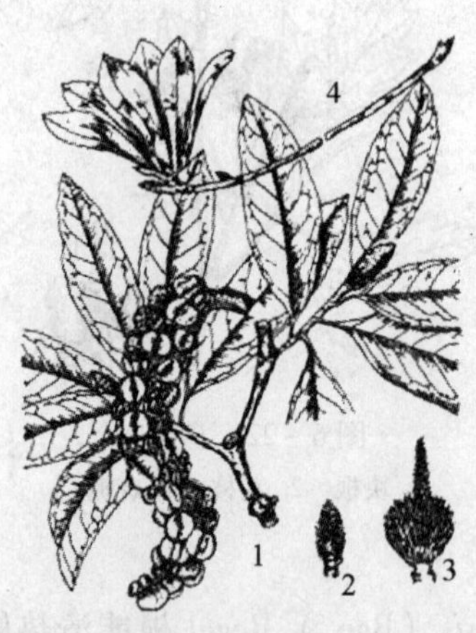

图 6－23 望春花

1. 果枝 2. 花蕾 3. 雄蕊群与雌蕊群 4. 花

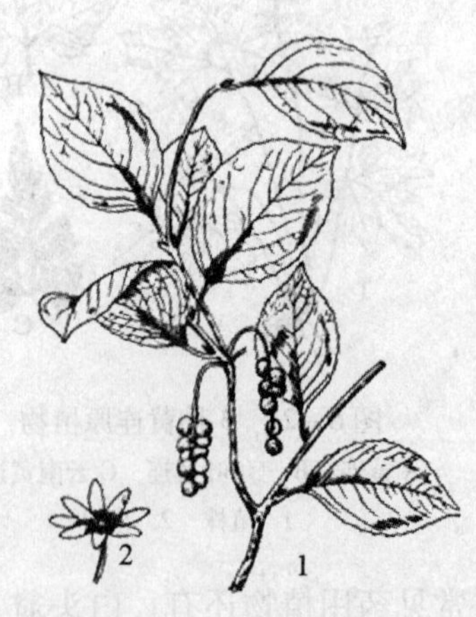

图 6－24 北五味子

1. 果枝 2. 雌花

本科常用的药用植物还有：厚朴 *Magnolia officinalis* Rehd. et Wils. 干皮、根皮及枝皮能燥湿消痰，下气除满。花蕾能理气、化湿。八角茴香 *Illicium verum* Hook. f. 果实温阳散寒，理气止痛；八角茴香油为芳香调味剂及健胃药。南五味子 *Kadsura longipedunculata* Finet et Gagnep. 根（红木香）能祛风活血，理气止痛。

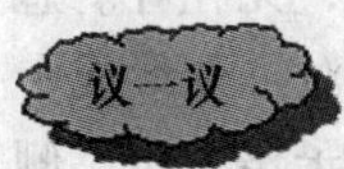

毛茛科与木兰科的主要区别点是什么？

（6）罂粟科 Papaveraceae　草本，体内具有白色乳汁或有色汁液。叶基生或互生，叶片常分裂，无托叶。花单生或构成总状、聚伞、圆锥花序；花辐射或两侧对称；两性；萼片常 2 枚，早落；花瓣 4 ~ 6，覆瓦状排列；雄蕊多数，离生，或 4 − 6 枚合生成二体雄蕊；雌蕊由 2 至多心皮合生而成，子房上位，1 室，侧膜胎座，胚珠多数。蒴果孔裂或瓣裂。种子细小。

本科 42 属约 700 种，主要分布于北温带。我国 19 属约 300 种，南北均产。已知药用 15 属，其中重要属有罂粟属（*Parpaver*）、紫堇属（*Corydalis*）等。药用植物约 136 种。

【药用植物】

罂粟 *Parpaver somniferum* L. 二年生草本。植物体被白粉，有白色乳汁。叶互生，矩圆形，基部抱茎，边缘有不规则粗齿或缺刻。花大，单生；花梗细长；花瓣 4，白、红、淡紫等色。蒴果长球形，孔裂（图 6 − 25）。原产小亚细亚、印度、伊朗，我国有法定栽培区。从未成熟果实割取的乳汁（鸦片），可镇痛、止咳、止泻。果壳能敛肺、涩肠、止痛。

延胡索 *Corydalis yanhusuo* W. T. Wang 多年生草本，含黄色乳汁。块茎扁球形，断面黄色。叶二回三出全裂，末回裂片披针形。总状花序顶生；花冠两侧对称，花瓣 4，两轮，紫红色，上面 1 片花瓣基部有长距，下面 1 片花瓣基部具浅囊状突起，外轮花瓣具波状齿，顶端下凹。蒴果条形（图 6 − 26）。分布于江苏、浙江。块茎（元胡、延胡索）能活血、理气、止痛。东北延胡索 *C. ambigua* Cham. et Schlecht var. *amurensis* Maxim. 与齿瓣延胡索 *C. remora* Fisch ex Maxim. 均分布于东北，块茎在一些地区作延胡索用。

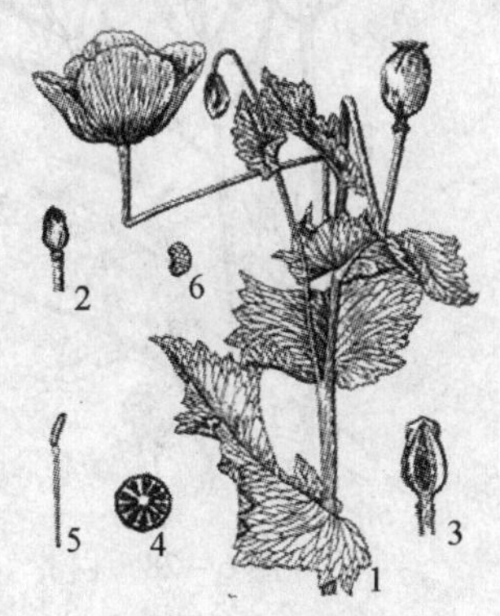

图 6 − 25　罂粟

1. 植株上部　2. 雌蕊　3. 雌蕊纵切
4. 子房横切　5. 雄蕊　6. 种子

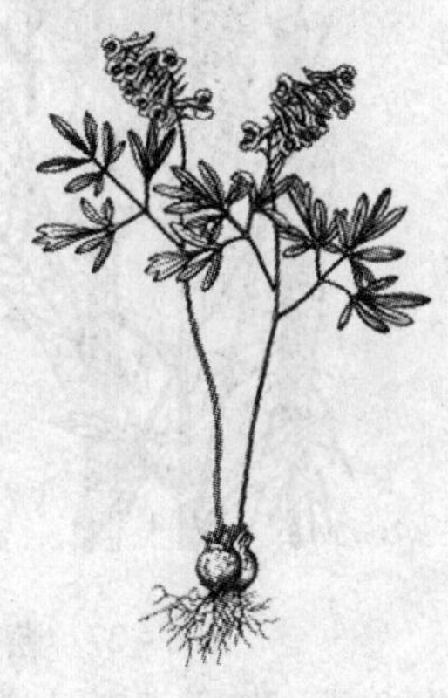

图 6 − 26　延胡索

本科药用植物还有：白屈菜 *Chelidonium majus* L. 全草能镇痛，止咳，消肿毒。布氏

紫堇 *Corydalis bungeana* Turcz 全草（苦地丁）能清热解毒。伏生紫堇 *C. decumbens*（Thunb.）Pers. 块茎（夏天无）能行气活血，通络止痛。

（7）十字花科 Cruciferae，Brassicaceae 草本。单叶互生，常羽状分裂，无托叶。总状或圆锥花序；花辐射对称，两性；萼片 4，2 轮，分离；花瓣 4，两两相对排列形成十字花冠；雄蕊 6；离生，4 长 2 短，即四强雄蕊；雌蕊有 2 心皮合生而成，子房上位，侧膜胎座，具假隔膜（由心皮边缘延伸而成），2 室，胚珠多数。角果。

本科约 375 属 3200 种，主要分布在北温带。我国有 95 属约 425 种，分布于全国各地。已知药用属 26 属，其中重要属有菘蓝属（*Isatis*）等。药用植物 75 种。

【药用植物】

菘蓝 *Isatis indigotica* Fort. 一或二年草本。主根长圆柱形。茎直立，多分枝，植物体光滑无毛。基生叶具柄，椭圆形；茎生叶互生，长圆状倒披针形，基部垂耳圆形，半抱茎。圆锥花序。短角果矩圆形，扁平，边缘具翅，顶端圆钝或截形。（图 6 – 27）。全国各地栽培，主产河北、江苏、安徽及陕西等地。根（板蓝根）能清热解毒，凉血利咽；叶（大青叶）能清热解毒，凉血消斑；叶或茎还可以加工制青黛。同属植物欧洲菘蓝 *I. tinctoria* L. 叶基部垂耳箭形，短角果有短尖。原产欧洲，我国栽培。根、叶药用功效同菘蓝。

白芥 *Sinapis alba* L. 草本，全株被白色粗毛。茎基部的叶具长柄，羽裂。总状花序顶生或腋生；花黄色。长角果柱形，密被白毛，顶端具喙（图 6 – 28）。原产欧洲，我国引种栽培。种子（白芥子）能温肺豁痰利气，散结通络止痛。芥 *Brassica juncea*（L.）Czern. et Coss. 各地栽培，种子（黄芥子）功效同白芥子。

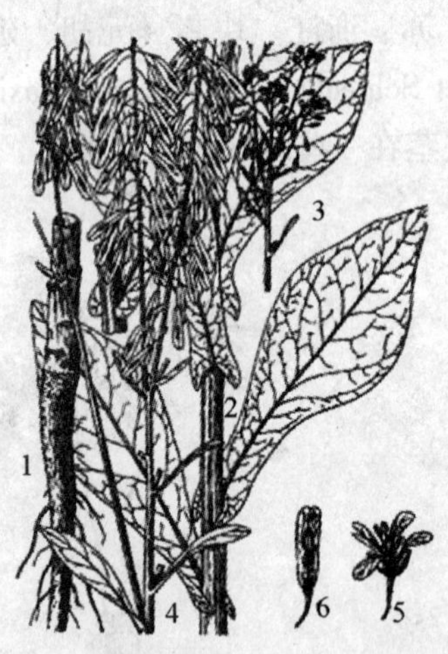

图 6 – 27 菘蓝

1. 根 2. 茎、叶 3. 花枝 4. 果枝 5. 花 6. 果实

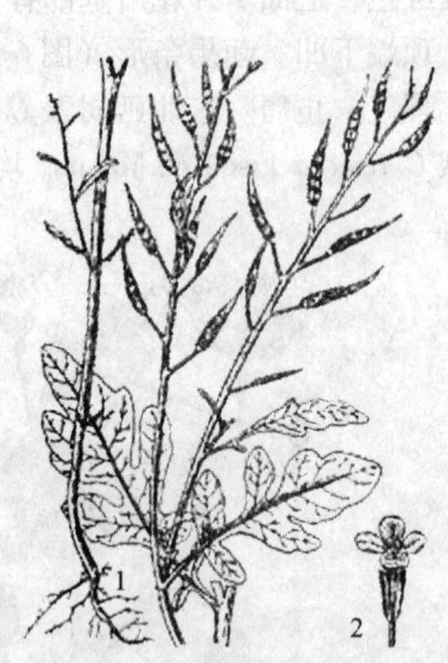

图 6 – 28 白芥

1. 植株 2. 花

本科药用植物还有：独行菜 *Lepidium apetalum* Willd. 种子（葶苈子、北葶苈子）能泻肺平喘，行水消肿。播娘蒿 *Descurainia Sophia*（L.）Webb ex Prand 种子（南葶苈子）入药功效与北葶苈子相同。萝卜 *Raphanus sativus* L. 种子（莱菔子）能消食除胀，降气化

痰。荠菜 *Capsella bursa pastoris*（L.）Medic. 全草凉血止血。焊菜 *Rorippa indixa*（L.）Hiern 全草清热解毒，止咳化痰，消肿。

（8）蔷薇科 Rosaceae　草本、灌木或乔木，常有刺。单叶或复叶；多互生；通常有托叶，有时早落或附生于叶柄上。花两性，辐射对称，排成伞房、圆锥状花序或单生；花托与花萼下部愈合成碟状、杯状或壶状的花筒，萼片、花瓣和雄蕊着生于花筒的边缘；萼片、花瓣常5；雄蕊常多数；心皮1至多数，分离或合生，子房上位或下位，每室胚珠1至多数。聚合蓇葖果、聚合瘦果、核果或梨果。种子无胚乳。

本科约124属3300余种。全球分布，北温带较多。我国有51属1000余种，全国均产。已知药用约43属，其中重要属有蔷薇属（*Rosa*）、杏属（*Prunus*）、山楂属（*Crataegus*）等。药用植物约360种。

根据花的结构及果实的类型通常将本科分为4个亚科。

蔷薇科分亚科检索表

1. 果实开裂，聚合蓇葖果、稀蒴果；单叶多无托叶 ………………………… 绣线菊亚科 Spiraeoideael.
1. 果实不开裂；具托叶。
  2. 子房上位。
    3. 心皮通常多数，离生；聚合瘦果或聚合小核果 ………………………… 蔷薇亚科 Rosoideae
    3. 心皮常1，稀2或5；核果 ……………………………………………… 梅亚科 Prunoideae
  2. 子房下位或半下位；多2~5心皮；多梨果 ………………………… 苹果亚科 Maloideae

【药用植物】

山楂 *Crataegus pinnatifida* Bge. 落叶乔木，树皮灰色，小枝紫褐色，常具刺。单叶，宽卵形至菱卵形，两侧各3~5裂，边缘具重锯齿；托叶较大，镰形。伞房花序；花白色。梨果球形，直径1~1.5cm，深红色，有浅色斑点。主产东北、华北及河南、陕西及江苏等地。山里红 *C. pinnatifida* Bge. var. *major* N. E. Br. 叶两侧各5~9裂；果较大，直径达2.5cm，深红色（图6-29）。华北各地栽培。以上两种的果实（北山楂）能消食健胃，行气散瘀。野山楂 *C. cuneata* Sieb. et Zucc. 落叶灌木，多细刺。叶顶端常3裂；果实较小，直径1~1.2cm，红色或黄色。分布于华东、华中、华南及西南各地。果实（南山楂）与北山楂同等药用。

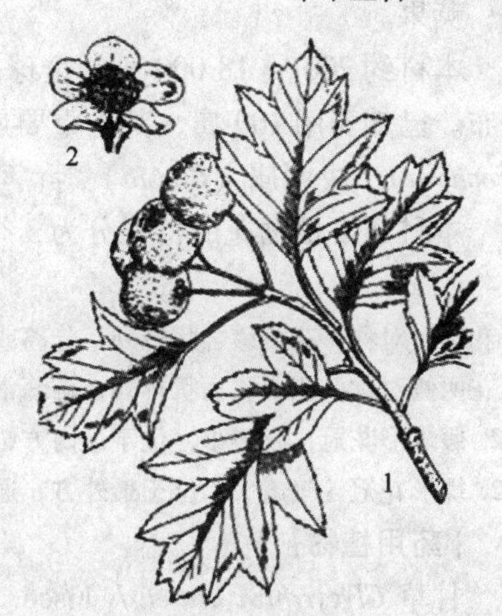

图6-29　山里红
1. 果枝　2. 花

龙牙草 *Agrimonia pilosa* Ledeb. 多年生草本，全体密被淡黄色长柔毛。奇数羽状复叶互生；小叶通常5~9，夹有小型叶；叶片常椭圆状卵形；托叶镰形或半圆形。总状花序顶生；花筒顶端有钩状刚毛；花瓣5，黄色；雄蕊10；心皮2，合生。瘦果倒圆锥形（图6-30）。分布于全国各地。全草（仙鹤草）能收敛止血，截疟，止痢，解毒。根芽（仙鹤芽）驱绦虫。

本科常见药用植物还有：杏 *Prunus armeniaca* L. 种子（苦杏仁）能降气止咳平喘，

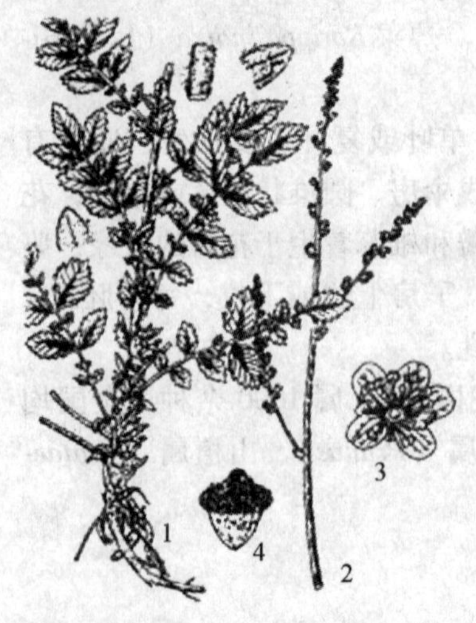

图6-30 龙牙草
1. 植株 2. 花枝
3. 花 4. 果实外形

润肠通便。山杏 *P. armeniaca* L. var. *ansu* Maxim.、西伯利亚杏 *P. sibirica* L.、东北杏 *P. mandshuricafit*（*Maxim.*）Koehne 以上三种的种子也作苦杏仁入药。贴梗海棠 *Chaenomeles speciosa*（Sweet）Nakai 果实（木瓜、皱皮木瓜）能平肝舒筋，和胃化湿。木瓜（榠楂）*C. sinensis*（Touin）Koehne 果实（光皮木瓜）在部分地区作木瓜用。枇杷 *Eriobotrya japonica*（Thunb.）Lindl. 叶能清肺止咳，降逆止呕。金樱子 *Rosa laevigata* Michx. 果实能固精缩尿，涩肠止泻。梅 *Prunus mume*（Sieb.）Sieb. et Zucc. 近成熟果实（乌梅）能敛肺、涩肠、生津、安蛔。地榆 *Sangusorba officinalis* L. 根入药能凉血止血，解毒敛疮。

（9）豆科 Leguminosae，Fabaceae 草本或木本。根常具根瘤。茎直立或蔓生。叶互生，多复叶，稀单叶，常具托叶和叶枕。花两性；辐射对称或两侧对称；萼片5，多少合生；花瓣5，分离，形成蝶形、假蝶形等类型的花冠；雄蕊多10枚，形成二体雄蕊，稀多数或单体。单心皮雌蕊，子房上位，单室，胚珠1至多数，边缘胎座；荚果。

本科约700属18 000种。全球分布。我国有160属1550种（变种），全国各地均有分布。已知药用109属，其中重要属有甘草属（*Glycyrrhiza*）、黄芪属（*Astragalus*）、槐属（*Sophora*）、决明属（*Cassia*）等。药用植物600多种。

本科通常根据花的特征分为3个亚科。

豆科分亚科检索表

1. 花辐射对称，花瓣镊合状排列，分离或联合，雄蕊多数或定数（4~10） …… 含羞草亚科 Mimosoideae
1. 花两侧对称，花瓣覆瓦状排列，雄蕊常10枚
   2. 假蝶形花冠，旗瓣小，位于最内方，雄蕊分离 …………………… 云实亚科 Caesalpinioideae
   2. 蝶形花冠，旗瓣大，位于最外方，通常为二体雄蕊 ……………… 蝶形花亚科 Papilionoidea

【药用植物】

甘草 *Glycyrrhiza uralensis* Fisch. 多年生草本，全株密被短毛及刺毛状腺体。根粗壮，圆柱形，表面红棕色或灰棕色，断面黄白色，味甜。根状茎圆柱形，具芽及芽痕。奇数羽状复叶，小叶5~17片，卵形或宽卵形。总状花序腋生；蝶形花冠，蓝紫色；雄蕊10，二体。荚果镰刀状或环状弯曲，密被刺状毛茸。种子肾形（图6-31）。分布于北部地区，主产内蒙古、甘肃。根及根状茎（甘草）能补脾益气，清热解毒，祛痰止咳，调和诸药。胀果甘草 *G. inflata* Bat. 主产新疆。光果甘草 *G. glabra* L. 分布于西北地区。以上两种植物的根与根状茎也作甘草药用。

决明 *Cassia tora* L. 一年生草本。偶数羽状复叶，互生，小叶6片，先端圆或突尖，在叶轴上两小叶间有一刺状腺体。花黄色，假蝶形花冠。荚果长条形，长6~14cm。种子多数，呈短菱柱形，淡褐色，有光泽，两侧各有1条浅黄棕色带（图6-32）。分布长江

以南各地，多栽培。种子能清热明目、润肠通便。钝叶决明 *C. obtusifolia* L. 种子较大，略呈菱方形，一端较平坦，另一端斜尖，棱线两侧各有一条斜向对称的浅棕色线形凹纹。种子入药，功效与决明相同。

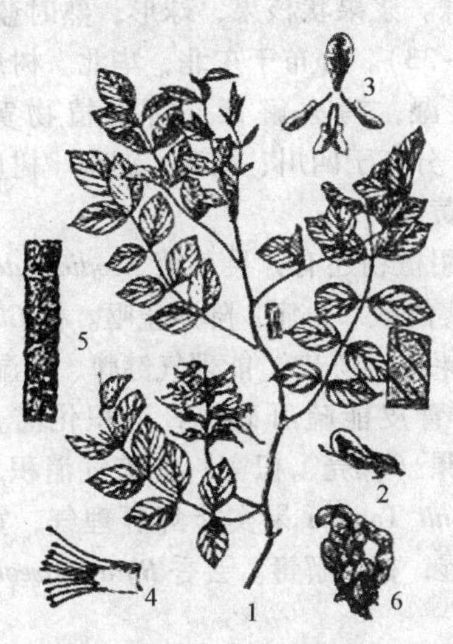

图 6－31　甘草

1. 枝　2. 花　3. 花冠平展
4. 雄蕊群　5. 根　6. 果实

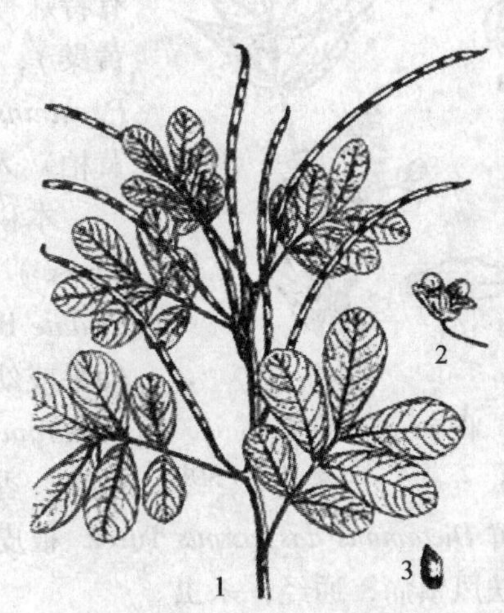

图 6－32　决明

1. 根　2. 花枝　3. 花
4. 雄蕊群　5. 果实

本科常见的药用植物还有：膜荚黄芪 *Astragalus membranaceus*（Fisch.）Bge. 根（黄芪）能补气固表，利尿排脓，敛疮生肌。蒙古黄芪 *A. membranaceus*（Fisch.）Bge. var. *mongholicus*（Bge.）Hsiao 根也作黄芪药用。苦参 *Sophora flavescens* Ait. 根清热燥湿，杀虫，利尿。合欢 *Albiaia julibrissin* Durazz 树皮称合欢皮、花和花蕾称合欢花，能解郁安神。苏木 *Caesalpinia sappan* L. 心材能行血祛疲，消肿止痛。广金钱草 *Desmodium styracifoium*（Osb.）Merr. 全草能清热除湿、利尿通淋。补骨脂 *Psoralea corylifolia* L. 种子能温肾助阳。密花豆 *Spatholobus suberectus* Dunn 藤茎（鸡血藤）能补血、活血通络。野葛 *Puerarria lobata*（Willd.）Ohwi 根能解表退热、生津、透疹、升阳止泻。花能解酒毒，止渴。

（10）芸香科 Rutaceae　多木本，稀草本，有的具刺。叶、花、果常有透明油点，含挥发油。叶多互生，少对生；复叶，其中单身复叶为特有；无托叶。花辐射对称；两性，稀单性；单生、簇生或排成聚伞、总状及圆锥花序；萼片、花瓣均 3～5；雄蕊与花瓣同数或为其倍数，外轮雄蕊常与花瓣对生；花盘发达，下位；雌蕊常由 2 至多数心皮组成，合生或离生；子房上位；柱头常增大。柑果、蒴果、蓇葖果或核果。

本科约 150 属 1600 种，主要分布于热带和亚热带。我国 28 属约 150 种，南北分布，主产南方。已知药用 19 属，其中重要属有柑属（*Citrus*）、黄柏属（*Phelloderom*）、吴茱萸属（*Evodia*）等。药用植物约 100 种。

【药用植物】

黄檗 *Phelloderom amurense* Rupr. 落叶乔木。树皮木栓层很发达，浅灰色或灰褐色，有

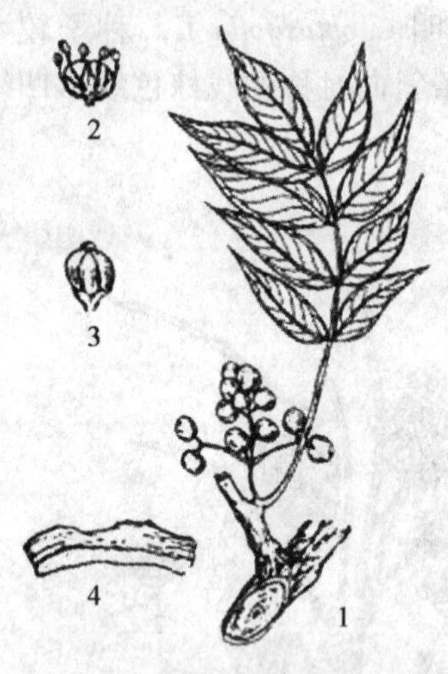

图6-33　黄檗
1. 果枝　2. 雄花　3. 雌花　4. 树皮

深沟；内表面鲜黄色。奇数羽状复叶，对生；小叶5~13片，卵状披针形或卵形，边缘有钝齿和缘毛，叶背面仅基部中脉两侧密生长柔毛。圆锥花序顶生；花小，黄绿色，5数，单性异株。浆果状核果，球形，熟时蓝黑色，有特殊香气（图6-33）。分布于东北，华北。树皮（关黄檗），能清热燥湿，泻火解毒。同属植物黄皮树 *P. chininsis* Schneid. 分布于四川、湖北、湖南。树皮（川黄柏）入药功效同黄檗。

本科常见的药用植物还有：吴茱萸 *Evodia rutaecarpa*（Juss.）Benth. 果实能散寒止痛，降逆止呕。橘 *Citrus reticulate* Blanco 成熟果皮（陈皮）能理气健脾、燥湿化痰；幼果或幼果果皮称青皮能疏肝破气，消积化滞。酸橙 *C. aurantium* L. 幼果（枳壳、枳实）能破气消积，化痰散瘀。香圆 *C. wilsonii* Tanaka 果实能舒肝理气，宽中化痰。白鲜 *Dictamnus dasycarpus* Turcz. 根皮能清热燥湿，祛风解毒。芸香 *Ruta graveolens* L. 全草能祛风镇痛，通经，杀虫。

(11) 五加科 Araliaceae　木本，稀多年生草本。茎常有刺。叶互生，稀轮生，常为掌状和羽状复叶或掌裂单叶，叶柄基部常扩大。花小，两性，稀单性或杂性；辐射对称；伞形花序或再组成圆锥状复合花序；萼齿5，小；花瓣5、10，离生；雄蕊与花瓣同数、互生，稀为花瓣2倍，着生于花盘边缘；花盘生于子房顶端，肉质，扁圆锥形或环状；雌蕊由2~15心皮合生，子房下位，多2~5室，每室有1倒生胚珠。浆果或核果。种子有胚乳。

本科约80属900多种，分布于热带和温带地区。我国23属172种，几乎全国分布。已知药用18属，其中重要属有五加属（*Acanthopanax*）、人参属（*Panax*）、楤木属（*Aralia*）等。药用植物112种。

【药用植物】

人参 *Panax ginseng* C. A. Mey 多年生草本。主根肥大，纺锤形或圆柱形，上部有横环纹，下部有支根2~3条。根状茎短，直立或斜上，具不定根和稀疏的凹窝状茎痕；地上茎单一。掌状复叶轮生于茎顶。总叶柄长，小叶3~5，中央一片较大。伞形花序单个顶生；花小，淡黄绿色。果实球形，熟时红色。种子肾形（图6-34）。分布于东北，现多为栽培，根能大补元气，强心固脱，安神生津。

三七（田七）*Panax notoginseng*（Burk.）F. H. Chen 多年生草本。主根肥大，倒圆锥形或短纺锤形，有分枝。根状茎短，斜生；地上茎单一、直立。掌状复叶轮生于茎顶；小叶3~7，中央一片较大；两面脉上生有刚毛。伞形花序顶生；花淡黄绿色。浆果状核果，扁球形，熟时红色（图6-35）。广西、云南等地栽培。根能散瘀止血，消肿定痛。

本科常见的药用植物还有：五加（细柱五加）*Acanthopanax gracilistylus* W. W. Smith. 根皮（五加皮）能祛风湿，补肝肾，强筋骨。同属植物红毛五加 *A. giraldii* Harms、无柱五加 *A. sessiliflorus*（Rupr. et Maxim.）Seem. 前者茎皮（红毛五加），后者根皮也作五加皮用。刺五加 *Acanthopanax senticosus*（Rupr. et Maxim.）Harms 根及根茎（刺五加）能扶正

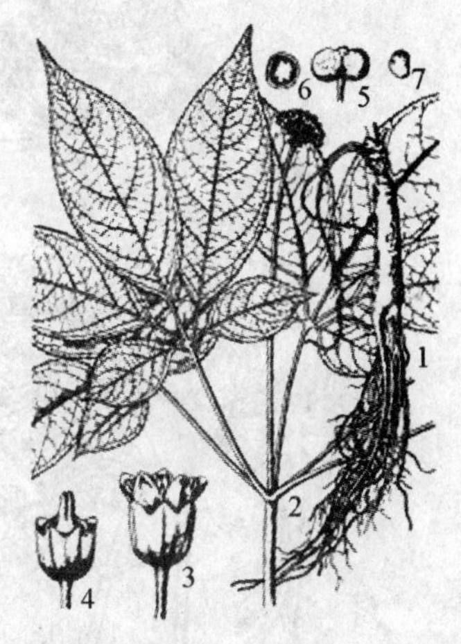

图 6-34　人参

1. 根的全形　2. 花枝　3. 花
4. 去花瓣及雄蕊后，示花柱及花盘
5. 果实　6. 种子　7. 胚体

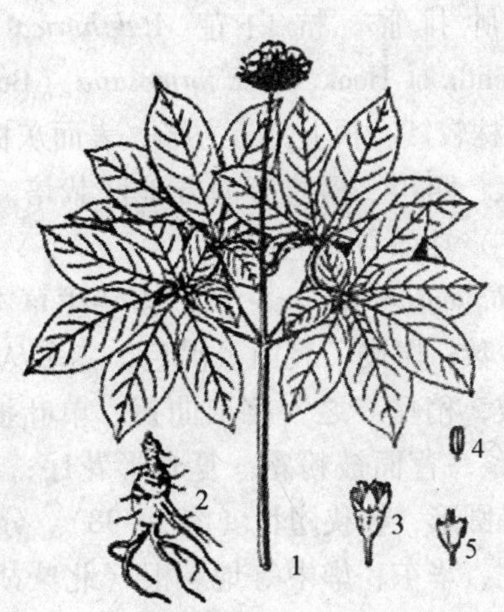

图 6-35　三七

1. 植株上部　2. 根茎及根　3. 花
4. 雄蕊　5. 花萼及花柱

固本，益智安神。楤木 *Aralia chinensis* L. 根及茎皮能祛风除湿，活血化瘀，也是提取齐墩果酸的原料。通脱木 *Tetrapanax papyriferus*（Hook.）K. Koch 茎髓（通草）能清热利尿，通气下乳。树参（半枫荷）*Dendropanax dentiger*（Harms）Merr. 根、茎及叶能祛风活络，活血。刺楸 *Kalopanax septemlobus*（Thunb.）Koidz 树皮（川桐皮）能祛风除湿，通络。

（12）伞形科 Umbelliferae，Apiaceae　草本，含挥发油而具香气。茎中空，表面有纵棱。叶互生，常分裂或为复叶，叶柄基部常扩大成鞘状。复伞形花序稀单伞形花序，复伞形花序总花梗基部有总苞片或无，每 1 伞辐基部常有小总苞片；花小，两性；辐射对称；花萼 5 齿裂；花瓣 5，先端常内卷成小舌片；雄蕊与花瓣同数且互生；上位花盘（花柱基）；子房下位，由 2 心皮合生而成，2 室，每室 1 胚珠，花柱 2。双悬果，由 2 分果组成，每分果常有 5 条主棱。

本科约 275 属 2900 种，分布于北温带和热带高山地区。我国有 95 属约 600 种，全国分布。已知药用 55 属，其中重要属有当归属（*Angelica*）、柴胡属（*Bupleurum*）、藁本属（*Ligusticum*）、前胡属（*Peucedanum*）等。药用植物 230 余种。

【药用植物】

当归 *Angelica sinensis*（Oliv.）Diels 多年生草本，全株具特异香气。主根粗短，圆柱形，下部有支根数条，表面黄棕色至棕褐色。茎带紫红色。叶为 2～3 回羽状全裂或近于复叶，末回裂片卵形或卵状披针形。双悬果椭圆形，侧棱为宽而薄的翅（图 6-36）。甘肃、云南等地栽培。根补血活血，调经止痛，润肠通便。

白芷（兴安白芷）*Angelica dahurica*（Fisch. ex Hoffm.）Benth. et Hook. f. 多年生高大草本。根长圆锥形，表面黄褐色，有香气。茎粗壮中空，常带紫红色。茎中部叶 2～3 回羽状分裂，叶鞘囊状，紫色；茎上部叶简化成叶鞘。复伞形花序顶生或腋生。双悬果，椭圆形，无毛，黄棕色，侧棱翅状（图 6-37）。分布于东北，华北，多栽培。根能散风除湿，通窍止痛，消肿排脓。杭白芷 *A. dahurica*（Fisch. ex Hoffm.）Benth. et Hook. f. var. *formosana*（Boiss.）Shanet yuan 植株较矮，根上部近方形，表面灰棕；果实被疏毛。浙江、四川、福建等南方地区栽培。根（杭白芷、川白芷）功效与白芷相同。

柴胡 *Bupleurum chinense* DC. 多年生草本。主根较粗，侧根少数；坚硬，表面黑褐色。茎多丛生，实心，上部多分枝，稍呈“之”字形曲折。单叶披针形，平行脉7~9条，背面被粉霜。复伞形花序；花鲜黄色。双悬果宽椭圆形，棱狭翅状（图6-38）。分布于东北、华北、西北、华东、华中等地。根（北柴胡）能疏风退热，舒肝，升阳。狭叶柴胡 *B. scorzonerifolium* Willd. 根（南柴胡）功效与北柴胡相同。同属植物多可作柴胡药用，但大叶柴胡 *B. longiradiatum* Turcz. 有毒，不能入药。

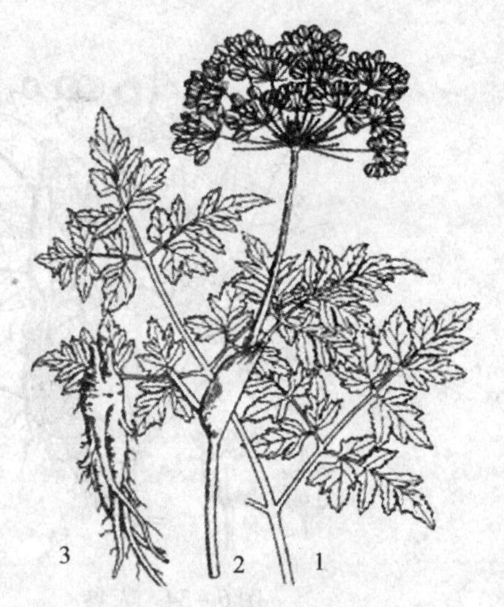

图6-36　当归

1. 叶　2. 果枝　3. 根

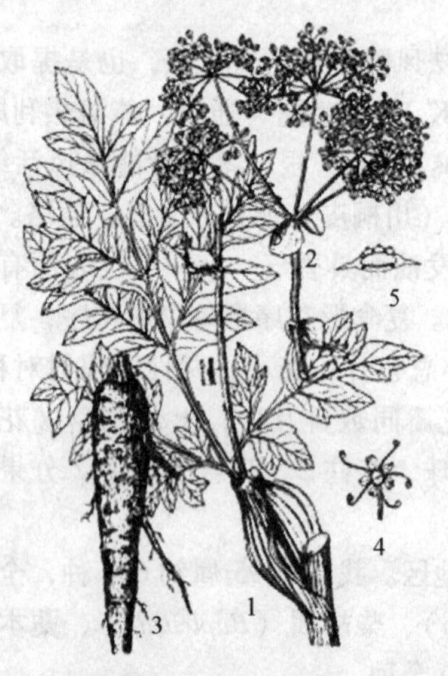

图6-37　白芷

1. 茎、叶　2. 果枝　3. 根

4. 花　5. 分果横切面

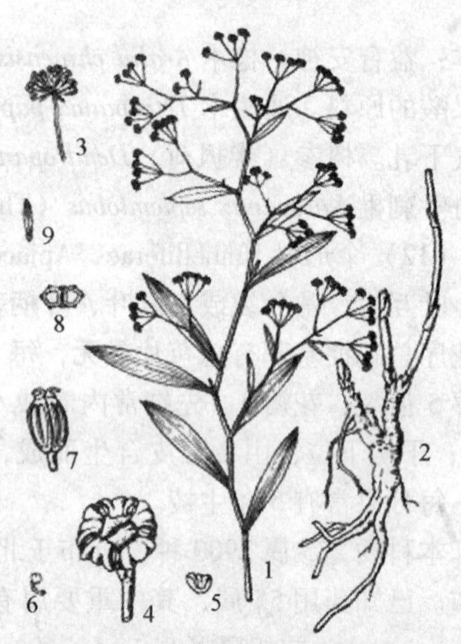

图6-38　柴胡（北柴胡）

1. 花枝　2. 地下部分　3. 小花序　4. 花　5. 花瓣

6. 雄蕊　7. 果实　8. 果实横切面　9. 小总苞

本科常见的药用植物还有：紫花前胡 *Peucedanum decursivum*（Miq.）Maxim. 根（前胡）能散风清热，降气化痰。白花前胡 *P. praeruptorum* Dunn 根药用功效同紫花前胡。防风 *Saposhnikovia divaricata*（Turcz.）Schischk. 根能解表祛风，解痉，止痛止痒。川芎 *Ligusticum chuanxiong* Hort. 根状茎能活血行气，祛风止痛。藁本 *L. sinensis* Oliv. 根状茎入药能祛风散寒，除湿止痛。茴香 *Foeniculum vulgare* Mill. 果实（小茴香）能散寒止痛，理气和胃。芫荽（香菜）*Coriandrum sativum* L. 全草和果实能发表透疹，消食利气。珊瑚菜

Glehnia littoralis Fr. Schmidt ex Miq. 根（北沙参）能养阴清肺，益胃生津。野胡萝卜 *Daucus carota* L. 果实（南鹤虱）有小毒，能杀虫消积。

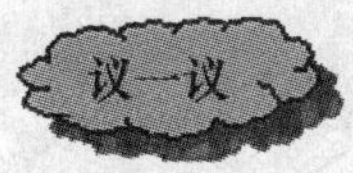

五加科与伞形科的主要区别点是什么？

实 训

比照文献资料描述的内容，自己寻找蓼科、豆科、十字花科、蔷薇科、五加科、伞形科的植物，说一说鉴别的理由。

2. 合瓣花亚纲 Sympetalae（后生花被亚纲 Metachlamydeae）

本亚纲花瓣为重被花，花瓣多少互相连合。通常无托叶，胚珠只有一层胚被。花冠各式的连合，增加了对昆虫传粉的适应及对雄蕊和雌蕊的保护。因此，合瓣花类群比离瓣花类群进化。

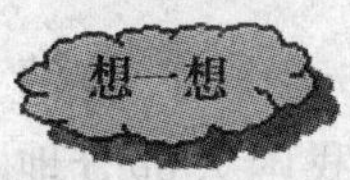

原始花被亚纲与后生花被亚纲的区别的在哪里？

（1）木犀科 Oleaceae　乔木，直立或藤状灌木。单叶或复叶，对生，无托叶。聚伞花序或聚伞式圆锥花序，稀花单生和簇生，花两性，稀单性，辐射对称；花萼4裂，稀3～2裂或截头；花冠4裂，有时3～12裂或无花冠，多有香味；雄蕊2，稀4枚；2心皮复雌蕊，子房上位，2室，每室胚珠1～3枚，多为2，稀更多。翅果、蒴果、核果或浆果；种子有或无胚乳。

本科约27属，400余种，广布温带和热带地区，亚洲为丰富。我国有12属，178种，南北各地均有分布。已知药用80余种。

【药用植物】

连翘 *Forsythia suspense*（Thunb.）Vahl 落叶灌木。茎直立，枝条下垂，有节4棱，小枝节间中空。单叶对生，叶片完整或3全裂。春季先叶开花，1～3朵簇生叶腋；花冠黄色，花冠管内有橘红色条纹。蒴果狭卵形，木质，表皮有瘤状皮孔，种子多数，有翅（图6－39）。分布于东北、华北等地。生于荒野山坡或栽培。果（连翘）能清热解毒，消痈散结；种子（连翘心）能清心火，和胃止呕。

女贞 *Ligutrum lucidum* Ait. 全体无毛。单叶对生，革质，卵形或椭圆形，全缘。花小，密集成顶生圆锥花序；花冠白色，漏斗状。核果矩圆形，微弯曲，熟时紫黑色，被白粉（图6－40）。分布于长江流域以南，生于混交林或林缘、谷地。果实能补肾滋阴，养肝明目；枝、叶、树皮能祛痰止咳。

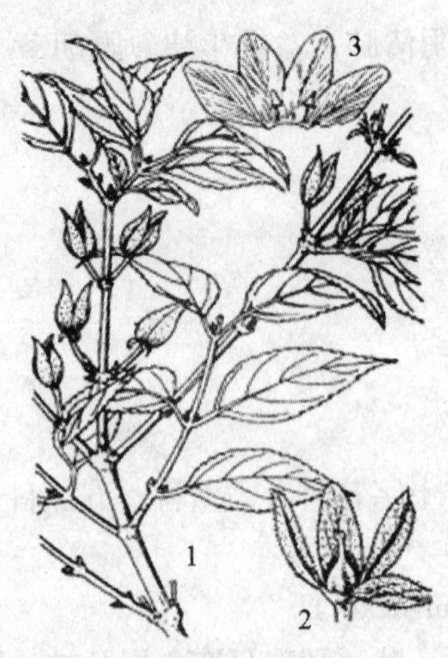

图6－39　连翘

1. 果枝　2. 花萼展开示雌蕊

3. 花冠展开示雄蕊

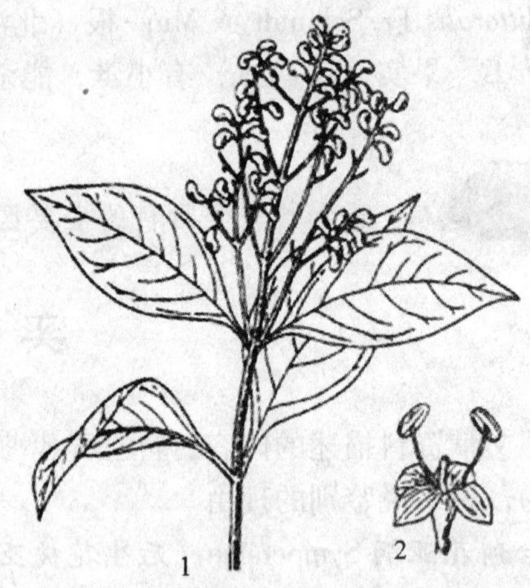

图6－40　女贞

1. 花枝　2. 花

本科药用植物还有：白蜡树 *Fraxinus chinensis* Roxb. 茎皮在四川等地作秦皮用，能清热燥湿，清肝明目。苦枥白蜡树（花曲柳）*F. rhynchophylla* Hance 茎皮即我国大部分地区所用的秦皮。宿柱白蜡树 *Fraxinus stylosa* Lingelsh. 也作秦皮用。

（2）夹竹桃科 Apocynaceae　木本或多年生草本，有乳汁或水液。单叶对生或轮生，稀互生，全缘，稀具锯齿，无托叶。花两性，整齐，单生或成聚伞花序；花萼5裂，稀4裂；花冠5裂，高脚碟状或漏斗状，冠裂片在花芽中多为旋转状排列，喉部常有附属物；雄蕊5，着生于花冠筒上，花药常箭形或矩圆形；花盘环状、杯状或舌状，稀或无花盘；子房上位，心皮2，离生或合生，中轴或侧膜胎座，2或1室，胚珠1至多数，花柱1。果实多为2个蓇葖果，有时为浆果或核果；种子常一端被毛或有翅。

本科约250属，2000余种，分布于热带和亚热带，少数在温带地区。我国有46属，176余种，主产江南，少数分布于北部及西北部。其中有不少种为药用、观赏或纤维植物；有些植物有毒，尤以种子和乳汁毒性最大。已知药用35属，95种。

【药用植物】

长春花 *Catharanthus roseus*（L.）G. Don 多年生草本或半灌木，具水液。叶对生。聚伞花序；花冠红色，高脚碟状；花盘常为2舌状腺体所组成。蓇葖果2个。种子无毛，具颗粒状小瘤突起（图6－41）。原产非洲东部。我国在中南、华东、西南等地有栽培。全株有毒，含长春花碱等多种生物碱，能抗癌，抗病毒，利尿，降

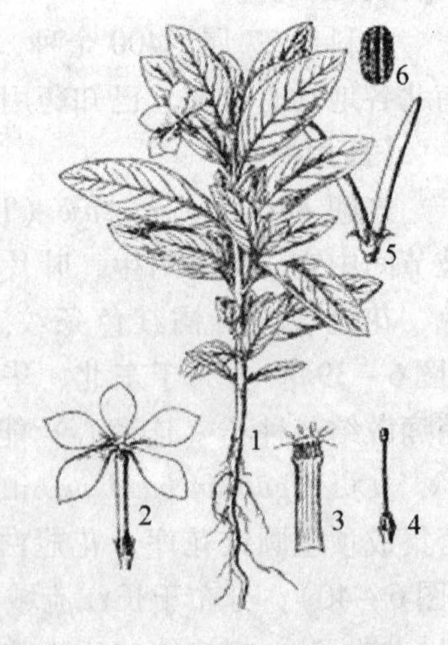

图6－41　长春花

1. 植株　2. 花　3. 花冠管部展开示雄蕊　4. 雌蕊　5. 果实　6. 种子

血糖。为提取长春碱和长春新碱的原料。

萝芙木 *Rauvolfia verticillata*（Lour）Baill. 直立灌木，多分枝，具乳汁，无毛。单叶对生或3～5叶轮生。聚伞花序顶生；花冠白色，高脚碟状。核果卵形或椭圆形，离生，熟时由红变黑（图6－42）。分布于西南、华南地区。生于潮湿的山沟、坡地的疏林下或灌木丛中。植株含利血平等生物碱类，能镇静，降压，活血止痛，清热解毒，常作为提取“降压灵”主要成分“利血平”的原料。

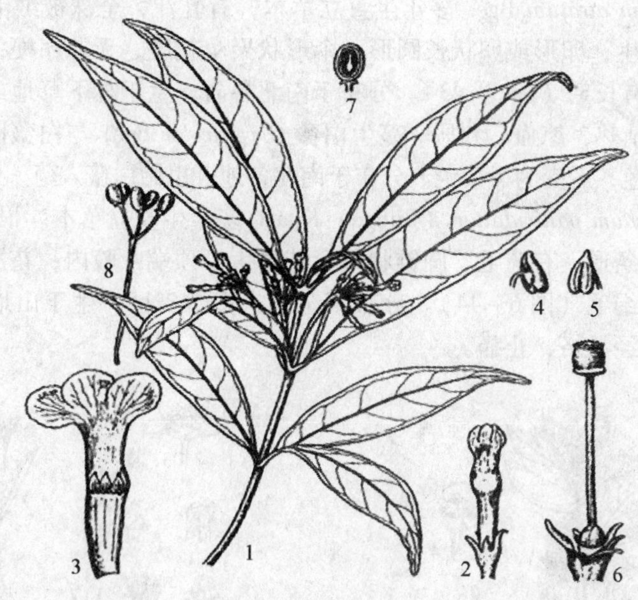

图6－42　萝芙木

1. 花枝　2. 花　3. 花冠展开　4、5. 雄蕊　6. 雌蕊　7. 果实纵切示胚的着生位置　8. 果序

本科药用植物还有：络石 *Trachlospermum jasminoides*（Lindl.）Lem. 茎叶有祛风湿，凉血，通络的功效。罗布麻（红麻）*Apocynum venetum* L. 全草能清热平肝，祛风，强心，利尿，安神，降压，平喘。黄花夹竹桃 *Thevetia peruviana*（Pers）K. Schum. 种子有大毒，能强心，利尿，消肿，可提取黄夹苷（强心灵）。杜仲藤 *Parabarium micranthum*（DC.）Pierre 树皮称“红杜仲”入药，能祛风活络，强筋壮骨。

（3）萝藦科 Asclepiadaceae　藤本、多年生草本或灌木，具乳汁。单叶对生，少轮生，全缘，叶柄顶端常具丛生的腺体。花两性，辐射对称，五基数；聚伞花序成伞形、伞房状或总状排列；花萼筒短，先端5裂，内面基部常有腺体；花冠辐状或坛状，稀高脚碟状，顶端5裂，裂片旋转状排列，常具副花冠，为5枚裂片或鳞片组成，着生于合蕊冠或花冠管上；雄蕊5枚，与雌蕊合生成合蕊柱；花药黏生成一环而紧贴于柱头基部的膨大处，花丝合生成具蜜腺的筒，将雄蕊包围着，称合蕊冠，或花丝相互分离；花粉粒聚合成花粉块，每花药有花粉块2个或4个（但原始类群的四合花粉粒则成颗粒状），承载于花药内的匙形载粉器上，载粉器下面又各有一载粉器柄，基部又各有一黏盘，黏于柱头上，并与花药相互生；子房上位，2心皮，离生；花柱2，顶部合生，柱头膨大，常与花药合生。蓇葖果双生，或因一个不育而单生。种子多数，顶端具白色丝状毛。

●友情提示：本科特征与夹竹桃科相近，主要区别是本科具花粉块和合蕊柱，叶片基部与叶柄连接处有丛生的腺体，夹竹桃科的腺体在叶腋内或叶腋间。

本科共180属，2200余种，分布于全世界主产热带。我国44属，245种，全国分布；以西南、华南种类较多。已知药用32属112种。

【药用植物】

白薇 *Cynanchum atratum* Bge. 多年生直立草本，有乳汁，全株被绒毛。根须状，有香气。茎中空。叶对生；卵形或卵状长圆形。伞形状聚伞花序，无花序梗；花深紫色。蓇葖果单生；种子一端有长毛（图6-43）。分布于南北各省。生于林下草地或荒地草丛中。根及根状茎人药，能清热，凉血，利尿。蔓生白薇 *C. versicolor* Bge. 与白薇区别是：茎上部蔓生；花初开时黄绿色，后变为黑紫色。分布于南北各地。也做白薇入药。

徐长卿 *Cynanchum paniculatum*（Bunge）Kitag. 多年生直立草本。根为须状，有香气。叶对生，披针形至条形，有疏毛。圆锥状聚伞花序生于顶端叶腋内；花冠黄绿色。蓇葖果单生；种子一端具绢毛（图6-44）。分布于全国大多数省区。生于山地阳坡草丛中。全草能解毒消肿，通经活络，止痛。

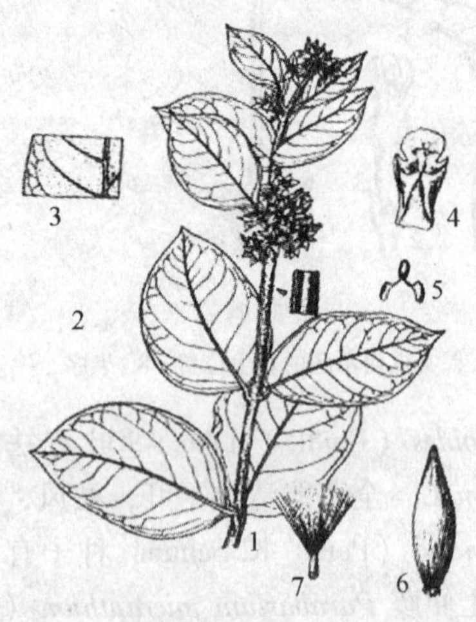

图6-43　白薇

1. 花枝　2. 根　3. 叶背面（部分）　4. 剖开的雄蕊　5. 花粉块　6. 果实　7. 种子

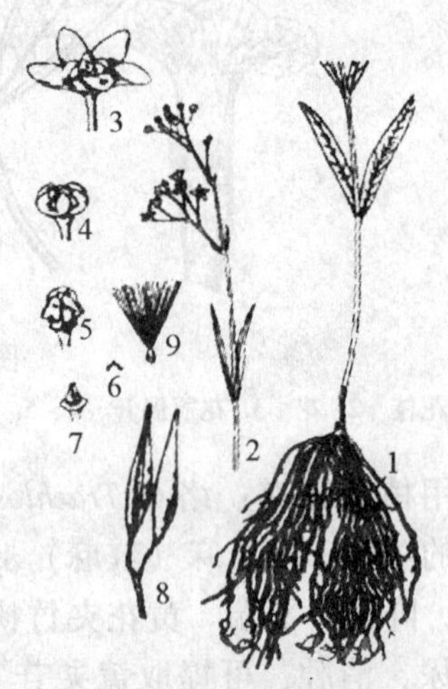

图6-44　徐长卿

1. 植株　2. 花枝　3. 花　4. 副花冠（花萼及花冠已除去）　5. 合蕊柱的侧面观（已除去副花冠）　6. 载粉器和花粉块　7. 雌蕊　8. 果实　9. 种子

本科药用植物还有：隔山消（飞来鹤）*Cynanchum auriculatum* Royle ex Wight 块根有小毒，能补肝肾，益精血，强筋骨，健脾。柳叶白前（白前、鹅管白前）*Cynanchum stauntonii*（Decne.）Schltr. ex Levl. 根及根茎能泻肺降气，化痰止咳，平喘。杠柳 *Periploca sepium* Bunge 根皮（北五加皮、香五加皮）含强心苷如杠柳苷，有毒，能祛风除湿，强壮筋骨，利水消肿。牛皮消 *C. auriculatum* Royle ex Wight 块根能健脾胃，消肿痛。

（4）唇形科 Labiatae，Lamiaceae　草本稀灌木，常含挥发性芳香油。茎四棱形。单叶，稀复叶，对生或轮生，无托叶。花两性，两侧对称，稀近辐射对称，多由腋生聚伞花序构成轮伞花序，通常再穗状或总状排列；花萼5裂或近二唇形，宿存；花冠5裂，稀4裂，二唇形；雄蕊4枚二强或2枚，着生于花冠筒上；下位花盘全缘或2~4裂；2心皮复雌蕊，子房上位，常4裂成4室，每室1胚珠，花柱常生于子房裂隙的基部，柱头2裂。果为4个小坚果；种子无或有少量胚乳。

本科约220属，3500种，主产地中海至小亚细亚的干旱和半干旱地区。我国约99属，800余种，分布全国各地，尤以西部干旱地区为多。本科植物几乎都含芳香油，可提取香精，已知药用75属，436种。

【药用植物】

丹参 *Salvia miltiorrhiza* Bge. 多年生草本，全株密被长柔毛及腺毛，触手有黏性。根肥壮，外皮砖红色。羽状复叶对生；小叶上表面有皱，下表面毛较密。轮伞花序组成假总状花序；花萼二唇形；花冠紫色；能育雄蕊2。小坚果长圆形（图6-45）。全国大部分地区有分布，也有栽培。生于向阳山坡草丛、沟边、林缘。根能活血调经，祛瘀生新，清心除烦。

薄荷 *Mentha haplocalyx* Brig. 多年生草本。有清凉味。茎四棱。单叶对生，叶片卵形至长圆形，两面均有腺鳞及长柔毛。轮伞花序腋生；花冠紫色或白色。小坚果椭圆形（图6-46）。全草疏散风热，清利头目。

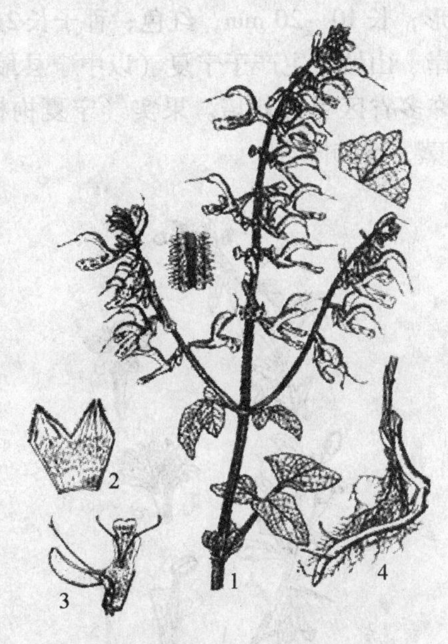

图6-45　丹参

1. 花枝　2. 部分展开的花萼
3. 花冠展开示雄蕊和雌蕊　4. 根

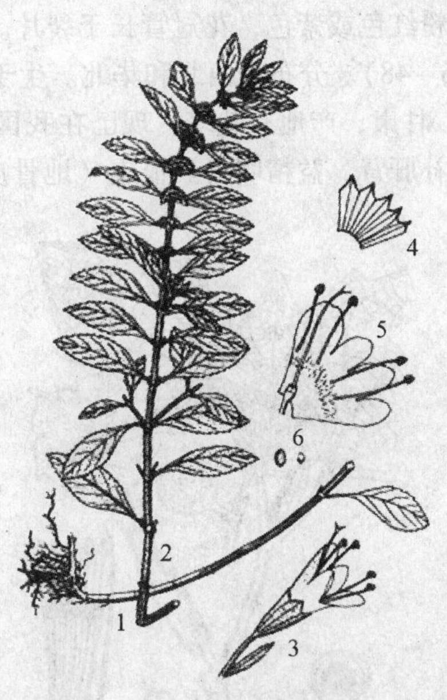

图6-46　薄荷

1. 茎基及根　2. 茎上部　3. 花　4. 花萼展开
5. 花冠展开示雄蕊　6. 果实及种子

本科药用植物还有：益母草 *Leonurus heterophyllus* Sweet［*L. artemisia*（Lour.）S. Y. Hu］全草能活血调经，利尿消肿。果实（茺蔚子）能清肝明目，活血调经。黄芩 *Scutellaria baicalensis* Georgi 根能清热燥湿，泻火解毒，安胎。荆芥 *Schizonepeta tenuifolia*（Benth.）Briq. 地上部分能解表散风、透疹（生用）止血（炒炭用）。广藿香 *Pogostemon cablin*（Blanco）Benth. 地上部分能化湿和胃，祛暑解表。夏枯草 *Prunella vulgaris* L. 带

花果穗及全草能清火，明目，散结，消肿。

（5）茄科 Solanaceae　草本或灌木；体内具双韧维管束。单叶全缘、分裂或羽状复叶，互生，无托叶。有时呈大小叶对生状。花两性，辐射对称，单生或为聚伞花序；花萼常5裂，宿存；花冠5裂，辐射状、高脚碟状、钟状或漏斗状；雄蕊5，着生于花冠筒上，与花冠裂片互生，花药2室，孔裂或纵裂；有花盘，2心皮复雌蕊，子房上位，中轴胎座，2室，稀为假隔膜分3~5室，胚珠多数。浆果或蒴果；种子具胚乳。

本科约有80属，3000种，分布于热带及温带，主产美洲热带。我国有26属，约115种，各省均有分布。野生植物多有毒，勿误食。已知药用25属，84种。

【药用植物】

洋金花（白花曼陀罗）*Datura metel* L．一年生草本。叶互生，茎上部叶假对生。花单生枝叉间或叶腋，直立；花萼筒状；花冠漏斗状，白色，裂片5，三角状。蒴果横向或偏垂着生，圆球形，表面疏生短刺，成熟后不规则撕裂；种子扁平，近三角形，褐色。花能平喘止咳，镇痛，解痉。有毒（图6－47）。其叶和种子也可入药。

宁夏枸杞（中宁枸杞）*Lycium barbarum* L．粗壮，灌木，分枝披散或稍斜上，具棘刺。叶互生或丛生，长椭圆状披针形或卵状矩圆形。花数朵簇生短枝上；花冠漏斗状，5裂，粉红色或紫色，花冠管长于裂片。浆果宽椭圆形，长10~20 mm，红色；种子长2mm（图6－48）。分布于西北和华北。生于向阳潮湿沟岸、山坡。主产于宁夏（以中宁县最著名）、甘肃，产地有栽培，现已在我国中部、南部许多省区引种栽培。果实（宁夏枸杞）能滋补肝肾，益精明目。根皮（地骨皮）能凉血除蒸，清肺降火。

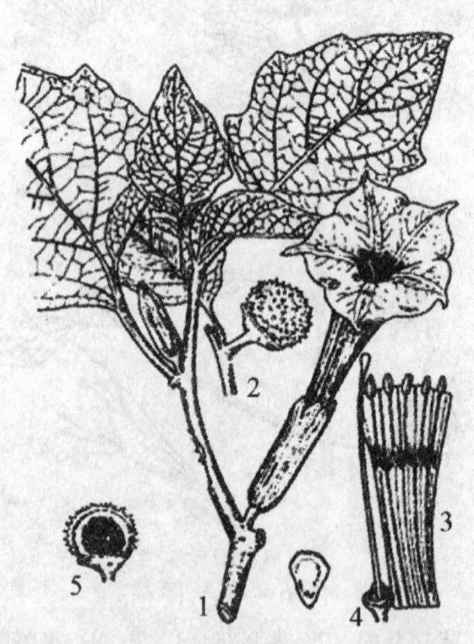

图6－47　洋金花

1．花枝　2．果枝　3、4．花冠纵剖（示雄蕊和雌蕊）　5．果实纵剖面

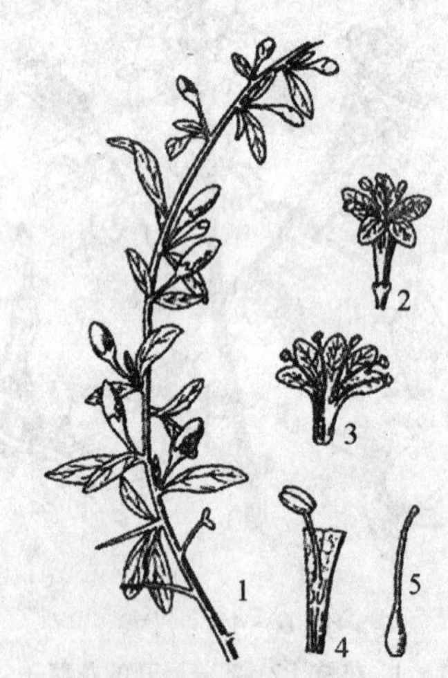

图6－48　宁夏枸杞

1．果枝　2．花　3．花冠展开（示雄蕊着生情况）　4．雄蕊　5．雌蕊

本科药用植物还有：颠茄 *Atropa belladonna* L．叶及根为抗胆碱药。有镇痉，镇痛，抑制腺体分泌及扩大瞳孔的作用，也是提取阿托品的原料。曼陀罗 *Datura stramonium* L．、紫花曼陀罗 *Datura tatula* L．、无刺曼陀罗 *Datura inermis* Jacq．等。花（洋金花）有毒，平

喘止咳，镇痛。龙葵 *Solanum nigrum* L. 全草有小毒，能清热解毒，活血消肿。酸浆 *Physalisalkekengi* L. var. *franchetii*（Mast.）Makino 其宿萼或带果实的宿萼（锦灯笼）、根及全草能清热、利咽化痰，利尿。

（6）玄参科 Scrophulariaceae　草本，稀木本。单叶，对生，稀互生或轮生，无托叶。花两性，常两侧对称，稀辐射对称，排成各种花序；萼片4~5，分离或合生，宿存；花冠裂片4~5，多为二唇形；雄蕊4，二强，稀2或5，着生于花冠筒上并与花冠裂片互生；花盘环状或一侧退化；2心皮复雌蕊，子房上位，2室，中轴胎座，胚珠多数。蒴果，多2或4瓣裂，常具宿存花柱；种子具胚乳。

本科约200属，3000余种，广布世界各地。我国有54属，约600种，南北均产，主产西南。已知药用45属，233种。

【药用植物】

玄参（浙玄参）*Scrophularia ningpoensis* Hemsl. 多年生大草本。根数条，纺锤形，干后变黑色。茎方形。下部叶对生，上部叶有时互生。聚伞花序组合成大而疏散的圆锥花序；花冠褐紫色；上唇长于下唇。蒴果卵形（图6-49）。分布于华东、华中、华南、西南等地。生于溪边、丛林、高草丛中。各省区多有栽培。同属植物北玄参 *Scrophularia buergeriana* Miq. 与上种的主要不同点是聚伞花序紧缩成穗状；花冠黄绿色。分布于东北、华北及西北等地。上述两种植物的根（玄参）能滋阴降火，生津，消肿散结，解毒。

地黄（怀地黄）*Rehmannia glutinosa* Libosch. 多年生草本，全株密被灰白色长柔毛及腺毛。其根肥大，呈块状，鲜时黄色。叶基生成丛，上面绿色多皱，下面带紫色。总状花序顶生；花冠管稍弯曲，外面紫红色。里面常有黄色带紫的条纹，略呈二唇形。蒴果卵形（图6-50）。分布于辽宁和华北、西北、华中、华东等地，各省多栽培。主产于河南。以块根入药。生地黄能清热凉血，养阴生津，熟地黄能滋阴补肾，补血调经。

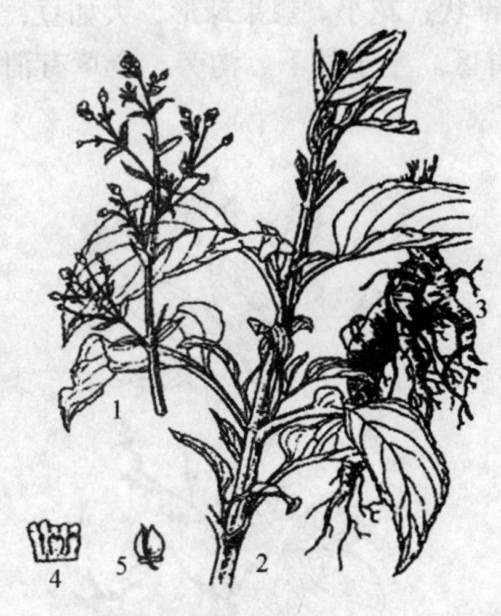

图6-49　玄参

1. 花枝　2. 植株　3. 根
4. 花冠展开　5. 果实

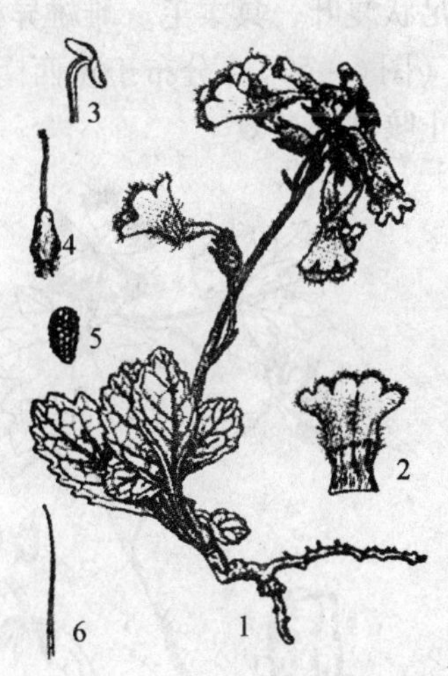

图6-50　地黄

1. 带花植株　2. 花冠展开示雄蕊　3. 雄蕊
4. 雌蕊　5. 种子　6. 腺毛

本科药用植物还有：胡黄连 *Picrorhiza scrophulariiflora* Pennell 根状茎能清虚热燥湿、消疳。毛地黄（洋地黄）*Digitalis purpurea* Libosch. 叶能兴奋心肌，增强心肌收缩力，使收缩期血输出量明显增加。为提取强心苷的重要原料。同属药用植物毛花洋地黄（狭叶洋地黄）*Digitahs lanata* Ehrh. 与上种主要不同点：本种的狭叶长而小，全缘。花淡黄色；萼、花梗、花轴均密被柔毛。产地、功效同上种，有效成分含量较上种为高。

（7）葫芦科 Cucurbitaceae　草质藤本；茎攀援、平卧或匍匐，常具侧生茎卷须，具双韧维管束。单叶互生，多掌状分裂，稀复叶，无托叶。花单性，雌雄同株或异株，单生或为总状、聚伞和圆锥花序，花萼筒状或钟状，5 裂；花冠合生，5 裂；雄蕊 5 枚，常两两结合，1 枚分离而形似 3 枚，花药常“S”形弯曲；子房下位，3 心皮合生 1 室．侧膜胎座，胚珠多枚，柱头 3 裂。瓠果，肉质或最后干燥变硬，不开裂、瓣裂或周裂；种子多数，常扁平，无胚乳。

本科约 113 属，800 余种，主产热带和亚热带。我国有 32 属，154 余种，主产南部和西南部，北方多为栽培种。已知药用 21 属，90 种。

【药用植物】

栝楼 *Trichosanthes kirilowii* Maxim. 多年生草质藤本。块根肥厚，圆柱状。叶通常近心形，掌状 3 ~ 9 浅裂至中裂，少为不裂至中裂。雌雄异株；雄花组成总状花序，雌花单生。花冠白色，中部以上细裂成流苏状。瓠果椭圆形，熟时果皮果瓤橙黄色；种子椭圆形，扁平，浅棕色（图 6 – 51）。多分布于长江以北，江苏、浙江也产。生于山坡、林缘。成熟果实称栝楼（全瓜蒌），能清热化痰，宽胸散结，润燥滑肠。果皮（瓜蒌皮、瓜壳）能清热化痰，利气宽胸。种子（瓜蒌子）能润肺化痰，润肠通便。根（天花粉）能生津止渴，降火润燥；天花粉蛋白能引产。

绞股蓝 *Cynostemma pentaphyllum*（Thunb.）Makino 草质藤本。卷须 2 叉，着生叶腋；叶鸟足状复叶，具柔毛。雌雄异株；雌雄花序均圆锥状；花小。瓠果球形，大如豆，熟时黑色（图 6 – 52）。分布于陕西南部及长江以南各省区。生于林下、沟旁。全草有消炎解毒，止咳祛痰功效。

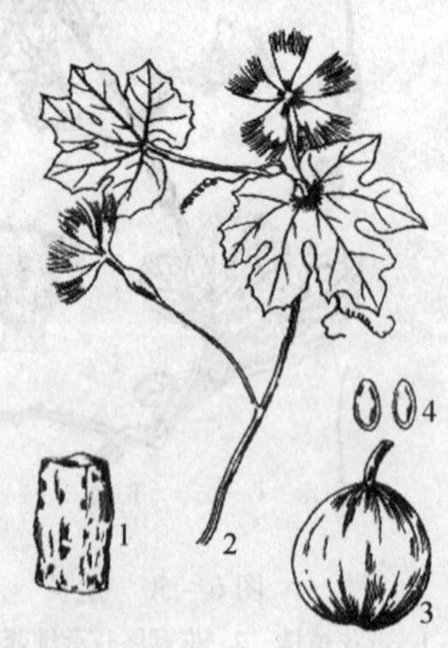

图 6 – 51　栝楼

1. 根　2. 花枝　3. 果实　4. 种子

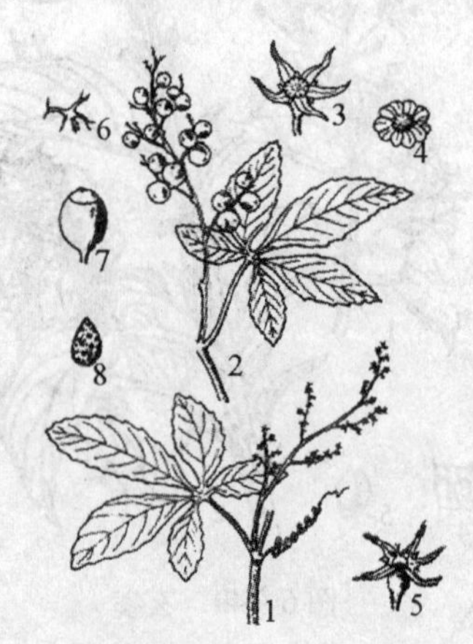

图 6 – 52　绞股蓝

1. 雄花枝　2. 果枝　3. 雄花　4. 雄蕊　5. 雌花　6. 柱头　7. 果　8. 种子

本科药用植物还有：丝瓜 *Luffa cylindrical*（L.）Roem. 果内的维管束称“丝瓜络”能通络，清热化痰。根能通络消肿。果能清热化痰，凉血，解毒。冬瓜 *Benincasa hispida*（Thunb.）Cogn. 果皮（冬瓜皮）能清热利尿，消肿。种子（冬瓜子）能清热利湿，排脓消肿。南瓜 *Cucurbita moschata*（Duch.）Poiret 种子能驱绦虫及血吸虫。木鳖 *Momordica cochinchinensis*（Lour.）Spreng. 种子有毒，内服化积利肠；外用消肿，透毒生肌。

（8）桔梗科 Campananulacea　草本，常具乳汁。单叶互生，少为对生或轮生，无托叶。花单生或成各种花序；花两性，辐射对称或两侧对称；花萼常5裂，宿存；花冠常钟状或管状，5裂；雄蕊5，分离或合生；与花冠片同数而互生，着生花冠基部或花盘上，花丝分离，花药聚合成管状或分离；雌蕊1，子房通常下位或半下位，少上位，心皮3（稀2，5），合生，中轴胎座，3室（2，5室），胚珠多数。花柱圆柱状，柱头2~5裂。蒴果，稀浆果。

本科约有60属，约2000种，分布全球，以温带和亚热带为多。我国17属，170种，分布全国，以西南为多，已知药用13属，111种。

【药用植物】

桔梗 *Platycodon grandiflorum*（Jacq.）A. DC. 为多年生草本，有乳汁，全株光滑无毛。根呈长圆锥形，肉质，乳白色。单叶互生、对生或轮生；背面灰绿色。花单生或数朵生于枝端，成疏散总状花序；宿存萼；花冠呈阔钟形，深蓝色。蒴果呈倒卵圆形，顶部5瓣裂（图6-53）。广泛分布于南北各地，生于山坡草地或林缘。亦有栽培。根入药，能宣肺利咽，祛痰排脓。

党参 *Codonopsis pilosula*（Franch.）Nannf. 多年生缠绕草质藤本，具有乳汁。根头具多数瘤状茎痕，茎在中部分枝。叶互生，常卵形，老时仍两面被毛。花1~3朵生于分枝顶端，花冠淡绿色，略带紫晕，阔钟状。蒴果3瓣裂（图6-54）。主产东北和华北等地，根入药，有强壮补气之效。

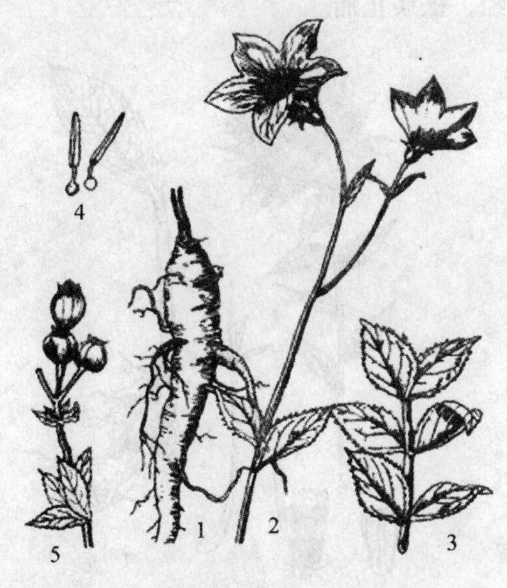

图6-53　桔梗

1. 根　2. 花枝　3. 茎和叶　4. 雄蕊　5. 果枝

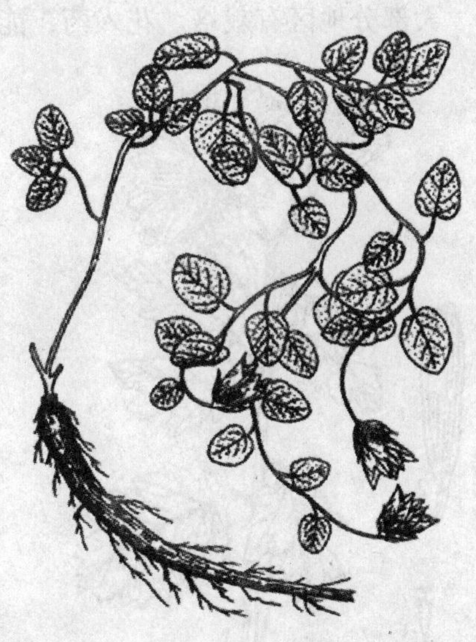
图6-54　党参

本科药用植物还有：同属的轮叶沙参 *Adenophora tetraphylla*（Thunb.）Fisch.、宽叶沙参 *Adenopora hunanensis* Nannf. 以上两药用植物根可用作“南沙参”入药。川党参 *Codonopsis tangshen* Oliv.、管花党参 *Codonopsis tubulosa* Kom. 以上两种药用植物根亦作党参入药。

（9）菊科 Compositae，Asteraceae　多为草本，有的具乳汁。叶互生，少对生或轮生。花小，两性，少单性或无性，头状花序下有1至多层总苞片组成的总苞围绕；总苞片呈叶状、鳞片状或针刺状，花序中全为管状花或舌状花；或外围为舌状花，中央为管状花；花萼退化成冠毛状，鳞片状、刺状或缺如。花冠管状、舌状。雄蕊5，稀4，花丝分离，花药合生成聚药雄蕊，连成管状，花柱从其管中穿过，露出2裂的柱头。子房下位，心皮2，合生，1室，胚珠1，基底着生。瘦果，顶端常有刺状、羽状冠毛或鳞片。

菊科约有1000属，25 000－30 000种，广泛分布全球，主产温带地区。我国有230属，2300余种，全国均产。已知药用154属，777种。

【药用植物】

菊花 *Dendranthema morifolium*（Ramat.）Tzvel.（*Chrysanthemum morifolium* Ramat.）多年生草本，基部木质，全体被白色绒毛。头状花序直径2.5～15 cm；总苞片多层，外层绿，边缘膜质；缘花舌状，雌性，形色多样；盘花管状，两性，黄色，具托片。瘦果无冠毛（图6－55）。全国各地栽培。花序入药。因产地和加工方法不同，安徽产者称“亳菊”、“滁菊”，浙江产者称“杭菊”，河南产者称“怀菊”。能清热解毒，疏风，明目，抗菌，降压。

红花（川红花）*Carthamus tinctorius* L. 一年生草本。叶互生，长椭圆形或卵状披针形，叶缘齿端有尖刺。头状花序外侧总苞片2～3列，卵状披针形，上部边缘有锐刺，内侧数列卵形，无刺；花序中全为管状花，初开时黄色，后变为红色。瘦果无冠毛（图6－56）。大部分地区有栽培。花入药，能活血通经，祛瘀止痛。

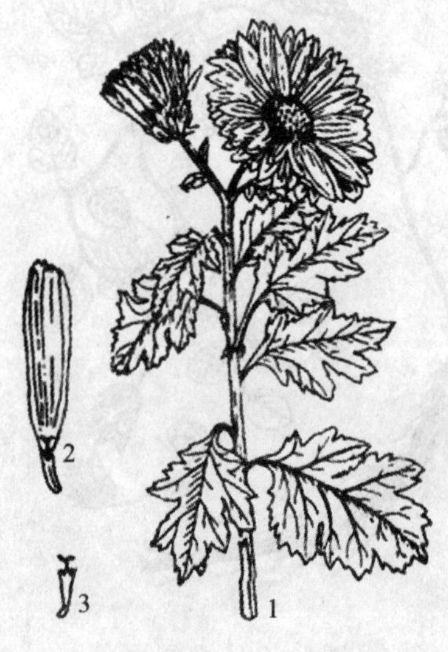

图6－55　菊花

1. 花枝　2. 舌状花　3. 管状花

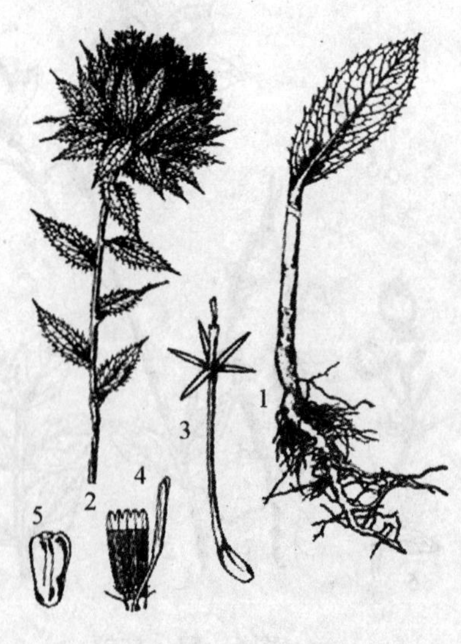

图6－56　红花

1. 根　2. 花枝　3. 花　4. 雄蕊和雌蕊　5. 瘦果

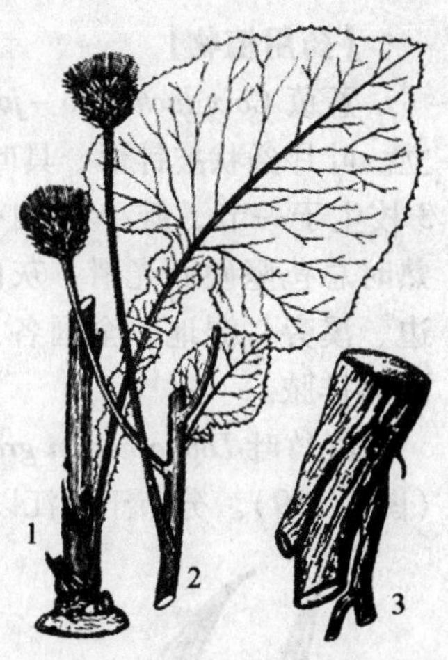

图 6－57 木香（云木香）
1. 基生叶 2. 花枝 3. 根

木香（云木香、广木香）*Aucklandia lappa* Decne.（*Saussurea lappa* C. B. Clarke）多年生高大草本。主根粗壮，干后芳香。基生叶片巨大，三角状卵形，边缘具不规则浅裂或呈波状，疏生短齿，叶片基部下延成翅；茎生叶互生。头状花序具总苞片约10层；托片刚毛状；全为管状花，暗紫色。瘦果具肋，上端有1轮淡褐色羽状冠毛（图6－57）。西藏南部有分布，云南、四川有栽培。

本科常用药用植物还有：苍术（南苍术、茅苍术）*Atractylodes lancea*（Thunb.）DC.、同属植物北苍术 *Atractylodes chinensis*（DC.）Koidz. 两种植物的根状茎都可以“苍术”入药，能燥湿健脾，祛风除湿。白术 *Atractylodes macrocephala* Koidz. 根状茎（白术）补脾健胃，燥湿化痰，利水止汗。土木香（祁木香）*Inula helenium* L. 根（土木香）健脾和胃，调气解郁，止痛安胎。紫菀 *Aster tataricus* L. f. 根能润肺化痰，止咳。大蓟 *Cirsium japonicum* DC.、小蓟（刺儿菜）*Cirsium setosum*（Willd.）MB. 全草均能凉血止血，清热消肿。苍耳 *Xanthium sibiricum* Patr. et Widd. 带总苞果实（苍耳子）有小毒。能发汗通窍，祛风湿，通鼻窍，用于治鼻炎。豨莶草 *Siegesbeckia pubescens* Mak. 全草有小毒，能祛风湿，通络，降血压；外用解毒消肿。

实　训

比照文献资料描述的内容，自己寻找唇形科、葫芦科、菊科、茄科的植物，说一说鉴别的理由。

（二）单子叶植物纲 Monocotyledoneae

多为须根系；茎内维管束星散状排列，无形成层；叶片多为平行脉序；花基数为3；花粉具单个萌发孔。胚具子叶1枚。

（1）禾本科 Gramineae，Poaceae　一至多年生草本，少为木本。地下常具根状茎或无；地上茎称为秆，常于基部分枝（分蘖），节明显，节间中空。单叶互生，成2列；叶由叶鞘、叶片组成，叶鞘与叶片交接的叶环处，常有膜质或纤毛状的叶舌，或缺少，有时两侧具叶耳；叶鞘包秆，常开裂，叶片狭长，纵向平行脉。花序由许多小穗组成穗状、总状或圆锥状花序；小穗由1至数花和2枚颖片（总苞片）组成；花小，两性，少单性，每一小花基部有2枚稃片（苞片），包裹其内的浆片及雌雄蕊，外稃常具芒，浆片（鳞被，退化花被）2或3枚，细小，常肉质；雄蕊3枚，少6枚或1～2枚，花丝细长，花药丁字形着生；雌蕊1，由2～3心皮合生，子房上位，1室，1胚珠，花柱2，稀为3或1，柱头多呈羽毛状。颖果；种子富含胚乳。

本科共约660属，10 000多种，广布于全世界各地。本科分为禾亚科 Agrostidoidese 和竹亚科 Bambusoideae 两个亚科。我国228属，1202种，全国各地皆产。已知药用85属，174种，多为禾亚科植物。

【药用植物】

薏苡 *Coix lachryma – jobi* L. var. *mayuen*（Roman.）Stapf 一年生或多年生草本。秆直立。叶片条状披针形，具叶舌。总状花序腋生；小穗单性，雄小穗位于花序上部，常 2 ~ 3 枚生于一节，雌小穗 2 ~ 3 生于花序下部，仅一枚发育，包藏于球形骨质总苞内；果熟时总苞坚硬而光滑，灰白色。颖果圆珠形（图 6 – 58）。我国南方有野生，分布于河边、溪旁、湿地。全国各地常栽培。种仁（薏苡仁）入药，能健脾利湿，除痹止泻，清热排脓。

淡竹叶 *Lophatherum gracile* Brongn. 多年生草本，地下具纺锤状块根。小穗疏生、绿色（图 6 – 59）。分布于长江以南地区。全草入药，清热除烦，利尿生津。

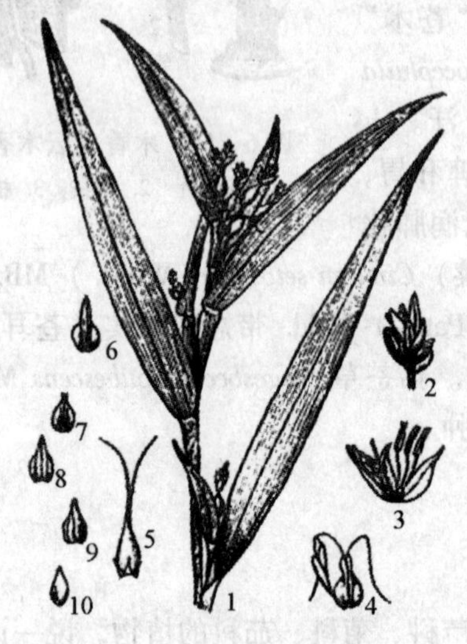

图 6 – 58　薏苡

1. 花枝　2. 花序　3. 雄性小穗　4. 雌性小穗　5. 雌蕊　6. 雌花的外颖　7. 雌花的内颖　8. 雌花的不孕性小颖　9. 雌花的外稃　10. 雌花的内稃

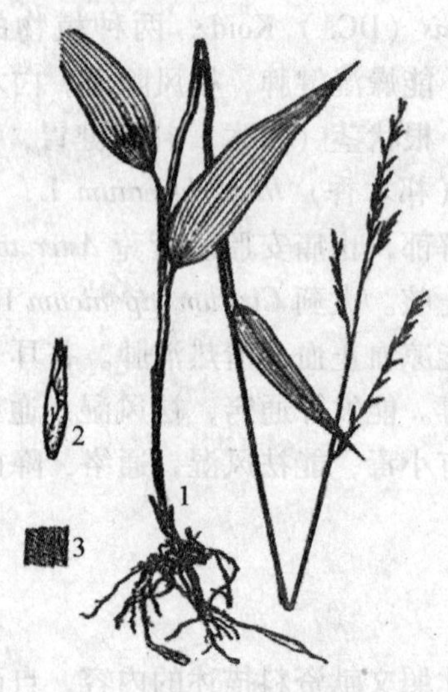

图 6 – 59　淡竹叶

1. 植株　2. 小穗　3. 叶的一部分，示叶脉

本科常用药用植物还有：芦苇 *Phragmites communis* Trin. 根状茎称芦根，能清肺胃热，生津止渴，除烦止呕，利尿。白茅 *Imperata cylindrica* Beauv. var. *major*（Nees）C. E. Hubb. 根状茎（白茅根），能清热利尿，凉血止血，花（茅花）能止血。稻 *Oryxa sativa* L. 稻芽（谷芽）能开胃和中。根能止汗。

（2）莎草科 Cyperaceae　多年生，稀一年生草本；常具根状茎。地上茎（秆）实心，常三棱柱形，节不明显。叶基生或秆生，通常 3 列，叶片狭长，有时叶片退化，仅存叶鞘，叶鞘闭合。花序由小穗排列成穗状、总状、圆锥状、头状或聚伞状花序，有时单生，花序下面通常有 1 至多枚叶状、刚毛状或鳞片状总苞片；小穗由 2 至多数具鳞片的花组成；花小，两性或单性，基部常具膜质鳞片（颖片），鳞片在小穗轴上螺旋状排列或 2 列；花被缺或退化为下位刚毛；雄蕊 3 枚，稀 1 ~ 2 枚，花药底生；2 ~ 3 心皮复雌蕊，子房上位，1 室，1 胚珠，花柱 1，柱头 2 ~ 3。小坚果，或有时为苞片所形成的管状囊苞所包裹，三棱形，双凸形，平凸形或球形；种子具胚乳。

●友情提示：本科与禾本科很相近，主要区别：莎草秆实心，三棱形，无节。叶3列，叶鞘封闭，无叶舌。每花下具1鳞片（颖片）；花被鳞片状、刚毛状或缺。小坚果。

本科约90余属，4000余种，广布全球，以寒带、温带地区为多。我国有31属，670余种，分布于全国各地，生于沼泽、湿润草地及高山草甸。已知药用17属，110种。

【药用植物】

莎草（香附）*Cyperus rotundus* L. 多年生草本，具匍匐根状茎和椭圆形块茎，块茎芳香。秆三棱形。叶基生，3列；苞片2~3，叶状，长过花序；聚伞花序生秆顶，数分枝，排成辐射状；小穗扁平，鳞片2列，茶褐色，每鳞片内生1无被花。小坚果有3棱（图6-60）。分布于我国多数地区。生于山坡、荒地、田间。根状茎（香附）能行气解郁，调经止痛。

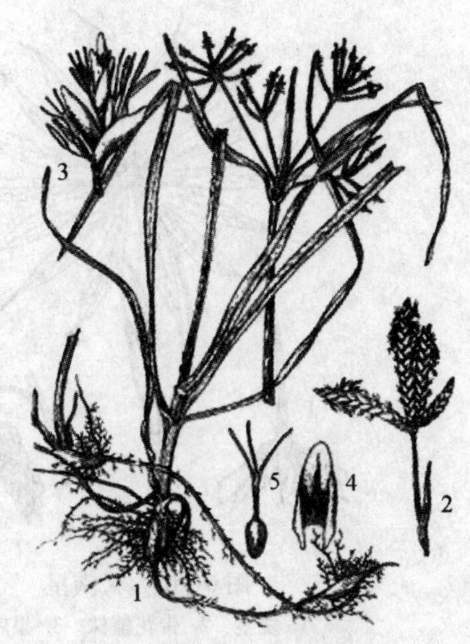

图6-60　莎草

1. 植株　2. 穗状花序　3. 小穗的一部分　4. 鳞片　5. 雌蕊

本科植物还有荸荠 *Eleocharis tuberose*（Roxb.）Roem. et Schult. 球茎能清热生津，开胃，解毒。水蜈蚣 *Kylling brevifolia* Rottb. 全草能祛风利湿，止咳化痰。

（3）天南星科 Araceae　多年生草本，常具块茎或根状茎；热带少数为木质藤本。单叶或复叶，叶柄基部常具膜质鞘；网状脉。肉穗花序，具佛焰苞；花小，两性或单性；单性花雌雄同株（同序）或异株；同序者雌花群在下部，雄花群在上部，雌、雄花群间常有中性花（不育雄花）相隔；单性花缺花被，雄蕊1~8，常愈合成雄蕊柱，或分离；两性花常具花被片4~6，鳞片状，雄蕊与之同数且对生；雌蕊子房上位，由1至数心皮组成1至数室，每室具1至数枚胚珠。浆果，密集与花序轴上。

本科约11属，2000种以上，主要分布热带、亚热带地区。我国连引种栽培的共35属，210余种，主产华南、西南。已知药用22属，106种。

【药用植物】

天南星 *Arisaema erubescens*（Wall.）Schott 为多年生草本；块茎呈扁球形。叶基生，有长柄，中部以下具叶鞘；叶片辐射状全裂成小叶片状，裂片10~24枚，呈披针形，顶端延伸成丝状。花茎直立，短于叶柄；佛焰苞顶端细丝状，绿白色；肉穗花序附属体棒状；花单性异株；雄花具雄蕊4~6，花丝愈合；雌花具1雌蕊。浆果红色，聚成玉米穗状（图6-61）。我国大部分地区有分布。生于沟边、林下阴湿处。块茎（天南星）有毒，能燥湿化痰，祛风定惊，消肿散结。还有东北天南星 *Arisaema amurense* Maxim.、异叶天南星 *Arisaema heterophyllum* Bl. 亦能药用。

半夏 *Pinellia ternata*（Thunb.）Breit. 为多年生草本。块茎呈扁球形。1年生的叶为单生，呈卵状心形，或基部呈戟形；2~3年生叶为3全裂，裂片呈椭圆形至披针形，常在叶柄近基部内侧有1小珠芽。单性花同株，雄花在花序上部，白色，雌花在下，绿色；花序轴顶端附属体呈鼠尾状，伸出绿色佛焰苞外（图6－62）。分布于南北各地。生于田野、荒坡、林下。块茎（半夏）有毒，经炮制后人药能燥湿化痰，降逆止呕。掌叶半夏 *Pinellia pedatisecta* Schott（虎掌）与半夏主要区别点是块茎较半夏大近1倍，叶呈鸟趾状分裂，分布于华北、华中及西南。块茎亦作半夏用。

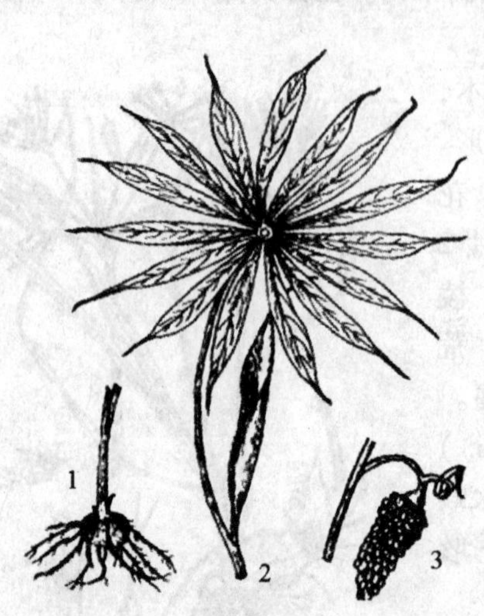

图6－61　天南星

1. 块茎　2. 带花植株　3. 果序

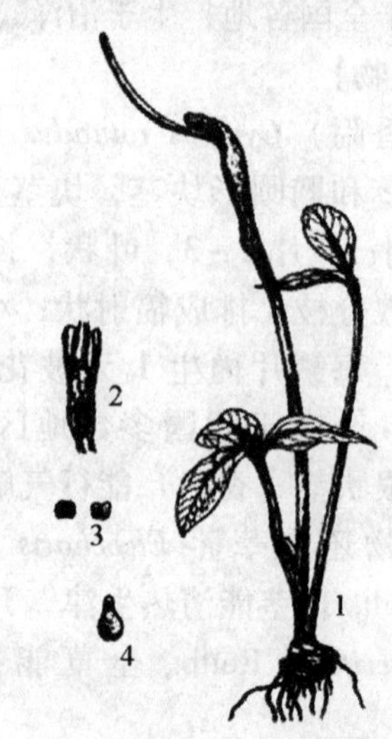

图6－62　半夏

1. 植株　2. 花序佛焰苞展开，示雄花（上），雌花（下）　3. 雄蕊　4. 雌花纵切面

本科药用植物还有石菖蒲 *Acorus tatarinowii* Schott、菖蒲（水菖蒲）*Acorus calamus* L. 等。

（4）百合科 Liliaceae　多年生草本，稀木本；常具根状茎、鳞茎或块茎。单叶，多基生，茎生叶互生，稀对生、轮生或退化为鳞片状。花两性，稀单性，辐射对称，花序通常有伞形、总状、穗状、圆锥状等各式类型；花被片6枚，2轮，花瓣状，分离或基部稍合生；雄蕊6枚，与花被片对生，丁字形着药，花药纵裂；3心皮复雌蕊，子房上位，稀半下位，3室，中轴胎座，每室胚珠少数至多数。蒴果或浆果；种子有胚乳（图6－63）。

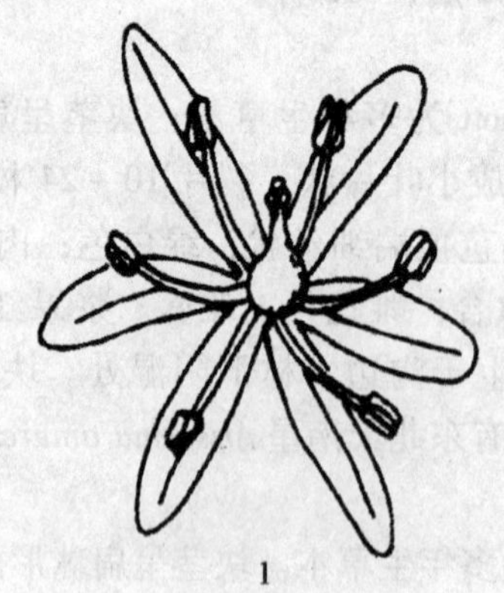

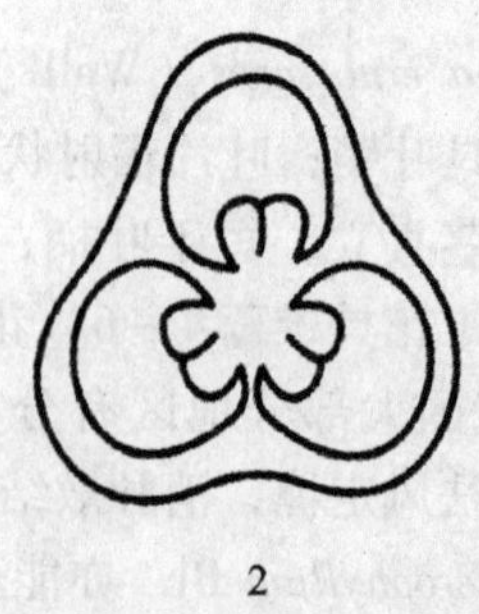

图6－63　百合科的花

1. 花示意图　2. 子房横切面

本科约240属，4000余种，广布世界各地，尤以温带和亚热带最多。我国约60属，600余种，各省均有分布，已知药用46属，359种。

【药用植物】

百合 *Lilium brownii* F. E. Brown var. *virdulum* Baker 多年生草本，鳞茎呈球形，白色，见光后变为紫红色，鳞片呈披针形至阔卵形。叶互生，呈倒披针形至倒卵形。花单生或数朵排成伞形花序，花大，呈喇叭形；乳白色，外面稍显紫色，顶端向外张开或稍弯曲，蜜腺沟两侧和花被片基部具乳突状突起。蒴果（图6－64）。分布于华北、东南、西北、西南等地区。肉质鳞片（百合）能养阴润肺，清心安神，还可食用。

浙贝母（象贝）*Fritillaria thunbergii* Miq. 鳞茎大，直径15～40mm，叶对生或轮生，呈条状披针形，上部叶呈卷须状。花顶生及上部腋生，淡黄绿色，内具紫色横格斑纹（图6－65）。分布于浙江、江苏。鳞茎（浙贝母）能清热化痰，开郁散结。

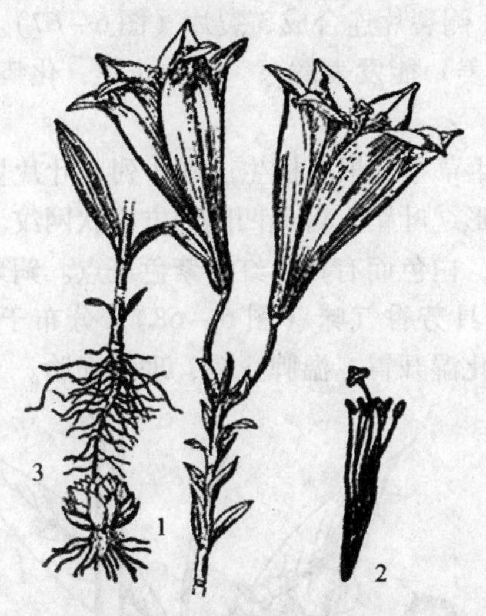

图6－64　百合

1. 植株上部，带花　2. 雄蕊和雌蕊　3. 植株基部示鳞茎

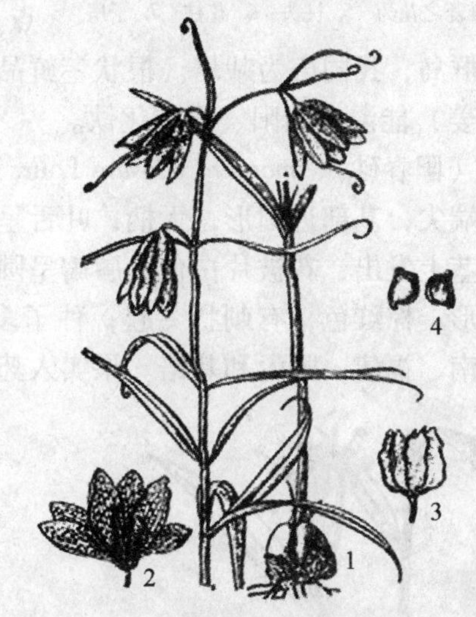

图6－65　浙贝母

1. 植株　2. 花展开，示花被、雄蕊和雌蕊　3. 果实　4. 种子

本科药用植物还有：川贝母 *Fritillaria cirrhosa* D. Don 鳞茎入药，能清热润肺、化痰止咳。玉竹 *Polygonatum odoratum*（Mill.）Druce 根状茎（玉竹）能养阴润燥，生津止渴。韭菜 *Allium tuberosum* Rottl. ex Spreng. 鳞茎能温中通阳，理气宽胸，种子（韭菜子）能温补肝肾，壮阳固精。蒜 *Alium sativum* L. 鳞茎能健胃，止痢，止咳，杀菌。黎芦 *Veratrum nigrum* L. 根有毒，能催吐，祛痰，杀虫。

（5）姜科 Zingiberaceac　多年生草本，根状茎块状或伸长，芳香。茎单生。单叶，基生或茎生；常2列；具鞘，鞘端常有叶舌。花两性，两侧对称，单生或组成穗状、总状、圆锥花序；花被片6，2轮，外轮萼状，常合生成筒，一侧开裂，顶端又3齿裂，内轮呈花瓣状，上部3裂，基部合生；退化的雄蕊2或4，其中外轮2枚称侧生退化雄蕊，呈花瓣状、齿状或缺，内轮的2枚合生成唇瓣，显著而美丽，能育雌蕊1，花丝具沟槽；子房下位，3心皮合生，中轴胎座，3室，少为侧膜胎座，1室，花柱1，丝状沿可育雄蕊花丝

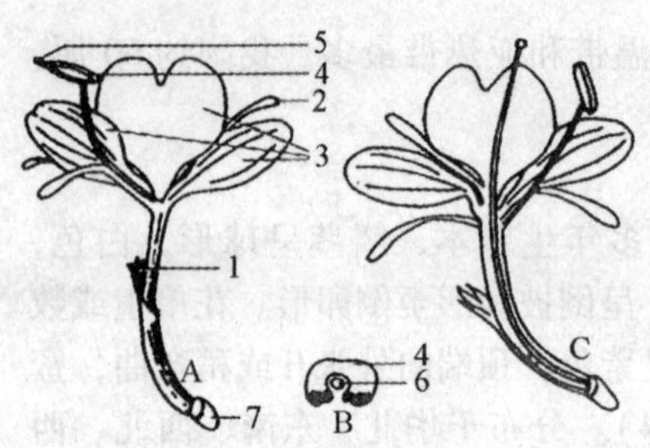

图6－66　科植物花的构造

A 花的全形　B 过花药横切　C 花的纵切

1. 萼裂片　2. 花冠裂片

3. 侧生退化雄蕊（最大一片为唇瓣）

4. 发育雄蕊之花药　5. 柱头　6. 花柱　7. 子房

的沟槽经药室间伸出。蒴果，3 瓣裂，少数肉质不开裂而成浆果状。种子有假种皮。（图6－66）

姜科约有50属，1000余种，主要分布于热带、亚热带地区，主产亚洲热带、亚热带地区。我国有19属，约200种，分布于西南部至东南部。已知药用15属，约100种。

【药用植物】

姜 *Zingiber ofcinalis* Rose. 多年生草本。根状茎呈块状或不规则指状分枝，断面淡黄色，芳香辛辣。叶片披针形。穗状花序自根状茎抽出；花冠黄绿色，唇瓣中裂片具紫色条纹及淡黄色斑点，与2侧裂片连合成3裂片（图6－67）。原产于太平洋群岛，我国广为栽培。根状茎鲜品（生姜）能发表散寒，温中止呕，化痰止咳。干品（干姜）能温中回阳、温肺化饮。

砂仁（阳春砂）*Amomum vilosum* Lour. 多年生草本，根茎横生。叶2列，叶片呈长披针形，先端尖，基部近圆形，无柄；叶舌呈半圆形，叶鞘上可见凹陷的方格状网纹。穗状花序自根茎上发出，花被片白色，唇瓣呈圆匙形，白色而有黄、红、紫色斑点。蒴果不开裂，近圆形，棕红色，有刺状突起；种子多数，具芳香气味（图6－68）。分布于广东、广西、云南、福建，野生和栽培。果实入药，能化湿开胃，温脾止泻，理气安胎。

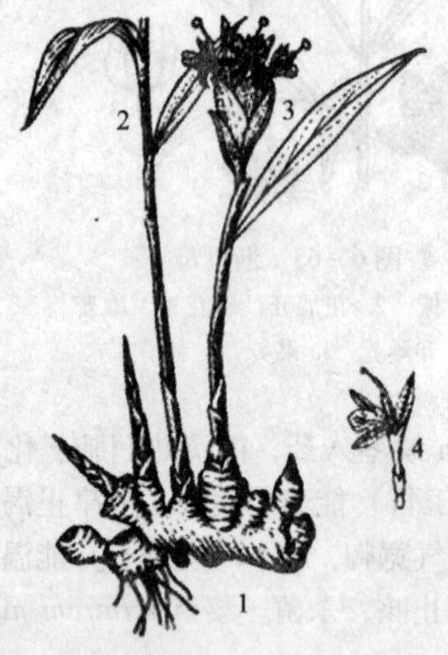

图6－67　姜

1. 根状茎　2. 枝叶　3. 花枝　4. 花

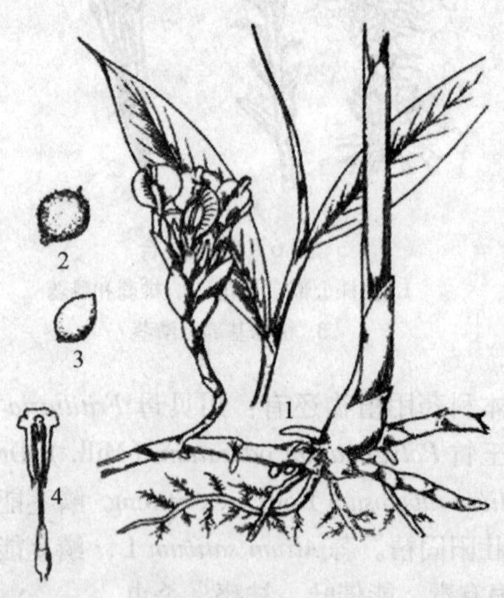

图6－68　砂仁

1. 植株　2. 幼果　3. 果实　4. 雄蕊和雌蕊

本科药用植物还有：白豆蔻 *Amomum kravanh* Pirre ex Gagnep. 种子和果皮能化湿消痞，行气温中，开胃消食。草果 *Amommum tsaoko* Crevost et Lem. 果能燥湿温中，除痰截疟。姜黄 *Curcuma Tonga* L.（*C. domestica* Valet.）为活血化瘀药。红豆蔻（大高良姜）*Alpinia galanga*（L.）Willd. 根状茎和果实入药，能散寒、和胃、止痛。

（6）兰科 Orchidaceae　多年生草本，陆生、附生或腐生。陆生和腐生的常具根状茎或块茎，有须根；附生的常具肉质假鳞茎和肥厚的气生根。单叶互生，稀对生或轮生，叶鞘常抱茎。花单生或排成总状、穗状和圆锥花序，顶生或腋生。花两性，稀单性，两侧对称；花被片6，2轮；外轮3萼片常花瓣状，中萼片有时凹陷与花瓣靠合成盔状，两侧萼片略歪斜，离生或靠合；内轮3片，两侧为花瓣，中央1片特化为唇瓣，因子房作180°的扭转，而使唇瓣位于前下方，唇瓣形态复杂，有时3裂或中部缢缩，基部常有囊或距；雄蕊和花柱、柱头完全愈合成合蕊柱，呈半圆柱状；雄蕊2轮，仅外轮1枚中央雄蕊或内轮2枚侧生雄蕊能育，花药2室，花粉粒黏成花粉块；3心皮合生雌蕊，子房下位，1室，侧膜胎座；柱头3，侧生2枚能育常黏合，另1枚不育呈小突起为蕊喙，或柱头3合成单柱头而无蕊喙。蒴果；种子极多，细小，无胚乳，胚小而未分化完全（图6－69）。

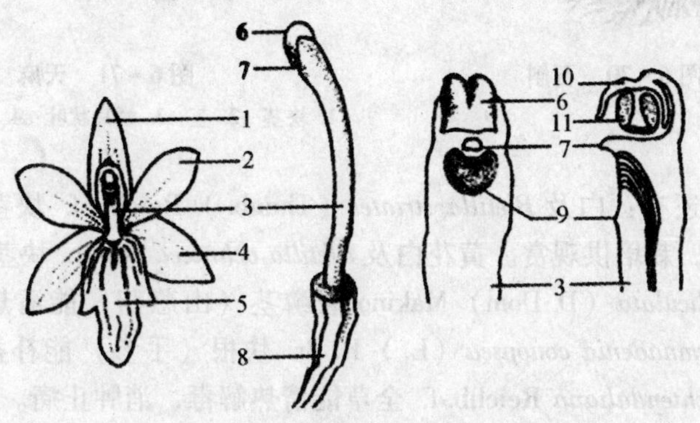

图6－69　兰科植物花的构造

A 花下面观（示花被）　B 子房及合蕊柱　C 合蕊柱上部　D 合蕊柱上部纵切

1. 中萼片　2. 花瓣　3. 合蕊柱　4. 侧萼瓣　5. 唇瓣　6. 花药　7. 蕊喙

8. 子房　9. 柱头　10. 药帽　11. 花粉团

兰科为种子植物第二大科，约730属，20 000种，广布全球。我国有166属，1000种，主产南方省区。已知药用76属，289种。本科有2000余种可作观赏植物，其中不少名贵花卉各地多有栽培。

【药用植物】

石斛（金钗石斛）*Dendrobium nobile* Lingl.　附生草本。茎丛生，黄绿色，上部较扁平，又名扁草。叶互生，总状花序；花大而艳丽，萼片花瓣均粉红色，唇瓣近基部中央有一深紫色斑块（图6－70）。分布于长江以南。附生于树干或岩石上。药材称金钗石斛，能滋阴清热，益胃生津。

天麻 *Gastrodia elata* Blume 块状根茎长椭圆形，茎黄褐色，花黄褐色，花被筒斜歪，口部偏斜，6～7月份开花（图6－71）。分布于东北、华北、华东、华中及西南地区，现已人工栽培。块茎入药，称“天麻”，息风镇惊，通络止痛，常用于治疗多种原因引起的头晕目眩和肢体麻木、神经衰弱、小儿惊风及高血压等症。

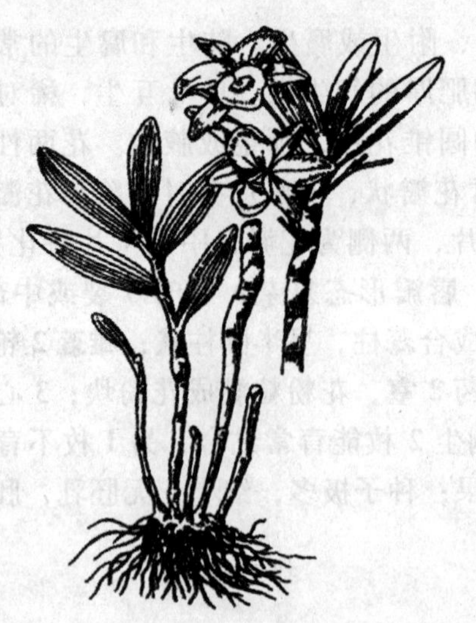

图6-70　石斛

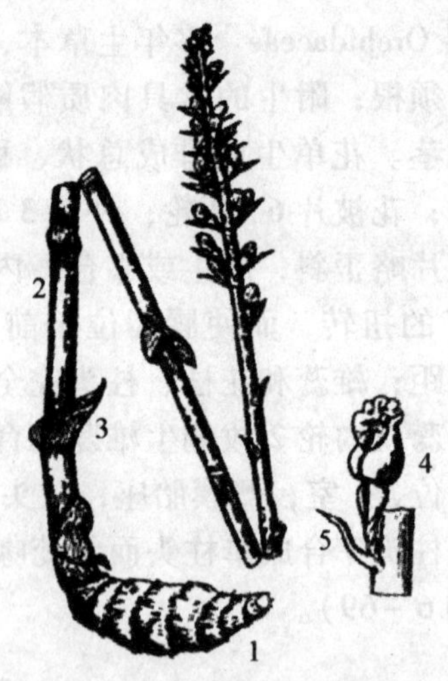

图6-71　天麻

1. 块茎　2. 茎　3. 鳞片状叶　4. 花　5. 苞片

本科药用植物还有：白及 *Bletilla striates*（Thunb.）Reichb. f. 块茎药用能补肺止血，消肿生肌。花艳丽，栽培供观赏。黄花白及 *Bletilla ochracea* Schltr. 块茎药用同白及。杜鹃兰 *Cremastra appendiculata*（D. Dom）Makino 假鳞茎（山慈菇）能清热解毒，化痰散结。手参（佛手参）*Gymnadenia conopsea*（L.）R. Br. 块根（手参）能补益气血，生津止渴。斑兰 *Goodvera schlechtendaliana* Reichb. f. 全草能清热解毒，消肿止痛。

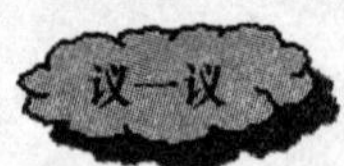

百合科、姜科与兰科的主要区别点是什么？

实　训

比照文献资料描述的内容，自己寻百合科、兰科、天南星科、禾本科的植物，说一说鉴别的理由。

综合实训

任务一：比照文献资料描述的内容，自己寻找中药何首乌、青葙子、洋金花、桔梗，香附的原植物，写一写、画一画其特征、形态。

任务二：比照文献资料描述的内容，自己寻找中药骨碎补、海金沙、麦冬、薄荷的原植物，写一写、画一画其特征、形态。

第七章　中药原植物的鉴别

第一节　原植物鉴别的工作程序与要求

中药的原植（动）物鉴定（identification of original plant），又称分类学鉴定，是应用植（动）物的分类学知识，对中药的来源进行鉴定研究，确定其正确的学名，以保证应用品种的准确无误。这是生药鉴定的根本，也是生药生产、资源开发及新药研究工作的基础。鉴于中药中植物药为多，故以介绍植物药为主。

一、观察植物形态

对具有较完整植物的标本，应注意其根、茎、叶、花、果实等器官的观察，对繁殖器官（花、果、孢子囊、子实体等）应特别仔细，可借助放大镜或解剖显微镜，观察微小的特征，如毛茸、腺点等的形态构造。同时注意对药用部位进行观察。在实际工作中经常遇到不完整的检品，除对少数特征十分突出的品种可以鉴定外，一般都要追究其原植物，包括深入到产地调查，采集实物，进行对照鉴定。

二、核对文献

根据检品的形态特征及其产地、别名、效用等线索，可查阅《中国药典》、相关的中草药书籍和图鉴，加以分析对照。在核对文献时，首先应查考植物分类方面的著作，如《中国植物志》、《中国高等植物图鉴》、《中国中药资源丛书》及有关的地区性植物志、药物志等；其次再查阅有关中药鉴定方面的著作，如《中药志》、《中华本草》、《中国药材学》、《常用中药材品种整理和质量研究》、《全国中草药汇编》、《中药鉴定学》等。由于各书记载植物形态的深度不同，对同一种植物的记述有时也会不一致，一般不能只查一两本书（除个别专著和原始文献等外），因此还须进一步查对原始文献，以便正确鉴定。原始文献即指第一次发现该种（新种）植物的植物工作者描述的特征、并予以首次定名的文献。

三、核对标本

当确定未知种是什么科属时，可以到有关植物标本馆核对已定学名的该科属标本。要得到正确的鉴定，必须要求标本馆中已定学名的标本可靠。在核对标本时，要注意同种植物在不同生长期的形态差异，需要参考更多的标本和文献资料，才能使鉴定的学名准确。如有条件，能与模式标本（发表新种时所被描述的植物标本）进行核对，或寄请有关专家、植物分类研究单位协助鉴定，这会使鉴定结果更为准确。

生药原植物标本经过鉴定学名后，必须将分开采集的药用部分标明相同的学名，作为标准样品保存，供研究工作及鉴定商品时对比之用。

第二节　原植物鉴别的一般方法

一、生态环节调查

地球表面的生态环境，在一定地域内具有一定的相似性，特别是具有相同地形地貌的地域其生态条件也基本相同。在对特定地域范围内的药用植物资源设置标准样方调查之前，应对其生态条件进行调查记载，记载的内容主要包括：地形地貌条件、土壤条件和植被状况。

1. 地形地貌条件　地形、地貌对药用植物资源虽不发生直接影响，但能制约光照、温度、水分等自然因素，对药用植物的生存起着决定性作用。地形的变化可引起气候及其他因子的变化，从而影响药用植物资源的种类与发布。例如：不同海拔高度发布的药用植物资源种类不同，不同方向的山坡发布的药用植物资源种类也不相同；向南的阳坡生长着喜暖、喜光的种类，向北的阴坡生长着喜阴喜凉的植物；坡度过大，乔木类药用种类难以生长，只有矮小的灌木和草本药用种类才能适应和生存。

2. 土壤条件　土壤调查的主要内容包括：土壤剖面的形态特征、土壤理化性质和肥力特征、土地利用现状、药用植物和其他植物根系发布状况等。土壤形态特征主要通过土壤剖面调查来完成，土壤理化性质主要通过取样分析获得，需要在剖面调查的基础上分土壤采集实验室分析样品。土壤是药用植物固着的基本条件，又是供应水分和营养成分的源泉，与生长和发育有着极为密切的关系。不同的土壤，分布着不同的药用植物。

3. 植被条件　植被是一个地区植物区系、地形、、气候、土壤和其他生态因子的综合反映。在调查范围内，对植被类型如森林、草原、沙漠等分别记载其分布、面积和特点。对于调查区域内的主要植物群落，特别是包括有拟调查药用植物种类的植物群落，应进行系统的标准样方调查。调查内容包括：植物种类的组成，优势植物种群及其高度、盖度、密度或多度。根据上述调查结果可初步判别在水平地带或垂直地带上该群落属于何种植被类型。

二、植物标本的采集

1. 采集用具

采集箱（筒）：盛装采集到的植物标本。使用适宜材料（多用铁皮）制成约长 50cm、宽 25cm、高 30cm 的箱子，便于保护和携带植物标本。

采集锹（镐、剪、刀）：用来采集标本。

采集记录本：用来记录植物标本采集日期、采集号、采集地、省境、海拔高度、植物形态等。

海拔表：测定植物生长地的海拔高度。

编号牌：简单记录采集植物标本的编号、采集地、采集者、采集时间等。用硬纸板制成长 5cm、宽 4cm 的号牌。

2. 采集方法　采集植物标本时必须注意其完整性、典型性（具有明显特征的代表性植物）或代表性（选取能代表原植物特征的部分）。

3. 采集记录　采集标本时，在野外就地用记录本和编号牌真实地记录植物标本的相关信息。记录时力求详实，尤其是制成标本后易丢失的信息，如颜色、形状、气味及毛被等。记录必须用铅笔。将填好后的编号牌系在标本上，标本编号牌上的号码与采集记录上的号码必须一致。

三、药用植物形态描述

药用植物的形态描述对所描述的植物进行认真细致的系统观察，作好记录并绘制有关重要结构图。

（1）根据植物茎的性质确定植物是属于哪一类植物。

（2）确定植物的类型以后，从根开始观察，判断根系是属于直根系还是须根系，以及根是否有变态类型，如有的话，还须区分是属于哪一类变态。

（3）观察茎的生长习性，判断茎是属于直立茎、平卧茎、缠绕茎、攀援茎、匍匐茎等；再观察茎是否有变态类型，如有的话，还须区分是属于哪一类变态。

（4）观察叶，首先判断是单叶还是复叶，如为复叶则需判断出复叶的类型；再依次从叶序、托叶、叶形、叶尖、叶基、叶缘、叶裂形状、脉序等对叶进行形态描述，再观察叶是否有变态类型，如有的话，还须区分是属于哪一类变态。

（5）对花的观察：单生花可直接观察；花序则需先判断其类型。一朵花的组成，应由外向内逐层进行解剖观察。在解剖花的同时，还要注意花各组成部分在花中的排列位置及其相互关系。

（6）对果实的观察，先通过其果皮及其附属部分成熟时的质地和结构来判断出类型，再观察记载果实的形状、大小、颜色、毛被以及表面附属物的特征等。

（7）对种子的观察，可通过纵剖面和横剖面观察种子的结构组成特点。

（8）用科学的形态术语对所观察的药用植物进行归纳和总结，对一种植物的完整描述，其顺序大体上按照植物的习性、根、茎、叶、花序、花、果实、种子、花期、产地、生境、分布、用途等以文字进行描述。

四、药用植物标本鉴定方法

首先所需鉴定的标本必须完整，除了营养体外，还必须有花、有果实，属于合格标本。其次，在鉴定标本之前，还必须准备好有关工具书，如《中国植物志》及地方植物志书、《中国高等植物科属检索表》、《中国高等植物图鉴》、种子植物检索表，以及标本产地的植物名录等等。对于一个初学者，鉴定一份陌生植物标本时，一般要在对所鉴定标本作仔细观察和描述的基础上，遵循下列步骤进行：

1. 科的鉴定　①是借助已有的植物学知识就某些关键识别特征，初步判断所属科，并与该科文献记载特征对照、确认。②是用书后附录“被子植物分科检索表”或《中国高等植物科属检索表》等工具书中的“分科检索表”逐条检索到科，再与该科文献记载特征对照、确认。

2. **属种的鉴定**　在科确定以后，用《中国高等植物科属检索表》等工具书中的“各科分属检索表”逐条检索到属，再与该属文献记载特征对照、确认。亦可用《中国植物志》（或者标本产地省、市的植物志）等工具的相关卷册，根据植物志对该科中的各属的特征描述，判断出属于哪一属。最后再根据该属的描述和分种检索表检索出该标本所属种的名称。

初步确定种名以后，就要运用上述植物志、书、图鉴等工具书中关于该种的描述，对标本逐条进行检查核对，如果标本与各工具书中的描述基本吻合、产地范围一致，则表明鉴定结果正确。

综合实训

以一种中药为据，提出原植物鉴别的任务，要求按上述各节的要求完成。

第三单元

中药的性状鉴别

第八章　中药性状鉴定基础知识

一、性状鉴定的步骤

中药“性状”系指药材或饮片的形状、大小、颜色、质地、表面、断面（包括折断面或切断面）及气味等方面的特征。性状鉴定就是用眼看、手摸、鼻闻、口尝、水试、火试等十分简便的方法，去观察药材的外观性状，以鉴别药材或饮片的真伪及品质。中药性状鉴定具有简单、易行、迅速的特点，是从事中药生产、经营、调剂等工作必须掌握的一门技术。其步骤如下：

1. *取样*　按药典规定的“药材取样法”进行。

2. *观察性状*　按一定顺序，用眼看、手模、鼻闻、口尝、水试、火试等方法，全面、详细地观察检品的各种性状特征并作出初步判断，以确定查阅文献的范围。

3. *核对文献*　应根据送检要求及观察结果确定查阅文献的范围。一般应首先查阅国家药品标准中有关品种的“性状”项，将样品与标准记载逐一核对，完全相符者一般可判断为正品。若与标准不符或国家标准中无收载的，可查阅其他权威性较高的文献如《中药志》、《中药材手册》、《中药鉴别手册》以及由各地药检所或科研部门编写的药材真伪鉴别专著。必要时再用显微、理化等方法鉴定。

4. *核对标准品*　如手头文献资料不全，可将样品与以前曾经准确鉴定过的标准品进行核对鉴别，完全相符者可判断为正品。但供核对的标准品必须是具有药检所检验报告而又保存完好的，否则不足为凭。

5. *求助专家或进行产地调查*　通过以上步骤仍不能作出结论的，可请教有关专家（主要是药检所专门从事药材检验的人员）。如有可能，可到样品原产地调查，取得完整的原植物，进行基原鉴定。

6. *记录*　鉴定工作完成后，记录本次样品的来源、产地、鉴定经过、鉴定依据、鉴定日期及鉴定人等，并留下足够的样品。妥善保管这些资料，以备日后复核或再次鉴定同一品种时参考。

二、性状鉴定的观察顺序及内容

观察药材的性状时，一般应遵循先整体后局部；先表面后内部的原则。具体内容如下：

1. *看形状*　形状是指干燥药材的外形，与药用部位有关，一般比较固定。观察时一般不用预处理，但在观察皱缩的全草类、叶类和花类药材时，宜先用水浸泡或湿润使其展开后观察。药材的外形一般用几何形状来描述，形状典型的用“×形”，如黄芪、甘草呈“长圆柱形”，川乌、草乌呈“圆锥形”等；形状类似的用“×状”，如厚朴呈“双卷筒状”，黄柏呈“板片状”等；必要时用“×形×状”来描述，如五倍子呈“长圆形或纺锤形囊状”。形容词一般用“长”、“短”、“宽”、“狭”等，如长圆形、短圆柱形、宽卵形、狭披针形等。有的药材则用与其相似的物体来形容，如海马的形状呈“马头、蛇尾、瓦楞身”；味连呈“鸡爪”形；辛夷呈“毛笔头”状等。

2. 量大小　大小是指药材的长短、粗细（直径）和厚度等。测量时应用毫米刻度尺，单位用“cm”或“mm”。药材的大小一般都有一定的幅度，测量时允许有少量的样品高于或低于规定的数值。要得出正确的大小数值，应测量较多的样品。对细小的种子类药材，可将每10粒排成1行，用毫米刻度尺测量其总长度，然后计算其平均值。

3. 看色泽　色泽一般指药材的表面或断面所反映出来的颜色和光泽。药材的色泽常因品种而异，一般比较固定，它不仅是鉴别药材真伪的重要依据，也是药材质量的重要标志，如玄参要黑、丹参要红、黄连要黄。由于贮藏保管不当，有的药材色泽会发生改变，如黄芩受潮变绿；绵马贯众因久贮变棕黑色等，都预示其质量改变，不可再供药用。

观察药材的色泽时应该在自然光或日光灯下进行。

药材颜色的描述，如果同种药材有两种不同的颜色，一般将常见的、质量好的药材颜色写在前面，把少见的或质量差的药材颜色写在后面，用“或”字连接，如王不留行呈黑色（成熟种子）或棕红色（未成熟种子）；若药材的颜色变化在一定的范围内时，用“某色至某色”描述，一般把浅色放在前面，如当归表面的颜色呈“黄棕色至棕褐色”；若药材的颜色为复合色调，描述时应以后一种色调为主，前一种为辅，如丹参呈棕红色，即以红色为主，棕色为辅。有些术语如“青色”、“土黄色”等各地理解不同，应避免使用。

药材的光泽常用“有”、“微有”或“无”描述；有时用有“某样光泽”描述，如石膏的纵断面有“绢丝样光泽”，延胡索的断面有“蜡样光泽”等；有时在颜色前加“暗”表示无光泽。

4. 看表面　药材的表面除色泽外，还有许多特征可作鉴别依据，观察时要注意看其是否光滑还是粗糙，有无纹理、皱纹、皮孔、环节、毛茸、鳞叶、叶痕、根痕或其他附属物等。必要时可借助放大镜进行观察。如在区别根类药材与根茎类药材时可观察它们的表面，根茎的表面有节，根的表面无节。又比如紫苏子与菟丝子比较相似，通过借助放大镜观察它们的表面可以区别：紫苏子的表面有“微隆起的暗紫色网纹”，菟丝子的表面具“细密突起的小点”。

5. 验质地　质地是指药材的轻重、软硬、松实等方面的属性。一般用手掂量、折试或捏、压等方法来判断。遇特别坚硬的药材也可用钳、锤等工具进行断碎，以验其机械强度和干燥程度。质地的特征一般用体轻、体重、质软、质硬、质脆、质韧、质结实、质松泡、质油润以及黏性、粉性、柴性、角质、革质等术语来描述。手感轻的称“体轻”，如通草；手感重的称“体重”，如何首乌；手感软的称“质软”，如地黄；手感硬的称“质硬”，如三七；硬而易折断的称“质脆”，如北沙参；富含纤维折后弯曲不易折断的称“质韧”，如黄芪；手感重而结实的称“质结实”，如何首乌；手感轻而疏松的称“质松泡”，如防风、南沙参；手感柔软含油而润泽的称“质油润”，如当归；含黏液质，嚼之发黏的称“黏性”，如石斛；含丰富淀粉，折断时有粉尘散落的称“粉性”，如山药；纤维性强，木质程度高，折之如干柴的称“柴性”，如桑枝；质地硬，断面略呈半透明状的称“角质”，如天麻；较厚而韧的叶称“革质”，如石韦。

6. *看断面* 药材的断面主要是指折断面和横切面，饮片用刀切过的部分称“切面”。

观察折断面时，要注意折断时的难易程度，折断时有无响声，有无粉尘飞扬，断面是否平坦，是否呈纤维性、颗粒性或裂片状，是否可层层剥离，是否有胶丝相连等。如怀牛膝易折断，川牛膝难折断；黄柏的断面呈纤维性；肉桂的断面呈颗粒性；苦楝皮的断面可层层剥离；杜仲的断面有胶丝相连等。

观察横切面时，要注意药材内部各层次的比例、颜色及纹理等特征。横切面常用的鉴别术语有菊花纹（心）、车轮纹、筋脉点、朱砂点、星点、云锦纹、罗盘纹、槟榔纹等。菊花纹（心）是指双子叶植物根或根茎类药的横切面有致密而弯曲的放射状纹理，形如开放的菊花，由较窄而弯曲的射线与维管束相间排列而成，如甘草、黄芪的横切面。车轮纹是指双子叶植物根或根茎类药的横切面有稀疏而整齐的放射状纹理，状如木制车轮，由宽而平直的射线与维管束相间排列而成，如防己的横切面。筋脉点是指根或根茎类药的横切面有多数点状散在的“筋脉”，即散在的维管束或纤维束的断点，如牛膝、莪术的断面。朱砂点一般指根或根茎类药的横切面有多数黄棕色或棕红色油点（油细胞或油室），如苍术、白术的切面。星点指大黄根茎横切面髓部的异形维管束。云锦纹指何首乌横切面皮部有多个由异形维管束形成的云朵状花纹。罗盘纹指商陆的横切面有同心性异形维管束形成的形如“罗盘”的纹理。槟榔纹指药材的切面有棕白相间形如大理石样的花纹，如槟榔或肉豆蔻的切面。

7. *嗅气* 嗅气就是用鼻嗅闻药材散发出来的气。药材的气常可作为鉴别药材真伪或品质的依据，一般可直接用鼻靠近药材嗅闻，如气不明显，可将药材折断或搓揉后立即嗅闻，也可将药材破碎后置有盖杯中，用热水浸泡后再闻。用鼻嗅闻到药材所散发出来的气一般统称为“香气”，令人舒适的称“清香”；令人厌恶的称“浊香”或“气浊”；气特别的称“气特异”或“香气特异”；气浓者称“气浓香”；气微弱者称“气微香”；嗅不到气的称“气无”或“无嗅”。有些药材的气与其他物体的气相似，就用与其相似的物体的气来形容，如阿魏有强烈的蒜样臭气；白鲜皮有羊膻气；鱼腥草有鱼腥气；黄芪嚼之有豆腥气；海风藤有胡椒气等。

8. *尝味* 尝味就是用口尝药材的味。药材的味常可作为鉴别药材真伪或品质的依据，如黄连味苦；甘草味甜。尝味时，可先用舌尖舔舐样品，如无明显刺激异味，再咬下少许，用舌尖顶住在一处慢慢咀嚼，使药液布满整个舌面，最好咽下少许，并注意体会各种味道出现的顺序和强度，这样才能尝出药材可能出现的味。要注意品尝药材的不同部位，部位不同味也可能不同。尝完一种药材后要用清水漱口，再尝另一种药材，以免串味。不要在饮酒、抽烟或刚吃完刺激性食物后进行尝味，以免味觉不准。有大毒的药材一般不宜口尝，如须口尝，取样要少，尝后要立即吐出漱口、洗手，以免中毒。对于全草类药材，最好先用少量水煮片刻，再尝药液的味。

药的味一般用辛、甘、酸、苦、咸等术语来描述。根据尝出味的程度不同，可在味的前面加上“微”、“极”等词修饰，如味微甘、味极苦等。一种药材有两种以上味时，一般按味觉出现的先后次序描述，如山茱萸“味酸、涩、微苦”；也有将明显的味放在前面，如人参味“微苦、甘”。

药材（或饮片）的颜色或气味发生明显改变，说明药材（或饮片）的品种或质量可能有问题。

9. 水试　水试一般在烧杯中进行，通常是将药材投入水中浸泡，观察其形状、颜色、体积、状态、质地、荧光等变化来鉴别药材。如西红花用水浸泡，柱头膨大呈喇叭状，水染成（金）黄色；胖大海用水浸泡，种皮吸水膨胀呈海绵样达原体积8倍；丁香用水浸泡，萼管部分垂直沉入水中；车前子用水浸泡，可产生大量黏液；秦皮用水浸泡，水浸液在日光下可产生碧蓝色荧光等。

10. 火试　火试通常是将药材点燃或将药材置火中灼烧，观察其燃烧时产生的烟雾、气味、响声、灰烬等现象来鉴别药材。如血竭粉末置白纸上用火隔纸烘烤即熔化，但无扩散的油迹，对光照视呈鲜艳的红色，以火燃之则产生（苯甲酸样）呛鼻的烟气；海金沙撒于火上，即发出轻微爆鸣声及明亮的火焰闪光等。

三、杂质的性状检查

1. 杂质的概念　药材中混存的杂质系指下列各类物质：

（1）来源与国家药品标准规定相同，但其性状或部位与规定不符的。如药典规定山茱萸的药用部位是果肉，如其果核或果梗混入即为杂质。

（2）来源与国家药品标准规定不同的。如药材中混入的杂草、纸屑、包装物碎片等。

（3）无机杂质。如砂石、泥块、尘土等。

混入药材中的杂质不但没有医疗作用，有的还对人体有害。含过多杂质的药材就是劣药，所以检查杂质也是中药鉴定的重要内容。

2. 杂质的检查方法

（1）按药材取样法取规定量的供试品，摊开，用肉眼或放大镜（5～10倍）观察，将杂质拣出；如其中有可以筛分的杂质，则通过适当的筛，将杂质分出；个体大的药材必要时可以刮开，检查有无虫蛀、霉烂或变质情况。

（2）将各类杂质分别称重，计算其在供试品中的含量（%）。

（3）如混存的杂质与正品药材相似，难以从性状上鉴别时，可称取适量，进行显微或理化鉴定，确认其为杂质后，计入杂质重量中。

（4）饮片中的灰屑检查：取供试品（饮片）50～100g，或取一个最小单位包装，称定重量，除另有规定外，分次置3号筛内往返筛动2分钟，倒出不能通过3号筛的供试品，合并，称重，计算减失的重量占供试品总重量的百分比（%），即得。每次测定可取3份供试品分别测定，取其平均值。测得结果应符合国家药品标准该品种项下的规定。

四、性状鉴定的学习要求与方法

根据国家教育部颁发的中等职业学校中药专业“中药鉴定技术教学基本要求”的相关规定，结合学生的专业及专业发展方向，要求学生通过学习，能够运用性状鉴定技术准确识别200~300种常用中药材（或中药饮片），并能说出它们的来源、主要鉴别特征和主要功效。

中药性状鉴定技术主要是通过人体的感官（即眼看、手摸、鼻闻、口尝等方法）去感知、体会药材的性状特征来鉴别药材的，只有亲自去看、去摸、去闻、去尝才能学会。所以学习本课程一定要注意实训，并以实训为主。

另外，学习时还应注意以下几个方面：

（1）要认真听课。老师上课通常重点指出药材或饮片的主要特征及其观察方法，不听课就不知道这个药的特征在哪，怎样观察。

（2）要认真对照实物看书。要把书上描述的特征与药材实物逐一对照，认真观察体会，弄清弄懂，这样才能把书本知识转变成自己的知识。如甘草有特异甜味，如果不亲自尝过，就不知道甘草的甜味如何特异？

（3）要注意归纳总结，比较区别。如总结所学过的药材中形状特别的有哪些；断面有特殊特征的是哪些；有特殊香气的是哪些；味极苦的有哪些……？生地、玄参、制黄精都呈黑色，怎样区别；山药片、木薯片、葛根片、天花粉片、茯苓片都呈白色，怎样区别；五加皮、香加皮、地骨皮都是根皮，形状、大小、颜色比较相似，怎样区别……？中药种类繁多，特征各异，再加上有些品种相似，容易混淆，记起来很困难。运用归纳总结，比较区别的方法学习，容易收到事半功倍的效果。

（4）要注意课后复习，巩固学习成果。中药性状鉴定技术并不难学，只要重视实训，认真观察体会，经常复习，就一定能够掌握。

第九章　根及根茎类药材的观察与鉴别

根和根茎是两种不同的植物器官，具有不同的外部形态和内部结构，因都长在地下而性状相似。药材中有不少品种同时以根和根茎入药。为便于学习比较，一般都将根和根茎类药材并入一章叙述。

根和根茎类药材大多在春、秋两季采挖，商品一般以身干、个大、质坚实、固有色泽及气味明显者为佳。

第一节　根类药材的性状特征及观察要点

根类药材是指以根或主要以根作为入药部分的药材。其外形多呈长圆柱形、长圆锥形、纺锤形或不规则块状，少数以须根入药则呈细长须状。有的顶端带有根茎（俗称"芦头"）或茎基。

根类药材的表面无节、无节间、无叶或叶痕，一般无芽。

根类药材的横切面大多可见一环圈（双子叶植物为形成层环，单子叶植物为内皮层环），圈外部分称"皮部"，圈内部分称"木部"。

观察根类药材的性状鉴定时，除要注意其形状、大小、颜色、质地、气味外，还应注意观察横切面皮木两部的比例、皮部是否有分泌组织小点（如朱砂点）及木部的纹理等。此外，还要注意从药材的表面和（横）切面区别单子叶植物根与双子叶植物根。

单子叶植物根的表面外皮较光滑，无侧根痕。横切面木部面积近似或小于皮部，无放射状纹理。

双子叶植物根的表面外皮较粗糙，有侧根痕。横切面木部面积大于皮部，有放射状纹理（菊花纹或车轮纹）。

第二节　根茎类药材的性状特征及观察要点

根茎类药材是指以根茎或主要以根茎作为入药部分的药材。其外形与根相似，多呈长圆柱形、圆锥形、类圆球形或不规则块状。

根茎类药材的表面有节、有节间、有鳞叶或叶痕，有芽。

与根类药材一样，根茎类药材的横切面大多也可见一环圈（双子叶植物为形成层环，单子叶植物为内皮层环），圈外部分称"皮部"，圈内部分称"木部"。

根茎类药材的性状观察要点与根类药材相同，除要注意观察其形状、大小、颜色、质地、气味外，还应注意观察横切面皮木两部的比例、皮部是否有分泌组织小点（如朱砂点）及木部的纹理等。此外，还要注意从药材的表面和（横）断面区别单子叶植物根茎与双子叶植物根茎及蕨类植物根茎。

单子叶植物根茎的表面环节明显，节上常有残留须根或点状须根痕。横切面木部面积近似或小于皮部，木部无放射状纹理，有多数筋脉点散在，中央无明显髓部。

双子叶植物根茎的表面环节不明显，多呈结节状，节上常有残留须根或点状须根痕。横切面木部面积大于皮部，木部有放射状纹理（菊花纹或车轮纹），中央有明显髓部。

蕨类植物根茎的表面常有众多叶柄残基和鳞片或鳞毛。横切面无放射状纹理。

第三节　根及根茎类药材的鉴别

一、圆柱形类

黄　芪

【别名】绵黄芪

【来源】本品为豆科植物蒙古黄芪 *Astragalus membranaceus*（Fisch.）Bge. var. *mongholicus*（Bge.）Hsiao 或膜荚黄芪 *Astragalus membranaceus*（Fisch.）Bge. 的干燥根。

【产地】主产于山西、黑龙江、内蒙古等地。

【性状】1. 药材　呈圆柱形，有的有分枝，上端较粗，长 30 ~ 90cm，直径 1 ~ 3.5cm。表面淡棕黄色或淡棕褐色，有不整齐的纵皱纹或纵沟。质硬而韧，不易折断，断面纤维性强，并显粉性，皮部黄白色，木部淡黄色，有放射状纹理及裂隙，老根中心偶有枯朽状，黑褐色或呈空洞。气微，味微甜，嚼之微有豆腥味（图 9 – 1）。

2. 饮片　为圆形或斜切长椭圆形厚片，直径 1 ~ 3.5cm，大小较整齐。表面淡棕黄色或淡棕褐色，切面皮部黄白色，木部淡黄色，有菊花纹及裂隙，偶有中心呈枯朽状。质硬而韧，纤维性强，并显粉性。气微，味微甜，嚼之微有豆腥味。

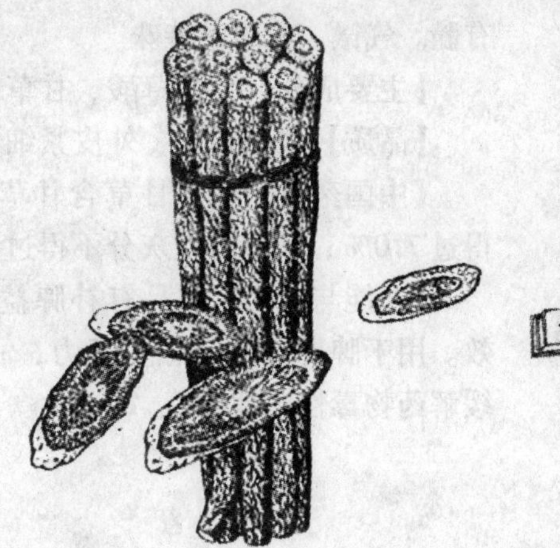

图 9 – 1　黄芪药材及饮片图

【主要成分】含三萜皂苷类、黄酮类及多糖类成分。

【品质】以条粗长、质韧、断面色黄白、无黑心及空洞、粉性足、味甜者为佳。

《中国药典》规定黄芪含黄芪甲苷不得少于 0.040%；总灰分不得过 5.0%；酸不溶性灰分不得过 1.0%；水溶性浸出物不得少于 17.0%。

【功能与主治】本品有补气固表，利尿托毒，排脓，敛疮生肌的功效。用于气虚乏力，中气下陷，表虚自汗，气虚水肿，痈疽难溃，久溃不敛；慢性肾炎蛋白尿，糖尿病。

甘　草

【别名】国老

【来源】本品为豆科植物甘草 *Glycyrrhiza uralensis* Fisch.、胀果甘草 *Glycyrrhiza inflata* Bat. 或光果甘草 *Glycyrrhiza glabra* L. 的干燥根及根茎。

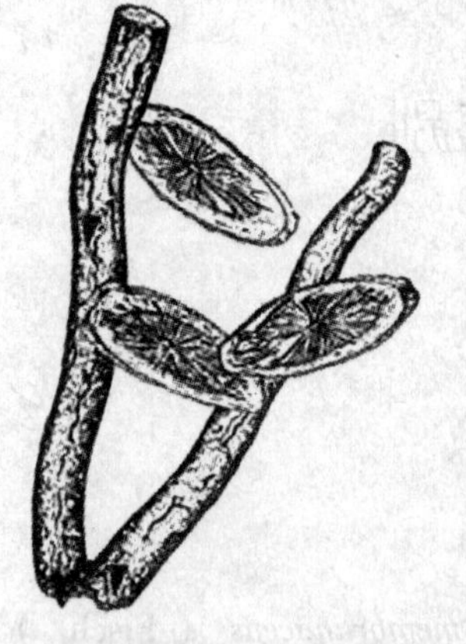
图 9－2　甘草药材及饮片图

【产地】主产于内蒙古、甘肃、新疆。此外，东北、河北、山西等地亦产。

【性状】1. 药材　甘草　根呈圆柱形，长 25～100cm，直径 0.6～3.5cm。外皮松紧不一。表面红棕色或灰棕色，具显著的纵皱纹、沟纹、皮孔及稀疏的细根痕。质坚实，断面略显纤维性，黄白色，粉性，形成层环明显，射线放射状，有的有裂隙。根茎呈圆柱形，表面有芽痕，断面中部有髓。气微，味甜而特殊（图 9－2）。

胀果甘草　根及根茎木质粗壮，有的分枝，外皮粗糙，多灰棕色或灰褐色。质坚硬，木质纤维多，粉性小。根茎不定芽多而粗大。

光果甘草　根及根茎质地较坚实，有的分枝，外皮不粗糙，多灰棕色，皮孔细而不明显。

2. 饮片　为圆形或斜切长椭圆形厚片，直径 0.6～3.5cm，大小较整齐。表面红棕色或灰棕色。切面黄白色，形成层环明显，木部有放射状纹理，显纤维性、粉性，有的中央有髓。气微，味甜而特殊。

【主要成分】含甘草酸、甘草苷等。

【品质】以条粗长、外皮紧细、红棕色、质坚实、粉性足、味甜者为佳。

《中国药典》规定甘草含甘草酸不得少于 2.0%、甘草苷不得少于 1.0%；总灰分不得过 7.0%；酸不溶性灰分不得过 2.0%。

【功能与主治】本品有补脾益气，清热解毒，祛痰止咳，缓急止痛，调和诸药的功效。用于脾胃虚弱，倦怠乏力，心悸气短，咳嗽痰多，脘腹、四肢挛急疼痛，痈肿疮毒，缓解药物毒性、烈性等。

苦　参

【来源】本品为豆科植物苦参 *Sophora flavescens* Ait. 的干燥根。

【产地】全国各地均产。

【性状】1. 药材　呈长圆柱形，下部常有分枝，长 10～30cm，直径 1～6.5cm。表面灰棕色或棕黄色，具纵皱纹及横长皮孔，外皮薄，多破裂反卷，易剥落，剥落处显黄色，光滑。质硬，不易折断，断面纤维性。气微，味极苦（图9－3）。

2. 饮片　多为斜切片，形状大小不一，厚3～6mm；切面黄白色，具放射状纹理及裂隙，有的具异型维管束呈同心性环列或不规则散在。气微，味极苦。

【主要成分】含苦参碱和氧化苦参碱等。

【品质】以条匀、皮细、味苦浓者为佳。

《中国药典》规定：苦参含苦参碱和氧化苦参碱的总量不得少于1.2%；总灰分不得过8.0%；酸不溶性灰分不得过1.5%。

【功能与主治】清热燥湿，杀虫，利尿。用于热痢，便血，黄疸尿闭，赤白带下，阴肿阴痒，湿疹，湿疮，皮肤瘙痒，疥癣麻风；外治滴虫性阴道炎。

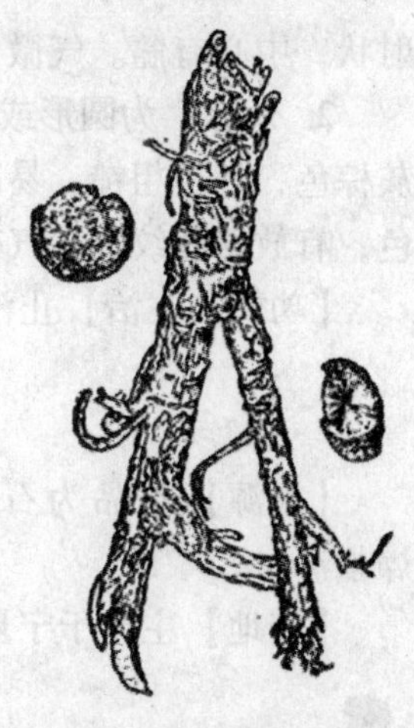

图9－3　苦参材及饮片图

山豆根

【别名】广豆根。

【来源】本品为豆科植物越南槐 *Sophora tonkinensis* Gapnep. 的干燥根及根茎。

【产地】主产于广西、广东、贵州等省。

【性状】1. 药材　根茎呈不规则的结节状，顶端常残存茎基，其下着生根数条。根呈长圆柱形，常有分枝，长短不等，直径0.7～1.5cm。表面棕色至棕褐色有不规则的纵皱纹及横长皮孔样突起。质坚硬，难折断，断面皮部浅棕色，木部淡黄色。有豆腥气，味极苦（图9－4）。

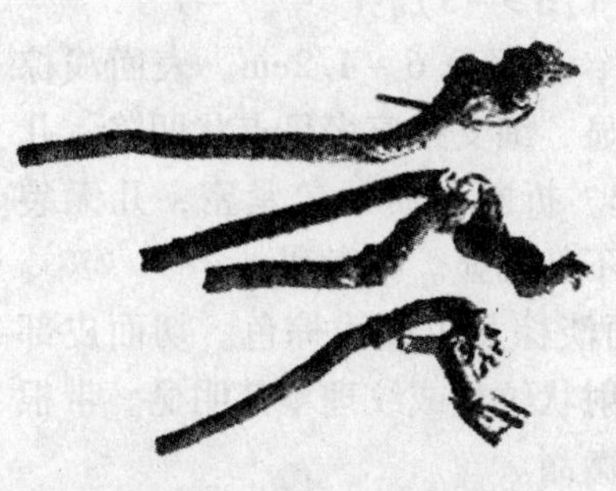

图9－4　山豆根药材图

2. 饮片　为圆形或斜切长椭圆形厚片，直径0.7～1.5cm。表面棕色至棕褐色。切面皮部浅棕色，木部淡黄色。有豆腥气，味极苦。

【主要成分】本品主要含氧化苦参碱。

【品质】以条粗、质坚、味苦浓者为佳。

《中国药典》规定山豆根含氧化苦参碱不得少于0.40%。

【功能与主治】清热解毒，消肿利咽。用于火毒蕴结，咽喉肿痛，齿龈肿痛。

麻黄根

【来源】本品为麻黄科植物草麻黄 *Ephedra sinica* Stapf 或中麻黄 *Ephedra intermedia* Schrenk et C. A. Mey. 的干燥根及根茎。

【产地】主产于吉林、辽宁、内蒙古等地。

【性状】1. 药材　呈圆柱形，略弯曲，长8～25cm，直径0.5～1.5cm。表面红棕色或灰棕色，有纵皱纹及支根痕。外皮粗糙，易成片状剥落。根茎具节，节间长0.7～2cm，表面有横长突起的皮孔。体轻，质硬而脆，断面皮部黄白色，木部淡黄色或黄色，射线放射状，中心有髓。气微，味微苦。

2. 饮片　为圆形或斜切长椭圆形厚片，直径0.5～1.5cm，大小不齐。表面红棕色或灰棕色，外皮粗糙，易成片状剥落。体轻，质硬而脆，断面皮部黄白色，木部淡黄色或黄色，有放射状纹理，气微，味微苦。

【功能与主治】止汗。用于自汗，盗汗。

银柴胡

【来源】本品为石竹科植物银柴胡 *Stellaria dichotoma* L. var. *lanceolata* Bge. 的干燥根。

【产地】主产于宁夏、甘肃、陕西等地。

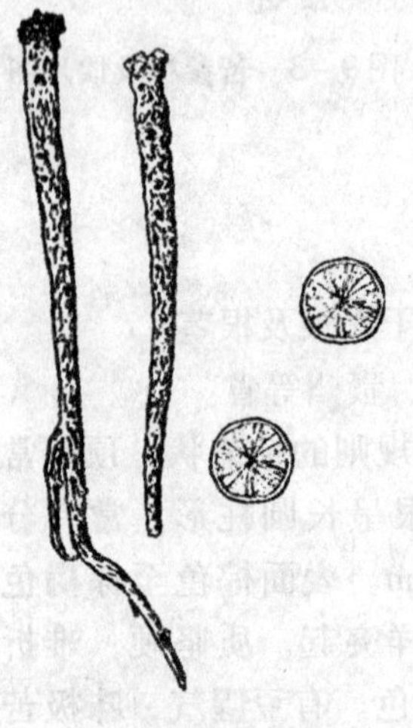

图9－5　银柴胡药材及饮片图

【性状】1. 药材　呈类圆柱形，偶有分枝，长15～40cm，直径0.5～2.5cm。表面淡棕黄色或浅棕色，有扭曲的纵皱纹及支根痕，多具孔穴状或盘状凹陷，习称“砂眼”，从砂眼处折断可见棕色裂隙中有细砂散出。根头部略膨大，有密集的呈疣状突起的芽苞、茎或根茎的残基，习称“珍珠盘”。质硬而脆，易折断，断面不平坦，较疏松，有裂隙，皮部甚薄，木部有黄、白色相间的放射状纹理。气微，味甘（图9－5）。

栽培品有分枝，下部多扭曲，直径0.6～1.2cm。表面浅棕黄色或浅黄棕色，纵皱纹细腻明显，细支根痕多呈点状凹陷。几无砂眼。根头部有多数疣状突起。折断面质地较紧密，几无裂隙，略显粉性，木部放射状纹理不甚明显。味微甜。

2. 饮片　为厚片或段。表面淡棕黄色或浅棕色。切面皮部甚薄，木部有黄、白色相间的放射状纹理或纹理不甚明显。带根头的根头部有多数疣状突起。味微甜。

【品质】以条长、外皮色淡黄、断面黄白者为佳。

《中国药典》规定：银柴胡酸不溶性灰分不得过5.0%；醇溶性浸出物不得少于20.0%

【功能与主治】清虚热，除疳热。用于阴虚发热，骨蒸劳热，小儿疳热。

党　参

【来源】本品为桔梗科植物党参 *Codonopsis pilosula*（Franch.）Nannf.、素花党参 *Codonopsis pilosula* Nannf. var. *modesta*（Nannf.）L. T. Shen 或川党参 *Codonopsis tangshen* Oliv. 的干燥根。前一种习称“潞党”、后两种分别习称“西党”和“条党”。

【产地】主产于甘肃、山西、辽宁、四川等地。

【性状】1. 药材　党参　呈长圆柱形，稍弯曲，长10～35cm，直径0.4～2cm。表面黄棕色至灰棕色，根头部有多数疣状突起的茎痕及芽（习称“狮子盘头”），每个茎痕的顶端呈凹下的圆点状；根头下有致密的环状横纹，向下渐稀疏，有的达全长的一半，栽培品环状横纹少或无；全体有纵皱纹及散在的横长皮孔样突起，支根断落处常有黑褐色胶状物。质稍硬或略带韧性，断面稍平坦，有裂隙或放射状纹理，皮部淡黄白色至淡棕色，木部淡黄色。有特殊香气，味微甜（图9－6）。

素花党参（西党参）　长10～35cm，直径0.5～2.5cm。表面黄白色至灰黄色，根头下致密的的环状横纹常达全长的一半以上。断面裂隙较多，皮部灰白色至淡棕色。

川党参　长10～45cm，直径0.5～2cm。表面灰黄色至黄棕色，有明显不规则的纵沟。质较软而结实，断面裂隙较少，皮部黄白色。

2. 饮片　为横切厚片或段。切面皮部占根的大部分，淡黄白色。形成层环明显，棕色。木部淡黄色，有较多裂隙，形成“菊花纹”。有特殊香气，味微甜。

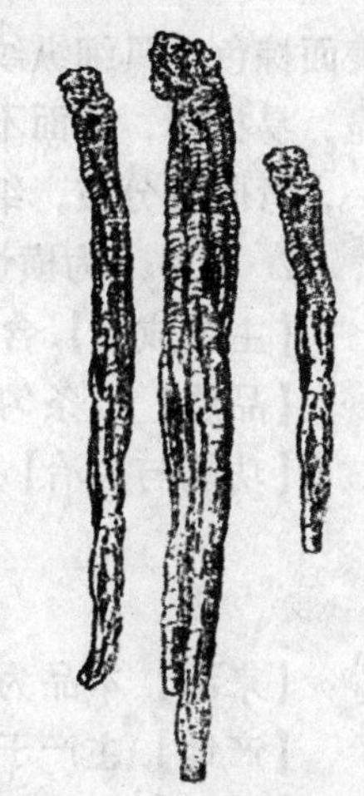
图9－6　党参药材图

【主要成分】含皂苷、菊糖、果糖、微量生物碱、多种氨基酸等。

【品质】以条粗壮、狮子盘头大、横纹多、质柔润、气味浓、嚼之无渣者为佳。

《中国药典》规定：党参醇溶性浸出物不得少于55.0%。

【功能与主治】补中益气，健脾益肺。用于脾肺虚弱，气短心悸，食少便溏，虚喘咳嗽，内热消渴。

板蓝根

【来源】本品为十字花科植物菘蓝 *Isatis indigotica* Fort. 的干燥根。

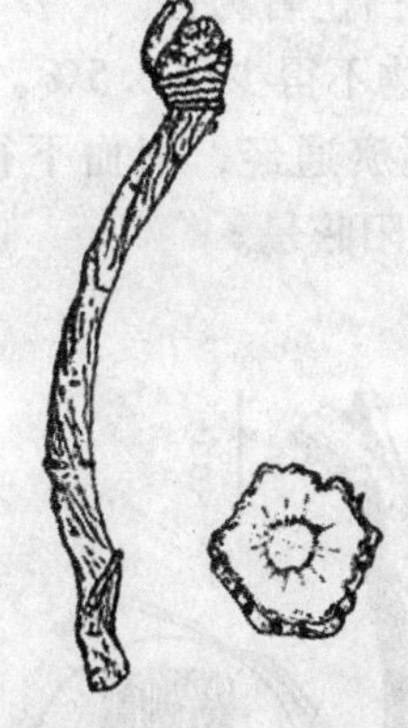
图9－7　板蓝根药材及饮片图

【产地】主产于河北、江苏、河南、安徽等地。

【性状】1. 药材　呈圆柱形，稍扭曲，长10～20cm，直径0.5～1cm。表面淡灰黄色或淡棕黄色，有纵皱纹、横长皮孔样突起及支根痕。根头略膨大，可见暗绿色或暗棕色轮状排列的叶柄残基和密集的疣状突起。体实，质略软，断面皮部黄白色，木部黄色。气微，味微甜后苦涩（图9－7）。

2. 饮片　为横切厚片，切面、气味同药材。

【主要成分】含靛蓝、靛玉红、芥子苷等。

【品质】以条长、粗大、体实者为佳。

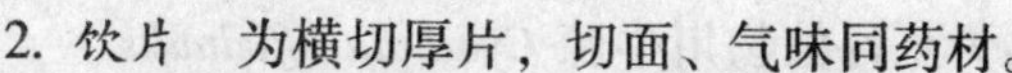
《中国药典》规定：板蓝根醇溶性浸出物不得少于25.0%。

【功能与主治】清热解毒，凉血利咽。用于温毒发斑，舌绛紫暗，痄腮，喉痹，烂喉丹痧，大头瘟疫，丹毒，痈肿。

南板蓝根

【来源】本品为爵床科植物马蓝 *Baphicacanthus cusia*（Nees）Bremek. 的干燥根茎及根。

【产地】主产于我国西南和华南地区。

【性状】1. 药材　根茎呈类圆形，多弯曲，有分枝，长10～30cm，直径0.1～1cm。

表面棕色，具细纵纹；节膨大，节上长有细根或茎残基；外皮易剥落，呈蓝灰色。质硬而脆，易折断，断面不平坦，皮部蓝灰色，木部灰蓝色至淡黄褐色，中央有髓。根粗细不一，弯曲有分枝，细根细长而柔韧。气微，味淡。

2. 饮片　为横切厚片，切面、气味同药材。

【主要成分】含靛蓝、靛玉红等。

【品质】以条匀、体实、断面色蓝者为佳。

【功能与主治】清热解毒，凉血。用于温病发斑，丹毒；流感，流脑。

牛　膝

【来源】本品为苋科植物牛膝 *Achyranthes bidentata* Bl. 的干燥根。

【产地】主产于河南。

【性状】1. 药材　本品呈细长圆柱形，挺直或稍弯曲，长 15 ~ 70cm，直径 0.4 ~ 1cm。表面灰黄色或淡棕色，有微扭曲的细纵皱纹、排列稀疏的侧根痕和横长皮孔样的突起。质硬脆，易折断，受潮后变软，断面平坦，淡棕色，略呈角质样而油润，中心维管束木质部较大，黄白色，其外周散有多数黄白点状维管束，断续排列成2 ~ 4 轮。气微，味微甜而稍苦涩（图9 - 8）。

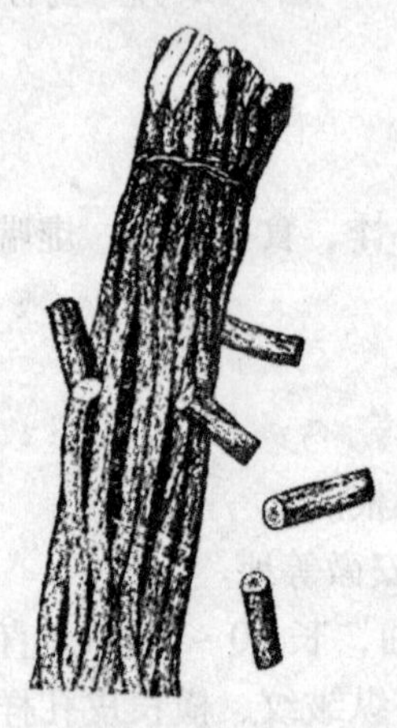
图9 - 8　牛膝药材及饮片图

2. 饮片　切段，切面、气味同药材。酒牛膝：形如牛膝，呈棕色，偶有焦斑，味甜而稍涩，有酒气。

【主要成分】含三萜皂苷、牛膝甾酮、牛膝肽多糖等。

【品质】以条粗长 、肉厚、皮细、黄白色者为佳。

《中国药典》规定：牛膝醇溶性浸出物不得少于6.5%。

【功能与主治】补肝肾，强筋骨，逐瘀通经，引血下行。用于腰膝酸痛，筋骨无力，经闭癥瘕，肝阳眩晕。

川牛膝

【来源】本品为苋科植物川牛膝 *Cyathula officinalis* Kuan 的干燥根。

【产地】主产于四川。

【性状】1. 药材　本品呈近圆柱形，微扭曲，向下略细或有少数分枝，长 30 ~ 60cm，直径 0.5 ~ 3cm。表面黄棕色或灰褐色，具纵皱纹、支根痕和多数横长的皮孔样突起。质韧，不易折断，断面浅黄色或棕黄色，维管束点状，排列成数轮同心环。气微，味甜（图9 - 9）。

2. 饮片　本品为圆形薄片，厚 0.1 ~ 0.2cm，直径 0.5 ~ 3cm。表面灰棕色，切面淡黄色或棕黄色。可见多数黄色点状维管束排成数轮同心环。酒川牛膝：形如川

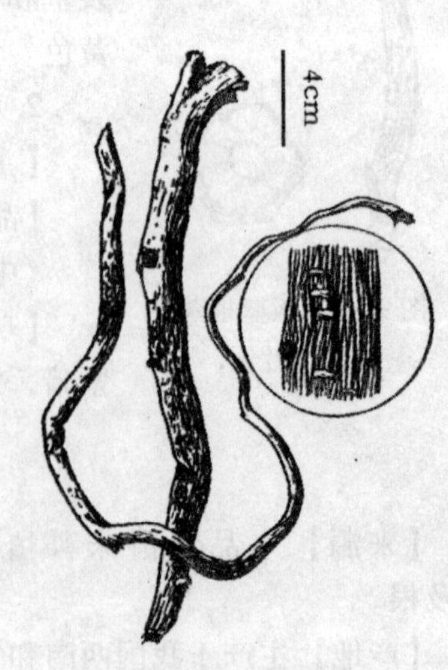

图9 - 9　川牛膝药材图

牛膝，表面暗褐色，微有酒香气。

【主要成分】含甾类化合物、甜菜碱等。

【品质】以条粗壮、质坚韧、断面黄白色或棕黄色者为佳。

《中国药典》规定：川牛膝水分不得过16.0%；总灰分不得过8.0%；酸不溶性灰分不得过1.5%；水溶性浸出物不得少于65.0%。

【功能与主治】逐瘀通经，通利关节，利尿通淋。用于经闭癥瘕，胞衣不下，关节痹痛，足痿筋挛，尿血血淋，跌扑损伤。

北沙参

【来源】本品为伞形科植物珊瑚菜 *Glehnia littoralis* Fr. Schmidt ex Miq. 的干燥根。

【产地】主产于山东、河北、辽宁等地。

【性状】1. 药材　本品呈细长圆柱形，偶有分枝，长15～45cm，直径0.4～1.2 cm。表面淡黄白色，略粗糙，偶有残存外皮，不去外皮的表面黄棕色。全体有细纵皱纹及纵沟，并有棕黄色点状细根痕；顶端常留有黄棕色根茎残基；上端稍细，中部略粗，下部渐细。质脆，易折断，断面皮部浅黄白色，木部黄色。气特异，味微甘（图9－10）。

2. 饮片　为横切片段，厚0.3～0.5cm，切面角质样半透明，皮部乳白色，木部淡黄色，微有放射状纹理。气特异，味微甜。

【主要成分】主要含香豆素类化合物。

【品质】以条长、质坚、味甘者为佳。

【功能与主治】养阴清肺，益胃生津。用于肺热燥咳，劳嗽痰血，热病津伤口渴。

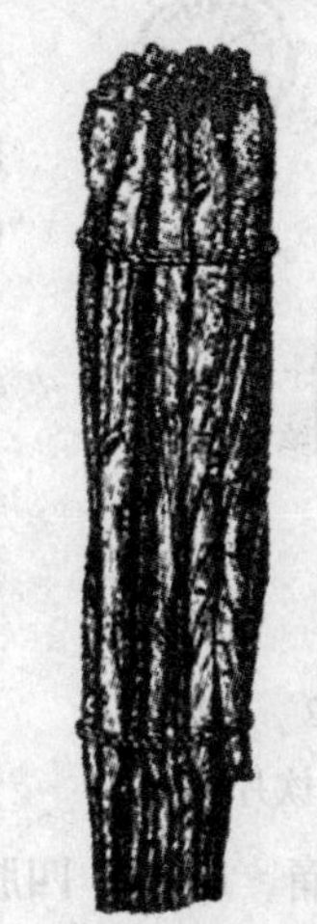
图9－10　北沙参药材图

南沙参

【来源】本品为桔梗科植物轮叶沙参 *Adenophora tetraphylla*（Thunb.）Fisch. 或沙参 *Adenophora stricta* Miq. 的干燥根。

【产地】主产于安徽、江苏、浙江等地。

【性状】1. 药材　本品呈圆锥形或圆柱形，略弯曲，长7～27cm，直径0.8～3cm。表面黄白色或淡棕黄色，凹陷处常有残留粗皮，上部多有深陷横纹，呈断续的环状，下部有纵纹及纵沟。顶端具1或2个根茎。体轻，质松泡，易折断，断面不平坦，黄白色，多裂隙。气微，味微甘（图9－11）。

2. 饮片　为横切厚片。切面黄白色或类白色，有多数不规则裂隙呈花纹状；周边淡棕黄色，皱缩。体轻。气微，味微甘。

【主要成分】含三萜类皂苷等。

【品质】以条粗长、表面色白者为佳。

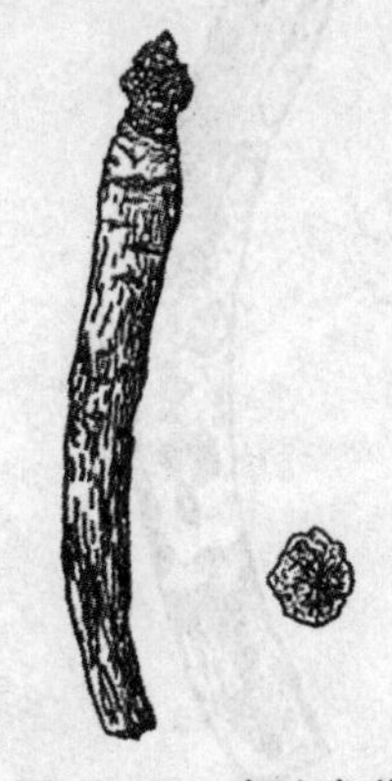
图9－11　南沙参药材及饮片图

《中国药典》规定：南沙参水分不得过15.0%。总灰分不得过6.0%。酸不溶性灰分不得过2.0%。醇溶性浸出物不得少于30.0%

【功能与主治】养阴清肺，化痰，益气。用于肺热燥咳，阴虚劳嗽，干咳痰黏，气阴不足，烦热口干。

白芍

【来源】本品为毛茛科植物芍药 *Paeonia lactiflora* Pall. 的干燥根。

【产地】主产于浙江、安徽、四川等地。

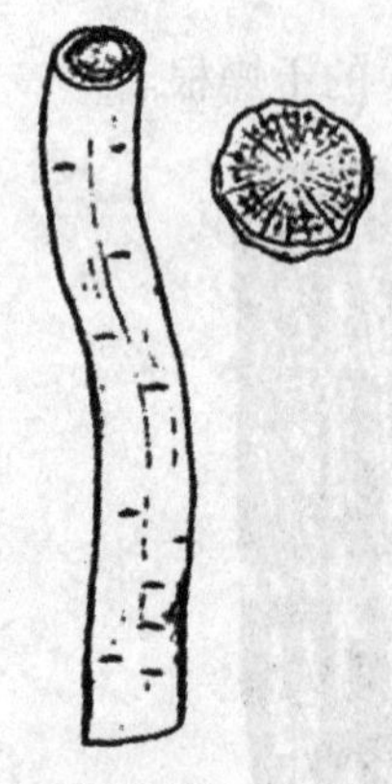

图9－12 白芍药材及饮片图

【性状】1. 药材 呈圆柱形，平直或稍弯曲，两端平截，长5～18cm，直径1～2.5cm。表面类白色或淡红棕色，光洁或有纵皱纹及细根痕，偶有残存的棕褐色外皮。质坚实，不易折断，断面较平坦，类白色或微带棕红色，形成层环明显，射线放射状。气微，味微苦、酸（图9－12）。

2. 饮片 为圆形或椭圆形薄片，质坚脆，切面、气味同药材。炒白芍形如白芍，表面、切面显焦黄色，偶见焦斑。酒白芍微有酒气，余与炒白芍同。

【主要成分】主要含白芍苷。

【品质】以条粗长、匀直、质坚实、无白心或裂隙者为佳。

《中国药典》规定：白芍含芍药苷不得少于1.6%。

【功能与主治】平肝止痛，养血调经，敛阴止汗。用于头痛眩晕，胁痛，腹痛，四肢挛痛，血虚萎黄，月经不调，自汗，盗汗。

赤芍

【来源】本品为毛茛科植物芍药 *Paeonia lactiflora* Pall. 或川赤芍 *Paeonia veitchii* Lynch 的干燥根。

【产地】主产于内蒙古、辽宁、河北、四川等地。

【性状】1. 药材 本品呈圆柱形，稍弯曲，长5～40cm，直径0.5～3cm。表面棕褐色，粗糙，有纵沟及皱纹，并有须根痕及横长的皮孔样突起，有的外皮易脱落。质硬而脆，易折断，断面粉白色或粉红色，皮部窄，木部放射状纹理明显，有的有裂隙。气微香，味微苦、酸涩（图9－13）。

2. 饮片 为类圆形厚片。周边棕褐色，切面粉白色或粉红色，皮部窄，木部放射状纹理明显，有的有裂隙。气味同药材。

【主要成分】含芍药苷等。

【品质】以条粗长、断面粉白色、粉性大、香气浓者为佳。

《中国药典》规定：本品含芍药苷不得少于1.8%。

【功能与主治】清热凉血，散瘀止痛。用于温毒发斑，吐血

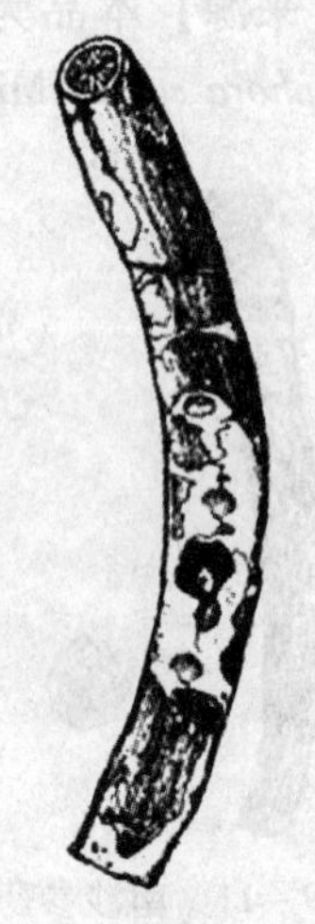

图9－13 赤芍药材图

衄血，目赤肿痛，肝郁胁痛，经闭痛经，癥瘕腹痛，跌扑损伤，痈肿疮疡。

地　榆

【来源】本品为蔷薇科植物地榆 *Sanguisorba officinalis* L．或长叶地榆 Sanguisorba officinalis L．var. *longifolia*（Bert.）Yü et Li 的干燥根。后者习称“绵地榆”。

【产地】地榆主产于东北、华北；长叶地榆主产于华东。

【性状】1. 药材　地榆　呈不规则纺锤形或圆柱形，稍弯曲，长 5 ~ 25cm，直径 0.5 ~ 2cm。表面灰褐色至暗褐色，粗糙，有纵纹。质硬，断面较平坦，粉红色或淡黄色，木部略呈放射状排列。气微，味微苦涩（图 9 – 14）。

绵地榆　呈长圆柱形，稍弯曲，着生于粗短的根茎上；表面红棕色或棕紫色，有细纵纹。质坚韧，断面黄棕色或红棕色，皮部有多数黄白色或黄棕色绵状纤维。气微，味微苦涩。

2. 饮片　为横切或斜切厚片。地榆切面紫红或棕褐色，略显粉性；绵地榆皮部有众多黄白色至黄棕色絮状纤维。气微，味微苦涩。

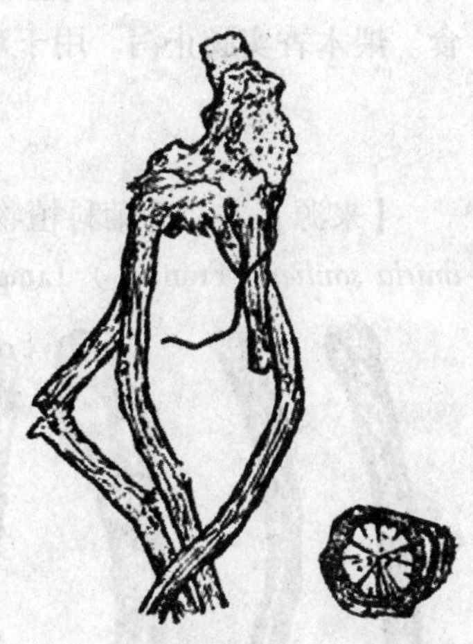

图 9 – 14　地榆药材及饮片图

【主要成分】含鞣质等。

【品质】以条粗、质坚实、断面色红者为佳。

《中国药典》规定：本品水分不得过 14.0%；总灰分不得过 10.0%；酸不溶性灰分不得过 2.0%；鞣质含量不得少于 10.0%。

【功能与主治】凉血止血，解毒敛疮。用于便血，痔血，血痢，崩漏，水火烫伤，痈肿疮毒。

木　香

【来源】本品为菊科植物木香 *Aucklandia lappa* Decne. 的干燥根。

【产地】主产于云南。

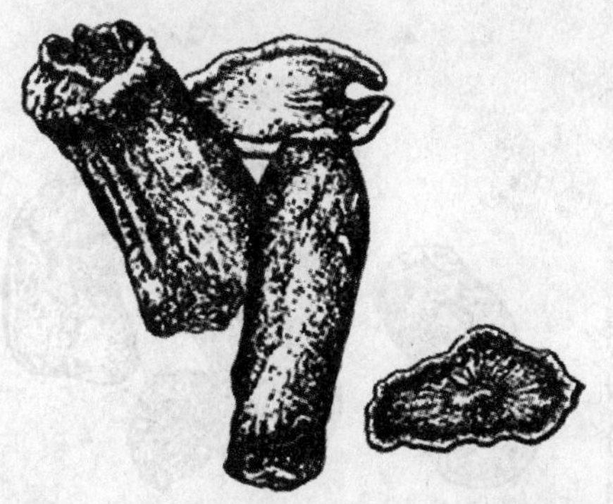

图 9 – 15　木香药材及饮片图

【性状】1. 药材　呈圆柱形或半圆柱形，长 5 ~ 10cm，直径 0.5 ~ 5cm。表面黄棕色至灰褐色，有明显的皱纹、纵沟及侧根痕。质坚，不易折断，断面灰褐色至暗褐色，周边灰黄色或浅棕黄色，形成层环棕色，有放射状纹理及散在的褐色点状油室。气香特异，味微苦（图 9 – 15）。

2. 饮片　为横切或斜切厚片。切面周边灰黄色或浅棕黄色，形成层环棕色，木部灰褐色至暗褐色，有放射状纹理及散在的褐色点状油室。气香特异，味微苦。

【主要成分】含挥发油等。

【品质】以质坚实、香气浓、油性大者为佳。

《中国药典》规定：本品按干燥品计算，含木香烃内酯和去氢木香内酯的总量不得少于1.8%。

【功能与主治】行气止痛，健脾消食。用于胸脘胀痛，泻痢后重，食积不消，不思饮食。煨木香实肠止泻。用于泄泻腹痛。

川木香

【来源】本品为菊科植物川木香 *Vladimiria souliei*（Franch.）Ling 或灰毛川木香 *Vladimiria souliei*（Franch.）Limg var. *cinerea* Ling 的干燥根。

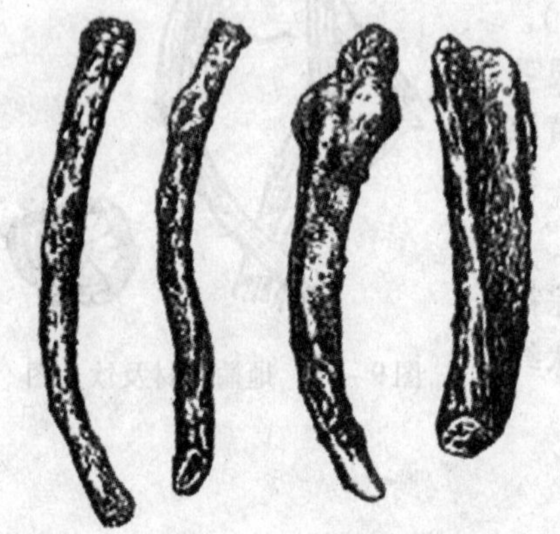

图 9－16　川木香药材图

【产地】主产于四川。

【性状】1. 药材　呈圆柱形或有纵槽的半圆柱形，稍弯曲，长 10～30cm，直径 1～3cm。表面黄褐色或棕褐色，具纵皱纹，外皮脱落处可见丝瓜络状细筋脉；根头偶有黑色发黏的胶状物，习称“油头”。体较轻，质硬脆，易折断，断面黄白色或黄色，有深黄色稀疏油点及裂隙，木部宽广，有放射状纹理；有的中心呈枯朽状。气微香，味苦，嚼之粘牙（图 9－16）。

2. 饮片　为横切或斜切厚片，直径 1～3cm。切面黄白色，散有棕黄色稀疏油点及裂隙，有的中心呈枯朽状，木部有放射状纹理，周边有一明显环纹，外皮黄褐色或棕褐色。气微香，味苦。

【主要成分】含挥发油等。

【品质】以条粗、质坚实、香气浓者为佳。

《中国药典》规定：本品总灰分不得过 4.0%

【功能与主治】行气止痛。用于脘腹胀痛，肠鸣腹泻，里急后重，两胁不舒，肝胆疼痛。

防　己

【来源】本品为防己科植物粉防己 *Stephania tetrandra* S. Moore 的干燥根。

【产地】主产于浙江、安徽、湖北等地。

【性状】1. 药材　呈不规则圆柱形、半圆柱形或块状，多弯曲，长 5～10cm。直径 1～5cm。表面淡灰黄色，在弯曲处常有深陷横沟而成结节状的瘤块样。体重，质坚实，断面平坦，灰白色，富粉性，有排列较稀疏的放射状纹理。气微，味苦（图 9－17）。

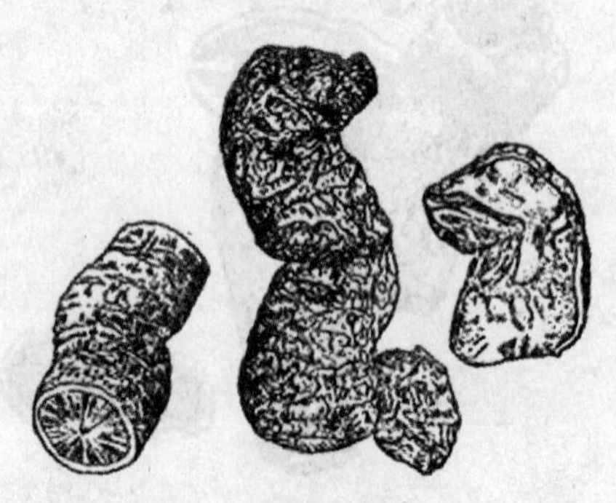

图 9－17　防己药材图

2. 饮片　为类圆形或破碎的横切厚片。切面灰白色，粉性，有稀疏的放射状纹理（习称“车轮纹”），周边色较深。气微，味苦。

【主要成分】含粉防已碱等。

【品质】以质坚实、粉性足、去尽外皮、味苦者为佳。

《中国药典》规定：本品水分不得过12.0%；总灰分不得过4.0%；醇溶性浸出物不得少于5.0%；按干燥品计算，含粉防已碱和防已诺林碱的总量不得少于1.6%。

【功能与主治】利水消肿，祛风止痛。用于水肿脚气，小便不利，湿疹疮毒，风湿痹痛；高血压。

续　断

【来源】本品为川续断科植物川续断 *Dipsacus asperoides* C. Y. Cheng et T. M. Ai 的干燥根。

【产地】主产于湖北、四川、湖南等地。

【性状】1. 药材　呈圆柱形，略扁，有的微弯曲，长5～15cm，直径0.5～2cm。表面灰褐色或黄褐色，有稍扭曲或明显扭曲的纵皱及沟纹，可见横裂的皮孔及少数须根痕。质软，久置后变硬，易折断，断面不平坦，皮部墨绿色或棕色，外缘褐色或淡褐色，木部黄褐色，导管束呈放射状排列。气微香，味苦、微甜而后涩（图9－18）。

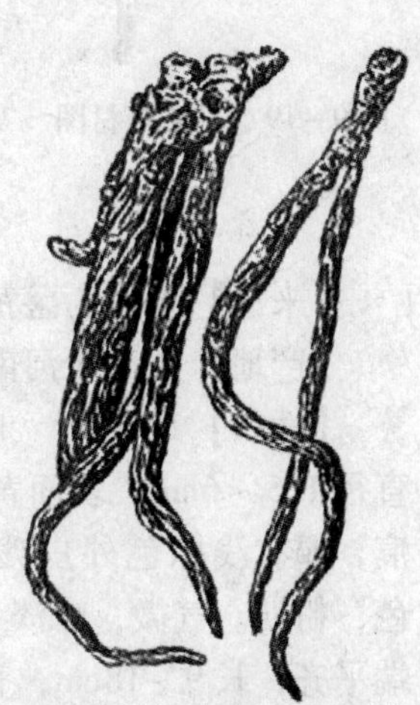

图9－18　续断药材图

2. 饮片　为类圆形或椭圆形横切薄片。切面皮部墨绿色或棕褐色，木部灰黄色或黄褐色，可见放射状排列的导管束纹，形成层部位多有深色环。

【主要成分】主要含川续断皂苷等。

【品质】以条粗、质软、皮部绿色者为佳。

《中国药典》规定：本品水分不得过10.0%；总灰分不得过12.0%；酸不溶性灰分不得过3.0%；水溶性浸出物不得少于45.0%；本品按干燥品计算，含川续断皂苷不得少于2.0%。

【功能与主治】补肝肾，强筋骨，续折伤，止崩漏。用于腰膝酸软，风湿痹痛，崩漏，胎漏，跌扑损伤。酒续断多用于风湿痹痛，跌扑损伤。盐续断多用于腰膝酸软。

丹　参

【来源】本品为唇形科植物丹参 *Salvia miltiorrhiza* Bge. 的干燥根及根茎。

【产地】主产于四川、山西、河北等地。

【性状】1. 药材　根茎短粗，顶端有时残留茎基。根数条，长圆柱形，略弯曲，有的分枝并具须状细根，长10～20cm，直径0.3～1cm。表面棕红色或暗棕红色，粗糙，具纵皱纹。老根外皮疏松，多显紫棕色，常呈鳞片状剥落。质硬而脆，断面疏松，有裂隙或略平整而致密，皮部棕红色，木部灰黄色或紫褐色，导管束黄白色，呈放射状排列。气微，

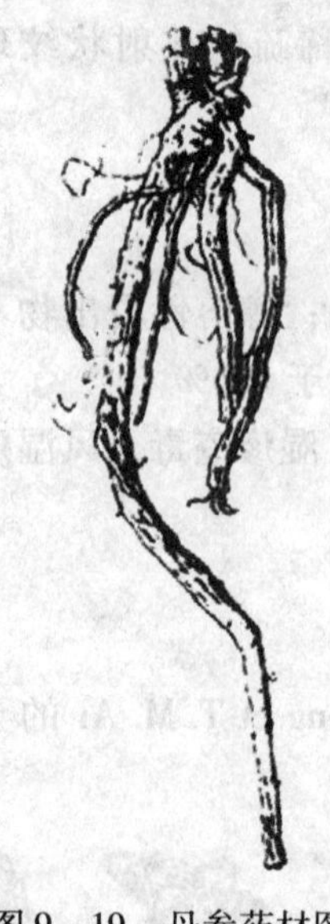
图9－19　丹参药材图

味微苦涩（图9－19）。

栽培品较粗壮，直径0.5～1.5cm。表面红棕色，具纵皱，外皮紧贴不易剥落。质坚实，断面较平整，略呈角质样。

2. 饮片　为类圆形厚片，直径0.3～1cm。切面边缘略呈波状，皮部暗棕红色，木部有黄白色放射状纹理和裂隙。气味同药材。

【主要成分】含丹参酮等。

【品质】以条粗壮、表面砖红或红褐色者为佳。

《中国药典》规定：本品水分不得过13.0%；总灰分不得过10.0%；水溶性浸出物不得少于35.0%；醇溶性浸出物不得少于15.0%；本品含丹参酮Ⅱ$_A$不得少于0.20%。

【功能与主治】祛瘀止痛，活血通经，清心除烦。用于月经不调，经闭痛经，癥瘕积聚，胸腹刺痛，热痹疼痛，疮疡肿痛，心烦不眠；肝脾肿大，心绞痛。不宜与藜芦同用。

山　药

【来源】本品为薯蓣科植物薯蓣 *Dioscorea opposita* Thunb. 的干燥根茎。

【产地】主产于河南。

【性状】1. 药材　略呈圆柱形，弯曲而稍扁，长15～30cm，直径1.5～6cm。表面黄白色或淡黄色，有纵沟、纵皱纹及须根痕，偶有浅棕色外皮残留。体重，质坚实，不易折断，断面白色，粉性。气微，味淡、微酸，嚼之发黏。光山药呈圆柱形，两端平齐，长9～18cm，直径1.5～3cm 。表面光滑，白色或黄白色（图9－20）。

2. 饮片　为类圆形厚片。切面白色或淡黄色，周边淡黄白色。质硬脆，粉性。气微，味淡、微酸。

【品质】以条粗、质坚实、粉性足、色洁白者为佳。

【功能与主治】补脾养胃，生津益肺，补肾涩精。用于脾虚食少，久泻不止，肺虚喘咳，肾虚遗精，带下，尿频，虚热消渴。麸炒山药补脾健胃。用于脾虚食少，泄泻便溏，白带过多。

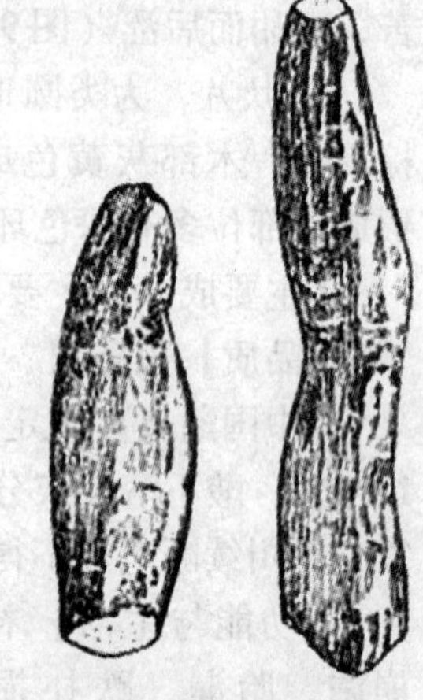
图9－20　山药药材图

巴　戟　天

【来源】本品为茜草科植物巴戟天 *Morinda officinalis* How 的干燥根。

【产地】主产于广东、广西、福建等地。

【性状】1. 药材　为扁圆柱形，略弯曲，长短不等，直径0.5～2cm。表面灰黄色或暗灰色，具纵纹及横裂纹，有的皮部横向断离露出木部；质韧，断面皮部厚，紫色或淡紫色，易与木部剥离；木部坚硬，黄棕色或黄白色，直径1～5mm。气微，味甘而微涩（图9－21）。

2. 饮片　为除去木心的巴戟天小段或不规则碎片，称巴戟天肉。切面紫色或淡紫色，周边灰黄色。质坚，肉厚，味甘微涩。

【主要成分】含醌类化合物等。

【品质】以条粗、肥壮、连珠状、肉厚、皮部色紫者为佳。

《中国药典》规定：本品水分不得过15.0%；总灰分不得过6.0%；酸不溶性灰分不得过0.8%；水溶性浸出物不得少于50.0%。

【功能与主治】补肾阳，强筋骨，祛风湿。用于阳痿遗精，宫冷不孕，月经不调，少腹冷痛，风湿痹痛，筋骨痿软。

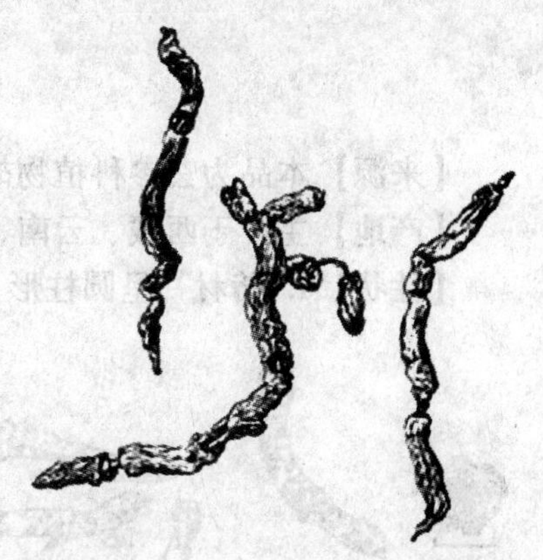

图9－21　巴戟天药材图

芦　根

【来源】本品为禾本科植物芦苇 *Phragmites communis* Trin. 的新鲜或干燥根茎。

【产地】全国各地均产。

【性状】1. 药材　鲜芦根　呈长圆柱形，有的略扁，长短不一，直径1～2cm。表面黄白色，有光泽，外皮疏松可剥离，节呈环状，有残根及芽痕。体轻，质韧，不易折断。切断面黄白色，中空，壁厚1～2mm，有小孔排列成环。气微，味甘。

干芦根　呈扁圆柱形。节处较硬，节间有纵皱纹。

2. 饮片　横切成段，扁圆柱形，中空。表面黄白色，有环节，节上有有残根及芽痕。气微，味甘。

【品质】以条粗壮、色黄白、无须根、质嫩者为佳。

【功能与主治】清热生津，除烦，止呕，利尿。用于热病烦渴，胃热呕哕，肺热咳嗽，肺痈吐脓，热淋涩痛。

白 茅 根

【来源】本品为禾本科植物白茅 *Imperata cylindrica* Beauv. var. *major* (Nees) C. E. Hubb. 的干燥根茎。

【产地】全国各地均产。

【性状】1. 药材　呈长圆柱形，长30～60cm，直径0.2～0.4cm。表面黄白色或淡黄色，微有光泽，具纵皱纹，节明显，稍突起，节间长短不等，通常长1.5～3cm。体轻，质略脆断面皮部白色，多有裂隙，放射状排列，中柱淡黄色，易与皮部剥离。气微，味微甜。

2. 饮片　横切成段，细小圆柱形，直径0.2～0.4cm。表面黄白色或淡黄色，节明显，稍突起，节间长短不等，通常长1.5～3cm。气微，味微甜。

【品质】以条粗长、色白、无须根、味甜者为佳。

【功能与主治】凉血止血，清热利尿。用于血热吐血，衄血，尿血，热病烦渴，黄疸，水肿，热淋涩痛；急性肾炎水肿。

胡黄连

【来源】本品为玄参科植物胡黄连 *Picrorhiza scrophulariiflora* Pennell 的干燥根茎。

【产地】主产于西藏、云南、四川等地。

【性状】1. 药材　呈圆柱形，略弯曲，偶有分枝，长 3～12cm，直径 0.3～1cm。表面灰棕色至暗棕色，粗糙，有较密的环状节，具稍隆起的芽痕或根痕，上端密被暗棕色鳞片状的叶柄残基。体轻，质硬而脆，易折断，断面略平坦，淡棕色至暗棕色，木部有 4～10 个类白色点状维管束排列成环。气微，味极苦（图 9－22）。

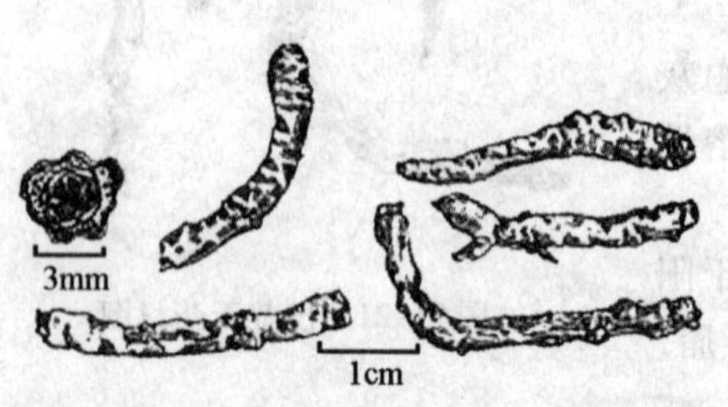

图 9－22　胡黄连药材及饮片图

2. 饮片　为不规则的圆形薄片，切面灰黑色或棕黑色，有白色点状维管束，周边深棕褐色。质脆。味极苦。

【主要成分】含胡黄连苷Ⅰ与胡黄连苷Ⅱ等。

【品质】以条粗长、体轻、质脆、味苦浓者为佳。

《中国药典》规定：本品水分不得过 13.0%；总灰分不得过 7.0%；酸不溶性灰分不得过 3.0%；醇溶性浸出物不得少于 30.0%。本品按干燥品计算，含胡黄连苷Ⅰ与胡黄连苷Ⅱ的总量不得少于 9.0%。

【功能与主治】清湿热，除骨蒸，消疳热。用于湿热泻痢，黄疸，痔疮，骨蒸潮热，小儿疳热。

仙　茅

【来源】本品为石蒜科植物仙茅 *Curculigo orchioides* Gaertn. 的干燥根茎。

【产地】主产于四川等地。

【性状】1. 药材　呈圆柱形，略弯曲，长 3～10cm，直径 0.4～1.2cm。表面棕色至褐色，粗糙，有细孔状的须根痕及横皱纹。质硬而脆，易折断，断面不平坦，灰白色至棕褐色，近中心处色较深。气微香，味微苦、辛。

2. 饮片　横切成段，直径 0.4～1.2cm。表面棕色至褐色，粗糙，有细孔状的须根痕及横皱纹。质硬。气微香，味微苦、辛。

【主要成分】含仙茅苷等。

【品质】以条长、色深、质脆、者为佳。

《中国药典》规定：本品水分不得过 13.0%；总灰分不得过 10.0%；酸不溶性灰分不得过 2.0%；醇溶性浸出物不得少于 7.0%。本品按干燥品计算，含仙茅苷不得少于 0.10%。

【功能与主治】补肾阳，强筋骨，祛寒湿。用于阳痿精冷，筋骨痿软，腰膝冷痹，阳虚冷泻。

远　志

【来源】本品为远志科植物远志 *Polygala tenuifolia* Willd. 或卵叶远志 *Polygala sibirica* L. 的干燥根。

【产地】主产于山西、陕西、吉林等地。

【性状】1. 药材　呈圆柱形，略弯曲，长 3 ~ 15cm，直径 0.3 ~ 0.8cm。表面灰黄色至灰棕色，有较密并深陷的横皱纹、纵皱纹及裂纹，老根横皱纹较密更深陷，略呈结节状。质硬而脆，易折断，断面皮部棕黄色，木部黄白色，皮部易与木部剥离。气微，味苦、微辛，嚼之有刺喉感（图 9 – 23）。

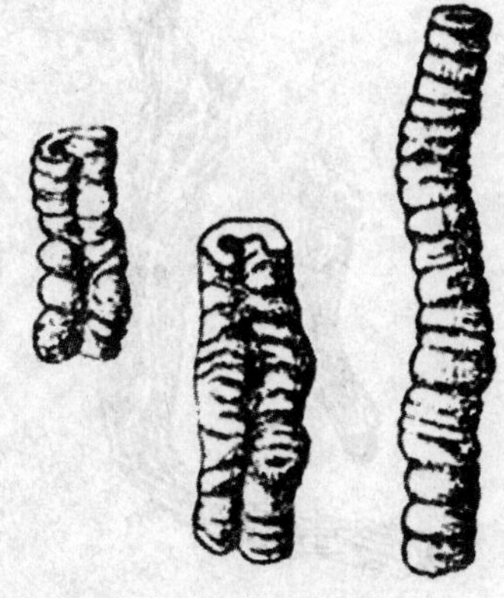
图 9 – 23　远志药材图

2. 饮片　横切成段，有的抽去木心，称“远志筒”质量较好。其余特征与药材相同。

【主要成分】含远志皂苷等。

【品质】以条粗、色黄、肉厚、木心小者为佳。

《中国药典》规定：本品水分不得过 12.0%；总灰分不得过 16.0%；酸不溶性灰分不得过 1.5%；醇溶性浸出物不得少于 20.0%。本品按干燥品计算，含远志酸不得少于 0.70%。

【功能与主治】安神益志，祛痰，消肿。用于心肾不交引起的失眠多梦、健忘心悸、神志恍惚，咳痰不爽，疮疡肿毒，乳房肿痛。

常　山

【来源】本品为虎耳草科植物常山 *Dichroa febrifuga* Lour. 的干燥根。

【产地】主产于四川、贵州等地。

【性状】1. 药材　呈圆柱形，常弯曲扭转，或有分枝，长 9 ~ 15cm，直径 0.5 ~ 2cm。表面棕黄色，具细纵纹，外皮易剥落，剥落处露出淡黄色木部。质坚硬，不易折断，折断时有粉尘飞扬；横切面黄白色，射线类白色，呈放射状。无臭，味苦（图 9 – 24）。

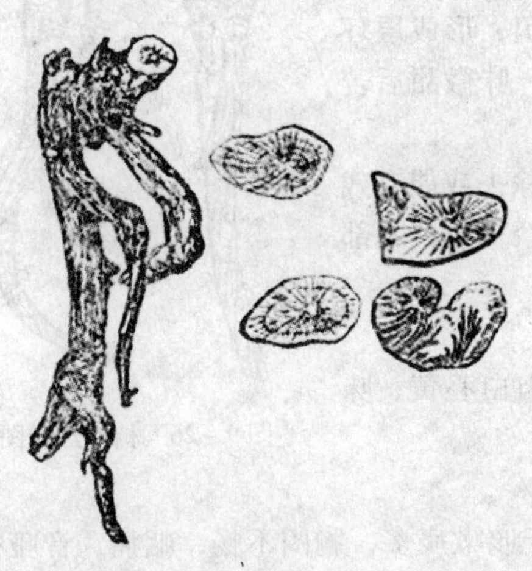
图 9 – 24　常山药材及饮片图

2. 饮片　为类圆形或椭圆形横切薄片。切面黄白色。质脆，易折断。其余特征与药材相同。

【主要成分】含常山碱等。

【品质】以条粗长、折断时有粉尘飞扬、味苦者为佳。

【功能与主治】截疟，劫痰。用于疟疾。有催吐副作用，用量不宜过大，孕妇慎用。

白头翁

【来源】本品为毛茛科植物白头翁 *Pulsatilla chinensis* (Bge.) Regel 的干燥根。

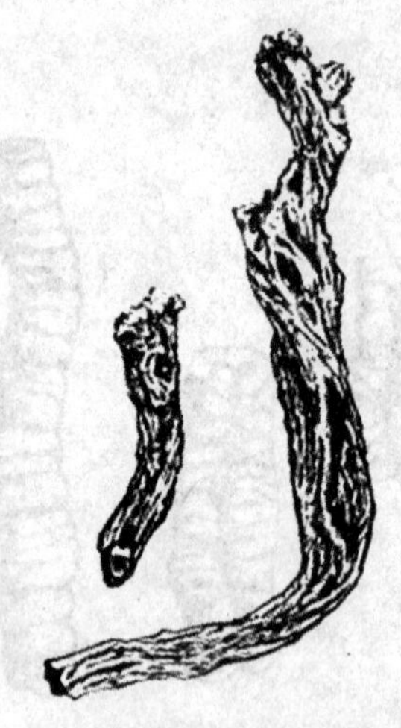

图9-25　白头翁药材图

【产地】主产于东北、华北等地。

【性状】1. 药材　呈类圆柱形或圆锥形，稍扭曲，长6~20cm，直径0.5~2cm。表面黄棕色或棕褐色，具不规则纵皱纹或纵沟，皮部易脱落，露出黄色的木部，有的有网状裂纹或裂隙，近根头处常有朽状凹洞。根头部稍膨大，有白色绒毛，有的可见鞘状叶柄残基。质硬而脆，断面皮部黄白色或淡黄棕色，木部淡黄色。气微，味微苦涩(图9-25)。

2. 饮片　为薄片。表面、断面、气味等特征与药材相同。

【主要成分】含白头翁素等。

【品质】以条粗长、质坚实者为佳。

【功能与主治】清热解毒，凉血止痢。用于热毒血痢，阴痒带下，阿米巴痢。

桔梗

【来源】本品为桔梗科植物桔梗 *Platycodon grandiflorum* (Jacq.) A. DC. 的干燥根。

【产地】主产于东北、华北、华东等地。

【性状】1. 药材　呈圆柱形或略呈纺锤形，下部渐细，有的有分枝，略扭曲，长7~20cm，直径0.7~2cm。表面白色或淡黄白色，不去外皮者表面黄棕色至灰棕色；具纵扭皱沟，并有横长的皮孔样斑痕及支根痕。上部有横纹。有的顶端有较短的根茎或不明显，其上有数个半月形茎痕。质脆，断面不平坦，形成层环棕色，皮部类白色，有裂隙，木部淡黄白色。无臭，味微甜后苦(图9-26)。

2. 饮片　为斜椭圆形或不规则薄片，外皮多已除去或偶有残留。切面皮部淡黄白色，较窄；形成层环纹明显，淡褐色；木部宽，有较多裂隙。质脆，易折断。味微甜后苦。

【主要成分】含桔梗皂苷等。

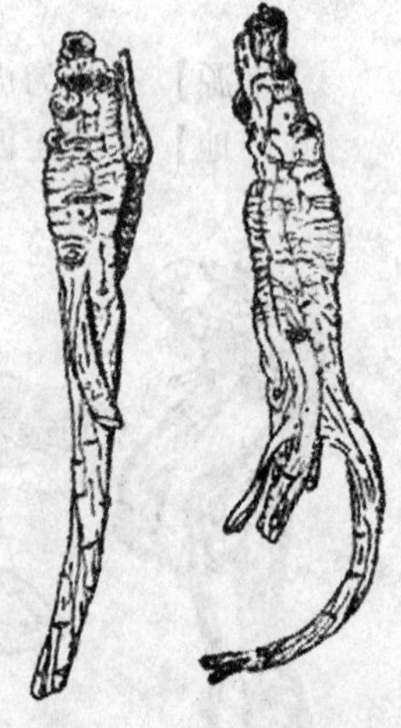

图9-26　桔梗药材图

【品质】以条粗长、质坚实、表面色白、断面肉白心黄、味苦者为佳。

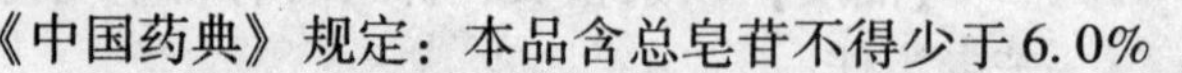

《中国药典》规定：本品含总皂苷不得少于6.0%。

【功能与主治】宣肺，利咽，祛痰，排脓。用于咳嗽痰多，胸闷不畅，咽痛，音哑，肺痈吐脓，疮疡脓成不溃。

高良姜

【来源】本品为姜科植物高良姜 *Alpinia officinarum* Hance 的干燥根茎。

【产地】主产于广东、海南、广西等地。

【性状】1. 药材　呈圆柱形，多弯曲，有分枝，长 5～9cm，直径 1～1.5cm。表面棕红色至暗褐色，有细密的纵皱纹及灰棕色的波状环节，节间长 0.2～1cm，一面有圆形的根痕。质坚韧，不易折断，断面灰棕色或红棕色，纤维性，中柱约占 1/3 。气香，味辛辣（图 9－27）。

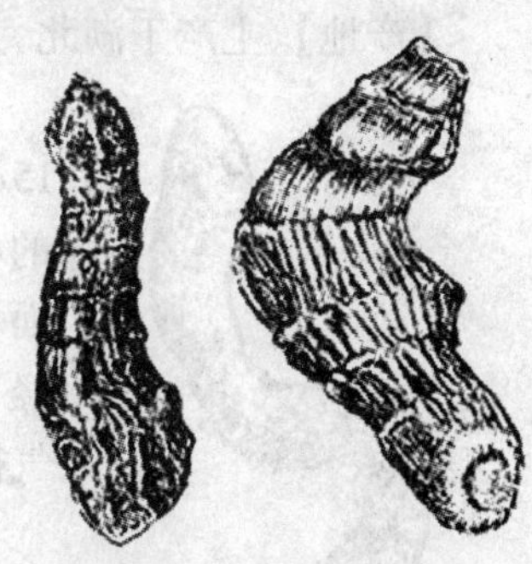

图 9－27　高良姜药材图

2. 饮片　为斜椭圆形薄片，直径 1～1.5cm。切片周边棕红色至暗褐色，有的可见节。切面灰棕色或红棕色，中柱约占 1/3 。气香，味辛辣。

【主要成分】含挥发油等。

【品质】以分枝少、色红棕、气味浓者为佳。

《中国药典》规定：本品含水分不得过 16.0%；总灰分不得过 4.0%；酸不溶性灰分不得过 1.0%。本品按干燥品计算，含桉油精不得少于 0.15%。

【功能与主治】温胃散寒，消食止痛。用于脘腹冷痛，胃寒呕吐，嗳气吞酸。

石菖蒲

【来源】本品为天南星科植物石菖蒲 *Acorus tatarinowii* Schott 的干燥根茎。

【产地】主产于四川、江苏、浙江等地。

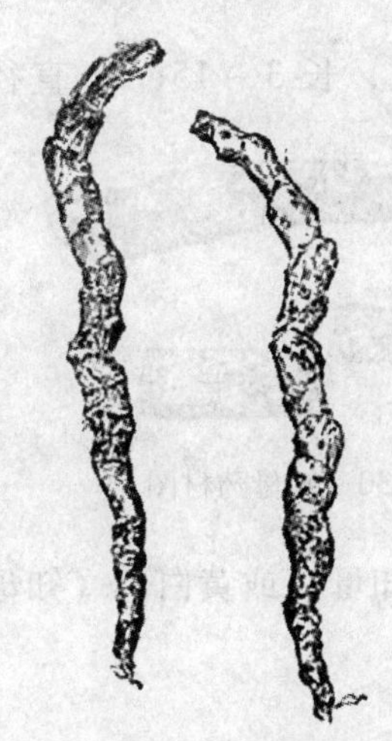

图 9－28　石菖蒲药材图

【性状】1. 药材　呈扁圆柱形，多弯曲，常有分枝，长 3～20cm，直径 0.3～1cm。表面棕褐色或灰棕色，粗糙，有疏密不匀的环节，节间长 0.2～0.8cm，具细纵纹，一面残留须根或圆点状根痕；叶痕呈三角形，左右交互排列，有的其上有毛鳞状的叶基残余。质硬，断面纤维性，类白色或微红色，内皮层环明显，可见多数维管束小点及棕色油细胞。气芳香，味苦、微辛（图 9－28）。

2. 饮片　为斜切厚片，直径 0.3～1cm。切片周边棕褐色至灰棕色，有的可见节。切面类白色或微红色。质坚韧。气芳香，味苦、微辛。

【主要成分】含挥发油等。

【品质】以条粗、断面类白色、气味浓者为佳。

《中国药典》规定：本品含挥发油不得少于 1.0%。

【功能与主治】化湿开胃，开窍豁痰，醒神益智。用于脘痞不饥，噤口下痢，神昏癫痫，健忘耳聋。

骨　碎　补

【来源】本品为水龙骨科植物槲蕨 *Drynaria fortunei*（Kunze）J. Sm. 的干燥根茎。

【产地】主产于湖北、浙江等地。

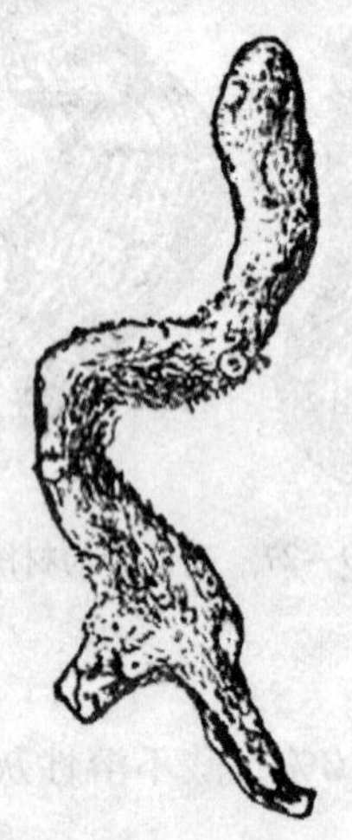

图 9－29　骨碎补药材图

【性状】1. 药材　呈扁平长条状，多弯曲，有分枝，长 5 ~ 15cm，宽 1 ~1.5cm，厚 0.2 ~0.5cm。表面密被深棕色至暗棕色的小鳞片，柔软如毛，经火燎者呈棕褐色或暗褐色，两侧及上表面均具突起或凹下的圆形叶痕，少数有叶柄残基及须根残留。体轻，质脆，易折断，断面红棕色，维管束呈黄色点状，排列成环。气微，味淡，微涩（图 9－29）。

2. 饮片　为斜切厚片。切片周边棕褐色，有的可见残留的深棕色小鳞片，有的可见突起或凹下的圆形叶痕。切面红棕色。质脆，易折断。气微，味淡，微涩。

【主要成分】主要含黄酮类，如柚皮苷等。

【品质】以条粗、色棕者为佳。

《中国药典》规定：本品含柚皮苷不得少于 0.50%。

【功能与主治】补肾强骨，续伤止痛。用于肾虚腰痛，耳鸣耳聋，牙齿松动，跌扑闪挫，筋骨折伤；外治斑秃，白癜风。

知　　母

【来源】本品百合科植物知母 *Anemarrhena asphodeloides* Bge. 的干燥根茎。

【产地】主产于河北、山西、河南等地。

【性状】1. 药材　呈长条状扁圆柱形，微弯曲，偶有分枝，长 3 ~ 15cm，直径 0.8 ~ 1.5cm。一端有浅黄色的茎叶残基（习称"金包头"）。表面黄棕色至棕色，上面有一凹沟，具紧密排列的环节，节上密生黄棕色的残存叶基，由两侧向根茎上方生长；下面隆起而略皱缩，并有凹陷或突起的点状根痕。质硬，易折断，断面黄白色。气微，味微甜、略苦，嚼之带黏性（图 9－30）。

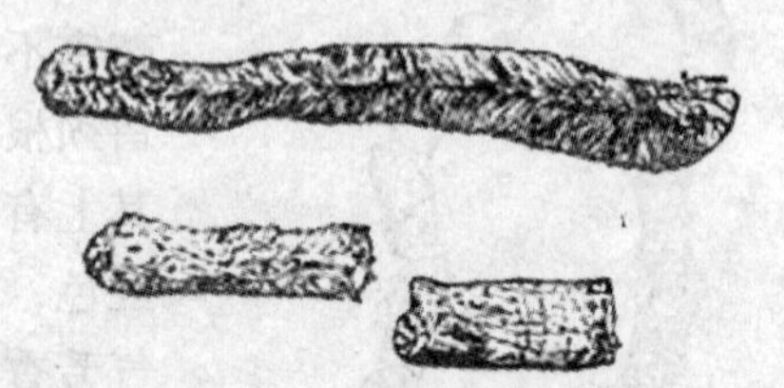

图 9－30　知母药材图

2. 饮片　为不规则类圆形厚片。切片周边黄棕色至棕色（毛知母）或黄白色（知母肉）。切面黄白色。气微，味微甜、略苦，嚼之带黏性。

【主要成分】含多种甾体皂苷，如知母皂苷等。

【品质】以条粗、质坚实、断面黄白色、嚼之味苦带黏性者为佳。

《中国药典》规定：本品含水分不得过 12.0%；总灰分不得过 8.5%；酸不溶性灰分不得过 4.0%。本品按干燥品计算，含菝葜皂苷不得少于 1.0%。

【功能与主治】清热泻火，生津润燥。用于外感热病，高热烦渴，肺热燥咳，骨蒸潮热，内热消渴，肠燥便秘。

羌　活

【来源】本品为伞形科植物羌活 *Notopterygium incisum* Ting ex H. T. Chang 或宽叶羌活 *Notopterygium forbesii* Boiss. 的干燥根茎及根。

【产地】主产于四川、云南及西北地区。

【性状】1. 药材　羌活　为圆柱状略弯曲的根茎，长 4 ~ 13cm，直径 0.6 ~ 2.5cm。顶端具茎痕。表面棕褐色至黑褐色，外皮脱落处呈黄色。节间缩短，呈紧密隆起的环状，形似蚕，习称“蚕羌”；节间延长，形如竹节状，习称“竹节羌”。节上有多处点状或瘤状突起的根痕及棕色破碎鳞片。体轻，质脆，易折断，断面不平整，有多处裂隙，皮部黄棕色至暗棕色，油润，有棕色油点，木部黄白色，射线明显，髓部黄色至黄棕色。气香，味微苦而辛（图 9 - 31）。

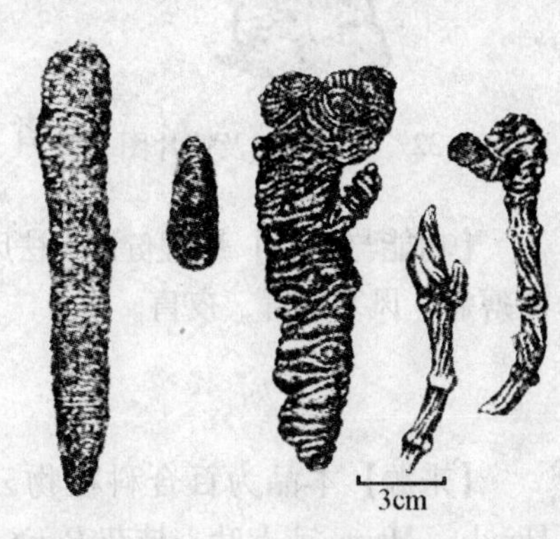

图 9 - 31　羌活药材图

宽叶羌活　为根茎及根。根茎类圆柱形，顶端具茎及叶鞘残基，根类圆锥形，有纵皱纹及皮孔；表面棕褐色，近根茎处有较密的环纹，长 8 ~ 15cm，直径 1 ~ 3cm，习称“条羌”。有的根茎粗大，不规则结节状，顶部具数个茎基，根较细，习称“大头羌”。质松脆，易折断。断面略平坦，皮部浅棕色，木部黄白色。气味较淡。

2. 饮片　为不规则类圆形厚片。切片周边暗棕色或黑棕色，有隆起的环节和须根痕。切面有多数放射状裂隙，显菊花纹；皮部棕黄至暗棕色，有多数黄棕色油点（朱砂点），木部黄白色，髓部黄棕色或疏松呈空洞状。体轻，质脆，易折断。气香，味微苦而辛。

【主要成分】含挥发油等。

【品质】以条粗、外皮棕褐色、断面朱砂点多，显菊花心、香气浓郁者为佳。

《中国药典》规定：本品醇溶性浸出物不得少于 15.0%。含挥发油不得少于 2.8%（ml/g）。

【功能与主治】散寒，祛风，除湿，止痛。用于风寒感冒头痛，风湿痹痛，肩背酸痛。

苍　术

【来源】本品为菊科植物茅苍术 *Atractylodes lancea*（Thunb.）DC. 或北苍术 *Atractylodes chinensis*（DC.）Koidz. 的干燥根茎。

【产地】茅苍术主产于江苏等地；北苍术主产于河北等地。

【性状】1. 药材　茅苍术　呈不规则连珠状或结节状圆柱形，略弯曲，偶有分枝，长 3 ~ 10cm，直径 1 ~ 2cm。表面灰棕色，有皱纹、横曲纹及残留须根，顶端具茎痕或残留茎基。质坚实，断面黄白色或灰白色，散有多数橙黄色或棕红色油室，暴露稍久，可析出白

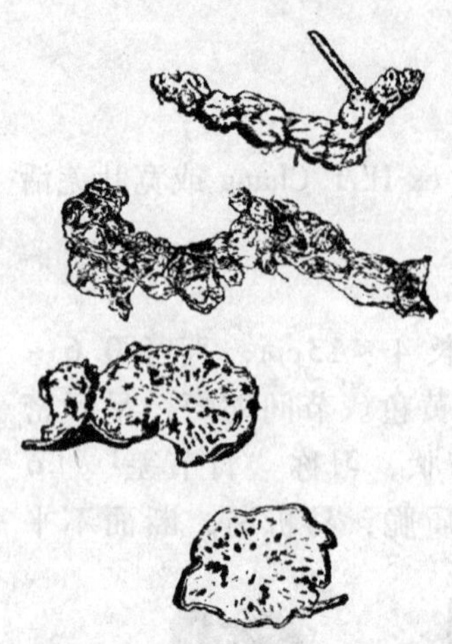
图9－32 苍术药材及饮片图

色细针状结晶。气香特异，味微甘、辛、苦（图9－32）。

北苍术 呈疙瘩块状或结节状圆柱形，长4～9cm，直径1～4cm。表面黑棕色，除去外皮者黄棕色。质较疏松，断面散有黄棕色油室。香气较淡，味辛、苦。

2. 饮片 为类圆形或条形厚片。切片边缘不整齐，周边灰棕色。切面黄白色或灰白色，散有多数橙黄色或棕红色油点（习称“朱砂点”），有的有白色细小针状结晶析出（习称“起霜”）。质坚实。气香特异，味微甘、辛、苦。

【主要成分】含挥发油等。

【品质】以个大坚实、无毛须、断面朱砂点多，香气浓者为佳。

《中国药典》规定：本品总灰分不得过7.0%。

【功能与主治】燥湿健脾，祛风散寒，明目。用于脘腹胀满，泄泻，水肿，脚气痿躄，风湿痹痛，风寒感冒，夜盲。

重 楼

【来源】本品为百合科植物云南重楼 *Paris polyphylla* Smith var. *yunnanensis*（Franch.）Hand. －Mazz. 或七叶一枝花 *Paris polyphylla* Smith var. *chinensis*（Franch.）Hara 的干燥根茎。

【产地】主产于云南、四川、广西等地。

【性状】1. 药材 呈结节状扁圆柱形，略弯曲，长5～12cm，直径1～4.5cm。表面黄棕色或灰棕色，外皮脱落处呈白色；密具层状突起的粗环纹，一面结节明显，结节上有椭圆形凹陷茎痕，另一面有疏生须根或疣状须根痕。顶端具鳞叶及茎的残基。质坚实，断面平坦，白色至浅棕色，粉性或角质。气微，味微苦、麻（图9－33）。

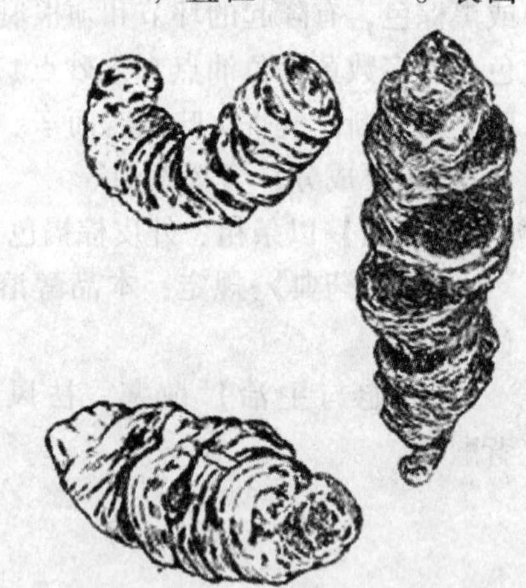
图9－33 重楼药材图

2. 饮片 为类圆形薄片。其余特征与药材相同。

【主要成分】含甾体皂苷。

【品质】以条粗、质坚实、断面色白、粉性足者为佳。

《中国药典》规定：本品含水分不得过12.0%；总灰分不得过6.0%；酸不溶性灰分不得过3.0%。本品按干燥品计算，含重楼皂苷不得少于0.80%。

【功能与主治】清热解毒，消肿止痛，凉肝定惊。用于疔疮痈肿，咽喉肿痛，毒蛇咬伤，跌扑伤痛，惊风抽搐。

虎 杖

【来源】本品为蓼科植物虎杖 *Polygonum cuspidatum* Sieb. et Zucc. 的干燥根茎及根。

【产地】主产于江苏、浙江、安徽等地。

【性状】药材　多为圆柱形短段或不规则厚片，长1～7cm，直径0.5～2.5cm。外皮棕褐色，有纵皱纹及须根痕，切面皮部较薄，木部宽广，棕黄色，射线放射状，皮部与木部较易分离。根茎髓中有隔或呈空洞状。质坚硬。气微，味微苦、涩（图9－34）。

【主要成分】含蒽醌类化合物。

【品质】以条粗、木部宽广、质坚实者为佳。

《中国药典》规定：本品按干燥品计，含大黄素不得少于0.60%；含虎杖苷不得少于0.15%。

【功能与主治】祛风利湿，散瘀定痛，止咳化痰。用于关节痹痛，湿热黄疸，经闭，癥瘕，水火烫伤，跌扑损伤，痈肿疮毒，咳嗽痰多。

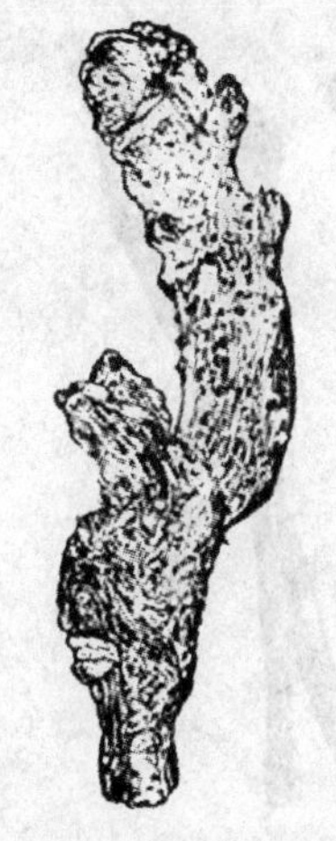
图9－34　虎杖药材图

二、圆锥形与纺锤形类

黄　芩

【来源】本品为唇形科植物黄芩 *Scutellaria baicalensis* Georgi 的干燥根。

【产地】主产于华北地区。

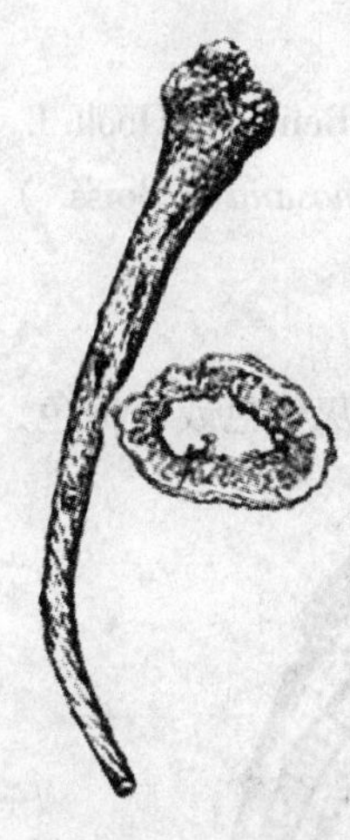
图9－35　黄芩药材及饮片图

【性状】1. 药材　呈圆锥形，扭曲，长8～25cm，直径1～3cm。表面棕黄色或深黄色，有稀疏的疣状细根痕，上部较粗糙，有扭曲的纵皱或不规则的网纹，下部有顺纹和细皱。质硬而脆，易折断，断面黄色，中间红棕色；老根中心枯朽状或中空，呈暗棕色或棕黑色。气微，味苦（图9－35）。

栽培品较细长，多有分枝。表面浅黄棕色，外皮紧贴，纵皱纹较细腻。断面黄色或浅黄色，略呈角质样。味微苦。

2. 饮片　为类圆形或不规则形薄片，外表皮黄棕色至棕褐色，切面黄棕色或黄绿色，具放射状纹理。质硬脆，味苦。

【主要成分】含黄芩苷等。

【品质】以条长、色鲜黄、中实、味苦者为佳。

《中国药典》规定：本品按干燥品计算，含黄芩苷不得少于9.0%。

【功能与主治】清热燥湿，泻火解毒，止血，安胎。用于湿温、暑温胸闷呕恶，湿热痞满，泻痢，黄疸，肺热咳嗽，高热烦渴，血热吐衄，痈肿疮毒，胎动不安。

防　风

【来源】本品为伞形科植物防风 *Saposhnikovia divaricata*（Turcz.）Schischk. 的干燥根。

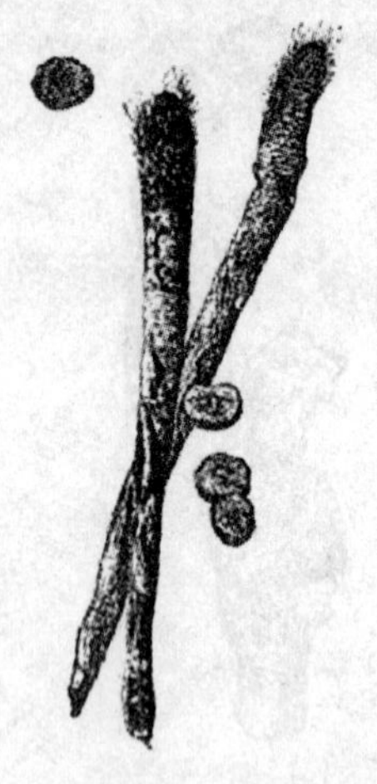

图9－36 防风药材及饮片图

【产地】主产于东北地区。

【性状】1. 药材 呈长圆锥形或长圆柱形，下部渐细，有的略弯曲，长15～30cm，直径0.5～2cm。表面灰棕色，粗糙，有纵皱纹、多数横长皮孔样突起及点状突起的细根痕。根头部有明显密集的环纹，有的环纹上残存棕褐色毛状叶基。体轻，质松，易折断，断面不平坦，皮部浅棕色，有裂隙，木部浅黄色。气特异，味微甘（图9－36）。

2. 饮片 为类圆形厚片，切面黄白色或浅黄色，木部圆形，形成层环色深，皮部浅棕色，有多数放射状裂隙及众多细小油点。具放射状纹理。质松软。气特异，味微甘。

【主要成分】含挥发油等。

【品质】以条粗壮、"蚯蚓头"明显、质松软、气味浓者为佳。

《中国药典》规定：本品按干燥品计算，含升麻素苷和5－O－甲基维斯阿米醇苷的总量不得少于0.24%。醇溶性浸出物不得少于13.0%。

【功能与主治】解表祛风，胜湿，止痉。用于感冒头痛，风湿痹痛，风疹瘙痒，破伤风。

白芷

【来源】本品为伞形科植物白芷 *Angelica dahurica*（Fisch. ex Hoffm.）Benth. et Hook. f. 或杭白芷 *Angelica dahurica*（Fisch. ex Hoffm.）Benth. et Hook. f. var. *formosana*（Boiss.）Shan et Yuan 的干燥根。

【产地】主产于浙江、四川、河北等地。

【性状】1. 药材 呈长圆锥形，长10～25cm，直径1.5～2.5cm。表面灰棕色或黄棕色，根头部钝四棱形或近圆形，具纵皱纹、支根痕及皮孔样的横向突起，有的排列成四纵行。顶端有凹陷的茎痕。质坚实，断面白色或灰白色，粉性，形成层环棕色，近方形或近圆形，皮部散有多数棕色油点。气芳香，味辛，微苦（图9－37）。

2. 饮片 为类圆形或椭圆形厚片。切面类白色，粉性，光滑，皮部宽，有多数棕色油点，形成层环棕色，圆形或类方形。周边土黄色，有横向皮孔样突起或支根痕。

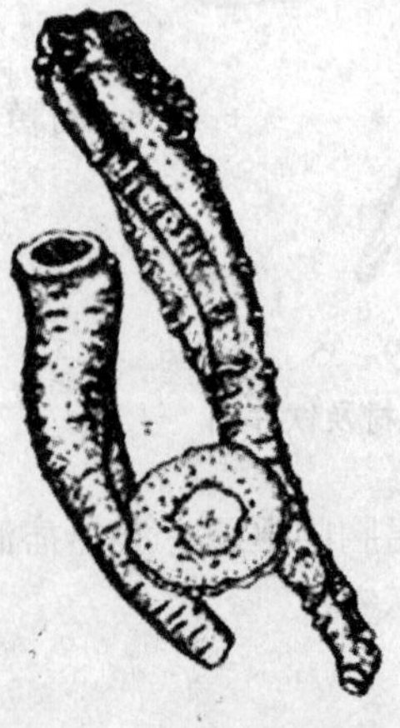

【主要成分】含挥发油等。

【品质】以条粗壮、体重、质坚实、粉性足、香气浓郁者为佳。

《中国药典》规定：本品水分不得过14.0%；总灰分不得过6.0%；酸不溶性灰分不得过1.5%；醇溶性浸出物不得少于15.0%。按干燥品计算，本品含欧前胡素不得少于0.080%。

图9－37 白芷药材及饮片图

【功能与主治】散风除湿，通窍止痛，消肿排脓。用于感冒头痛，眉棱骨痛，鼻塞，鼻渊，牙痛，白带，疮疡肿痛。

紫　草

【来源】本品为紫草科植物新疆紫草 *Arnebia euchroma*（Royle）Johnst. 或内蒙紫草 *Arnebia guttata* Bunge 的干燥根。

【产地】主产于新疆、内蒙古等地。

【性状】1. 药材　新疆紫草（软紫草）　呈不规则的长圆柱形，多扭曲，长 7～20cm，直径 1～2.5cm。表面紫红色或紫褐色，皮部疏松，呈条形片状，常 10 余层重叠，易剥落。顶端有的可见分歧的茎残基。体轻，质松软，易折断，断面不整齐，木部较小，黄白色或黄色。气特异，味微苦、涩（图 9－38）。

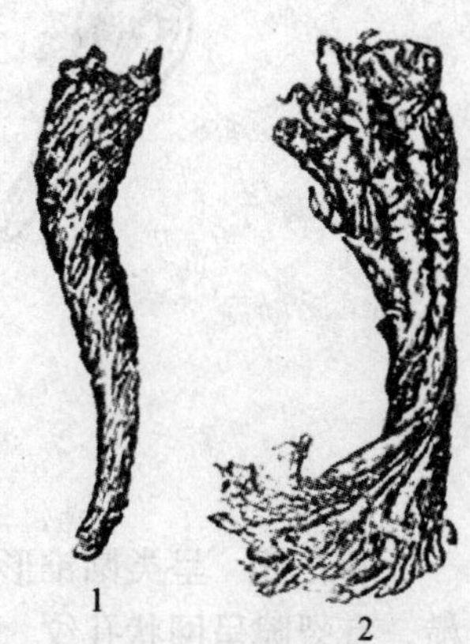

图 9－38　紫草药材图

1. 硬紫草　2. 软紫草

内蒙紫草（硬紫草）　呈圆锥形或圆柱形，扭曲，长 6～20cm，直径 0.5～4cm。根头部略粗大，顶端有残茎 1 或多个，被短硬毛。表面紫红色或暗紫色，皮部略薄，常数层相叠，易剥离。质硬而脆，易折断，断面较整齐，皮部紫红色，木部较小，黄白色。气特异，味涩。

2. 饮片　新疆紫草切片为不规则的圆柱形切片或条形片状，直径 1～2.5cm。紫红色或紫褐色。皮部深紫色。圆柱形切片，木部较小，黄白色或黄色。

内蒙紫草切片　为不规则的圆柱形切片或条形片状，有的可见短硬毛，直径 0.5～4cm，质硬而脆。紫红色或紫褐色。皮部深紫色。圆柱形切片，木部较小，灰白色或黄色。

【主要成分】含萘醌色素等。

【品质】以条长、肥大、色紫、皮厚、木心小者为佳。

《中国药典》规定：本品含羟基萘醌总色素以左旋紫草素计，不得少于 0.80%。

【功能与主治】凉血，活血，解毒透疹。用于血热毒盛，斑疹紫黑，麻疹不透，疮疡，湿疹，水火烫伤。

秦　艽

【来源】本品为龙胆科植物秦艽 *Gentiana macrophylla* Pall.、麻花秦艽 *Gentiana straminea* Maxim.、粗茎秦艽 *Gentiana crassicaulis* Duthie ex Burk. 或小秦艽 Gentiana dahurica Fisch. 的干燥根。

【产地】主产于甘肃、陕西、四川的每个地。

【性状】1. 药材　秦艽　呈类圆柱形，上粗下细，扭曲不直，长 10～30cm，直径 1～3cm。表面黄棕色或灰黄色，有纵向或扭曲的纵皱纹，顶端有残存茎基及纤维状叶鞘。质硬而脆，易折断，断面略显油性，皮部黄色或棕黄色，木部黄色。气特异，味苦、微涩（图 9－39）。

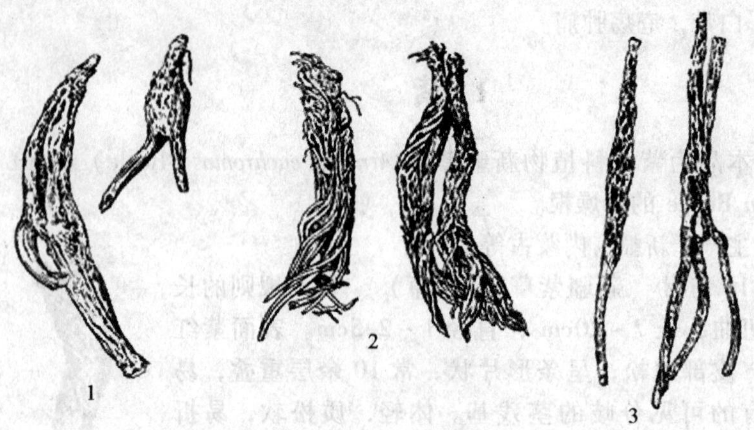

图9-39　秦艽药材图

1. 秦艽　2. 麻花艽　3. 小秦艽

麻花艽　呈类圆锥形，多由数个小根纠聚而膨大，直径可达7cm。表面棕褐色，粗糙，有裂隙呈网状孔纹。质松脆，易折断，断面多呈枯朽状。

小秦艽　呈类圆锥形或类圆柱形，长8~15cm，直径0.2~1cm。表面棕黄色。主根通常1个，残存的茎基有纤维状叶鞘，下部多分枝。断面黄白色。

2. 饮片　为横切或斜切厚片。周边表面常有扭曲的纵皱纹或裂隙。切面、气味等特征与药材相同。

【主要成分】含龙胆苦苷等。

【品质】以条粗壮、质坚实、气味浓者为佳。

《中国药典》规定：本品按干燥品计算，含龙胆苦苷不得少于2.0%。

【功能与主治】祛风湿，清湿热，止痹痛。用于风湿痹痛，筋脉拘挛，骨节酸痛，日晡潮热，小儿疳积发热。

柴　胡

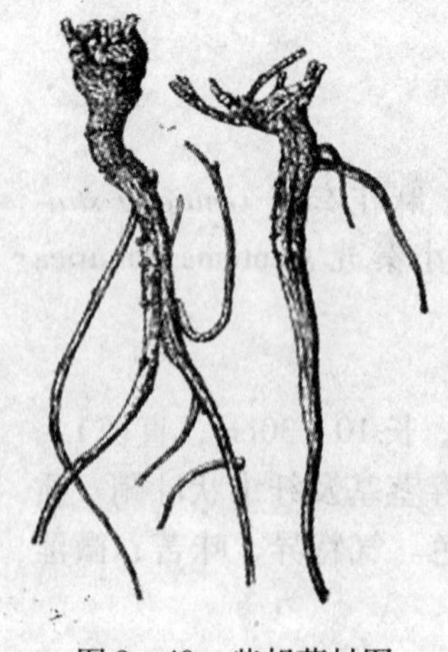

图9-40　柴胡药材图

【来源】本品为伞形科植物柴胡 *Bupleurum chinense* DC. 或狭叶柴胡 *Bupleurum scorzonerifolium* Willd. 的干燥根。按性状不同，分别习称“北柴胡”及“南柴胡”。

【产地】主产于北方各省。

【性状】1. 药材　北柴胡　呈圆柱形或长圆锥形，长6~15cm，直径0.3~0.8cm。根头膨大，顶端残留3~15个茎基或短纤维状叶基，下部分枝。表面黑褐色或浅棕色，具纵皱纹、支根痕及皮孔。质硬而韧，不易折断，断面显纤维性，皮部浅棕色，木部黄白色。气微香，味微苦（图9-40）。

南柴胡　根较细，圆锥形，顶端有多数细毛状枯叶纤维，下部多不分枝或稍分枝。表面红棕色或黑棕色，靠近根头处多具细密环纹。质稍软，易折断，断面略平坦，不显纤维性。

具败油气。

2. 饮片　为不规则横切或斜切厚片。颜色、质地、切面、气味等特征与药材相同。

【主要成分】含柴胡皂苷、挥发油等。

【品质】以条粗长、须根少，残茎短者为佳。

《中国药典》规定：总灰分不得过 8.0%；醇溶性浸出物不得少于 11.0%。

【功能与主治】和解表里，疏肝升阳。用于感冒发热，寒热往来，胸胁胀痛，月经不调，子宫脱垂，脱肛。

【注意】大叶柴胡 *Bupleurum longiradiatum* Turcz. 的干燥根茎，表面密生环节，有毒，不可当柴胡用。

三　七

【来源】本品为五加科植物三七 *Panax notoginseng*（Burk.）F. H. Chen 的干燥根及根茎。秋季花开前采挖，洗净，分开主根、支根及茎基，干燥。支根习称“筋条”，根茎习称“剪口”。

【产地】主产于云南、广西。

【性状】1. 药材　主根呈类圆锥形或圆柱形，长 1～6cm，直径 1～4cm。表面灰褐色或灰黄色，有断续的纵皱纹及支根痕。顶端有茎痕，周围有瘤状突起。体重，质坚实，断面灰绿色、黄绿色或灰白色，木部微呈放射状排列。气微，味苦回甜（图 9－41）。

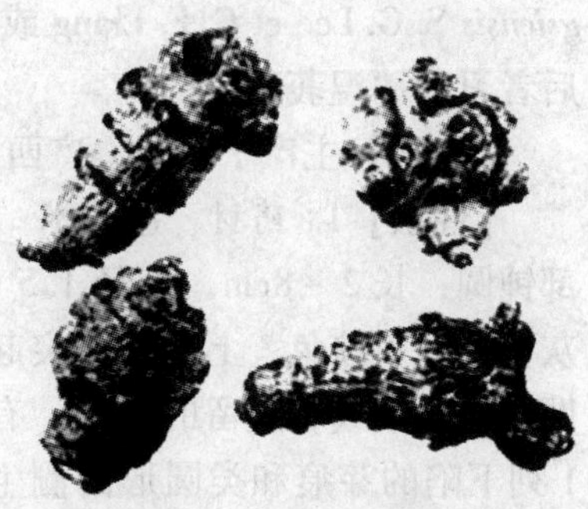

图 9－41　三七药材图

筋条呈圆柱形或圆锥形，长 2～6cm，上端直径约 0.8cm，下端直径约 0.3cm。

剪口呈不规则的皱缩块状及条状，表面有数个明显的茎痕及环纹，断面中心灰绿色或白色，边缘深绿色或灰色。

2. 饮片　碾细粉。颜色、气味等特征与药材相同。

【主要成分】含三七皂苷等。

【品质】以个大、体重、质坚实、断面灰黑、无裂隙者为佳。

《中国药典》规定：本品含水分不得过 14.0%；醇溶性浸出物不得少于 16.0%。本品按干燥品计算，含人参皂苷 Rg_1、人参皂苷 Rb_1 和三七皂苷 R_1 三者的总量不得少于 5.0%。

【功能与主治】散瘀止血，消肿定痛。用于咯血，吐血，衄血，便血，崩漏，外伤出血，胸腹刺痛，跌扑肿痛。

三　棱

【来源】本品为黑三棱科植物黑三棱 *Sparganium stoloniferum* Buch. －Ham. 的干燥块茎。

【产地】主产于江苏、河南、山东等地。

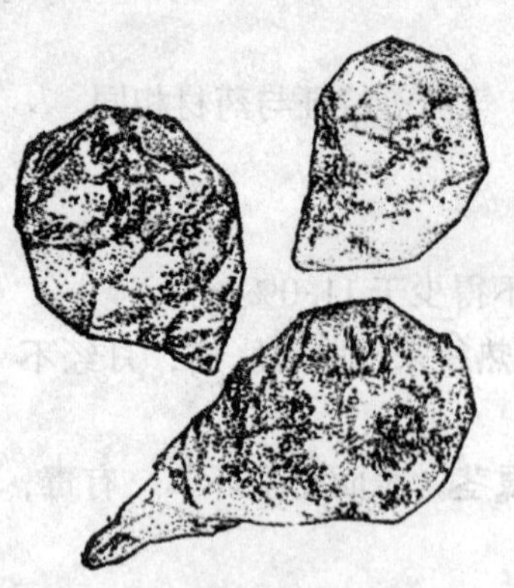
图9-42　三棱药材图

【性状】1. 药材　呈圆锥形，略扁，长2～6cm，直径2～4cm。表面黄白色或灰黄色，有刀削痕，须根痕小点状，略呈横向环状排列。体重，质坚实。气微，味淡，嚼之微有麻辣感（图9-42）。

2. 饮片　为类圆形薄片。切面灰白或黄白色，粗糙，有多数明显的筋脉点；周边灰棕色，有残留的须根或疣状突起的须根痕。质坚实。气微，味淡，嚼之微有麻辣感。

【品质】以体重、质坚实、色黄白者为佳。

《中国药典》规定：本品醇溶性浸出物不得少于7.5%。

【功能与主治】破血行气，消积止痛。用于癥瘕痞块，瘀血经闭，食积胀痛。

莪　术

【来源】本品为姜科植物蓬莪术 *Curcuma phaeocaulis* Val.、广西莪术 *Curcuma Kwangsiensis* S. G. Lee et C. F. Liang 或温郁金 *Curcuma wenyujin* Y. H. Chen et C. Ling 的干燥根茎。后者习称“温莪术”。

【产地】主产于四川、广西、浙江等地。

【性状】1. 药材　蓬莪术　呈卵圆形、长卵形、圆锥形或长纺锤形，顶端多钝尖，基部钝圆，长2～8cm，直径1.5～4cm。表面灰黄色至灰棕色，上部环节突起，有圆形微凹的须根痕或有残留的须根，有的两侧各有1列下陷的芽痕和类圆形的侧生根茎痕，有的可见刀削痕。体重，质坚实，断面灰褐色至蓝褐色，蜡样，常附有灰棕色粉末，皮层与中柱易分离，内皮层环纹棕褐色。气微香，味微苦而辛（图9-43）。

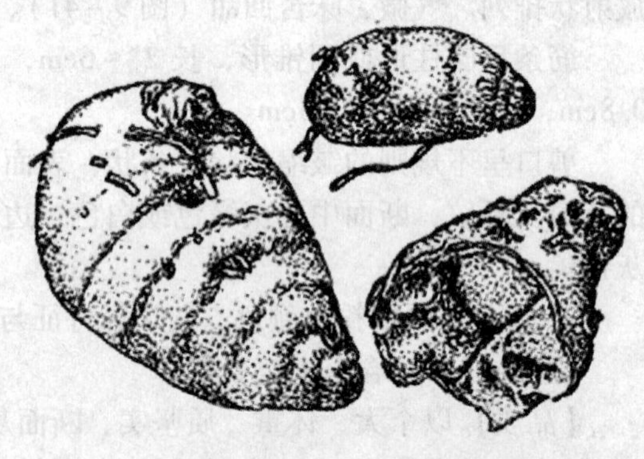
图9-43　莪术药材图

广西莪术　环节稍突起，断面黄棕色至棕色，常附有淡黄色粉末，内皮层环纹黄白色。

温莪术　断面黄棕色至棕褐色，常附有淡黄色至黄棕色粉末。气香或微香。

2. 饮片　为类圆形或椭圆形薄片。切面黄绿色或棕褐色，可见黄白色的内皮层环纹及淡黄棕色的点状维管束。周边灰黄色或黄棕色。气微香，味微苦而辛。

【主要成分】含挥发油等。

【品质】以个大、均匀、质坚实、香气者为佳。

《中国药典》规定：本品含挥发油不得少于1.5%（ml/g）。

【功能与主治】行气破血，消积止痛。用于癥瘕痞块，瘀血经闭，食积胀痛；早期宫颈癌。

川 乌

【来源】本品为毛茛科植物乌头 *Aconitum carmichaeli* Debx. 的干燥母根。

【产地】主产于四川。

【性状】1. 药材 呈不规则的圆锥形，稍弯曲，顶端常有残茎，中部多向一侧膨大，长2～7.5cm，直径1.2～2.5cm。表面棕褐色或灰棕色，皱缩，有小瘤状侧根及子根脱离后的痕迹。质坚实，断面类白色或浅灰黄色，形成层环纹呈多角形。气微，味辛辣、麻舌（图9-44）。

2. 饮片 制川乌为长三角形厚片。表面黑褐色或黄褐色，有灰棕色形成层环纹。体轻，质脆，断面有光泽。无臭，微有麻舌感。

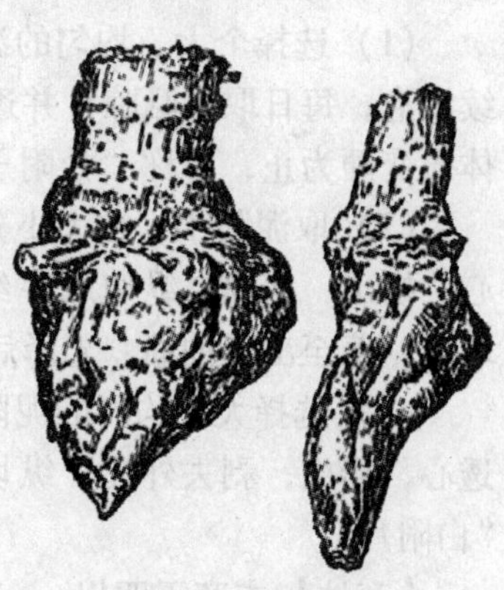

图9-44 川乌药材图

【主要成分】含乌头碱等。

【品质】以个大、饱满、质坚实、断面色白不空心者为佳。

《中国药典》规定：本品总灰分不得过9.0%；酸不溶性灰分不得过2.0%。

【功能与主治】祛风除湿，温经止痛。用于风寒湿痹，关节疼痛，心腹冷痛，寒疝作痛，麻醉止痛。

【注意】生品内服宜慎。不宜与贝母类、半夏、白及、白蔹、天花粉、瓜蒌类同用。

草 乌

【来源】本品为毛茛科植物北乌头 *Aconitum kusnezoffii* Reichb. 的干燥块根。

【产地】主产于东北、华北等地。

【性状】药材 呈不规则长圆锥形，略弯曲，长2～7cm，直径0.6～1.8cm。顶端常有残茎和少数不定根残基，有的顶端一侧有一枯萎的芽，一侧有一圆形或扁圆形不定根残基。表面灰褐色或黑棕褐色，皱缩，有纵皱纹、点状须根痕和数个瘤状侧根。质硬，断面灰白色或暗灰色，有裂隙，形成层环纹多角形或类圆形，髓部较大或中空。气微，味辛辣、麻舌（图9-45）。

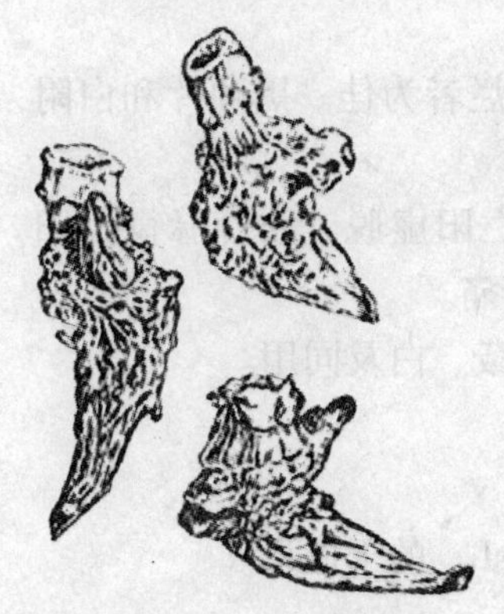

图9-45 草乌药材图

【主要成分】含乌头碱等。

【品质】以个大、质坚实、断面色白、粉性大者为佳。

《中国药典》规定：本品杂质（残茎）不得过5%；总灰分不得过6.0%；酸不溶性灰分不得过1.0%。

【功能与主治】祛风除湿，温经止痛。用于风寒湿痹，关节疼痛，心腹冷痛，寒疝作痛，麻醉止痛。

【注意】生品内服宜慎。不宜与贝母、半夏、白及、白蔹、天花粉、瓜蒌同用。

附　子

【来源】本品为毛茛科植物乌头 *Aconitum carmichaeli* Debx. 的子根的加工品。6月下旬至8月上旬采挖，除去母根、须根及泥沙，习称“泥附子”，加工成下列品种。

（1）选择个大、均匀的泥附子，洗净，浸入食用胆巴的水溶液中过夜，再加食盐，继续浸泡，每日取出晒晾，并逐渐延长晒晾时间，直至附子表面出现大量结晶盐粒（盐霜）体质变硬为止，习称“盐附子”。

（2）取泥附子，按大小分别洗净，浸入食用胆巴的水溶液中数日，连同浸液煮至透心，捞出，水漂，纵切成厚约0.5cm的片，再用水浸漂，用调色液使附片染成浓茶色，取出，蒸至出现油面、光泽后，烘至半干，再晒干或继续烘干，习称“黑顺片”。

（3）选择大小均匀的泥附子，洗净，浸入食用胆巴的水溶液中数日，连同浸液煮至透心，捞出，剥去外皮，纵切成厚约0.3cm的片，用水浸漂，取出，蒸透，晒干，习称“白附片”。

【产地】主产于四川。

【性状】药材　盐附子　呈圆锥形，长4～7cm，直径3～5cm。表面灰黑色，被盐霜，顶端有凹陷的芽痕，周围有瘤状突起的支根或支根痕。体重，横切面灰褐色，可见充满盐霜的小空隙及多角形形成层环纹，环纹内侧导管束排列不整齐。气微，味咸而麻，刺舌。

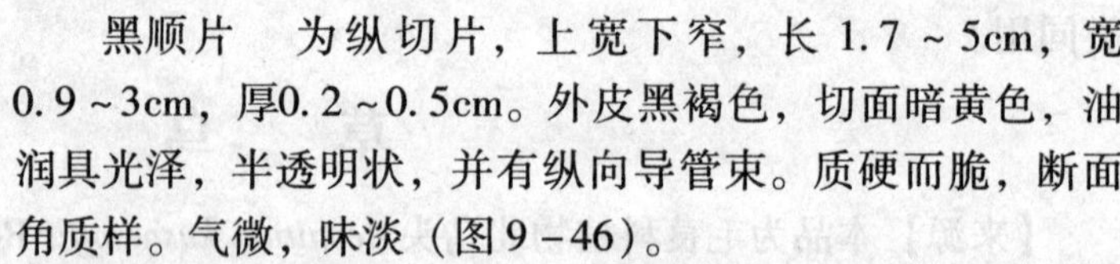

黑顺片　为纵切片，上宽下窄，长1.7～5cm，宽0.9～3cm，厚0.2～0.5cm。外皮黑褐色，切面暗黄色，油润具光泽，半透明状，并有纵向导管束。质硬而脆，断面角质样。气微，味淡（图9-46）。

白附片　无外皮，黄白色，半透明，厚约0.3cm。

图9-46　附子饮片图

【主要成分】含苯甲酰乌头胺、中乌头胺、去甲猪毛菜碱等。

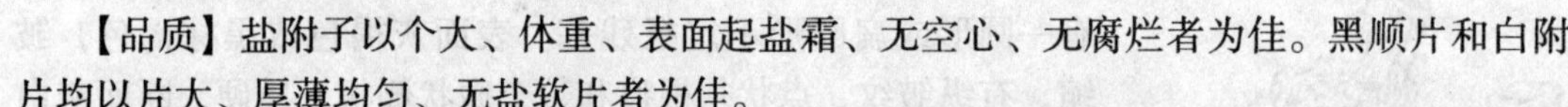

【品质】盐附子以个大、体重、表面起盐霜、无空心、无腐烂者为佳。黑顺片和白附片均以片大、厚薄均匀、无盐软片者为佳。

【功能与主治】回阳救逆，补火助阳，逐风寒湿邪。用于亡阳虚脱，肢冷脉微，阳痿，宫冷，心腹冷痛，虚寒吐泻，阴寒水肿，阳虚外感，寒湿痹痛。

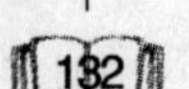

【注意】孕妇禁用，不宜与半夏、瓜蒌、天花粉、贝母、白蔹、白及同用。

玄　参

【来源】本品为玄参科植物玄参 *Scrophularia ningpoensis* HemsL. 的干燥根。

【产地】主产于浙江。

【性状】1. 药材　呈类圆柱形，中间略粗或上粗下细，有的微弯曲，长6～20cm，直径1～3cm。表面灰黄色或灰褐色，有不规则的纵沟、横长皮孔样突起及稀疏的横裂纹和须根痕。质坚实，不易折断，断面黑色，微有光泽。气特异似焦糖，味甘、微苦

(图9-47)。

2. 饮片　为类圆形或椭圆形薄片，直径1~3cm。切面黑褐色，油润柔软，可见黄白色的内皮层环纹及淡黄棕色的点状维管束。周边皱缩。气味同药材。

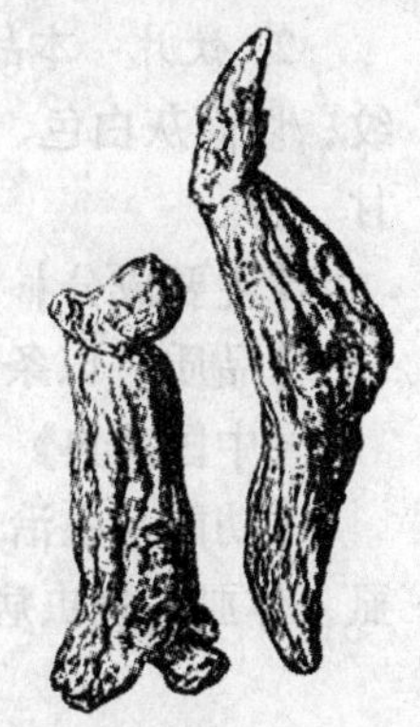

图9-47　玄参药材图

【主要成分】含哈巴俄苷。

【品质】以条粗壮、质坚实、断面乌黑者为佳。

《中国药典》规定：本品按干燥品计算，含哈巴俄苷不得少于0.050%。

【功能与主治】凉血滋阴，泻火解毒。用于热病伤阴，舌绛烦渴，温毒发斑，津伤便秘，骨蒸劳嗽，目赤，咽痛，瘰疬，白喉，痈肿疮毒。

【注意】不宜与藜芦同用。

明党参

【来源】本品为伞形科植物明党参 *Changium smyrnioides* Wolff 的干燥根。

【产地】主产于江苏、安徽、浙江等地。

【性状】1. 药材　呈细长圆柱形、长纺锤形或不规则条块，长6~20cm，直径0.5~2cm。表面黄白色或淡棕色，光滑或有纵沟纹及须根痕，有的具红棕色斑点。质硬而脆，断面角质样，皮部较薄，黄白色，有的易与木部剥离，木部类白色。气微，味淡。

2. 饮片　为类圆形或椭圆形厚片。其余特征与药材同。

【品质】以粗细均匀、完整、质坚实、色黄白、断面角质明亮者为佳。

《中国药典》规定：本品水溶性浸出物不得少于20.0%。

【功能与主治】润肺化痰，养阴和胃，平肝，解毒。用于肺热咳嗽，呕吐反胃，食少口干，目赤眩晕，疔毒疮疡。

百　部

【来源】本品为百部科植物直立百部 *Stemona sessilifolia* (Miq.) Miq.、蔓生百部 *Stemona japonica* (Bl.) Miq. 或对叶百部 *Stemona tuberosa* Lour. 的干燥块根。

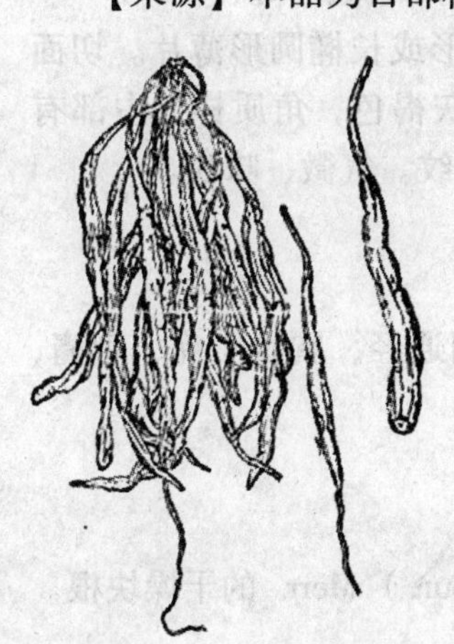

图9-48　百部药材图

【产地】主产于安徽、江苏、湖北等地。

【性状】1. 药材　直立百部　呈纺锤形，上端较细长，皱缩弯曲，长5~12cm，直径0.5~1cm。表面黄白色或淡棕黄色，有不规则深纵沟，间或有横皱纹。质脆，易折断，断面平坦，角质样，淡黄棕色或黄白色，皮部较宽，中柱扁缩。气微，味甘、苦（图9-48）。

蔓生百部　两端稍狭细，表面多不规则皱褶及横皱纹。

对叶百部　呈长纺锤形或长条形，长8~24cm，直径0.8~2cm。表面浅黄棕色至灰棕色，具浅纵皱纹或不规则纵槽。质坚实，断面黄白色至暗棕色，中柱较大，髓部类白色。

2. 饮片　本品为不规则厚片、或不规则条形斜片；表面灰白色、棕黄色，有深纵皱纹；切面灰白色、淡黄棕色或黄白色，角质样；皮部较厚、中柱扁缩。质韧软。气微、味甘、苦。

【主要成分】含百部碱等。

【品质】以条粗壮、质坚实、色黄白者为佳。

《中国药典》规定：本品水溶性浸出物不得少于50.0%。

【功能与主治】润肺下气止咳，杀虫。用于新久咳嗽，肺痨咳嗽，百日咳；外用于头虱，体虱，蛲虫病，阴痒。蜜百部润肺止咳。用于阴虚劳嗽。

郁　金

【来源】本品药材为姜科植物温郁金 *Curcuma wenyujin* Y. H. Chen et C. Ling、姜黄 *Curcuma longa* L、广西莪术 *Curcuma Kwangsiensis* S. G. Lee et C. F. Liang 或蓬莪术 *Curcuma phaeocaulis* Val. 的干燥块根。前两者分别习称"温郁金"和"黄丝郁金"，其余按性状不同习称"桂郁金"或"绿丝郁金"。

【产地】主产于浙江、四川、广西等地。

【性状】1. 药材　温郁金　呈长椭圆形或卵圆形，稍扁，有的微弯曲，两端渐尖，长3.5～7cm，直径1.2～2.5cm。表面灰褐色或灰棕色，有不规则的纵皱纹，纵皱纹隆起处色较浅。质坚实，断面灰棕色，角质样；内皮层环明显。气微香，味微苦。

黄丝郁金　呈纺锤形，有的一端细长，长2.5～4.5cm，直径1～1.5cm。表面棕灰色或灰黄色，具细皱纹。断面橙黄色，外周棕黄色至棕红色。气芳香，味辛辣（图9-49）。

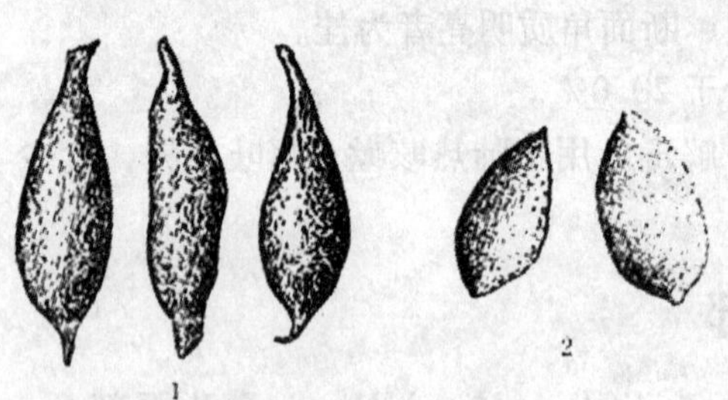

图9-49　郁金药材图
1. 黄丝郁金　2. 绿丝郁金

桂郁金　呈长圆锥形或长圆形，长2～6.5cm，直径1～1.8cm。表面具疏浅纵纹或较粗糙网状皱纹。气微，味微辛、苦。

绿丝郁金　呈长椭圆形，较粗壮，长1.5～3.5cm，直径1～1.2cm。气微，味淡。

2. 饮片　为类圆形或长椭圆形薄片。切面橙黄色、浅灰黄色或灰褐色，角质样，中部有颜色较浅的内皮层环。周边灰棕色至灰褐色。具纵直或杂乱的皱纹。气微、味淡。

【主要成分】含挥发油等。

【品质】以个大肥满、质坚实、外皮皱纹细者为佳。

【功能与主治】行气化瘀，清心解郁，利胆退黄。用于经闭通经，胸腹胀痛、刺痛，热病神昏，癫痫发狂，黄疸尿赤。

天　冬

【来源】本品为百合科植物天冬 *Asparagus cochinchinensis*（Lour.）Merr. 的干燥块根。

【产地】主产于贵州、四川、广西等地。

【性状】1. 药材　呈长纺锤形，略弯曲，长5～18cm，直径0.5～2cm。表面黄白色至淡黄棕色，半透明，光滑或具深浅不等的纵皱纹，偶有残存的灰棕色外皮。质硬或柔润，有黏性，断面角质样，中柱黄白色。气微，味甜、微苦（图9-50）。

2. 饮片　为类圆形或长椭圆形薄片。切面淡黄白色或淡黄棕色，角质样，半透明，有黏性，中心黄白色。味甘、微苦。

【主要成分】含甾体皂苷、氨基酸、天冬多糖等。

【品质】以肥满、粗长、黄白色、半透明者为佳。

《中国药典》规定：本品醇溶性浸出物不得少于80.0%。

【功能与主治】养阴润燥，清肺生津。用于肺燥干咳，顿咳痰黏，咽干口渴，肠燥便秘。

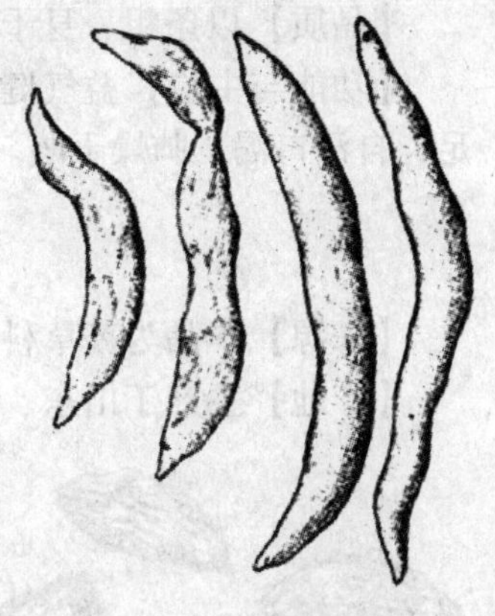

图9-50　天冬药材图

麦　冬

【来源】本品为百合科植物麦冬 *Ophiopogon japonicus*（Thunb.）Ker-Gawl. 的干燥块根。

【产地】主产于浙江、四川等地。

【性状】药材　呈纺锤形，两端略尖，长1.5~3cm，直径0.3~0.6cm。表面黄白色或淡黄色，有细纵纹。质柔韧，断面黄白色，半透明，中柱细小。气微香，味甘、微苦（图9-51）。

【主要成分】麦冬皂苷等。

【品质】以个大、黄白色、半透明、质柔韧、嚼之发黏者为佳。

《中国药典》规定：本品水溶性浸出物于60.0%。水分不得过18.0%。

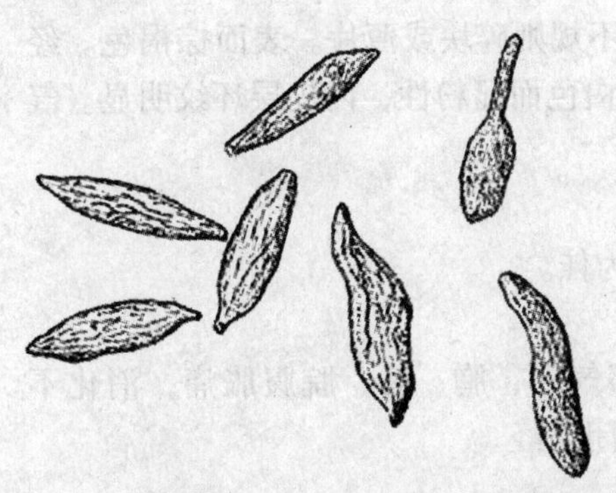

图9-51　麦冬药材图

【功能与主治】养阴生津，润肺清心。用于肺燥干咳。虚痨咳嗽，津伤口渴，心烦失眠，内热消渴，肠燥便秘；咽白喉。

太 子 参

【来源】本品为石竹科植物孩儿参 *Pseudostellaria heterophylla*（Miq.）Pax ex Pax et Hoffm. 的干燥块根。

【产地】主产于江苏、安徽、山东等地。

【性状】药材　呈细长纺锤形或细长条形，稍弯曲，长3~10cm，直径0.2~0.6cm。表面黄白色，较光滑，微有纵皱纹，凹陷处有须根痕。顶端有茎痕。质硬而脆，断面平坦，淡黄白色，角质样；或类白色，有粉性。气微，味微甘（图9-52）。

【主要成分】含皂苷、多种氨基酸等。

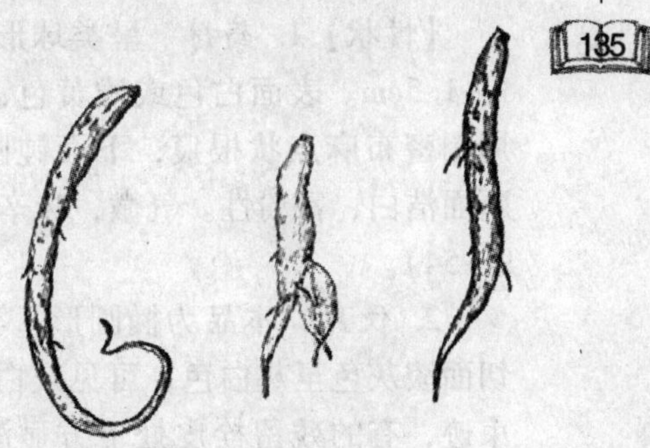

图9-52　太子参药材图

【品质】以条粗、身干饱满、色黄白、无须根者为佳。

【功能与主治】益气健脾，生津润肺。用于脾虚体倦，食欲不振，病后虚弱，气阴不足，自汗口渴，肺燥干咳。

香　附

【来源】本品为莎草科植物莎草 *Cyperus rotundus* L. 的干燥根茎。

【产地】主产于山东、浙江、福建等地。

【性状】1. 药材　多呈纺锤形，有的略弯曲，长 2～3.5cm，直径 0.5～1cm。表面棕褐色或黑褐色，有纵皱纹，并有 6～10 个略隆起的环节，节上有未除净的棕色毛须及须根断痕；去净毛须者较光滑，环节不明显。质硬，经蒸煮者断面黄棕色或红棕色，角质样；生晒者断面色白而显粉性，内皮层环纹明显，中柱色较深，点状维管束散在。气香，味微苦（图 9－53）。

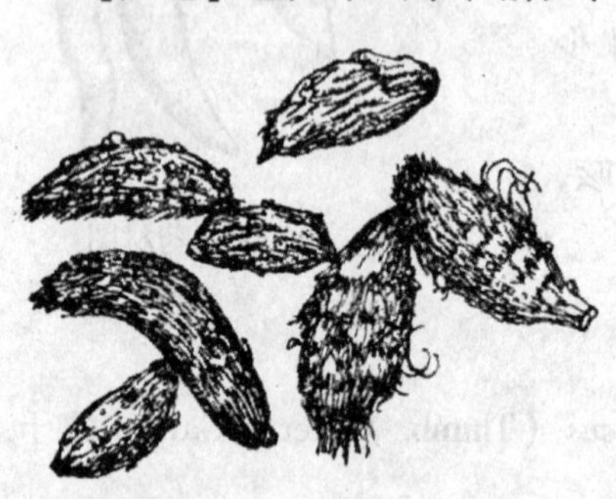

图 9－53　香附药材图

2. 饮片　为不规则碎块或薄片。表面棕褐色。经蒸煮者内心黄棕色或红棕色，角质样；生晒者内心黄白色而显粉性，内皮层环纹明显。气香，味微苦。

【主要成分】含挥发油等。

【品质】以个大、去尽毛须、质坚实、香气浓者为佳。

《中国药典》规定：本品总灰分不得过 4.0%。

【功能与主治】行气解郁，调经止痛。用于肝郁气滞，胸、胁、脘腹胀痛，消化不良，胸脘痞闷，寒疝腹痛，乳房胀痛，月经不调，经闭痛经。

三、类球形及块状类

半　夏

【来源】本品为天南星科植物半夏 *Pinellia ternata*（Thunb.）Breit. 的干燥块茎。

【产地】主产于四川、湖北、河北等地。

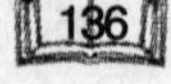

【性状】1. 药材　呈类球形，有的稍偏斜，直径 1～1.5cm。表面白色或浅黄色，顶端有凹陷的茎痕，周围密布麻点状根痕；下面钝圆，较光滑。质坚实，断面洁白，富粉性。气微，味辛辣、麻舌而刺喉（图 9－54）。

2. 饮片　本品为椭圆形、类圆形或不规则片状，切面淡灰色至灰白色，可见灰白色点状或短线状维管束迹，有的残留栓皮处下方显淡紫红色斑纹。质脆，易折断，断面略呈角质样。气微，味微涩、微有麻

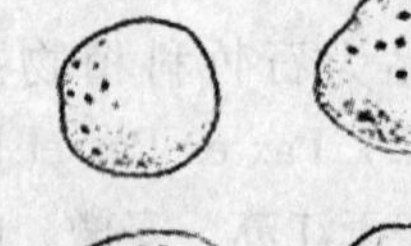
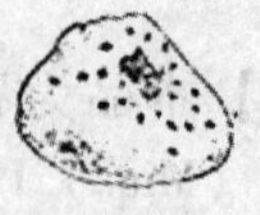
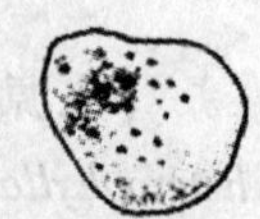
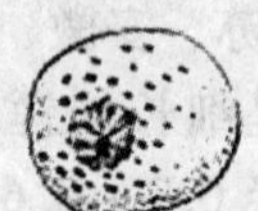
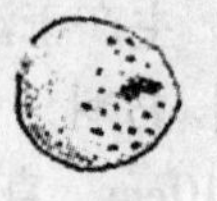
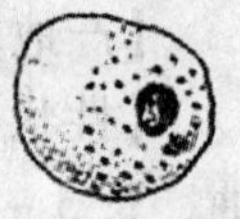
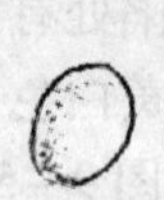
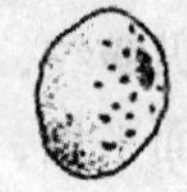
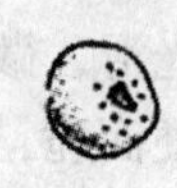

图 9－54　半夏药材图

舌感。

【品质】以色白、质坚实、粉性足者为佳。

【功能与主治】燥湿化痰，降逆止呕，消痞散结。用于痰多咳喘，痰饮眩悸，风痰眩晕，痰厥头痛，呕吐反胃，胸脘痞闷，梅核气；生用外治痈肿痰核。姜半夏多用于降逆止呕。

【注意】① 不宜与乌头类药材同用。② 与水半夏区别：水半夏为天南星科植物鞭檐犁头尖 *Typhonium fulagelliforme*（Lodd.）Blume 的干燥块茎。药材呈椭圆形、圆锥形或半圆形，高0.8～3cm。直径0.5～1.5cm。表面类白色或浅黄色，有多数隐约可见的点状根痕，上端类圆形，下端略尖。质坚实，断面白色，粉性。气微，味辛辣、麻舌而刺喉。本品有燥湿化痰的功效，但无降逆止呕作用，故不能作半夏药用。

天南星

【来源】本品为天南星科植物天南星 *Arisaema erubescens*（Wall.）Schott.、异叶天南星 *Arisaema heterophyllum* Bl. 或东北天南星 *Arisaema amurense* Maxim. 的干燥块茎。

【产地】全国大部分地区有产。

【性状】1. 药材　呈扁球形，高1～2cm，直径1.5～6.5 cm 。表面类白色或淡棕色光滑，顶端有凹陷的茎痕，周围有麻点状根痕，有的块茎周边有小扁球状侧芽。质坚硬，不易破碎，断面不平坦，白色，粉性。气微辛，味麻辣。

2. 饮片　制南星为类圆形薄片。切面淡黄褐色，半透明角质样，光滑。质坚脆。微臭，味辛。

【品质】以个大、色白、粉性足者为佳。

【功能与主治】燥湿化痰，祛风止痉，散结消肿。用于顽痰咳嗽，风痰眩晕，中风痰壅，口眼歪斜，半身不遂，癫痫，惊风，破伤风。生用外治痈肿，蛇虫咬伤。

白附子

【来源】本品为天南星科植物独角莲 *Typhonium giganteum* Engl. 的干燥块茎。

【产地】主产于河南、甘肃、湖北等地。

【性状】药材　呈椭圆形或卵圆形，长2～5cm，直径1～3cm。表面白色至黄白色，略粗糙，有环纹及须根痕，顶端有茎痕或芽痕。质坚硬，断面白色，粉性。气微，味淡、麻辣刺舌（图9－55）。

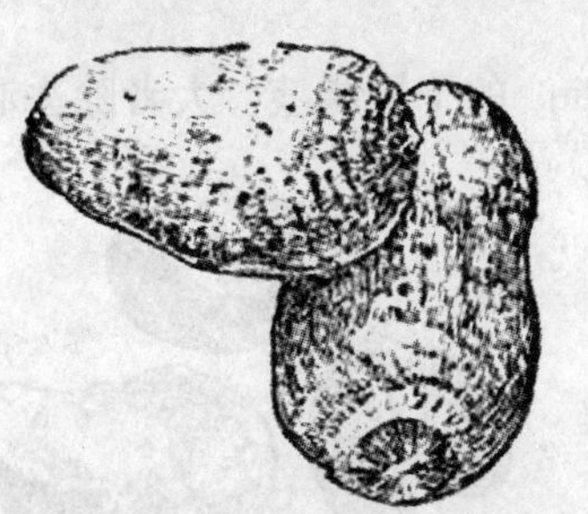
图9－55　白附子药材图

2. 饮片　为类圆形或椭圆形厚片，周边淡棕色，切面黄色，角质。味淡，微有麻舌感。

【品质】以个大、色白、质坚实、粉性足者为佳。

【功能与主治】祛风痰，定惊搐，解毒散结止痛。用于中风痰壅，口眼歪斜，语言涩謇，痰厥头痛，偏正头痛，喉痹咽痛，破伤风；外治瘰疬痰核，毒蛇咬伤。

川　贝　母

【来源】本品为百合科植物川贝母 *Fritillaria cirrhosa* D. Don、暗紫贝母 *Fritillaria unibracteata* Hsiao et K. C. Hsia、甘肃贝母 *Fritillaria przewalskii* Maxim. 或梭砂贝母 *Fritillaria delavayi* Franch. 的干燥鳞茎。前三者按性状不同分别习称“松贝”和“青贝”，后者习称“炉贝”。

【产地】主产于四川、青海、甘肃等地。

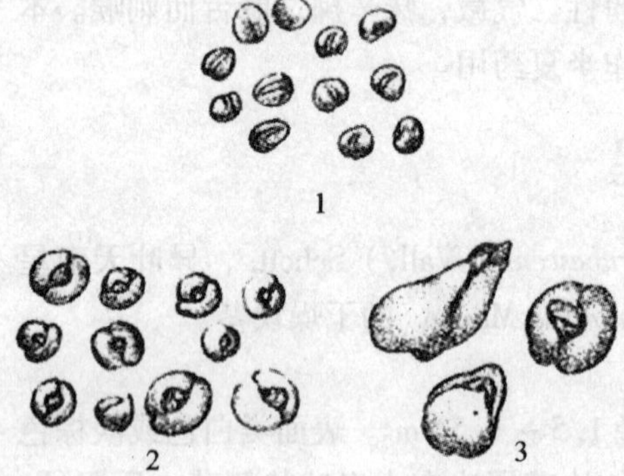

图 9－56　川贝母药材图

1. 松贝　2. 青贝　3. 炉贝

【性状】药材　松贝　呈类圆锥形或近球形，高 0.3～0.8cm，直径 0.3～0.9cm。表面类白色。外层鳞叶 2 瓣，大小悬殊，大瓣紧抱小瓣，未抱部分呈新月形，习称“怀中抱月”；顶部闭合，内有类圆柱形、顶端稍尖的心芽和小鳞叶 1～2 枚；先端钝圆或稍尖，底部平，微凹入，中心有 1 灰褐色的鳞茎盘，偶有残存须根。质硬而脆，断面白色，富粉性。气微，味微苦（图9－56）。

青贝　呈类扁球形，高 0.4～1.4cm，直径 0.4～1.6cm。外层鳞叶 2 瓣，大小相近，相对抱合，顶部开裂，内有心芽和小鳞叶2～3 枚及细圆柱形的残茎。

炉贝　呈长圆锥形，高 0.7～2.5cm，直径 0.5～2.5cm。表面类白色或浅棕黄色，有的具棕色斑点。外层鳞叶 2 瓣，大小相近，顶部开裂而略尖，基部稍尖或较钝。

【主要成分】主要含多种甾体类生物碱，如西贝碱等。

【品质】以个小、色白、质坚实、粉性足者为佳。

《中国药典》规定：本品水分不得过 15.0%；总灰分不得过 5.0%；酸不不得过 0.5% 。醇溶性浸出物不得少于 9.0%。

【功能与主治】清热润肺，化痰止咳。用于肺热燥咳，干咳少痰，阴虚劳嗽，咯痰带血。

浙　贝　母

【来源】本品为百合科植物川贝母 *Fritillaria thunbergii* Miq. 的干燥鳞茎。大者除去心芽，习称“大贝”；小者不去心芽，习称“珠贝”；趁鲜切成厚片，洗净，干燥者，习称“浙贝片”。

【产地】主产于浙江。

【性状】1. 药材　大贝　为鳞茎外层单瓣鳞叶，略呈新月形，高 1～2cm，直径 2～3.5cm。外表面类白色至淡黄色，内表面白色至淡棕色，被有白色粉末。质硬而脆，断面白色，富粉性。气微，味微苦（图 9－57）。

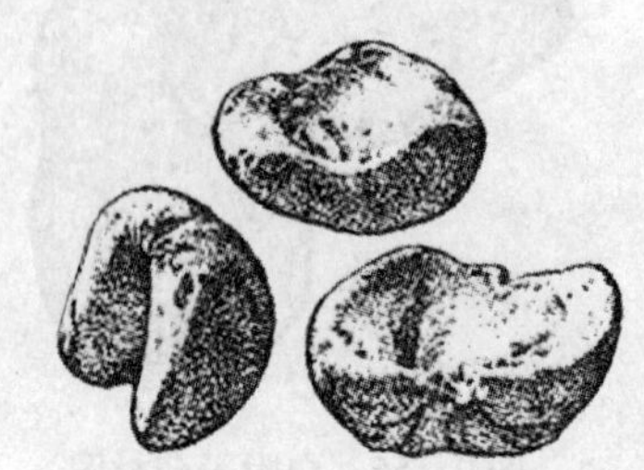

图 9－57　浙贝母药材图

珠贝　为完整的鳞茎，呈扁圆形，高1～1.5cm，直径1～2.5cm。表面类白色，外层鳞叶2瓣，肥厚，略似肾形，大小相近，相对抱合，内有小鳞叶2～3枚及干缩的残茎。

浙贝片　为鳞茎外层单瓣鳞叶切成的片。呈椭圆形或类圆形，直径1～2cm，边缘表面淡黄色，切面平坦，粉白色。质脆，易折断，断面粉白色，富粉性。

【主要成分】主要含多种甾体类生物碱，如浙贝母碱碱等。

【品质】以鳞叶肥厚、质坚实、粉性足、断面色白者为佳。

【功能与主治】清热散结，化痰止咳。用于风热犯肺，痰火咳嗽，肺痈，乳痈，瘰疬，疮毒。

延胡索（元胡）

【来源】本品为罂粟科植物延胡索 *Corydalis yanhusuo* W. T. Wang 的干燥块茎。

【产地】主产于浙江、湖北、湖南等地。

【性状】1. 药材　呈不规则的扁球形，直径0.5～1.5cm。表面黄色或黄褐色，有不规则网状皱纹。顶端有略凹陷的茎痕，底部常有疙瘩状凸起。质硬而脆，断面黄色，角质样，有蜡样光泽。气微，味苦（图9－58）。

2. 饮片　为圆形厚片或不规则碎颗粒。切面、气味同药材。

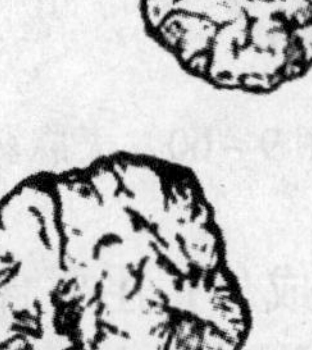

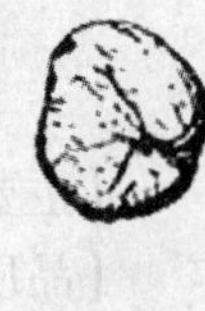

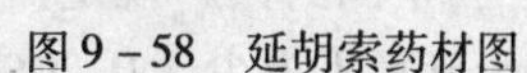

图9－58　延胡索药材图

【主要成分】主要含生物碱（延胡索乙素）等。

【品质】以个大、饱满、质坚实、色黄、断面黄亮者为佳。

《中国药典》规定：本品总灰分不得过4.0%；酸不溶性灰分不得过1.5%；醇溶性浸出物不得少于13.0%。本品按干燥计算，含延胡索乙素不得少于0.050%。

【功能与主治】活血，利气，止痛。用于胸胁、脘腹疼痛，经闭痛经，产后瘀阻，跌扑肿痛。

泽　泻

【来源】本品为泽泻科植物泽泻 *Alisma orientalis*（Sam.）Juzep. 的干燥块茎。

【产地】主产于四川、福建等地。

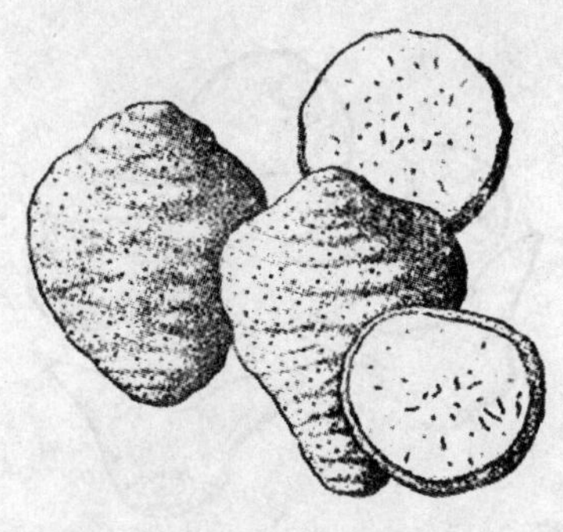

图9－59　泽泻药材及饮片图

【性状】1. 药材　呈类球形、椭圆形或卵圆形，长2～7cm，直径2～6cm。表面黄白色或淡黄棕色，有不规则的横向环状浅沟纹及多数细小突起的须根痕，有的底部有瘤状芽痕。质坚实，断面黄白色，粉性，有多数细孔。气微，味微苦（图9－59）。

2. 饮片　为圆形厚片。其他特征与药材相同。

【主要成分】主要含泽泻醇等。

【品质】以个大、坚实、色黄白、粉性大者为佳。

《中国药典》规定：本品总灰分不得过5.0%；酸不溶性灰分不得过0.5%。

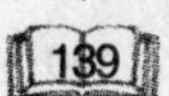

【功能与主治】利小便，清湿热。用于小便不利，水肿胀满，泄泻尿少，热淋涩痛等。

天 麻

【来源】本品为兰科植物天麻 *Gastrodia elata* Bl. 的干燥块茎。

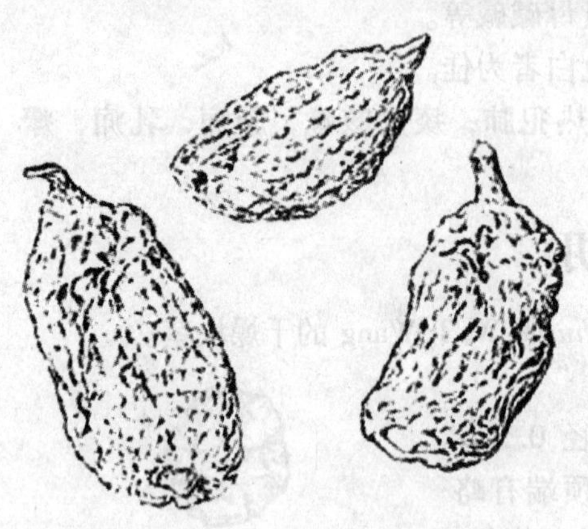

图9-60 天麻药材图

【产地】主产于四川、陕西、云南等地。

【性状】1. 药材 呈椭圆形或长条形，略扁，皱缩而稍弯曲，长3~15cm，宽1.5~6cm，厚0.5~2cm。表面黄白色至淡黄棕色，有纵皱纹及由潜伏芽排列而成的横环纹多轮，有时可见棕褐色菌索。顶端有红棕色至深棕色鹦嘴状的芽或残留茎基；另端有圆脐形瘢痕。质坚硬，不易折断，断面较平坦，黄白色至淡棕色，角质样。气微，味甘（图9-60）。

2. 饮片 为不规则薄片，角质样，半透明，有光泽，切面黄白色或淡棕色。表面棕褐色。质脆。气特异味淡。

【主要成分】主要含天麻苷等。

【品质】以个大饱满、质坚实沉重、断面明亮，无空心者为佳。

《中国药典》规定：本品水分不得过15.0%；总灰分不得过4.5%。按干燥品计算，含天麻素不得少于0.20%。

【功能与主治】平肝息风止痉。用于头痛眩晕，肢体麻木，小儿惊风，癫痫抽搐，破伤风。

白 及

【来源】本品为兰科植物白及 *Bletilla striata*（Thunb.）Reichb. f. 的干燥块茎。

【产地】主产于贵州、四川、湖南等地。

【性状】1. 药材 呈不规则扁圆形，多有2~3个爪状分枝，长1.5~5cm，厚0.5~1.5cm。表面灰白色或黄白色，有数圈同心环节和棕色点状须根痕，上面有突起的茎痕，下面有连接另一块茎的痕迹。质坚硬，不易折断，断面类白色，角质样。气微，味苦，嚼之有黏性（图9-61）。

2. 饮片 为不规则薄片。切面、气味同药材。

【主要成分】主要含白及胶等。

【品质】以个大、饱满、色白、半透明、质坚实者为佳。

《中国药典》规定：本品水分不得过15.0%；总灰分不得过不得过5.0%；酸不溶性灰分1.5%。

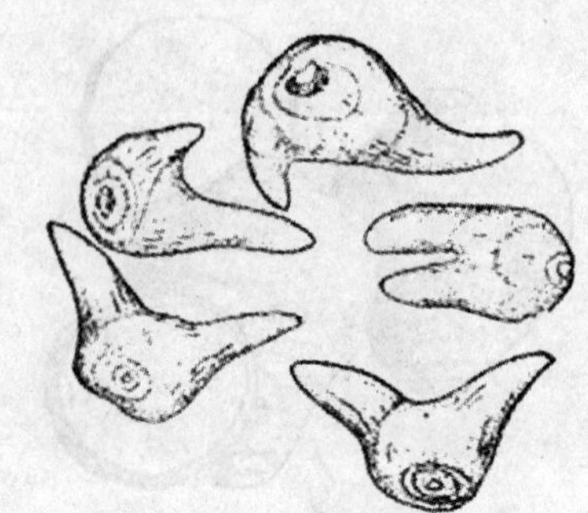

图9-61 白及药材图

【功能与主治】收敛止血，消肿生肌。用于咯血吐血，外伤出血，疮疡肿毒，皮肤皲裂；肺结核咳血，溃瘀病出血。

川　　芎

【来源】本品为伞形科植物川芎 *Ligusticum chuanxiong* Hort. 的干燥根茎。

【产地】主产于四川地区。

【性状】1. 药材　为不规则结节状拳形团块，直径2～7cm。表面黄褐色，粗糙皱缩，有多数平行隆起的轮节，顶端有凹陷的类圆形茎痕，下侧及轮节上有多数小瘤状根痕。质坚实，不易折断，断面黄白色或灰黄色，散有黄棕色的油室，形成层环呈波状。气浓香，味苦、辛，稍有麻舌感，微回甜（图9－62）。

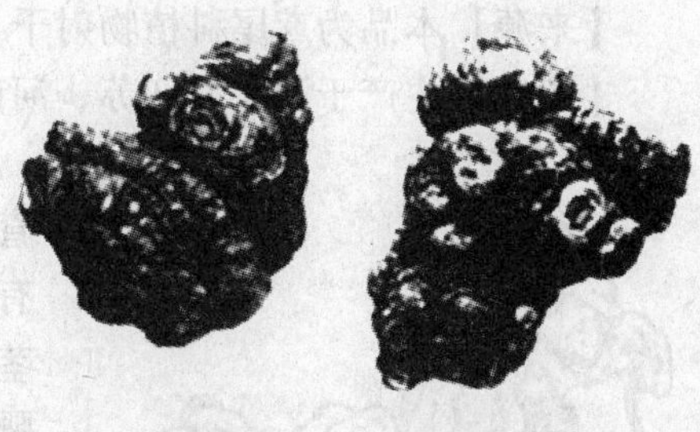

图9－62　川芎药材图

2. 饮片　为不规则形薄片（习称“蝴蝶片”）。横切片切面黄白色或灰黄色，可见波状环纹，散有黄棕色油点；周边粗糙不整齐，黑褐色。具特异香气，味苦、辛。纵切片边缘不整齐，呈分枝状。其他特征与横切片同。

【主要成分】主要含挥发油、生物碱等。

【品质】以个大、质坚实、断面色黄白、油性大、香气浓者为佳。

《中国药典》规定：本品总灰分不得过6.0%；酸不溶性灰分不得过2.0%；醇溶性浸出物不得少于12.0%。

【功能与主治】活血行气，祛风止痛。用于月经不调，经闭痛经，癥瘕腹痛，胸胁刺痛，跌扑肿痛，头痛，风湿痹痛。

白　术

【来源】本品为菊科植物白术 *Atractylodes macrocephala* Koidz. 的干燥根茎。

【产地】主产于浙江、湖南等地。

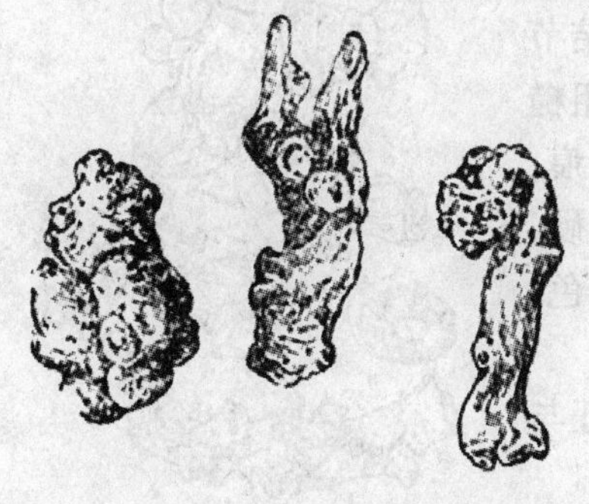

图9－63　白术药材图

【性状】1. 药材　为不规则的肥厚团块，长3～13cm，直径1.5～7cm。表面灰黄色或灰棕色，有瘤状突起及断续的纵皱和沟纹，并有须根痕，顶端有残留茎基和芽痕。质坚硬不易折断，断面不平坦，黄白色至淡棕色，有棕黄色的点状油室散在；烘干者断面角质样，色较深或有裂隙。气清香，味甘、微辛，嚼之略带黏性（图9－63）。

2. 饮片　为不规则厚片。切面黄白色或淡棕色，粗糙不平，中间色较深，有放射状纹理和棕色小点；周边灰棕色或灰黄色，有皱纹和瘤状突起。质坚实。气清香，味甘、微辛。

【主要成分】主要含挥发油等。

【品质】以个大、身长、体重、质坚实、断面色黄白、无空心、香气浓者为佳。

《中国药典》规定：本品总灰分不得过5.0%；酸不溶性灰分不得过1.0%。

【功能与主治】健脾益气，燥湿利水，止汗，安胎。用于脾虚食少，腹胀泄泻，痰饮眩悸，水肿，自汗，胎动不安。土白术健脾，和胃，安胎。用于脾虚食少，泄泻便溏，胎动不安。

射　干

【来源】本品为鸢尾科植物射干 *Belamcanda chinensis*（L.）DC. 的干燥根茎。

【产地】主产于湖北、江苏、河南等地。

【性状】1. 药材　呈不规则结节状，长 3～10cm，直径 1～2cm。表面黄褐色、棕褐色或黑褐色，皱缩，有较密的环纹。上面有数个圆盘状凹陷的茎痕，偶有茎基残存；下面有残留细根及根痕。质硬，断面黄色，颗粒性。气微，味苦、微辛（图 9－64）。

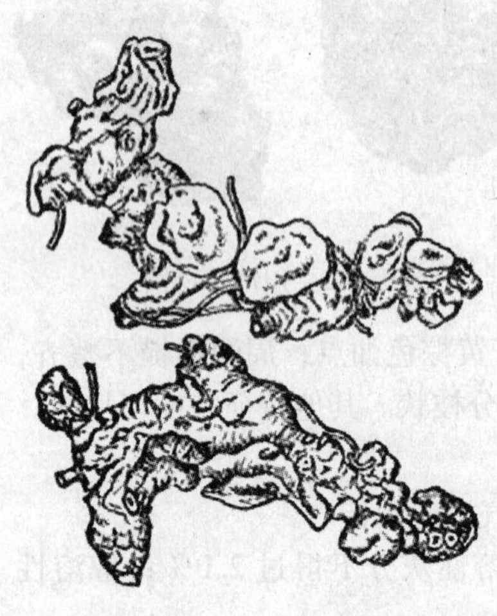

图 9－64　射干药材图

2. 饮片　为不规则形或长条形薄片，切面黄色。

【主要成分】主要含挥发油等。

【品质】以个大、去尽毛须、质坚实、香气浓者为佳。

《中国药典》规定：本品按干燥品计算，含次野鸢尾黄素不得少于 0.10%。醇溶性浸出物不得少于 18.0%。

【功能与主治】清热解毒，消痰，利咽。用于热毒痰火郁结，咽喉肿痛，痰涎壅盛，咳嗽气喘。

升　麻

【来源】本品为毛茛科植物大三叶升麻 *Cimicifuga heracleifolia* Kom.、兴安升麻 *Cimicifuga dahurica*（Turcz.）Maxim. 或升麻 *Cimicifuga foetida* L. 的干燥根茎。

【产地】主产于东北、华北、西北等地。

【性状】1. 药材　为不规则的长形块状，多分枝，呈结节状，长 10～20cm，直径 2～4cm。表面黑褐色或棕褐色，粗糙不平，有坚硬的细须根残留，上面有数个圆形空洞的茎基痕，洞内壁显网状沟纹；下面凹凸不平，具须根痕。体轻，质坚硬，不易折断，断面不平坦，有裂隙，纤维性，黄绿色或淡黄白色。气微，味微苦而涩（图 9－65）。

2. 饮片　为不规则形厚片。颜色、切面、气味等特征与药材同。

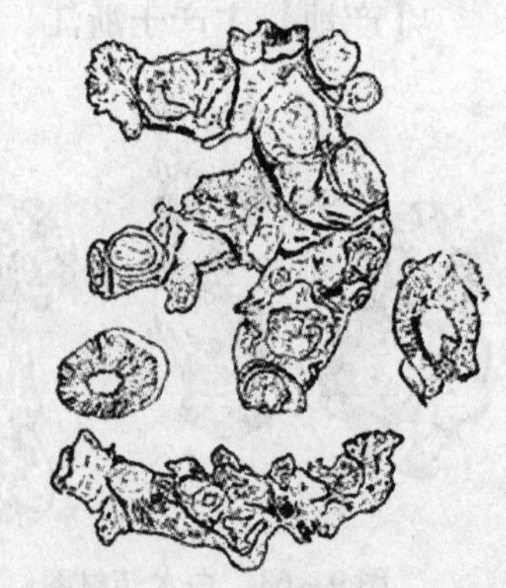

图 9－65　升麻药材及饮片图

【品质】以粗大、质坚、表面黑褐色、断面黄绿色、无须根者为佳。

《中国药典》规定：本品杂质不得过 5% 水分不得过 13.0%；总灰分不得过 8.0%；酸不溶性灰分不得过 4.0%；醇溶性浸出物不得少于 17.0%。本品按干燥品计算，含异阿魏酸不得少于 0.10%。

【功能与主治】发表透疹，清热解毒，升举阳气。用于风热头痛，齿痛，口疮，咽喉肿痛，麻疹不透，阳毒发斑；脱肛，子宫脱垂。

四、马尾状及片状类

细　辛

【来源】本品为马兜铃科植物北细辛 *Asarum heterotropoides* Fr. Schmidt var. *mandshuricum*（Maxim.）Kitag.、汉城细辛 *Asarum sieboldii* Miq. var. *seoulense* Nakai 或华细辛 *Asarum sieboldii* Miq. 的根及根茎。前二种习称“辽细辛”。

【产地】主产于东北、华北、西北等地。

【性状】1. 药材　北细辛　常卷缩成团。根茎横生呈不规则圆柱状，具短分枝，长1～10cm，直径0.2～0.4cm；表面灰棕色，粗糙，有环形的节，节间长0.2～0.3cm，分枝顶端有碗状的茎痕。根细长，密生节上，长10～20cm，直径0.1cm；表面灰黄色，平滑或具纵皱纹，有须根及须根痕；质脆，易折断，断面平坦，黄白色或白色。气辛香，味辛辣、麻舌（图9－66）。

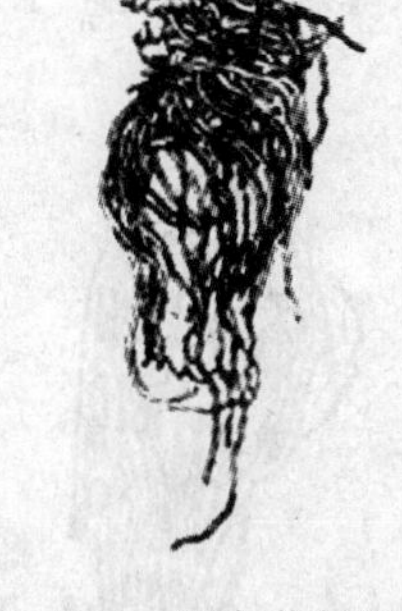

图9－66　细辛药材图

汉城细辛　根茎直径0.1～0.5cm，节间长0.1～1cm。

华细辛　根茎长5～20cm，直径0.1～0.2cm，节间长0.2～1cm。气味较弱。

2. 饮片　为不规则小段。颜色、粗细、气味等特征与药材同。

【主要成分】主要含挥发油等。

【品质】以须根干燥细长、色灰黄、味辛辣麻舌者为佳。

《中国药典》规定：本品含挥发油不得少于2.0%（ml/g）。

【功能与主治】祛风散寒，通窍止痛，温肺化饮。用于风寒感冒，头痛，牙痛，鼻塞鼻渊，风湿痹痛，痰饮喘咳。

【注意】不宜与藜芦同用。

紫　菀

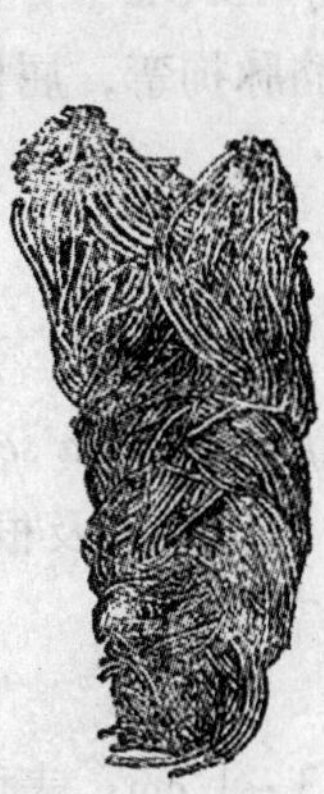

【来源】本品为菊科植物紫菀 *Aster tataricus* L. f. 的干燥根及根茎。

【产地】主产于河北、安徽等地。

【性状】1. 药材　根茎呈不规则块状，大小不一，顶端有茎、叶的残基，质稍硬。根茎簇生多数细根，长3～15cm，直径0.1～0.3cm，多编成辫状；表面紫红色或灰红色，有纵皱纹；质较柔韧。气微香，味甜、微苦（图9－67）。

2. 饮片　为不规则形厚片或小段。颜色、质地、切面、气味等特征与药材同。

图9－67　紫菀药材图

【主要成分】主要含紫菀酮等。

【品质】以根长、色紫、质柔韧、味甜者为佳。

《中国药典》规定：本品总灰分不得过15.0%；酸不溶性灰分不得过8.0%。按干燥品计算，含紫菀酮不得少于0.10%。

【功能与主治】润肺下气，消痰止咳。用于痰多喘咳，新久咳嗽，劳嗽咳血。

威 灵 仙

【来源】本品为毛茛科植物威灵仙 *Clematis chinensis* Osbeck 、棉团铁线莲 *Clematis hexapetala* Pall. 或东北铁线莲 *Clematis manshurica* Rupr. 的干燥根及根茎。

【产地】主产于东北、华北、西北等地。

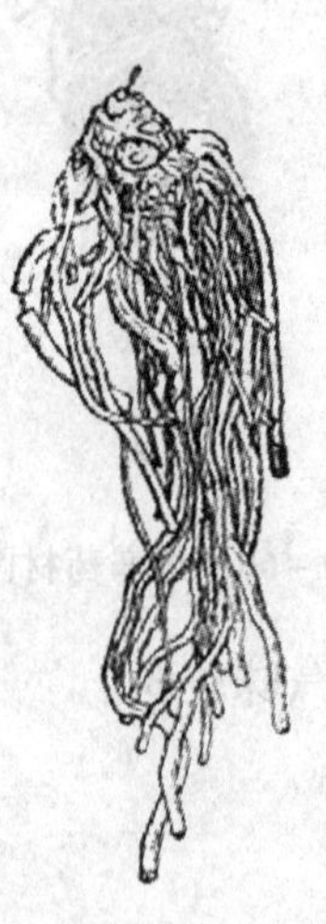

图9－68 威灵仙药材图

【性状】1. 药材 威灵仙 根茎呈柱状，长1.5～10cm，直径0.3～1.5cm；表面淡棕黄色；顶端残留茎基；质较坚韧，断面纤维性；下侧着生多数细根。根呈细长圆柱形，稍弯曲，长7～15cm，直径0.1～0.3cm；表面黑褐色，有细纵纹，有的皮部脱落，露出黄白色木部；质硬脆，易折断，断面皮部较广，木部淡黄色，略呈方形，皮部与木部间常有裂隙。气微，味淡（图9－68）。

棉团铁线莲 根茎呈短柱状，长1～4cm，直径0.5～1cm。根长4～20cm，直径0.1～0.2cm；表面棕褐色至棕黑色；断面木部圆形。味咸。

东北铁线莲 根茎呈柱状，长1～11cm，直径0.5～2.5cm。根较密集，长5～23cm，直径0.1～0.4cm；表面棕黑色；断面木部近圆形。味辛辣。

2. 饮片 为不规则小段。颜色、质地、气味等特征与药材同。

【主要成分】主要含三萜皂苷类。

【品质】以须根粗大条匀、质坚实、断面色浅者为佳。

《中国药典》规定：本品总灰分不得过10%；醇溶性浸出物不得少于15.0%。

【功能与主治】祛风除湿，通络止痛。用于风湿痹痛，肢体麻木，筋脉拘挛，屈伸不利，骨哽咽喉。

龙 胆

【来源】本品为龙胆科植物条叶龙胆 *Gentiana manshurica* Kitag. 、龙胆 *Gentiana scabra* Bge 、三花龙胆 *Gentiana triflora* Pall 或坚龙胆 *Gentiana rigescens* Franch. 的干燥根及根茎。前三种习称“龙胆”，后一种习称“坚龙胆”。

【产地】主产于东北、内蒙古、江苏等地。

【性状】1. 药材 龙胆根茎呈不规则的块状，长1～3cm，直径0.3～1 cm；表面暗灰棕色或深棕色，上端有茎痕或残留茎基，周围和下端着生多数细长的根。根圆柱形，略扭曲，长10～20cm，直径0.2～0.5cm；表面淡黄色或黄棕色，上部多有显著的横皱纹，下部较细，有纵皱纹及支根痕。质脆，易折断，断面略平坦，皮部黄白色或淡黄棕色，木部色较浅，呈点状环列。气微，味甚苦（图9－69）。

坚龙胆　表面无横皱纹，外皮膜质，易脱落，木部黄白色，易与皮部分离。

2. 饮片　为不规则小段。颜色、质地、气味等特征与药材同。

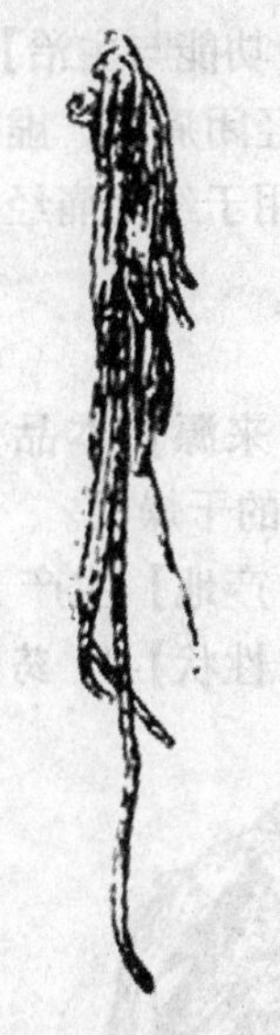
图9－69　龙胆药材图

【主要成分】主要含龙胆苦苷等。

【品质】以须根粗长、无断碎、味苦浓者为佳。

《中国药典》规定：本品总灰分不得过7.0%；本品含龙胆苦苷不得少于1.0%。

【功能与主治】清热燥湿，泻肝胆火。用于湿热黄疸，阴肿阴痒，带下，强中，湿疹瘙痒，目赤，耳聋，胁痛，口苦，惊风抽搐。

当　归

【来源】本品为伞形科植物当归 *Angelica sinensis*（Oliv.）Diels的干燥根。

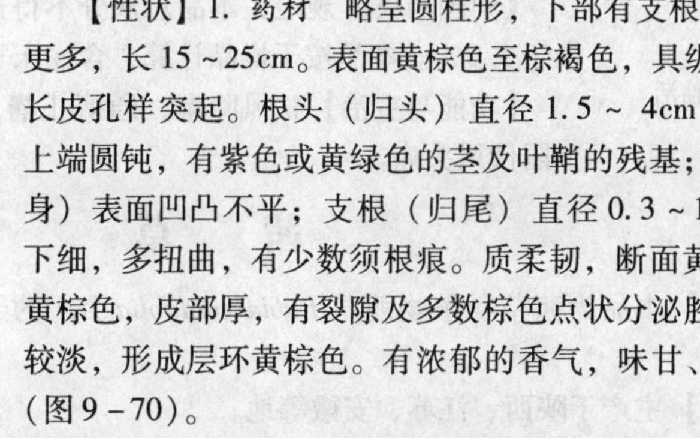
图9－70　当归药材及饮片图

【产地】主产于甘肃等地。

【性状】1. 药材　略呈圆柱形，下部有支根3～5条或更多，长15～25cm。表面黄棕色至棕褐色，具纵皱纹及横长皮孔样突起。根头（归头）直径1.5～4cm，具环纹，上端圆钝，有紫色或黄绿色的茎及叶鞘的残基；主根（归身）表面凹凸不平；支根（归尾）直径0.3～1cm，上粗下细，多扭曲，有少数须根痕。质柔韧，断面黄白色或淡黄棕色，皮部厚，有裂隙及多数棕色点状分泌腔，木部色较淡，形成层环黄棕色。有浓郁的香气，味甘、辛、微苦（图9－70）。

柴性大、干枯无油或断面呈绿褐色者不可供药用。

2. 饮片　为类圆形或不规则薄片。切面黄白色或淡黄棕色，皮部厚，散有棕色油点，形成层环，色色较淡。周边黄棕色至棕褐色。质柔韧，油润。有浓郁的香气，味甘、辛、微苦。酒当归切面有浅棕色环纹，质柔韧，深黄色，略有焦斑。味甘、微苦，香气浓厚，有酒香气。

【主要成分】主要含挥发油等。

【品质】以粗大、质坚、表面黑褐色、、断面黄绿色、无须根者为佳。

《中国药典》规定：本品水分不得过12.0%；总灰分不得过7.0%；酸不溶性灰分不得过2.0%；醇溶性浸出物不得少于45.0%。本品按干燥品计算，含阿魏酸不得少于0.050%。

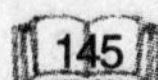

【功能与主治】补血活血，调经止痛，润肠通便；用于血虚萎黄，眩晕心悸，月经不调，经闭痛经，虚寒腹痛，肠燥便秘，风湿痹痛，跌扑损伤，痈疽疮疡。酒当归活血通经；用于经闭痛经，风湿痹痛，跌扑损伤。

独　活

【来源】本品为伞形科植物重齿毛当归 *Angelica pubescens* Maxim. f. *biserrata* Shan et Yuan 的干燥根。

【产地】主产于四川、湖北等地。

【性状】1. 药材　根略呈圆柱形，下部 2～3 分枝或更多，长 10～30cm。根头部膨大，圆锥状，多横皱纹，直径 1.5～3cm，顶端有茎、叶的残基或凹陷。表面灰褐色或棕褐色，具纵皱纹，有横长皮孔样突起及稍突起的细根痕。质较硬，受潮则变软，断面皮部灰白色，有多数散在的棕色油室，木部灰黄色至黄棕色，形成层环棕色。有特异香气，味苦、辛、微麻舌（图 9－71）。

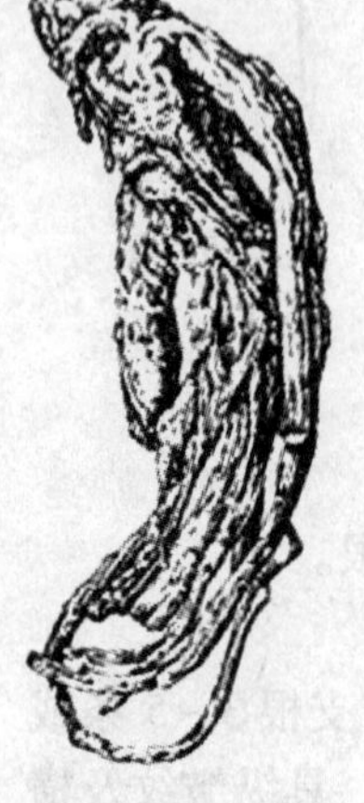
图 9－71　独活药材图

2. 饮片　为类圆形或不规则薄片。颜色、切面、气味等特征与药材同。

【主要成分】主要含挥发油等。

【品质】以粗大、质坚、表面黑褐色、断面黄绿色、无须根者为佳。

《中国药典》规定：本品总灰分不得过 8.0%；醚溶性浸出物不得少于 3.0%。本品按干燥品计算，含蛇床子素不得少于 0.50%。

【功能与主治】祛风除湿，通痹止痛。用于风寒湿痹，腰膝疼痛，少阴伏风头痛。

茜　草

【来源】本品为茜草科植物茜草 *Rubia cordifolia* L. 的干燥根及根茎。

【产地】主产于陕西、江苏、安徽等地。

【性状】1. 药材　根茎呈结节状，下部着生多条细长的根。根常弯曲或扭曲，长 10～25cm，直径 0.2～1cm；表面红棕色或棕色，具细纵皱纹及少数细根痕；皮部易剥落，露出黄红色木部。质脆，易折断，断面平坦，横切面皮部窄，紫红色，木部宽广，浅黄红色，可见多数小孔。气微，味微苦（图 9－72）。

2. 饮片　为不规则小段。颜色、质地、气味等特征与药材同。

【主要成分】主要含蒽醌类等。

【品质】以条粗长、表面红棕色、断面黄红色、无茎基及泥土者为佳。

《中国药典》规定：本品含大叶茜草素不得少于 0.40%。

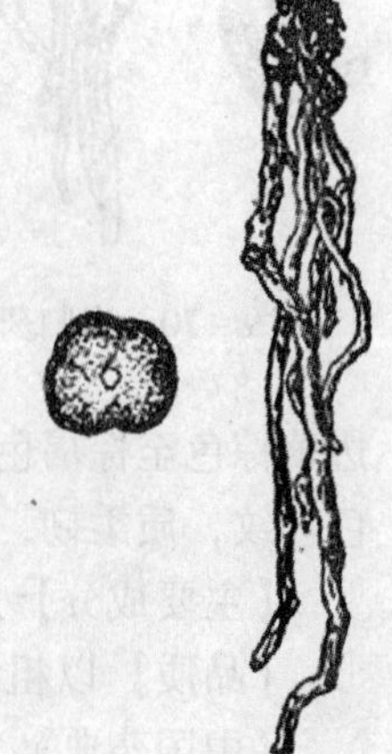
图 9－72　茜草药材及饮片图

【功能与主治】凉血，止血、祛瘀、通经。用于吐血、衄血，崩漏，外伤出血，经闭瘀阻，跌打肿痛。

商　陆

【来源】本品为商陆科植物商陆 *Phytolacca acinosa* Roxb. 或垂序商陆 *Phytolacca americana* L. 的干燥根。

【产地】主产于东北、华北、西北等地。

【性状】1. 药材　为横切或纵切的不规则块片，厚薄不等。外皮灰黄色或灰棕色。横切片弯曲不平，边缘皱缩，直径2～8cm；切面浅黄棕色或黄白色，木部隆起，形成数个突起的同心性环轮（习称“罗盘纹”）。纵切片弯曲或卷曲，长5～8cm，宽1～2cm，木部呈平行条状突起。质硬。气微，味稍甜，久嚼麻舌（图9－73）。

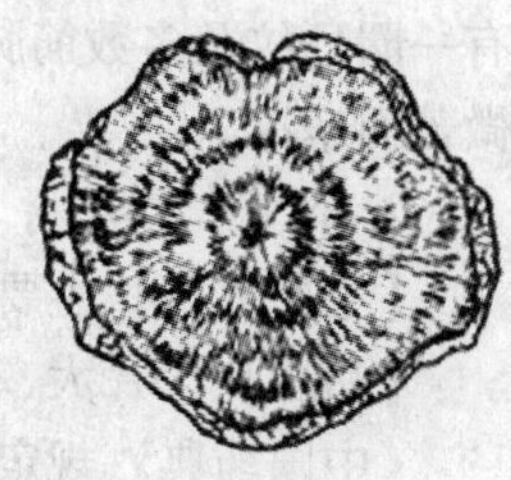

图9－73　商陆饮片图

2. 饮片　形同药材。醋商陆黄棕色，略有醋气。

【主要成分】主要含三萜皂苷类等。

【品质】以块大、色白者为佳。

《中国药典》规定：本品水分不得过13.0%；酸不溶性灰分不得过2.5%；水溶性浸出物不得少于10.0%。

【功能与主治】逐水消肿，通利二便，解毒散结。用于水肿胀满，二便不通；外治痈肿疮毒。

土茯苓

【来源】本品为百合科植物光叶菝葜 *Smilax glabra* Roxb. 的干燥根茎。

【产地】主产于广东、湖南、湖北等地。

【性状】1. 药材　略呈圆柱形，稍扁或呈不规则条块，有结节状隆起，具短分枝，长5～22cm，直径2～5cm。表面黄棕色或灰褐色，凹凸不平，有坚硬的须根残基，分枝顶端有圆形芽痕，有的外皮现不规则裂纹，并有残留的鳞叶。质坚硬。切片呈长圆形或不规则，厚1～5mm，边缘不整齐；切面类白色至淡红棕色，粉性，可见点状维管束及多数小亮点；质略韧，折断时有粉尘飞扬，以水湿润后有黏滑感。气微，味微甘、涩。(图9－74)

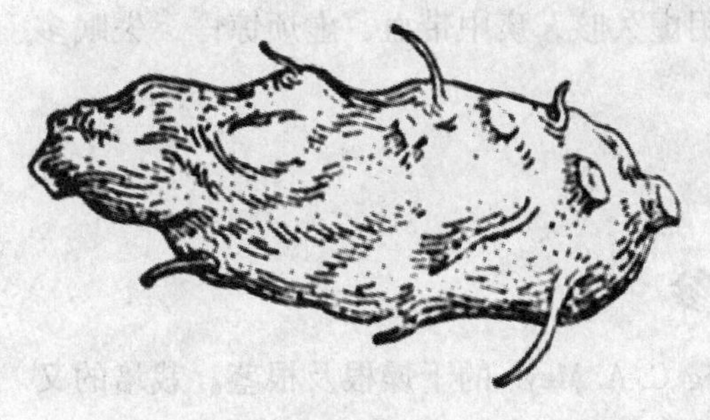

图9－74　土茯苓药材图

2. 饮片　同药材切片。

【品质】以粉性大、筋脉少、断面淡棕色者为佳。

《中国药典》规定：本品水分不得过15.0%；总灰分不得过5.0%；酸不溶性灰分不得过1.0%；醇溶性浸出物不得少于15.0%。

【功能与主治】除湿，解毒，通利关节。用于湿热淋浊，带下，痈肿，瘰疬，疥癣，梅毒及汞中毒所致的肢体拘挛，筋骨疼痛。

片　姜　黄

【来源】本品为姜科植物温郁金 *Curcuma wenyujin* Y. H. Chen et C. Ling 的干燥根茎。

【产地】主产于浙江等地。

【性状】1. 药材　呈长圆形或不规则的片状，大小不一，长3～6cm，宽1～3cm，厚0.1～0.4cm。外皮灰黄色，粗糙皱缩，有时可见环节及须根痕。切面黄白色至棕黄色，有一圈环纹及多数筋脉小点。质脆而坚实。断面灰白色至棕黄色，略粉质。气香特异，味微苦而辛凉。

2. 饮片　同药材。

【主要成分】主要含挥发油等。

【品质】以片大、色黄白、质重、有粉性者为佳。

《中国药典》规定：本品含挥发油不得少于1.0%（ml/g）。

【功能与主治】破血行气，通经止痛。用于血滞经闭，行经腹痛，胸胁刺痛，风湿痹痛，肩臂疼痛，跌扑损伤。

百　合

【来源】本品为百合科植物卷丹 *Lilium lancifolium* Thunb.、百合 *Lilium brownii* F. E. Brown var. *viridulum* Baker 或细叶百合 *Lilium pumilum* DC. 的干燥肉质鳞叶。

【产地】主产于东北、华北、西北等地。

【性状】1. 药材　呈长椭圆形，长2～5cm，宽1～2cm，中部厚1.3～4mm。表面类白色、淡棕黄色或微带紫色，有数条纵直平行的白色维管束。顶端稍尖，基部较宽，边缘薄，微波状，略向内弯曲。质硬而脆，断面较平坦，角质样。气微，味微苦。

2. 饮片　同药材。

【品质】以肉厚、色白、质坚、味苦者为佳。

《中国药典》规定：本品水溶性浸出物不得少于18.0%。

【功能与主治】养阴润肺，清心安神。用于阴虚久咳，痰中带血，虚烦惊悸，失眠多梦，精神恍惚。

五、多种形状类

人　参

【来源】本品为五加科植物人参 *Panax ginseng* C. A. Mey. 的干燥根及根茎。栽培的又称“园参”；播种在山林野生状态下自然生长的又称“林下参”，习称“籽海”。

【产地】主产于东北地区。

【性状】1. 药材（生晒参）　主根呈纺锤形或圆柱形，长3～15cm，直径1～2cm。表面灰黄色，上部或全体有疏浅断续的粗横纹及明显的纵皱，下部有支根2～3条，全须生晒参着生多数细须根，须根上常有不明显的细小疣状突起。根茎（芦头）长1～4cm，直径

0.3～1.5cm，多拘挛而弯曲，具不定根（艼）和稀疏的凹窝状茎痕（芦碗）。质较硬，断面淡黄白色，显粉性，形成层环纹棕黄色，皮部有黄棕色的点状树脂道及放射状裂隙。香气特异，味微苦、甘（图9－75）。

主根多与根茎近等长或较短，呈圆柱形、菱角形或人字形，长1～6cm。表面灰黄色，具纵皱纹，上部或中下部有环纹。支根多为2～3条，须根少而细长，清晰不乱，有较明显的疣状突起。根茎细长，少数粗短，中上部具稀疏或密集而深陷的茎痕。不定根较细，多下垂。

2. 饮片　为圆形或类圆形薄片。切面平坦，类白色，形成层环棕色或淡棕色，皮部有黄棕色的点状树脂道及放射状裂隙。质脆或稍韧，易折断。气味同药材。

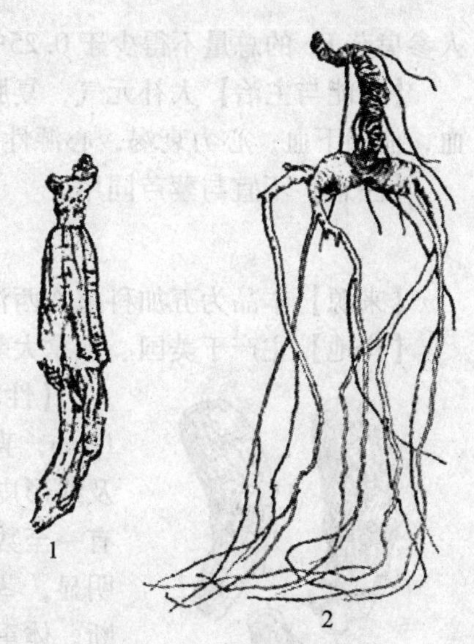

图9－75　人参药材图

1. 生晒参　2. 生晒山参

【主要成分】主要含人参皂苷等。

【品质】（生晒参）以身长、条粗、饱满、色白、质坚实、粉性强、气味浓者为佳。

《中国药典》规定：本品水分不得过12.0%；总灰分不得过5.0%；酸不溶性灰分不得过1.0%。本品按干燥品计算，含人参皂苷 Rg_1 和人参皂苷 Re 的总量不得少于0.30%，人参皂苷 Rb_1 不得少于0.20%。

【功能与主治】大补元气，复脉固脱，补脾益肺，生津，安神。用于体虚欲脱，肢冷脉微，脾虚食少，肺虚喘咳，津伤口渴，内热消渴，久病虚羸，惊悸失眠，阳痿宫冷；心力衰竭，心源性休克。

【注意】不宜与藜芦同用。

红　参

【来源】本品为五加科植物人参 *Panax ginseng* C. A. Mey. 的栽培品经蒸制后的干燥根及根茎。秋季采挖，洗净，蒸制后，干燥。

【产地】主产于东北地区。

【性状】1. 药材　主根呈纺锤形，圆柱形或扁方柱形，长3～10cm，直径1～2cm。表面半透明，红棕色，偶有不透明的暗黄褐色斑块，具纵沟、皱纹及细根痕；上部有时具断续的不明显环纹；下部有2～3条扭曲交叉的支根，并带弯曲的须根或仅具须根残迹。根茎（芦头）长1～2cm，上有数个凹窝状茎痕（芦碗），有的带有1～2条完整或折断的不定根（艼）。质硬而脆，断面平坦，角质样。气微香而特异，味甘、微苦。

2. 饮片　为圆形或类圆形薄片。切面红棕色或深红色，半透明，角质样，质硬而脆，受潮者质较韧。气味同药材。

【主要成分】主要含人参皂苷等。

【品质】以身长、条粗、色红、无黄皮、无抽沟及破痕、气味浓者为佳。

《中国药典》规定：本品水分不得过12.0%。本品按干燥品计算，含人参皂苷 Rg_1 和人参皂苷 Re 的总量不得少于 0.25%，人参皂苷 Rb_1 不得少于 0.20%。

【功能与主治】大补元气，复脉固脱，益气摄血。用于体虚欲脱，肢冷脉微，气不摄血，崩漏下血；心力衰竭，心源性休克。

【注意】不宜与藜芦同用。

西　洋　参

【来源】本品为五加科植物西洋参 *Panax quinquefolium* L. 的干燥根。均系栽培品，

【产地】主产于美国、加拿大等地。

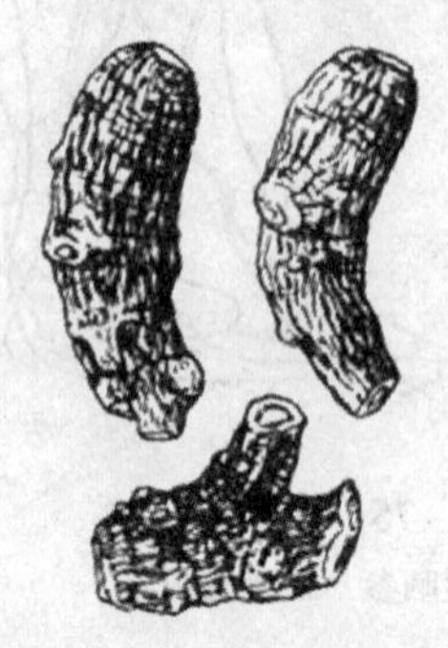

图 9-76　西洋参药材图

【性状】1. 药材　呈纺锤形、圆柱形或圆锥形，长 3～12cm，直径 0.8～2cm。表面浅黄褐色或黄白色，可见横向环纹及线形皮孔状突起，并有细密浅纵皱纹及须根痕。主根中下部有一至数条侧根，多已折断。有的上端有根茎（芦头），环节明显，茎痕（芦碗）圆形或半圆形，具不定根（艼）或已折断。体重，质坚实，不易折断，断面平坦，浅黄白色，略显粉性，皮部可见黄棕色点状树脂道，形成层环纹棕黄色，木部略呈放射状纹理。气微而特异，味微苦、甘（图 9-76）。

2. 饮片　为斜切或横切薄片，长圆形或类圆形。切面黄白色，有棕色（形成层）环，皮部有黄棕色或红棕色（树脂道）小点，在近棕色环处较多而明显。周边微呈细波状，表面土黄色或淡棕黄色。气微香，味微苦、甘。

【主要成分】主要含多种人参皂苷。

【品质】以粗、饱满、断面致密、气味浓者为佳。

《中国药典》规定：本品水分不得过 13.0%；总灰分不得过 5.0%；酸不溶性灰分不得过 1.0%；醇溶性浸出物不得少于 30.0%。本品含人参皂苷 Rg_1、人参皂苷 Re 和人参皂苷 Rb_1 的总量不得少于 2.0%。

【功能与主治】补气养阴，清热生津。用于气虚阴亏，内热，咳喘痰血，虚热烦倦，消渴，口燥咽干。

【注意】不宜与藜芦同用。

大黄

【别名】将军、川军、酒军。

【来源】本品为蓼科植物掌叶大黄 *Rheum palmatum* L.、唐古特大黄 *Rheum tanguticum* Maxim. ex Balf. 或药用大黄 *Rheum officinale* Baill. 的干燥根及根茎。

【产地】主产于青海、甘肃、四川等地。

【性状】1. 药材　呈类圆柱形、圆锥形、卵圆形或不规则块状，长 3～17cm，直径 3～10cm。除尽外皮者表面黄棕色至红棕色，有的可见类白色网状纹理及星点（异型维管束）散在，残留的外皮棕褐色，多具绳孔及粗皱纹。质坚实，有的中心稍松软，断面淡红棕色或黄棕色，显颗粒性；根茎髓部宽广，有星点环列或散在；根木部发达，具放射状纹理，形成层环明显，无星点。气清香，味苦而微涩，嚼之粘牙，有砂粒感（图 9-77）。

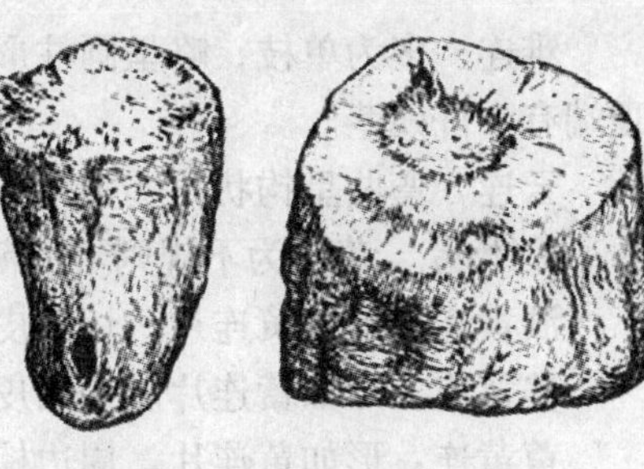

图 9－77　大黄药材图

2. 饮片　生大黄：为类圆形或不规则形厚片或块。周边黄棕色至红棕色，可见类白色网状纹理或残存的棕褐色至黑棕色外皮。质轻、脆。切面、气味同药材。

酒大黄：形如大黄。表面深棕色至深褐色，偶有焦斑。略有酒气。

熟大黄：形如大黄。表面黑褐色。有特异香气，味微苦。

【主要成分】主要蒽醌类衍生物，如大黄素等。

【品质】以个大、质坚实、断面显锦纹、气味明显者为佳。

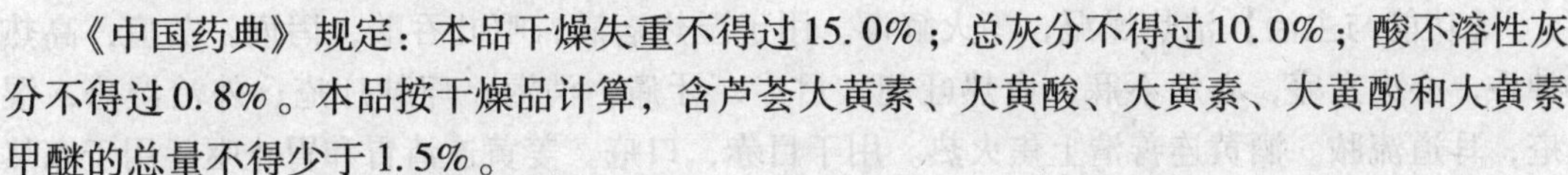

《中国药典》规定：本品干燥失重不得过15.0%；总灰分不得过10.0%；酸不溶性灰分不得过0.8%。本品按干燥品计算，含芦荟大黄素、大黄酸、大黄素、大黄酚和大黄素甲醚的总量不得少于1.5%。

【功能与主治】泻热通肠，凉血解毒，逐瘀通经。用于实热便秘，积滞腹痛，泻痢不爽，湿热黄疸，血热吐衄，目赤，咽肿，肠痈腹痛，痈肿疔疮，瘀血经闭，跌打损伤，外治水火烫伤；上消化道出血。酒大黄善清上焦血分热毒。用于目赤咽肿，齿龈肿痛。熟大黄泻下力缓，泻火解毒。用于火毒疮疡。大黄炭凉血化瘀止血。用于血热有瘀出血症。

黄　连

【来源】本品为毛茛科植物黄连 *Coptis chinensis* Franch.、三角叶黄连 *Coptis deltoidea* C. Y. Cheng et Hsiao 或云连 *Coptis teeta* Wall. 的干燥根茎。以上三种分别习称“味连”、“雅连”、“云连”。

【产地】主产于四川、云南等地。

【性状】1. 药材　味连　多集聚成簇，常弯曲，形如鸡爪，单枝根茎长3～6cm，直径0.3～0.8cm。表面灰黄色或黄褐色，粗糙，有不规则结节状隆起、须根及须根残基，有的节间表面平滑如茎杆，习称“过桥”。上部多残留褐色鳞叶，顶端常留有残余的茎或叶柄。质硬断面不整齐，皮部橙红色或暗棕色，木部鲜黄色或橙黄色，呈放射状排列，髓部有的中空。气微，味极苦（图9－78）。

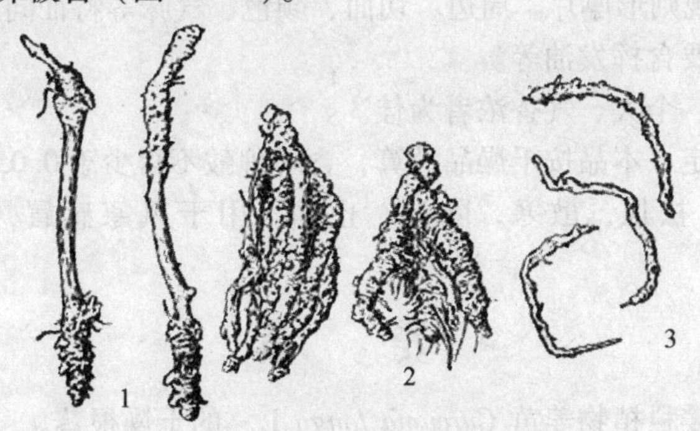

图 9－78　黄连药材图
1. 雅连　2. 味连　3. 云连

雅连　多为单枝，略呈圆柱形，微弯曲，长4～8cm，直径0.5～1cm。“过桥”较长。顶端有少许残茎。

云连　弯曲呈钩状，多为单枝，较细小。

2. 饮片　黄连为不规则形的薄片。颜色、周边、切面、气味等特征同药材。

酒黄连：形如黄连片。切面皮部暗棕色、木部棕黄色，偶见焦斑。略带酒香气。

姜黄连：形如黄连片。切面皮部暗棕色、木部棕黄色。带有姜的辛辣味。

萸黄连：形如黄连片。周边棕色、切面木部棕黄色。有吴茱萸的辛辣味。

【主要成分】主要含小檗碱等。

【品质】均以粗、质坚实、断面皮部橙红色、木部鲜黄色或橙黄色味极苦者为佳。

《中国药典》规定：本品含小檗碱以盐酸小檗碱计，不得少于3.6%。

【功能与主治】清热燥湿，泻火解毒。用于湿热痞满，呕吐吞酸，泻痢，黄疸，高热神昏，心火亢盛，心烦不寐，血热吐衄，目赤，牙痛，消渴，痈肿疔疮；外治湿疹，湿疮，耳道流脓。酒黄连善清上焦火热。用于目赤，口疮。姜黄连清胃和胃止呕。用于寒热互结，湿热中阻，痞满呕吐。萸黄连舒肝和胃止呕。用于肝胃不和，呕吐吞酸。

藁　本

【来源】本品为伞形科植物藁本 *Ligusticum sinense* Oliv. 或辽藁本 *Ligusticum jeholense* Nakai et Kitag. 的干燥根茎及根。

【产地】藁本主产于四川、湖北、湖南；辽藁本主产于河北、辽宁等地。

【性状】1. 药材　藁本　根茎呈不规则结节状圆柱形，稍扭曲，有分枝，长3～10cm，直径1～2cm。表面棕褐色或暗棕色，粗糙，有纵皱纹，上侧残留数个凹陷的圆形茎基，下侧有多数点状突起的根痕及残根。体轻，质较硬，易折断，断面黄色或黄白色，纤维状。气浓香，味辛、苦、微麻（图9－79）。

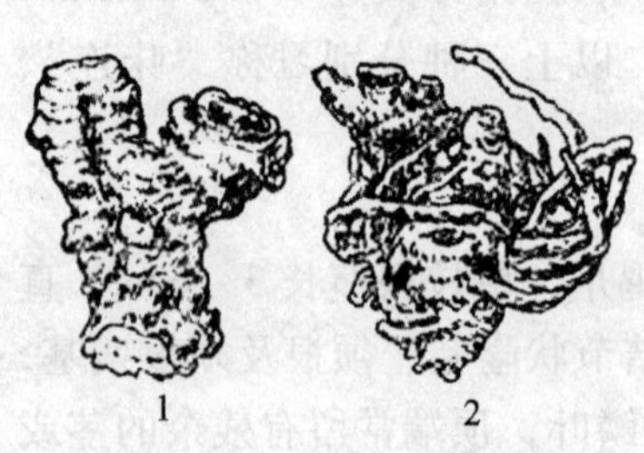

图9－79　藁本药材图

辽藁本　较小，根茎呈不规则的团块状或柱状，有多数细长弯曲的根。

2. 饮片　为不规则形厚片。周边、切面、颜色、气味等特征同药材。

【主要成分】主要含挥发油等。

【品质】以身干、个大、气香浓者为佳。

《中国药典》规定：本品按干燥品计算，含阿魏酸不得少于0.050%。

【功能与主治】祛风，散寒，除湿，止痛。用于风寒感冒，巅顶疼痛，风湿肢节痹痛。

姜　黄

【来源】本品为姜科植物姜黄 *Curcuma longa* L. 的干燥根茎。

【产地】主产于四川、福建、广东等地。

【性状】1. 药材　呈不规则卵圆形、圆柱形或纺锤形，常弯曲，有的具短叉状分枝，

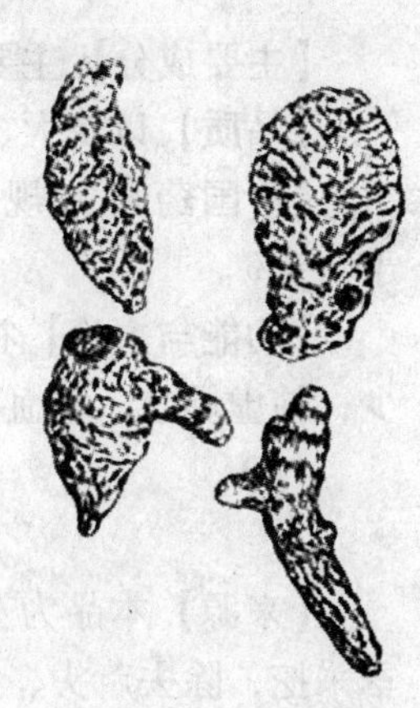
图9－80　姜黄药材

长2～5cm，直径1～3cm。表面深黄色，粗糙，有皱缩纹理和明显环节，并有圆形分枝痕及须根痕。质坚实，不易折断，断面棕黄色至金黄色，角质样，有蜡样光泽，内皮层环纹明显，维管束呈点状散在。气香特异，味苦、辛（图9－80）。

2. 饮片　为类圆形或椭圆形厚片。周边、切面、颜色、气味等特征同药材。

【主要成分】主要含姜黄素、挥发油等。

【品质】以质坚实、断面金黄、香气浓者为佳。

《中国药典》规定：本品按干燥品计算，含姜黄素不得少于1.0%；含挥发油不得少于7.0%（ml/g）。

【功能与主治】破血行气，通经止痛。用于胸胁刺痛，闭经，癥瘕，风湿肩臂疼痛，跌扑肿痛。

黄　精

【来源】本品为百合科植物滇黄精 *Polygonatum kingianum* Coll. et Hemsl.、黄精 *Polygonatum sibiricum* Red. 或多花黄精 *Polygonatum cyrtonema* Hua 的干燥根茎。按形状不同，习称“大黄精”、“鸡头黄精”、“姜形黄精”。

【产地】滇黄精、多花黄精主产于贵州、云南、广西；黄精主产于河北、内蒙古等地。

【性状】1. 药材　大黄精　呈肥厚肉质的结节块状，结节长可达10cm以上，宽3～6cm，厚2～3cm。表面淡黄色至黄棕色，具环节，有皱纹及须根痕，结节上侧茎痕呈圆盘状，圆周凹入，中部突出。质硬而韧，不易折断，断面角质，淡黄色至黄棕色。气微，味甜，嚼之有黏性（图9－81）。

鸡头黄精　呈结节状弯柱形，长3～10cm，直径0.5～1.5cm。结节长2～4cm，略呈圆锥形，常有分枝；表面黄白色或灰黄色，半透明，有纵皱纹，茎痕圆形，直径5～8mm。

姜形黄精　呈长条结节块状，长短不等，常数个块状结节相连。表面灰黄色或黄褐色，粗糙，结节上侧有突出的圆盘状茎痕，直径0.8～1.5cm。

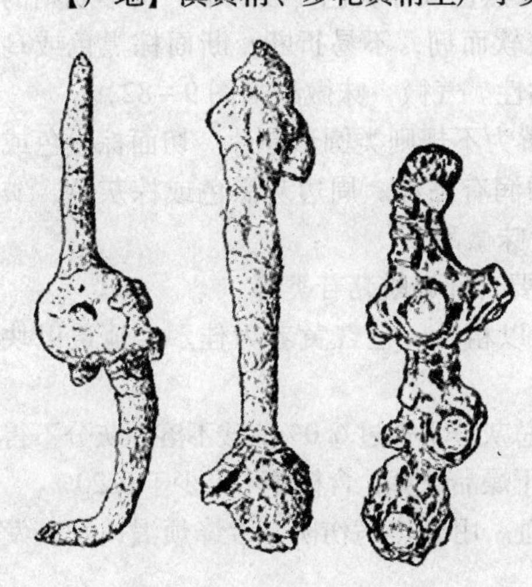
图9－81　黄精药材图

【注意】味苦者不可药用。

2. 饮片　黄精为不规则形厚片。切面淡黄色或棕黄色，半透明；周边黄棕色，较皱缩，偶见圆盘状茎痕。质硬而韧，有黏性。气微，味甜。

酒黄精：形如黄精片。切面黑色，可见黄白色筋脉点散在。周边偶见圆盘状茎痕。味甜，微有酒气。

【主要成分】主要含甾体皂苷等。

【品质】以块大、肥润、色黄、断面透明者为佳。

《中国药典》规定：本品按干燥品计算，含黄精多糖以无水葡萄糖计，不得少于7.0%。

【功能与主治】补气养阴，健脾，润肺，益肾。用于脾胃虚弱，体倦乏力，口干食少，肺虚燥咳，精血不足，内热消渴。

地　黄

【来源】本品为玄参科植物地黄 *Rehmannia glutinosa* Libosch. 的新鲜或干燥块根。秋季采挖，除去芦头、须根及泥沙，鲜用；或将地黄缓缓烘焙至约八成干。前者习称“鲜地黄”，后者习称“生地黄”。

【产地】主产于河南等地。

【性状】1. 药材　鲜地黄　呈纺锤形或条状，长8～24cm，直径2～9cm。外皮薄，表面浅红黄色，具弯曲的纵皱纹、芽痕、横长皮孔样突起及不规则瘢痕。肉质，易断，断面皮部淡黄白色，可见橘红色油点，木部黄白色，导管呈放射状排列。气微，味微甜、微苦。

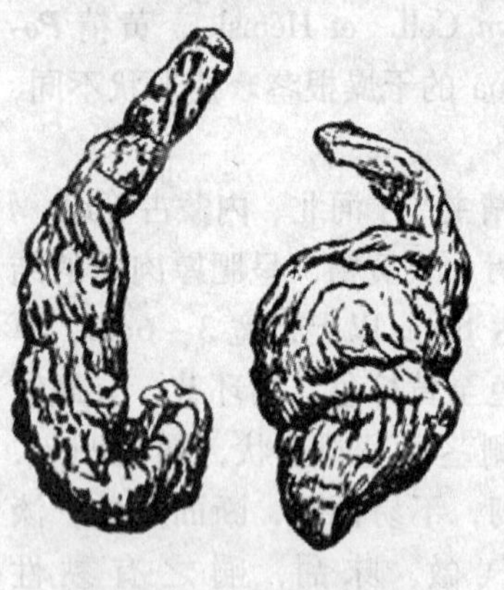

图9－82　地黄药材图

生地黄　多呈不规则的团块状或长圆形，中间膨大，两端稍细，有的细小，长条状，稍扁而扭曲，长6～12cm，直径2～6cm。表面棕黑色或棕灰色，极皱缩，具不规则的横曲纹。体重，质较软而韧，不易折断，断面棕黑色或乌黑色，有光泽，具黏性。气微，味微甜（图9－82）。

2. 饮片　生地黄为不规则类圆形厚片。切面棕黑色或乌黑色，有光泽，油润有黏性。周边灰黑色或棕灰色，皱缩。质柔软。气微，味微甜。

【主要成分】主要含环烯醚萜苷类等。

【品质】鲜地黄以粗壮、色红黄者为佳。生地黄以块大、体重、断面乌黑色者为佳。

《中国药典》规定：生地黄水分不得过15.0%；总灰分不得过6.0%；酸不溶性灰分不得过2.0%；水溶性浸出物不得少于65.0%。生地黄按干燥品计算，含梓醇不得少于0.20%。

【功能与主治】鲜地黄　清热生津，凉血，止血。用于热病伤阴，舌绛烦渴，发斑发疹，吐血，衄血，咽喉肿痛。

生地黄　清热凉血，养阴，生津。用于热病舌绛烦渴，阴虚内热，骨蒸劳热，内热消渴，吐血，衄血，发斑发疹。

熟 地 黄

【来源】本品为生地黄的炮制加工品。

【产地】主产于河南等地。

【性状】1. 药材　为不规则的块片、碎块，大小、厚薄不一。表面乌黑色，有光泽，黏性大。质柔软而带韧性，不易折断，断面乌黑色，有光泽。无臭，味甜。

2. 饮片 形如生地黄片，表面乌黑发亮，质地滋润而柔软，易粘连。味甜或微有酒气。

【品质】以块大、体重、色黑、质柔、味甜者为佳。

【功能与主治】滋阴补血，益精填髓。用于肝肾阴虚，腰膝酸软，骨蒸潮热，盗汗遗精，内热消渴，血虚萎黄，心悸怔忡，月经不调，崩漏下血，眩晕，耳鸣，须发早白。

前 胡

【来源】本品为伞形科植物白花前胡 *Peucedanum praeruptorum* Dunn. 的干燥根。

【产地】主产于浙江、湖南、四川等地。

【性状】1. 药材 呈不规则的圆柱形、圆锥形或纺锤形，稍扭曲，下部常有分枝，长 3 ~ 15cm，直径 1 ~ 2cm。表面黑褐色或灰黄色，根头部多有茎痕及纤维状叶鞘残基，上端有密集的细环纹，下部有纵沟、纵皱纹及横向皮孔。质较柔软，干者质硬，可折断，断面不整齐，淡黄白色，皮部散有多数棕黄色油点，形成层环纹棕色，射线放射状。气芳香，味微苦、辛（图 9 – 83）。

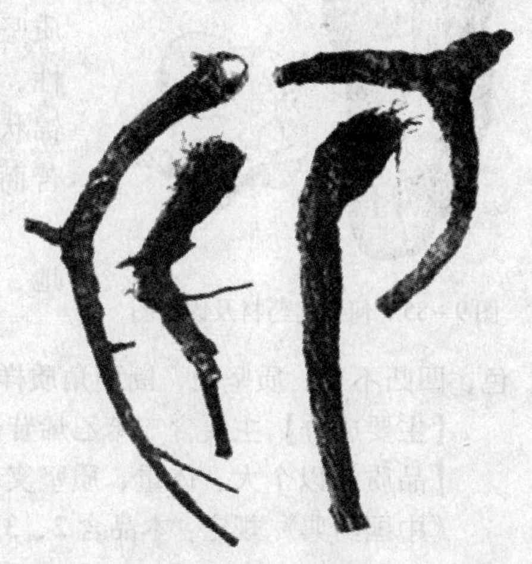

图 9 – 83 前胡药材图

2. 饮片 为不规则类圆形薄片。切面淡黄白色或类白色，形成层环纹棕色或浅棕色，射线放射状，皮部散有多数棕黄色油点。周边黑褐色或灰黄色。气芳香，味微苦、辛。

【主要成分】主要含挥发油等。

【品质】以条粗壮、皮部宽、油点多、质坚、质柔软、香气浓者为佳。

《中国药典》规定：本品醇溶性浸出物不得少于 20.0%。

【功能与主治】散风清热，降气化痰。用于风热咳嗽痰多，痰热喘满，咯痰黄稠。

甘 遂

【来源】本品为大戟科植物甘遂 *Euphorbia kansui* T. N. Liou ex T. P. Wang 的干燥块根。

【产地】主产于陕西、河南、山西等地。

【性状】药材 椭圆形、长圆柱形或连珠形，长 1 ~ 5cm，直径 0.5 ~ 2.5cm。表面类白色或黄白色，凹陷处有棕色外皮残留。质脆，易折断，断面粉性，白色，木部微显放射状纹理；长圆柱状者纤维性较强。气微，味微甘而辣（图 9 – 84）。

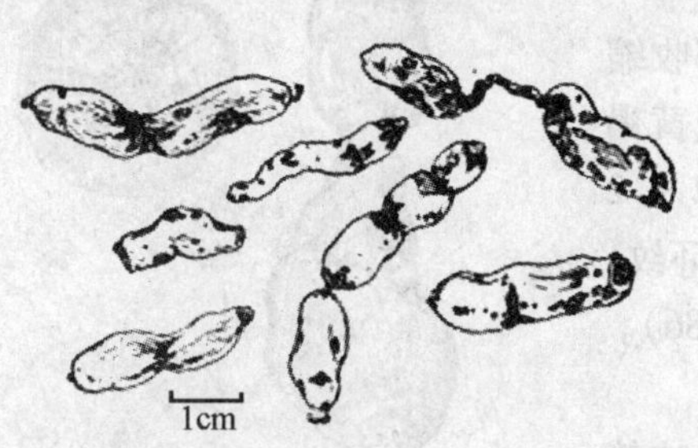

图 9 – 84 甘遂药材图

【品质】以粗大、饱满、色白、粉性足者为佳。

《中国药典》规定：本品醇溶性浸出物不得少于 18.0%。

【功能与主治】泻水逐饮。用于水肿胀满，胸腹积水，痰饮积聚，气逆喘咳，二便不利。

【注意】孕妇禁用，不宜与甘草同用。

何首乌

【来源】本品为蓼科植物何首乌 *Polygonum multiflorum* Thunb. 的干燥块根。

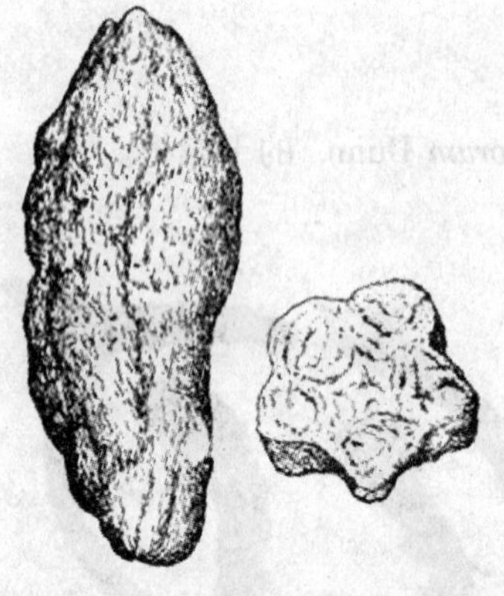

图9－85　何首乌药材及饮片图

【产地】主产于河南、湖北、广西等地。

【性状】1. 药材　呈团块状或不规则纺锤形，长6～15cm，直径4～12cm。表面红棕色或红褐色，皱缩不平，有浅沟，并有横长皮孔样突起及细根痕。体重，质坚实，不易折断，断面浅黄棕色或浅红棕色，显粉性，皮部有4～11个类圆形异型维管束环列，形成云锦状花纹，中央木部较大，有的呈木心。气微，味微苦而甘涩（图9－85）。

2. 饮片　何首乌：为不规则类圆形厚片。颜色、质地、切面、气味等特征与药材同。

制何首乌：为不规则皱缩块片。表面黑褐色或棕褐色，凹凸不平。质坚硬，断面角质样，棕褐色或黑色。气微，味微甘而苦涩。

【主要成分】主要含二苯乙烯苷、卵磷脂、蒽醌类等。

【品质】以个大、体重、质坚实、断面浅黄棕色显云锦状花纹、粉性足者为佳。

《中国药典》规定：本品含2，3，5，4′－四羟基二苯乙烯－2－*O*－β－D－葡萄糖苷不得少于1.0%。

【功能与主治】何首乌：解毒，消痈，润肠通便。用于瘰疬疮痈，风疹瘙痒，肠燥便秘；高脂血症。

制何首乌：补肝肾，益精血，乌须发。

乌　药

【来源】本品为樟科植物乌药 *Lindera aggregata* (Sims) Kosterm. 的干燥块根。

【产地】主产于浙江、安徽、湖南等地。

【性状】1. 药材　多呈纺锤状，略弯曲，有的中部收缩成连珠状，长6～15cm，直径1～3cm。表面黄棕色或黄褐色，有纵皱纹及稀疏的细根痕。质坚硬。切片厚0.2～2mm，切面黄白色或淡黄棕色，射线放射状，可见年轮环纹，中心颜色较深。气香，味微苦、辛，有清凉感（图9－86）。

质老、不呈纺锤状的直根，不可供药用。

2. 饮片　为类圆形薄片。颜色、质地、切面、气味等特征与药材同。

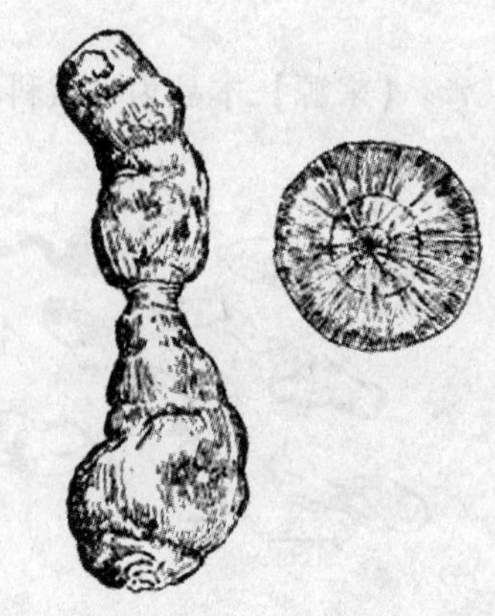

图9－86　乌药药材及饮片图

【主要成分】主要含挥发油等。

【品质】以个粗大、质嫩、折断后香气浓郁者为佳。

《中国药典》规定：本品按干燥品计算，含乌药醚内酯不得少于0.030%。

【功能与主治】顺气止痛，温肾散寒。用于胸腹胀痛，气逆喘急，膀胱虚冷，遗尿尿频，疝气，痛经。

狗　脊

【来源】本品为蚌壳蕨科植物金毛狗脊 *Cibotium barometz*（L.）J. Sm. 的干燥根茎。秋、冬二季采挖，除去泥沙，干燥；或去硬根、叶柄及金黄色绒毛，切厚片，干燥，为"生狗脊片"；蒸后晒至六、七成干，切厚片，干燥，为"熟狗脊片"。

【产地】主产于福建、四川、湖北等地。

【性状】1. 药材　呈不规则的长块状，长10～30cm，直径2～10cm。表面深棕色，残留金黄色绒毛；上面有数个红棕色的木质叶柄，下面残存黑色细根。质坚硬，不易折断。无臭，味淡、微涩。生狗脊片呈不规则长条形或圆形，长5～20cm，直径2～10cm，厚1.5～5mm；切面浅棕色，较平滑，近边缘1～4mm处有1条棕黄色隆起的木质部环纹或条纹边缘不整齐，偶有金黄色绒毛残留；质脆，易折断，有粉性。熟狗脊片呈黑棕色，质坚硬（图9－87）。

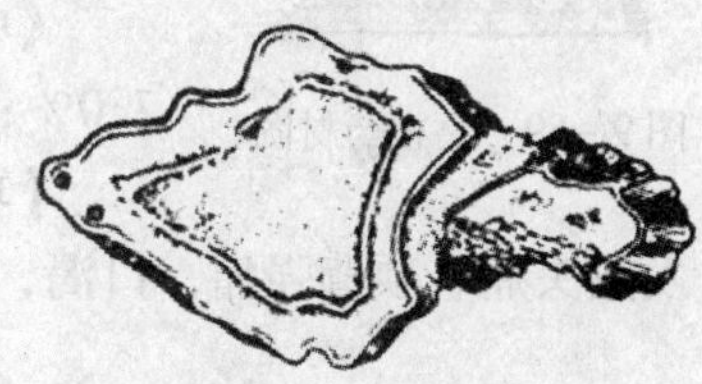

图9－87　狗脊饮片图

2. 饮片　同生（熟）狗脊片。烫狗脊片：形同生狗脊片。表面鼓起，棕褐色，质松脆。

【品质】以块大、质坚实、无绒毛、无空心者为佳。

《中国药典》规定：本品水分不得过13.0%；总灰分不得过3.0%；酸不溶性灰分不得过1.0%；醇溶性浸出物不得少于20.0%。

【功能与主治】补肝肾，强腰脊，祛风湿。用于腰膝酸软，下肢无力，风湿痹痛。

天 花 粉

【来源】本品为葫芦科植物栝楼 *Trichosanthes kirilowii* Maxim. 或双边栝楼 *Trichosanthes rosthornii* Herms 的干燥根。

【产地】主产于河南、山东、安徽等地。

【性状】1. 药材　呈不规则圆柱形、纺锤形或瓣块状，长8～16cm，直径1.5～5.5cm。表面黄白色或淡棕黄色，有纵皱纹、细根痕及略凹陷的横长皮孔，有的有黄棕色外皮残留。质坚实，断面白色或淡黄色，富粉性，横切面可见黄色木质部，略呈放射状排列，纵切面可见黄色条纹状木质部。气微，味微苦（图9－88）。

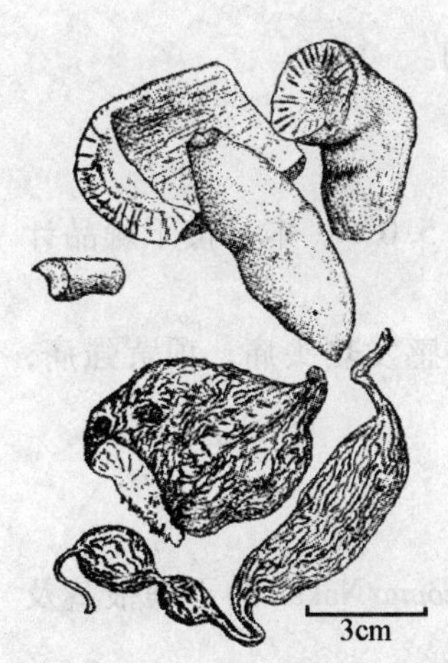

图9－88　天花粉药材图

2. 饮片　为类圆形厚片。颜色、质地、切面、气味等特征与药材同。

【主要成分】主要含多糖、天花粉蛋白等。

【品质】以块大、色白、质坚实、粉性足者为佳。

【功能与主治】清热生津，消肿排脓。用于热病烦渴，肺热燥咳，内热消渴，疮疡肿毒。

【注意】不宜与乌头类药材同用。

葛　根

【来源】本品为豆科植物野葛 *Pueraria lobata*（Willd.）Ohwi 的干燥根。习称野葛。

【产地】全国大部分地区有产。

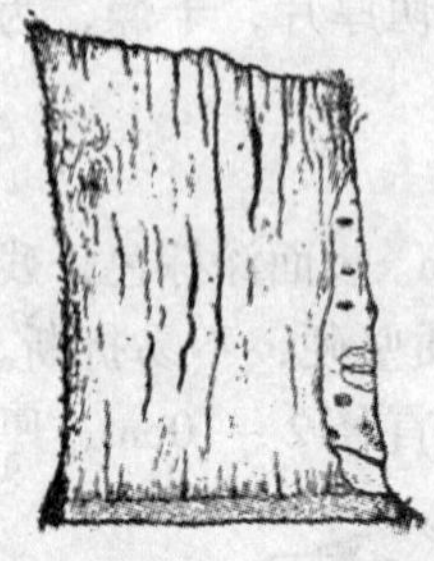

图 9－89　葛根药材图

【性状】1. 药材　野葛　呈纵切的长方形厚片或小方块，长 5～35cm，厚0.5～1cm。外皮淡棕色，有纵皱纹，粗糙。切面黄白色，纹理不明显。质韧，纤维性强。无臭，味微甜（图9－89）。

2. 饮片　为厚片。颜色、质地、切面、气味等特征与药材同。

【主要成分】主要含葛根素等。

【品质】以块大、色白、粉性足者为佳。

《中国药典》规定：本品水分不得过 14.0%；总灰分不得过 7.0%；本品按干燥品计算，含葛根素不得少于 2.4%。

【功能与主治】解肌退热，生津，透疹，升阳止泻。用于外感发热头痛、项背强痛，口渴，消渴，麻疹不透，热痢，泄泻；高血压颈项强痛。

粉　葛

【来源】本品为豆科植物甘葛藤 *Pueraria thomsonii* Benth. 的干燥根。

【产地】主产于广西、广东等地。

【性状】1. 药材　呈圆柱形、类纺锤形或半圆柱形，长 12～15cm，直径 4～8cm；有的为纵切或斜切的厚片，大小不一。表面黄白色或淡棕色，未去外皮的呈灰棕色。体重，质硬，富粉性，横切面可见由纤维形成的浅棕色同心性环纹，纵切面可见纤维形成的数条纵纹。气微，味微甜。

2. 饮片　为厚片。颜色、质地、切面、气味等特征与药材同。

【主要成分】主要含葛根素等。

【品质】以块大、色白、粉性足者为佳。

《中国药典》规定：本品水分不得过 14.0%；总灰分不得过 5.0%。本品按干燥品计算，含葛根素不得不少于 0.30%。

【功能与主治】解肌退热，生津，透疹，升阳止泻。用于外感发热头痛、项背强痛，口渴，消渴，麻疹不透，热痢，泄泻；高血压颈项强痛。

绵马贯众

【来源】本品为鳞毛蕨科植物粗茎鳞毛蕨 *Dryopteris crassirhizoma* Nakai 的干燥根茎及叶柄残基。

【产地】主产于东北、华北地区。

【性状】1. 药材 呈长倒卵形，略弯曲，上端钝圆或截形，下端较尖，有的纵剖为两半，长 7～20cm，直径 4～8cm。表面黄棕色至黑褐色，密被排列整齐的叶柄残基及鳞片，并有弯曲的须根。叶柄残基呈扁圆形，长 3～5cm，直径 0.5～1.0cm；表面有纵棱线，质硬而脆，断面略平坦，棕色，有黄白色维管束 5～13 个，环列；每个叶柄残基的外侧常有 3 条须根，鳞片条状披针形，全缘，常脱落。质坚硬，断面略平坦，深绿色至棕色，有黄白色维管束 5～13 个，环列，其外散有较多的叶迹维管束。气特异，味初淡而微涩，后渐苦、辛（图 9－90）。

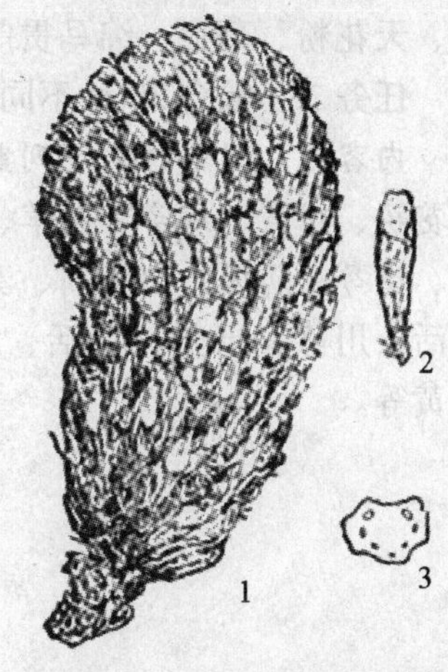

图 9－90 马贯众药材图

1. 根茎 2. 叶柄残基 3. 根茎横切面

2. 饮片 为不规则形厚片或小块。表面、颜色、切面、气味等特征与药材同。

【主要成分】主要含绵马精等。

【品质】以个大、整齐、须根少者为佳。

【功能与主治】清热解毒，驱虫。用于虫积腹痛，疮疡。

综合实训

任务一：混合各种外形的药材，根据外形特征及突出识别点，说出它是哪种药材，理由是什么？

内容一 观察识别下列药材或饮片，并说出它们的主要鉴别特征：黄芪、甘草、麻黄根、苦参、山豆根、银柴胡、党参、板蓝根、牛膝、川牛膝、北沙参、南沙参、白芍、赤勺、地榆、木香、川木香等。

内容二 观察识别下列药材或饮片，并说出它们的主要鉴别特征：防己、续断、丹参、山药、巴戟天、芦根、白茅根、胡黄连、仙茅、远志、常山、白头翁、桔梗、高良姜、石菖蒲、骨碎补、玉竹等。

内容三 观察识别下列药材或饮片，并说出它们的主要鉴别特征：知母、羌活、苍术、重楼、虎杖、黄芩、防风、白芷、紫草、秦艽、柴胡、三七、三棱、莪术、川乌、草乌、附子等。

内容四 观察识别下列药材或饮片，并说出它们的主要鉴别特征：玄参、百部、郁金、天冬、麦冬、太子参、香附、半夏、天南星、白附子、川贝母、浙贝母、延胡索、泽泻、天麻等。

内容五 观察识别下列药材或饮片，并说出它们的主要鉴别特征：白及、川芎、白术、射干、升麻、细辛、紫菀、威灵仙、龙胆、当归、独活、茜草、商陆、土茯苓、片姜黄、百合等。

内容六 观察识别下列药材或饮片，并说出它们的主要鉴别特征：人参、红参、西洋参、大黄、黄连、藁本、姜黄、黄精、生地黄、熟地黄、前胡、甘遂、何首乌、乌药、狗脊、天花粉、葛根、绵马贯等。

任务二：混合30种不同外形的药材，从中寻找某些药材。

内容七　观察识别下列药材或饮片，从中找出甘草、麻黄根、银柴胡、防风、秦艽、天花粉、川芎、细辛、茜草、制黄精：黄芪、甘草、麻黄根、银柴胡、党参、牛膝、川牛膝、黄芩、防风、白头翁、秦艽、山药、天花粉、葛根、黄连、胡黄连、半夏、天南星、羌活、川芎、当归、独活、细辛、紫菀、威灵仙、龙胆、茜草、制黄精、生地黄、熟地黄等。

第十章　藤茎类药材的观察与鉴别

第一节　藤茎类药材的性状特征及观察要点

藤茎类药材包括藤类和茎木类两类药材。藤类药材是指采用木本植物的藤茎、茎枝、茎髓、枝刺等入药的药材（如川木通、桂枝、通草、皂角刺等）；茎木类药材是指采用木本植物的木材（主要是心材）部分入药的药材（如苏木、沉香等）。采用植物的草质茎入药的药材（如麻黄、石斛等）通常归入全草类药材中论述。

藤类药材多呈圆柱形或扁圆柱形，扭曲不直，粗细不一，质地坚硬。观察时要注意其表面、断面和气味的特征。藤类药材的表面常有节、枝痕、叶痕和皮孔等特征可供鉴别。藤类药材的断面皮部薄，木部占大部分，常见明显的放射状纹理及细小导管孔洞，中央有较小的髓部。有的茎类药材有特殊气味可供鉴别，如桂枝、海风藤等。

茎木类药材多呈圆柱形、不规则块状或条片状，大小不一，质地坚硬。观察时要注意其表面、断面和气味的特征。如沉香的表面有棕黑色树脂斑；苏木的断面有明显的年轮；沉香、降香有特异香气等。

第二节　藤茎类药材的鉴别实例

一、藤类

木　通

【来源】本品为木通科植物木通 *Akebia quinata*（Thunb.）Decne.、三叶木通 *Akebia trifoliate*（Thunb.）Koidz. 或白木通 *Akebia trifoliate*（Thunb.）Koidz. var. *australis*（Diels）Rehd. 的干燥藤茎。

【产地】主产于广西、广东等地。

【性状】1. 药材　呈圆柱形，常稍扭曲，长 30～70cm，直径 0.5～2cm。表面灰棕色至灰褐色，外皮粗糙而有许多不规则的裂纹或纵沟纹，具突起的皮孔。节部膨大或不明显，具侧枝断痕。体轻，质坚实，不易折断，断面不整齐，皮部较厚，黄棕色，可见淡黄色颗粒状小点，木部黄白色，射线呈放射状排列，髓小或有时中空，黄白色或黄棕色。气微，味微苦而涩。

2. 饮片　为圆形薄片。颜色、质地、切面、气味等特征与药材同。

【主要成分】主要含木通皂苷等。

【品质】《中国药典》规定：本品水分不得过10.0%；总灰分不得过6.5%。按干燥品计算，含齐墩果酸和常春藤皂苷元的总量不得少于0.15%。

【功能与主治】清心火，利小便，通经下乳。用于胸中烦热，喉痹咽痛，尿赤，五淋，水肿，周身挛痛，经闭乳少。

川　木　通

【来源】本品为毛茛科植物小木通 *Clematis armandii* Franch. 或绣球藤 *Clematis montana* Buch. – Ham. 的干燥藤茎。

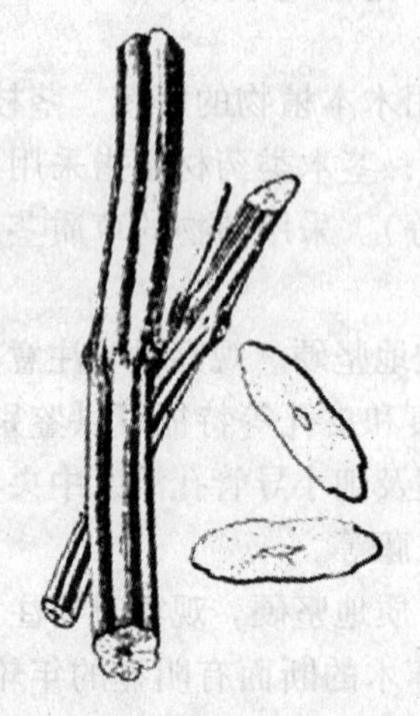
图10－1　川木通药材及饮片图

【产地】主产于四川等地。

【性状】1. 药材　呈长圆柱形，略扭曲，长50～100cm，直径2～3.5cm。表面黄棕色或黄褐色，有纵向凹沟及棱线；节处多膨大，有叶痕及侧枝痕。残存皮部易撕裂。质坚硬，不易折断。切片厚0.2～0.4cm，边缘不整齐，残存皮部黄棕色，木部浅黄棕色或浅黄色，有黄白色放射状纹理及裂隙，其间布满导管孔，髓部较小，类白色或黄棕色，偶有空腔。气微，味淡（图10－1）。

2. 饮片　为圆形薄片或厚片。颜色、质地、切面、气味等特征与药材同。

【主要成分】主要含皂苷等。

【品质】以切面黄白、无黑心者为佳。

【功能与主治】清热利尿，通经下乳。用于水肿、淋病，小便不通，关节痹痛，经闭乳少。

鸡　血　藤

【来源】本品为豆科植物密花豆 *Spatholobus suberectus* Dunn 的干燥藤茎。

【产地】主产于广西、云南、广东等地。

【性状】1. 药材　为椭圆形、长矩圆形或不规则的斜切片，厚0.3～1cm。栓皮灰棕色，有的可见灰白色斑，栓皮脱落处显红棕色。质坚硬。切面木部红棕色或棕色，导管孔多数；韧皮部有树脂状分泌物呈红棕色至黑棕色，与木部相间排列呈3～8个偏心性半圆形环；髓部偏向一侧。气微，味涩（图10－2）。

2. 饮片　同药材。

【品质】以切面有赤褐色层圈（树脂状分泌物）多者为佳。

《中国药典》规定：本品水分不得过13.0%；总灰分不得过4.0%；酸不溶性灰分不得过0.6%；醇溶性浸出物不得少于8.0%。

【功能与主治】补血，活血，通络。用于月经不调，血虚萎黄，麻木瘫痪，风湿痹痛。

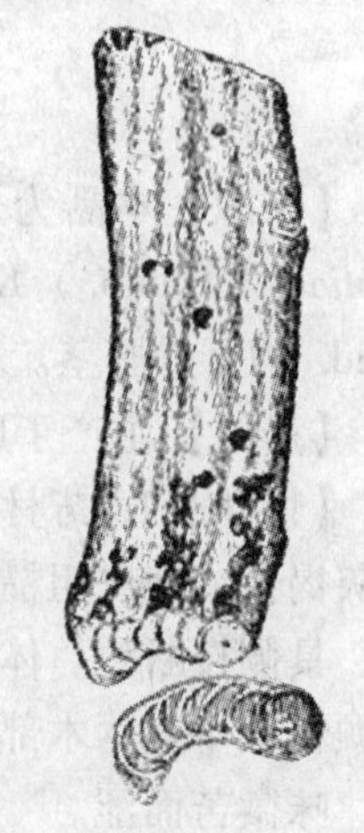
图10－2　鸡血藤药材及饮片图

大　血　藤

【来源】本品为木通科植物大血藤 *Sargentodoxa cuneata*（Oliv.）Rehd. et Wils. 的干燥藤茎。

【产地】主产于湖北、湖南、四川等地。

【性状】1. 药材　呈圆柱形，略弯曲，长 30～60cm，直径 1～3cm。表面灰棕色，粗糙，外皮常呈鳞片状剥落，剥落处显暗红棕色，有的可见膨大的节及略凹陷的枝痕或叶痕。质硬，断面皮部红棕色，有数处向内嵌入木部，木部黄白色，有多数细孔状导管，射线呈放射状排列。气微，味微涩（图 10－3）。

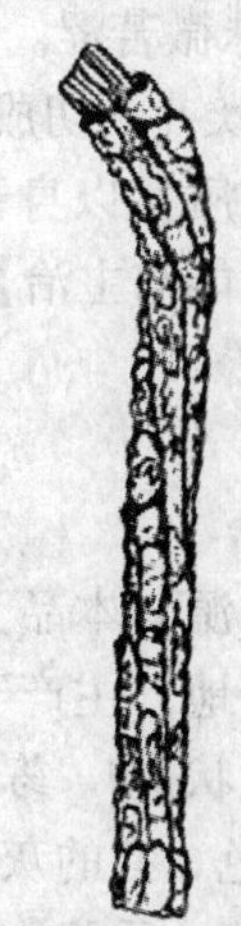
图 10－3　大血藤药材图

2. 饮片　为圆形或椭圆形厚片。颜色、质地、切面、气味等特征与药材同。

【主要成分】主要为鞣质、蒽醌类化合物等。

【品质】以藤茎粗、皮部红棕色者为佳。

《中国药典》规定：本品水分不得过 12.0%；总灰分不得过 4.0%；醇溶性浸出物不得少于 5.0%。

【功能与主治】清热解毒，活血，祛风。用于肠痈腹痛，经闭痛经，风湿痹痛，跌扑肿痛。

海　风　藤

【来源】本品为胡椒科植物风藤 *Piper kadsura*（Choisy）Ohwi 的干燥藤茎。

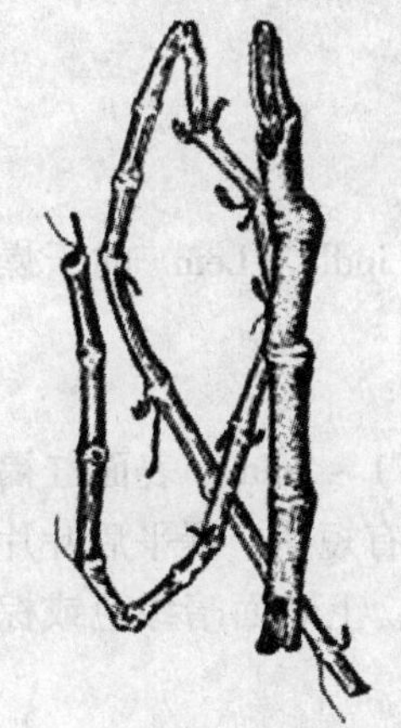
图 10－4　海风藤药材图

【产地】主产于福建、广东、浙江等地。

【性状】1. 药材　呈扁圆柱形，微弯曲，长 15～60cm，直径 0.3～2cm。表面灰褐色或褐色，粗糙，有纵向棱状纹理及明显的节，节间长 3～12cm，节部膨大，上生不定根。体轻，质脆，易折断，断面不整齐，皮部窄，木部宽广，灰黄色，导管孔多数，射线灰白色，放射状排列，皮部与木部交界处常有裂隙，中心有灰褐色髓。气香，味微苦、辛（图 10－4）。

2. 饮片　为厚片。颜色、质地、切面、气味等特征与药材同。

【品质】以香气浓者为佳。

《中国药典》规定：本品水分不得过 12.0%；总灰分不得过 10.0%；酸不溶性灰分不得过 2.0%；醇性浸出物不得少于 10.0%。

【功能与主治】祛风湿，通经络，止痹痛。用于风寒湿痹，肢节疼痛，筋脉拘挛，屈伸不利。

首　乌　藤

【来源】本品为蓼科植物何首乌 *Polygonum multiflorum* Thunb. 的干燥藤茎。

【产地】主产于河南、湖北、广西等地。

【性状】1. 药材　呈长圆柱形，稍扭曲，具分枝，长短不一，直径4～7mm。表面紫红色至紫褐色，粗糙，具扭曲的纵皱纹，节部略膨大，有侧枝痕，外皮菲薄，可剥离。质脆，易折断，断面皮部紫红色，木部黄白色或淡棕色，导管孔明显，髓部疏松，类白色。气微，味微苦涩。

2. 饮片　切成小段。颜色、质地、切面、气味等特征与药材同。

【品质】以身干、粗壮、条匀、外皮紫红色者为佳。

【功能与主治】养血安神，祛风通络。用于失眠多梦，血虚身痛，风湿痹痛；外治皮肤瘙痒。

忍　冬　藤

【来源】本品为忍冬科植物忍冬 *Lonicera japonica* Thunb. 的干燥茎枝。

【产地】主产于浙江、江苏、河南等地。

【性状】1. 药材　呈长圆柱形，多分枝，常缠绕成束，直径1.5～6mm。表面棕红色至暗棕色，有的灰绿色，光滑或被茸毛；外皮易剥落。枝上多节，节间长6～9cm，有残叶及叶痕。质脆，易折断，断面黄白色，中空。气微，老枝味微苦，嫩枝味淡。

2. 饮片　切成小段或为斜切厚片。颜色、质地、切面、气味等特征与药材同。

【主要成分】主要含绿原酸等。

【品质】以条匀、皮带红色、嫩枝有毛者为佳。

《中国药典》规定：本品水分不得过12.0%；总灰分不得过4.0%。酸不溶性灰分不得过1.0%。本品按干燥品计算，含绿原酸不得少于0.10%。

【功能与主治】清热解毒，疏风通络。用于温病发热，热毒血痢，痈肿疮疡，风湿热痹，关节红肿热痛。

络　石　藤

【来源】本品为夹竹桃科植物络石 *Trachelospermum jasminoides* (Lindl.) Lem. 的干燥带叶藤茎。

【产地】主产于江苏、安徽、福建等地。

【性状】1. 药材　茎呈圆柱形，弯曲，多分枝，长短不一，直径1～5mm；表面红褐色，有点状皮孔及不定根；质硬，断面淡黄白色，常中空。叶对生，有短柄；展平后叶片呈椭圆形或卵状披针形，长1～8cm，宽0.7～3.5cm；全缘，略反卷，上表面暗绿色或棕绿色，下表面色较淡，革质。气微，味微苦。

2. 饮片　切成小段。颜色、质地、切面、气味等特征与药材同。

【品质】以叶多、色绿者为佳。

【功能与主治】祛风通络，凉血消肿。用于风湿热痹，筋脉拘挛，腰膝酸痛，喉痹，痈肿，跌扑损伤。

钩　　藤

【来源】本品为茜草科植物钩藤 *Uncaria rhynchophylla* (Miq.) Jacks.、大叶钩藤 *Un-*

caria macrophylla Wall.、毛钩藤 *Uncaria hirsuta* Havil.、华钩藤 *Uncaria sinensis*（Oliv.）Havil. 或无柄果钩藤 *Uncaria sessilifructus* Roxb. 的干燥带钩茎枝。

【产地】主产于广西、广东等地。

【性状】1. 药材　茎枝呈圆柱形或类方柱形，长 2～3cm，直径 0.2～0.5cm。表面红棕色至紫红色者具细纵纹，光滑无毛；黄绿色至灰褐色者有的可见白色点状皮孔，被黄褐色柔毛。多数枝节上对生两个向下弯曲的钩（不育花序梗），或仅一侧有钩，另一侧为突起的瘢痕；钩略扁或稍圆，先端细尖，基部较阔；钩基部的枝上可见叶柄脱落后的窝点状痕迹和环状的托叶痕。质坚韧，断面黄棕色，皮部纤维性，髓部黄白色或中空。气微，味淡（图 10－5）。

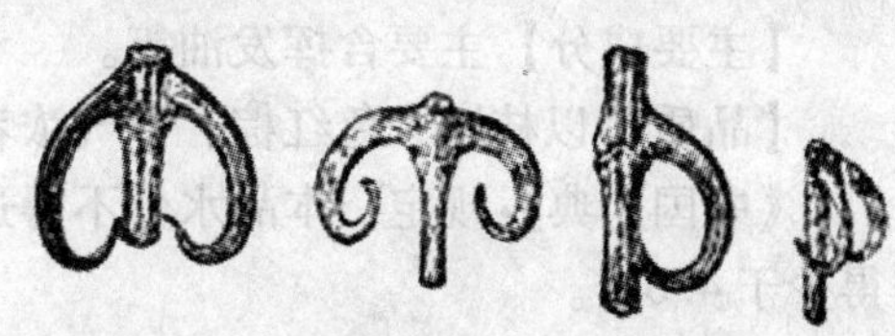

图 10－5　钩藤药材及饮片图

2. 饮片　同药材。

【主要成分】主要含钩藤碱等。

【品质】以双钩、茎细、光滑、色紫红、无枯枝者为佳。

《中国药典》规定：本品水分不得过 10.0%；总灰分不得过 3.0%；醇溶性浸出物不得少于 6.0%。

【功能与主治】清热平肝，息风定惊。用于头痛眩晕，感冒夹惊，惊痫抽搐，妊娠子痫；高血压。入煎剂宜后下。

二、茎木类

桑　枝

【来源】本品为桑科植物桑 *Morus alba* L. 的干燥嫩枝。

【产地】全国大部分地区均产。

【性状】1. 药材　呈长圆柱形，少有分枝，长短不一，直径 0.5～1.5cm。表面灰黄色或黄褐色，有多数黄褐色点状皮孔及细纵纹，并有灰白色略呈半圆形的叶痕和黄棕色的腋芽。质坚韧，不易折断，断面纤维性。切片厚 0.2～0.5cm，皮部较薄，木部黄白色，射线放射状，髓部白色或黄白色。气微，味淡。

2. 饮片　为厚片。颜色、质地、切面、气味等特征与药材同。

【品质】以质嫩、断面色黄白者为佳。

《中国药典》规定：本品醇溶性浸出物不得少于 3.0%。

【功能与主治】祛风湿，利关节。用于肩臂、关节酸痛麻木。

桂　枝

【来源】本品为樟科植物肉桂 *Cinnamomum cassia* Presl 的干燥嫩枝。

【产地】主产于广西、广东等地。

【性状】1. 药材　呈长圆柱形，多分枝，长 30～75cm，粗端直径 0.3～1cm。表面红棕色至棕色，有纵棱线、细皱纹及小疙瘩状的叶痕、枝痕、芽痕，皮孔点状。质硬而脆，易折断。切片厚2～4mm，断面皮部红棕色，木部黄白色至浅黄棕色，髓部略呈方形。有特异香气，味甜、微辛，皮部味较浓。

2. 饮片　为类圆形、椭圆形的片或不规则形的段。皮部红棕色，表面有时可见点状皮孔或纵棱线，木部黄白色或浅黄棕色，髓部类圆形或略呈方形。气味同药材。

【主要成分】主要含挥发油等。

【品质】以枝嫩、色红棕、香气浓者为佳。

《中国药典》规定：本品水分不得过12.0%；总灰分不得过3.0%；醇溶性浸出物不得少于4.0%。

【功能与主治】发汗解肌，温通经脉，助阳化气，平冲降气。用于风寒感冒，脘腹冷痛，血寒经闭，关节痹痛，痰饮，水肿，心悸，奔豚。

桑　寄　生

【别名】广寄生。

【来源】本品为桑寄生科植物桑寄生 *Taxillus chinensis*（DC.）Danser 的干燥带叶茎枝。

【产地】主产于广东、广西、福建等地。

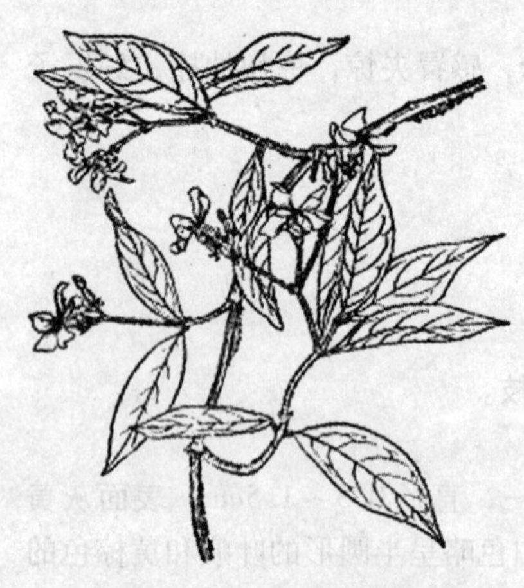

图10－6　桑寄生药材图

【性状】1. 药材　茎枝呈圆柱形，长3～4cm，直径0.2～1cm；表面红褐色或灰褐色，具细纵纹，并有多数细小突起的棕色皮孔，嫩枝有的可见棕褐色茸毛；质坚硬，断面不整齐，皮部红棕色，木部色较浅。叶多卷曲，具短柄；叶片展平后呈卵形或椭圆形，长3～8cm，宽2～5cm；表面黄褐色，幼叶被细茸毛，先端钝圆，基部圆形或宽楔形，全缘；革质。气微，味涩（图10－6）。

2. 饮片　为厚片后或不规则小段。茎、叶的颜色、质地、气味等特征与药材同。

【品质】以枝细质嫩、色红褐、叶多者为佳。

【功能与主治】补肝肾，强筋骨，祛风湿，安胎。用于风湿痹痛，腰膝酸软，筋骨无力，崩漏经多，妊娠漏血，胎动不安；高血压。

槲　寄　生

【别名】北寄生。

【来源】本品为桑寄生科植物槲寄生 *Viscum coloratum*（Komar.）Nakai 的干燥带叶茎枝。

【产地】主产于广西、广东等地。

【性状】1. 药材　茎枝呈圆柱形，2～5叉状分枝，长约30cm，直径0.3～1cm；表面黄绿色、金黄色或黄棕色，有纵皱纹；节膨大，节上有分枝或枝痕；体轻，质脆，易折断，断面不平坦，皮部黄色，木部色较浅，射线放射状，髓部常偏向一边。叶对生于枝梢，易脱落，无柄；叶片呈长椭圆状披针形，长2~7cm，宽0.5~1.5cm；先端钝圆，基部楔形，全缘；表面黄绿色，有细皱纹，主脉5出，中间3条明显。革质。浆果球形，皱缩。气微，味微苦，嚼之有黏性（图10-7）。

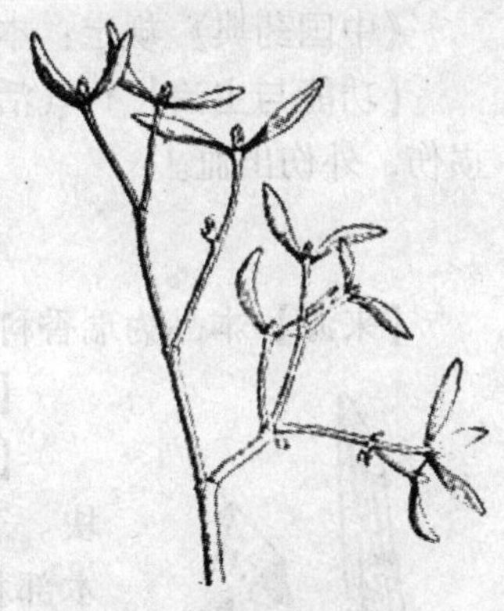

图10-7　槲寄生药材图

2. 饮片　为厚片。茎、叶的颜色、质地、气味等特征与药材同。

【主要成分】主要含齐墩果酸等。

【品质】以枝细、色黄绿、嚼之发黏者为佳。

《中国药典》规定：本品醇溶性浸出物不得少于20.0%；按干燥品计算，含齐墩果酸不得少于0.17%。

【功能与主治】祛风湿，补肝肾，强筋骨，安胎。用于风湿痹痛，腰膝酸软，胎动不安。

苏　木

【来源】本品为豆科植物苏木 *Caesalpinia sappan* L. 的干燥心材。

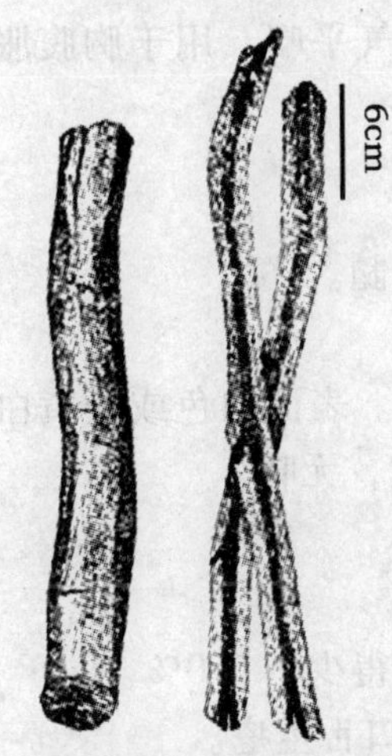

图10-8　苏木药材图

【产地】主产于广西、云南等地。

【性状】1. 药材　呈长圆柱形或对剖半圆柱形，长10~100cm，直径3~12cm。表面黄红色至棕红色，具刀削痕，常见纵向裂缝。质坚硬。断面略具光泽，年轮明显，有的可见暗棕色、质松、带亮星的髓部。气微，味微涩（图10-8）。

2. 饮片　劈成条片或碾成粗粉。其他特征与药材同。

【主要成分】主要含巴西苏木素等。

【品质】以粗大、质坚实、色黄红者为佳。

《中国药典》规定：本品水分不得过12.0%；醇溶性浸出物不得少于10.0%。

【功能与主治】行血祛瘀，消肿止痛。用于经闭痛经，产后瘀阻，胸腹刺痛，外伤肿痛。

降　香

【来源】本品为豆科植物降香檀 *Dalbergia odorifera* T. Chen 树干和根的干燥心材。

【产地】主产于海南等地。

【性状】1. 药材　呈类圆柱形或不规则块状。表面紫红色或红褐色，切面有致密的纹理。质硬，有油性。气微香，味微苦。

2. 饮片　劈成小块，碾成细粉或镑片。其他特征与药材同。

【主要成分】主要含挥发油、黄酮类等。

【品质】以色紫红、质坚实、富油性、香气浓者为佳。

《中国药典》规定：本品醇溶性浸出物不得少于8.0%。

【功能与主治】行气活血，止痛，止血。用于脘腹疼痛，肝郁胁痛，胸痹刺痛，跌扑损伤，外伤出血。

沉　　香

【来源】本品为瑞香科植物白木香 *Aquilaria sinensis*（Lour.）Gilg 含有树脂的木材。

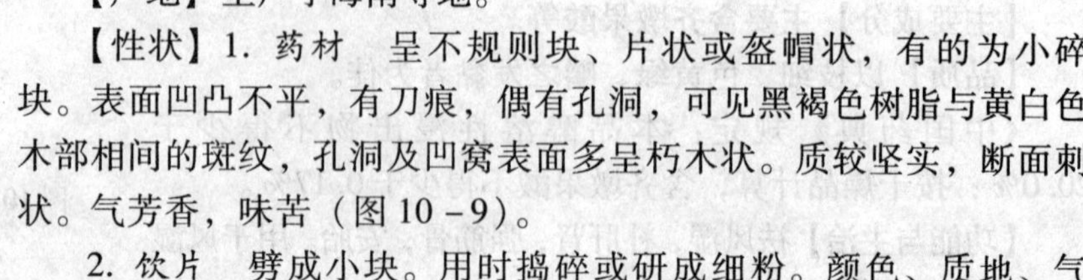

图10－9　沉香药材图

【产地】主产于海南等地。

【性状】1. 药材　呈不规则块、片状或盔帽状，有的为小碎块。表面凹凸不平，有刀痕，偶有孔洞，可见黑褐色树脂与黄白色木部相间的斑纹，孔洞及凹窝表面多呈朽木状。质较坚实，断面刺状。气芳香，味苦（图10－9）。

2. 饮片　劈成小块。用时捣碎或研成细粉。颜色、质地、气味等特征与药材同。

【主要成分】主要含挥发油、树脂等。

【品质】以含油多、质重坚实、香气浓、能沉水者为佳。

《中国药典》规定：本品醇溶性浸出物不得少于15.0%。

【功能与主治】行气止痛，温中止呕，纳气平喘。用于胸腹胀闷疼痛，胃寒呕吐呃逆，肾虚气逆喘急。

灯　心　草

【来源】本品为灯心草科植物灯心草 *Juncus effusus* L. 的干燥茎髓。

【产地】主产于广东、江苏、四川等地。

【性状】1. 药材　呈细圆柱形，长达90cm，直径0.1～0.3cm。表面白色或淡黄白色，有细纵纹。体轻，质软，略有弹性，易拉断，断面白色。气微，无味。

2. 饮片　为整齐的小段。颜色、质地、气味等特征与药材同。

【品质】以条长、粗壮、色白、有弹性者为佳。

《中国药典》规定：本品水分不得过11.0%；醇溶性浸出物不得少于5.0%。

【功能与主治】清心火，利小便。用于心烦失眠，尿少涩痛，口舌生疮。

通　　草

【来源】本品为五加科植物通脱木 *Tetrapanax papyriferus*（Hook.）K. Koch 的干燥茎髓。

【产地】主产于贵州、云南、四川等地。

【性状】1. 药材　呈圆柱形，长20～40cm，直径1～2.5cm。表面白色或淡黄色，有浅纵沟纹。体轻，质松软，稍有弹性，易折断，断面平坦，显银白色光泽，中部有直径0.3～1.5cm的空心或半透明的薄膜，纵剖面呈梯状排列，实心者少见。气微，味淡（图10－10）。

2. 饮片　为厚片。其他特征与药材同。

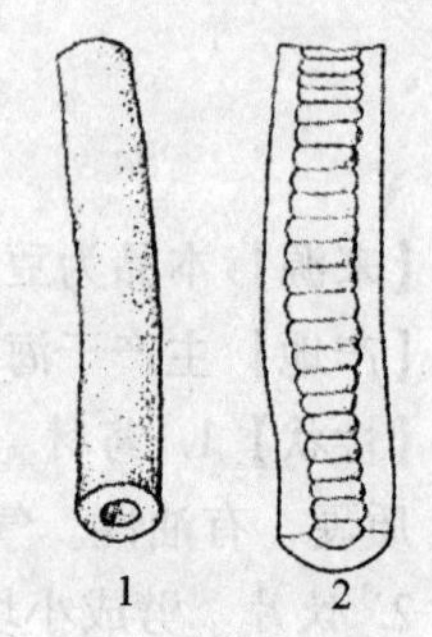

图10－10　通草药材图

1. 外形　2. 纵剖面

【品质】以条粗、色白、空心者为佳。

【功能与主治】清热利尿，通气下乳。用于湿温尿赤，淋病涩痛，水肿尿少，乳汁不下。

综合实训

任务一：观察藤类和茎木类药材的性状，寻找并指出识别它们的突出特征。

任务二：在藤茎类药材中自己找出某几种药材，说一说鉴别它的理由。

内容：观察识别下列药材或饮片，并说出它们的主要鉴别特征：木通、川木通、鸡血藤、大血藤、海风藤、首乌藤、忍冬藤、络石藤、钩藤、桑寄生、槲寄生、苏木、沉香、降香、灯心草、通草等。

另找出木通与川木通、鸡血藤与大血藤、海风藤与首乌藤，说一说鉴别它们的理由。

第十一章　皮类药材的观察与鉴别

第一节　皮类药材的性状特征及观察要点

皮类药材就是指以树皮作为入药部分的药材。树皮一般采自木本植物形成层以外的部分，包括茎皮、枝皮和根皮。皮类药材的性状鉴定主要观察以下几个方面：

1. 形状　皮类药材的形状通常根据其卷曲的程度来确定。树皮不卷曲，较平整的称板片状，如杜仲、黄柏；树皮略向内卷曲的称弯曲；树皮向外卷曲的称反卷，如石榴根皮；树皮向内卷曲成半管状的称槽状，如合欢皮；树皮向内卷曲，以至两侧相接形成管状的称筒状，如牡丹皮；树皮向内卷曲，以至两侧重叠的称单卷筒状，如肉桂（桂通）；树皮两侧各自向内卷曲成卷筒状的称双卷筒状，如厚朴（如意朴）；由几个大小不等的卷筒状树皮互相套叠形成的称复卷筒状。

2. 外表面　没有除去栓皮的皮类药材，外表面颜色较深，比较粗糙，常有皮孔、叶痕、刺状物等特征可供鉴别。如杜仲的外表面有斜方形皮孔；秦皮的外表面有灰白色圆点状皮孔；核桃楸树皮的外表面有大型三角形叶痕；红毛刺五加的表面有刺毛；海桐皮的外表面有钉刺等。除去栓皮的皮类药材外表面比较平滑，如黄柏等。

3. 内表面　皮类药材的内表面颜色较浅，比较平滑，含油的药材经刻划可出现油痕，可供鉴别，如肉桂、厚朴等。

4. 折断面　皮类药材的折断面可呈平坦状、颗粒状、纤维状或层状。这些特征与药材的内部组织构造有关，可作鉴别依据。如牡丹皮的折断面呈平坦状，说明其内部组织富含薄壁细胞，无纤维、石细胞等机械组织；肉桂的折断面呈颗粒状，说明其内部组织富含石细胞群；桑白皮的折断面呈纤维状，说明其内部组织富含纤维；苦楝皮的折断面呈层状，说明其内部组织中纤维束与薄壁组织成环带状间隔排列。

5. 气味　有的皮类药材气味特异，可作鉴别特征。如肉桂香气浓烈，味甜而辛辣；香加皮与地骨皮外形相似，但前者有特殊香气，味苦，后者无香气，味微甘而后苦，可以区别。

第二节　皮类药材的鉴别实例

一、茎皮类

杜　　仲

【来源】本品为杜仲科植物杜仲 *Eucommia ulmoides* Oliv. 的干燥树皮。

【产地】主产于四川、陕西、湖北等地。

【性状】1. 药材　呈板片状或两边稍向内卷，大小不一，厚3~7mm。外表面淡棕色或灰褐色，有明显的皱纹或纵裂槽纹，有的树皮较薄，未去粗皮，可见明显的皮孔。内表面暗紫色，光滑。质脆，易折断，断面有细密、银白色、富弹性的橡胶丝相连。气微，味稍苦（图11-1）。

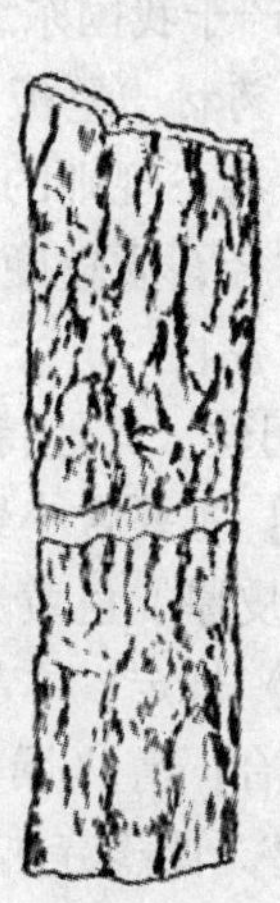
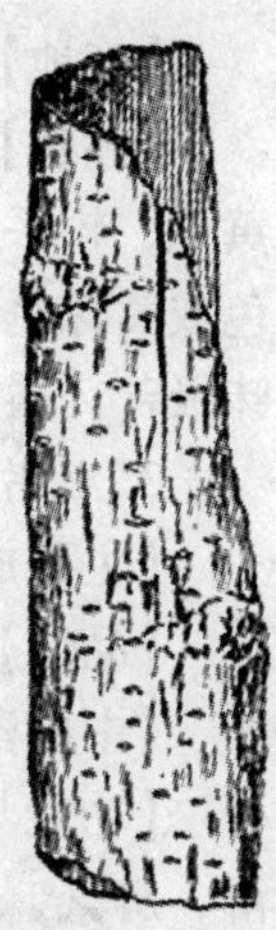

图11-1　杜仲药材图

2. 饮片　杜仲　为切块或丝。其他特征与药材相同。

盐杜仲　为块或丝。表面呈焦黑色，折断时橡胶丝弹性较差。味微咸。

【主要成分】主要含松脂醇二葡萄糖苷等。

【品质】以皮厚、块大、去尽粗皮、断面丝多、内表面暗紫色者为佳。

《中国药典》规定：本品醇溶性浸出物不得少于11.0%。含松脂醇二葡萄糖苷不得少于0.10%。

【功能与主治】补肝肾，强筋骨，安胎。用于肾虚腰痛，筋骨无力，妊娠漏血，胎动不安；高血压。

黄　柏

【来源】本品为芸香科植物黄皮树 *Phellodendron chinense* Schneid. 的干燥树皮。

【产地】主产于四川等地。习称“川黄柏”。

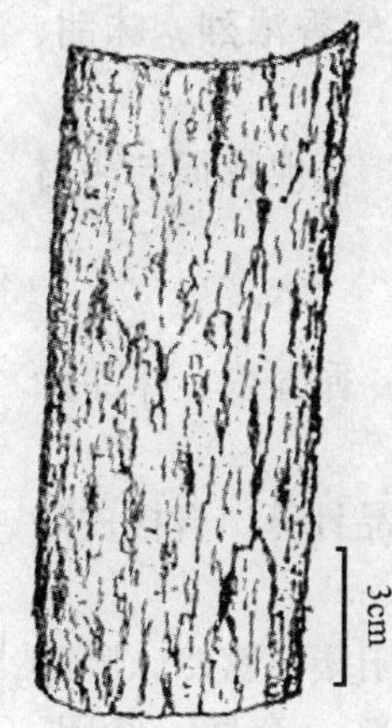

图11-2　黄柏药材图

【性状】1. 药材　呈板片状或浅槽状，长宽不一，厚1~6mm。外表面黄褐色或黄棕色，平坦或具纵沟纹，有的可见皮孔痕及残存的灰褐色粗皮。内表面暗黄色或淡棕色，具细密的纵棱纹。体轻，质硬，断面纤维性，呈裂片状分层，深黄色。气微，味极苦，嚼之有黏性（图11-2）。

2. 饮片　切丝。其他特征与药材相同。

【主要成分】主要含小檗碱等。

【品质】以皮厚、色黄、无栓皮者为佳。

《中国药典》规定：本品按干燥品计算，含小檗碱以盐酸小檗碱计，不得少于3.0%。

【功能与主治】清热燥湿，泻火除蒸，解毒疗疮。用于湿热泻痢，黄疸，带下，热淋，脚气，痿躄，骨蒸劳热，盗汗，遗精，疮疡肿毒，湿疹瘙痒。盐黄柏滋阴降火。用于阴虚火旺，盗汗骨蒸。

关 黄 柏

【来源】本品为芸香科植物黄檗 *Phellodendron amurense* Rupr. 的干燥树皮。

【产地】主产于我国东北地区。习称“关黄柏”。

【性状】1. 药材　呈板片状或浅槽状，长宽不一，厚2～4mm。外表面黄绿色或淡棕黄色，较平坦，有不规则的纵裂纹，皮孔痕小而少见，偶有灰白色的粗皮残留；内表面黄色或黄棕色。体径，质较硬，断面纤维性，有的呈裂片状分层，鲜黄色或黄绿色。气微，味极苦，嚼之有黏性。

2. 饮片　切丝。其他特征与药材相同。

【主要成分】主要含小檗碱等。

【品质】以皮厚、色黄、无栓皮者为佳。

《中国药典》规定：本品按干燥品计算，含盐酸小檗碱不得少于0.60%。

【功能与主治】清热燥湿，泻火除蒸，解毒疗疮。用于湿热泻痢，黄疸，带下，热淋，脚气，痿躄，骨蒸劳热，盗汗，遗精，疮疡肿毒，湿疹瘙痒。盐黄柏滋阴降火。用于阴虚火旺，盗汗骨蒸。

肉　桂

【来源】本品为樟科植物肉桂 *Cinnamomum cassia* Presl 的干燥树皮。

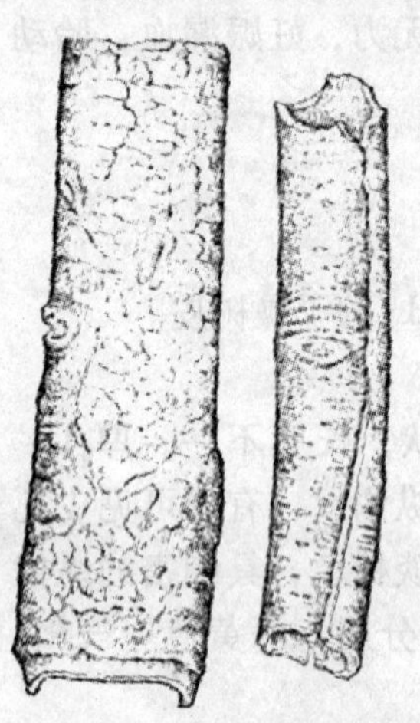

图11－3　肉桂药材图

【产地】主产于广西、广东等地。

【性状】1. 药材　呈槽状或卷筒状，长30～40cm，宽或直径3～10cm，厚0.2～0.8cm。外表面灰棕色，稍粗糙，有不规则的细皱纹及横向突起的皮孔，有的可见灰白色的斑纹；内表面红棕色，略平坦，有细纵纹，划之显油痕。质硬而脆，易折断，断面不平坦，外层棕色而较粗糙，内层红棕色而油润，两层间有一条黄棕色的线纹。气香浓烈，味甜、辣（图11－3）。

2. 饮片　为不规则碎块（用时捣碎）。其他特征与药材相同。

【主要成分】主要含挥发油等。

【品质】以外皮细致、肉厚、油性大、香气浓、味甜辣嚼之渣少者为佳。

《中国药典》规定：本品含挥发油不得少于1.2%（ml/g）。按干燥品计算，含桂皮醛不得少于1.5%。水分不得过15.0%。总灰分不得过5.0%。

【功能与主治】补火助阳，引火归源，散寒止痛，活血通经。用于阳痿，宫冷，腰膝冷痛，肾虚作喘，阳虚眩晕，目赤咽痛，心腹冷痛，虚寒吐泻，寒疝，奔豚，经闭，痛经。

【注意】有出血倾向者及孕妇慎用，不宜与赤石脂同用。

厚　朴

【来源】本品为木兰科植物厚朴 *Magnolia officinalis* Rehd. et Wils. 或凹叶厚朴 *Magnolia officinalis* Rehd. et Wils. var. *biloba* Rehd. et Wils. 的干燥干皮、根皮及枝皮。

【产地】主产于湖北、四川等地。

【性状】1. 药材　干皮　呈卷筒状或双卷筒状，长30～35cm，厚0.2～0.7cm，习称"筒朴"；近根部的干皮一端展开如喇叭口，长13～25cm，厚0.3～0.8cm，习称"靴筒朴"。外表面灰棕色或灰褐色，粗糙，有时呈鳞片状，较易剥落，有明显椭圆形皮孔和纵皱纹，刮去粗皮者显黄棕色。内表面紫棕色或深紫褐色，较平滑，具细密纵纹，划之显油痕。质坚硬，不易折断，断面颗粒性，外层灰棕色，内层紫褐色或棕色，有油性，有的可见多数小亮星。气香，味辛辣、微苦（图11-4）。

根皮（根朴）　呈单筒状或不规则块片；有的弯曲似鸡肠，习称"鸡肠朴"。质硬，较易折断，断面纤维性。

枝皮（枝朴）　呈单筒状，长10～20cm，厚0.1～0.2cm。质脆，易折断，断面纤维性。

2. 饮片　为弯曲丝条状，断面纤维性，外表面黄棕色，内表面深紫褐色。气味等特征与药材同。

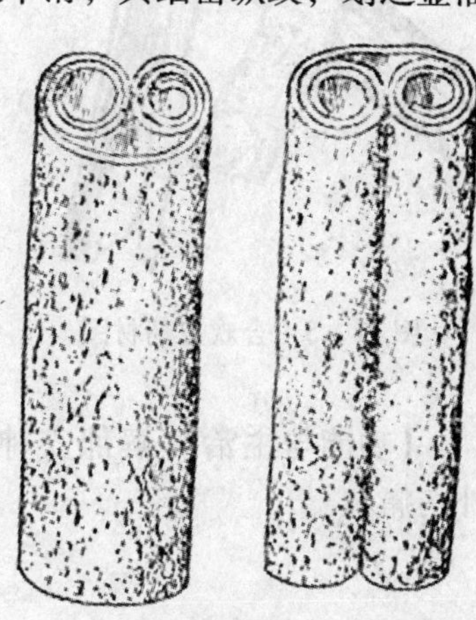

图11-4　厚朴药材图

【主要成分】主要含挥发油等。

【品质】以皮厚、肉细、油性大、内表面紫棕色，有发亮结晶物、香气浓少者为佳。

《中国药典》规定：本品按干燥品计算，含厚朴酚与和厚朴酚的总量不得少于2.0%。

【功能与主治】燥湿消痰，下气除满。用于湿滞伤中，脘痞吐泻，食积气滞，腹胀便秘，痰饮喘咳。

苦楝皮

【来源】本品为楝科植物川楝 *Melia toosendan* Sieb. et Zucc. 或楝 *Melia azedarach* L. 的干燥树皮及根皮。

【产地】主产于四川、湖北、安徽等地。

【性状】1. 药材　呈不规则板片状、槽状或半卷筒状，长宽不一，厚2～6 mm。外表面灰棕色或灰褐色，粗糙，有交织的纵皱纹及点状灰棕色皮孔，除去粗皮者淡黄色；内表面类白色或淡黄色。质韧，不易折断，断面纤维性，呈层片状，易剥离。气微，味苦。

2. 饮片　为切丝。其他特征与药材相同。

【主要成分】主要含苦楝素等。

【品质】根皮以皮厚、张大、纤维性强者为佳；干皮以光滑、皮孔密集的油树皮为佳。

【功能与主治】驱虫，疗癣。用于蛔蛲虫病，虫积腹痛；外治疥癣瘙痒。

合欢皮

【来源】本品为豆科植物合欢 *Albizia julibrissin* Durazz. 的干燥树皮。

【产地】主产于湖北、江苏、浙江等地。

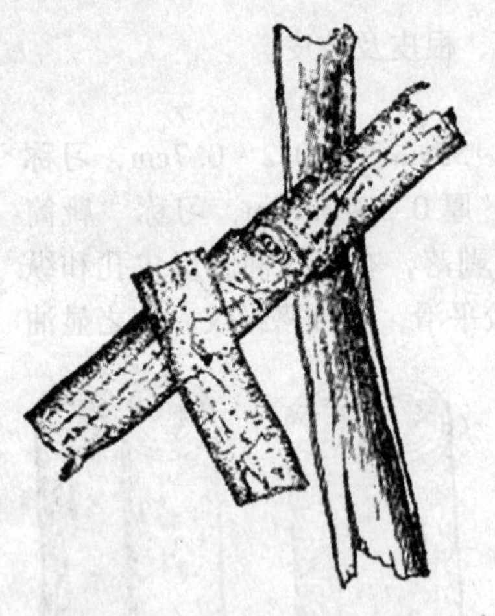

图 11－5　合欢皮药材图

【性状】1. 药材　呈卷曲筒状或半筒状，长 40～80cm，厚 0.1～0.3cm。外表面灰棕色至灰褐色，稍有纵皱纹，有的成浅裂纹，密生明显的椭圆形横向皮孔，棕色或棕红色，偶有突起的横棱或较大的圆形枝痕，常附有地衣斑；内表面淡黄棕色或黄白色，平滑，有细密纵纹。质硬而脆，易折断，断面呈纤维性片状，淡黄棕色或黄白色。气微香，味淡、微涩、稍刺舌，而后喉头有不适感（图 11－5）。

2. 饮片　为切丝或块。其他特征与药材相同。

【品质】以皮细嫩、皮孔明显者为佳。

《中国药典》规定：本品水分不得过 10.0%；总灰分不得过 6.0%。酸不溶性灰分不得过 1.0%；醇溶性浸出物不得少于 12.0%。

【功能与主治】解郁安神，活血消肿。用于心神不安，忧郁失眠，肺痈疮肿，跌扑伤痛。

秦　皮

【来源】本品为木犀科植物苦枥白蜡树 *Fraxinus rhynchophylla* Hance、白蜡树 *Fraxinus chinensis* Roxb.、尖叶白蜡树 *Fraxinus szaboana* Lingelsh. 或宿柱白蜡树 *Fraxinus stylosa* Lingelsh. 的干燥枝皮或干皮。

【产地】主产于东北、河北、河南等地。

【性状】1. 药材　枝皮　呈卷筒状或槽状，长 10～60cm，厚 1.5～3mm。外表面灰白色、灰棕色至黑棕色或相间呈斑状，平坦或稍粗糙，并有灰白色圆点状皮孔及细斜皱纹，有的具分枝痕。内表面黄白色或棕色，平滑。质硬而脆，断而纤维性，黄白色。气微，味苦（图 11－6）。

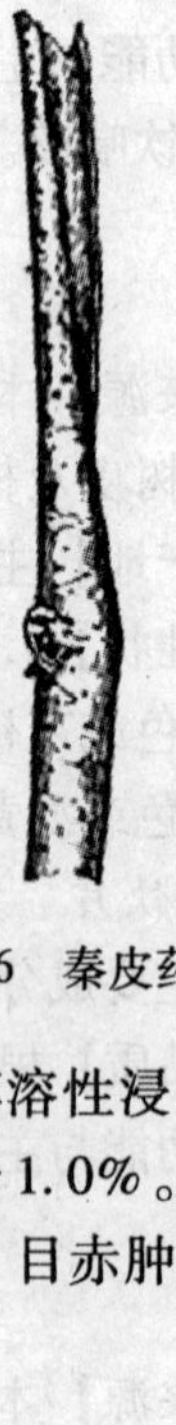

干皮　为长条状块片，厚 3～6mm。外表面灰棕色，具龟裂状沟纹及红棕色圆形或横长的皮孔。质坚硬，断面纤维性较强。

本品水浸出液在日光下可见碧蓝色荧光。

2. 饮片　为切丝。其他特征与药材相同。

图 11－6　秦皮药材图

【主要成分】主要含香豆精类成分等。

【品质】以条长呈筒状、整齐、外皮光滑者为佳。

《中国药典》规定：本品水分不得过 7.0%；总灰分不得过 8.0%。醇溶性浸出物不得少于 8.0%。本品按干燥品计，含秦皮甲素和秦皮乙素的总量，不得少于 1.0%。

【功能与主治】清热燥湿，收涩，明目。用于热痢，泄泻，赤白带下，目赤肿痛，目生翳膜。

二、根皮类

牡　丹　皮

【来源】本品为毛茛科植物牡丹 *Paeonia suffruticosa* Andr. 的干燥根皮。

【产地】主产于安徽、四川等地。

【性状】1. 药材　呈筒状或半筒状，有纵剖开的裂缝，略向内卷曲或张开，长 5～20cm，直径 0.5～1.2cm，厚 0.1～0.4cm。外表面灰褐色或黄褐色，有多数横长皮孔样突起及细根痕，栓皮脱落处粉红色；内表面淡灰黄色或浅棕色，有明显的细纵纹，常见发亮的结晶。质硬而脆，易折断，断面较平坦，淡粉红色，粉性。气芳香，味微苦而涩（图 11－7）。

2. 饮片　为圆形薄片。其他特征与药材相同。

【主要成分】主要含丹皮酚等。

【品质】以条粗长、皮厚、无木心、断面白色、粉性足、结晶多、香气浓者为佳。

《中国药典》规定：本品水分不得过 13.0%；总灰分不得过 5.0%。酸不溶性灰分不得过 1.0%；醇溶性浸出物不得少于 15.0%。本品按干燥品计算，含丹皮酚不得少于 1.2%。

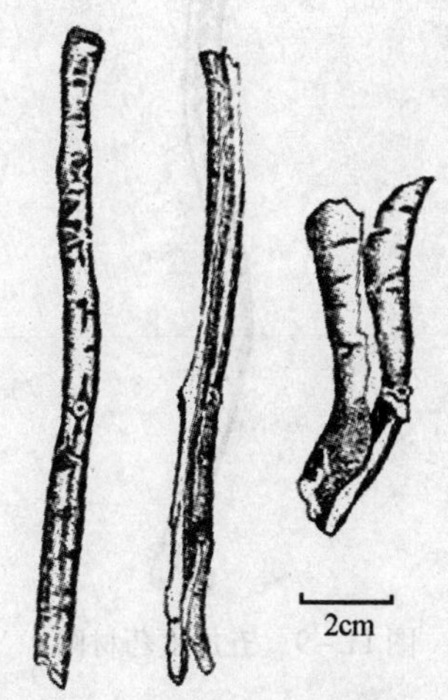

图 11－7　牡丹皮药材图

【功能与主治】清热凉血，活血化瘀。用于温毒发斑，吐血衄血，夜热早凉，无汗骨蒸，经闭痛经，痈肿疮毒，跌扑伤痛。

白　鲜　皮

【来源】本品为芸香科植物白鲜 *Dictamnus dasycarpus* Turcz. 的干燥根皮。

【产地】主产于辽宁、河北、四川等地。

【性状】1. 药材　呈卷筒状，长 5～15cm，直径 1～2cm，厚 0.2～0.5cm。外表面灰白色或淡灰黄色，具细纵皱纹及细根痕，常有突起的颗粒状小点；内表面类白色，有细纵纹。质脆，折断时有粉尘飞扬，断面不平坦，略呈层片状，剥去外层，迎光可见闪烁的小亮点。有羊膻气，味微苦（图 11－8）。

2. 饮片　为厚片。其他特征与药材相同。

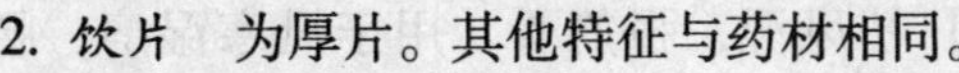

【主要成分】主要含梣酮等。

【品质】以条长、皮厚、色黄白、断面分层、羊膻气浓、无木心者为佳。

《中国药典》规定：本品水分不得过 14.0%；酸不溶性灰分不得过 1.0%；水溶性浸出物不得少于 20.0%。本品按干燥品计算，含梣酮不得少于 0.030%。

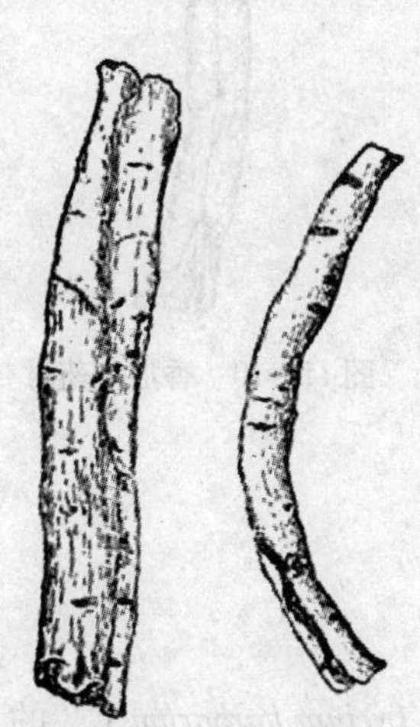
图 11－8　白鲜皮药材图

【功能与主治】清热燥湿，祛风解毒。用于湿热疮毒，黄水淋漓，湿疹，风疹，疥癣疮癞，风湿热痹，黄疸尿赤。

五 加 皮

【来源】本品为五加科植物细柱五加 *Acanthopanax gracilistylus* W. W. Smith 的干燥根皮。

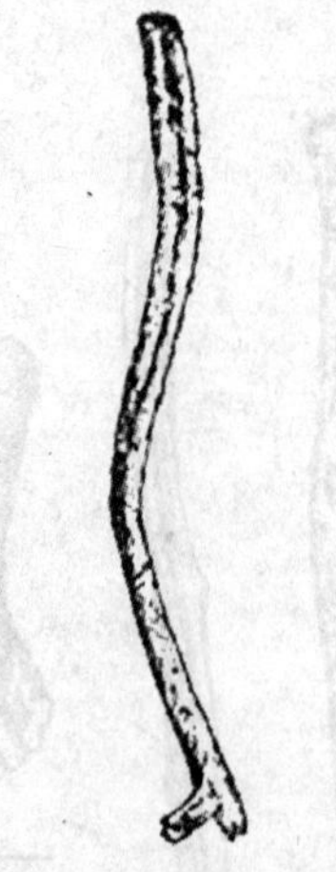
图 11-9　五加皮药材图

【产地】主产于湖北、河南、四川等地。

【性状】1. 药材　呈不规则卷筒状，长 5~15cm，直径 0.4~1.4cm，厚约 0.2cm。外表面灰褐色，有稍扭曲的纵皱纹及横长皮孔样斑痕；内表面淡黄色或灰黄色，有细纵纹。体轻，质脆，易折断，断面不整齐，灰白色。气微香，味微辣而苦（图 11-9）。

2. 饮片　为厚片。其他特征与药材相同。

【品质】以皮厚、整齐、气香、断面色灰白、无木心者为佳。

【功能与主治】祛风湿，补肝肾，强筋骨。用于风湿痹痛，筋骨痿软，小儿行迟，体虚乏力，水肿，脚气。

香 加 皮

【来源】本品为萝藦科植物杠柳 *Periploca sepium* Bge. 的干燥根皮。

【产地】主产于山西、河南、河北等地。

【性状】1. 药材　呈卷筒状或槽状，少数呈不规则的块片状，长 3~10cm，直径 1~2cm，厚 0.2~0.4cm。外表面灰棕色或黄棕色，栓皮松软常呈鳞片状，易剥落。内表面淡黄色或淡黄棕色，较平滑，有细纵纹。体轻，质脆，易折断，断面不整齐，黄白色。有特异香气，味苦（图 11-10）。

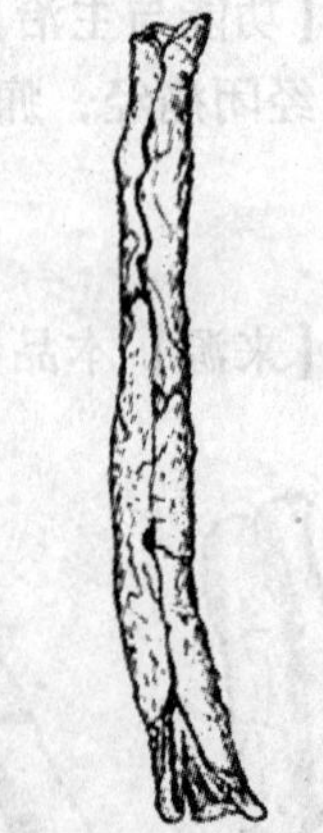
图 11-10　香加皮药材

2. 饮片　为厚片。其他特征与药材相同。

【主要成分】主要含强心苷类，如杠柳毒苷等。

【品质】以块大、皮厚、香气浓、无木心者为佳。

《中国药典》规定：本品按干燥品计算，含 4-甲氧基水杨醛不得少于 0.20%。

【功能与主治】祛风湿，强筋骨。用于风寒湿痹，腰膝酸软，心悸气短，下肢浮肿。

【注意】本品有毒，服用不宜过量。

地 骨 皮

【来源】本品为茄科植物枸杞 *Lycium chinense* Mill. 或宁夏枸杞 *Lycium barbarum* L. 的干燥根皮。

【产地】主产于甘肃、宁夏、陕西等地。

【性状】1. 药材　呈筒状或槽状，长3～10cm，宽0.5～1.5cm，厚0.1～0.3cm。外表面灰黄色至棕黄色，粗糙，有不规则纵裂纹，易成鳞片状剥落。内表面黄白色至灰黄色，较平坦，有细纵纹。体轻，质脆，易折断，断面不平坦，外层黄棕色，内层灰白色。气微，味微甘而后苦（图11－11）。

2. 饮片　同药材。

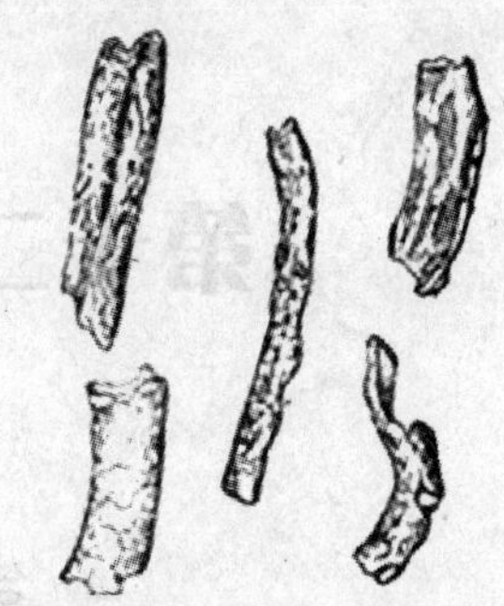

图11－11　地骨皮药材图

【主要成分】主要含甜菜碱等。

【品质】以块大、皮厚、无木心者为佳。

《中国药典》规定：本品总灰分不得过11.0%。

【功能与主治】凉血除蒸，清肺降火。用于阴虚潮热，骨蒸盗汗，肺热咳嗽，咯血，衄血，内热消渴。

桑白皮

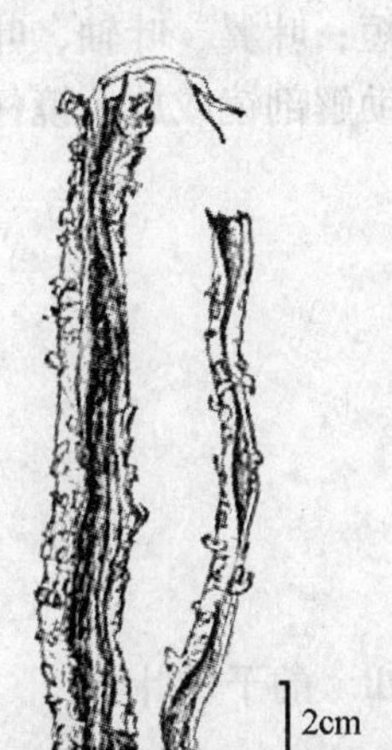

图11－12　桑白皮药材图

【来源】本品为桑科植物桑 *Morus alba* L. 的干燥根皮。

【产地】全国各地。

【性状】1. 药材　呈扭曲的卷筒状、槽状或板片状，长短宽窄不一，厚1～4mm。外表面白色或淡黄白色，较平坦，有的残留橙黄色或棕黄色鳞片状粗皮；内表面黄白色或灰黄色，有细纵纹。体轻，质韧，纤维性强，难折断，易纵向撕裂，撕裂时有粉尘飞扬。气微，味微甘（图11－12）。

2. 饮片　为切丝。其他特征与药材相同。

【主要成分】主要含黄酮类衍生物等。

【品质】以皮厚、色白、质柔韧、粉性足者为佳。

【功能与主治】泻肺平喘，利水消肿。用于肺热喘咳，水肿胀满尿少，面目肌肤浮肿。

综合实训

任务一：观察本章13种皮类药材或饮片，寻找并指出识别它们的突出特征。

任务二：在13种皮类药材中自己找出某几种药材，说一说鉴别它的理由。

内容一　观察识别下列药材或饮片，并说出它们的主要鉴别特征：杜仲、黄柏、肉桂、厚朴、苦楝皮、合欢皮、秦皮、牡丹皮、白鲜皮、五加皮、香加皮、地骨皮、桑白皮等。

另找出苦楝皮与合欢皮、五加皮与香加皮、地骨皮，说一说鉴别它们的理由。

第十二章　叶类药材的观察与鉴别

第一节　叶类药材性状鉴定概述

由于叶类中药的质地多数较薄，再经采制、干燥、包装、运输等过程，一般均皱缩或破碎，鉴定时：观察大量叶子所显示的颜色或状态，是完整的还是破碎的，是平坦的还是皱缩的；是黄绿色还是蓝绿色；对皱缩的药材将其浸在水中使湿润展平后识别；注意叶片的形状、长度及宽度；叶端、叶缘和叶基的情况；叶片的上、下表面的色泽及有无毛茸和脉点；叶脉的类型、凹凸和分布情况；叶片的质地、叶柄的有无及长短；叶翼、叶轴、叶鞘、托叶及茎枝的有无；叶片的气和味等；叶的表面特征有时还可借助解剖镜或放大镜仔细观察，有时需对光透视。

第二节　叶类药材鉴别实例

枇　杷　叶

【别名】杷叶

【来源】本品为蔷薇科植物枇杷 *Eriobotrya japonica*（Thunb.）Lindl. 的干燥叶。

【产地】江苏、浙江、广东等省。

【性状】1. 药材　叶片长椭圆形，长12～30cm。宽3～9cm。上表面淡棕绿色、黄绿色或红棕色，有光泽。下表面灰绿色或棕黄色，密布灰棕色绒毛。叶脉呈羽毛状两侧斜生，中间主脉呈棕黄或棕红色，显著突起。叶先端渐尖，周边有疏锯齿。叶柄极短，被黄棕色或棕黑色绒毛。叶厚革质，质脆易碎。微有清香气，味微苦。

2. 饮片　呈丝条状，宽5～10cm。灰绿色或棕黄色，背面无绒毛。质地、气味同药材。

【主要成分】含挥发油，油中含橙花叔醇，金合欢醇等。

【品质】以叶大、色灰绿、不破碎者为佳。《中国药典》规定，水溶性浸出物不得少于10.0%。

【功能主治】清肺止咳，降逆止呕。用于肺热咳嗽，气逆喘急，胃热呕逆，烦热口渴。

桑　　叶

【别名】霜桑叶、冬桑叶

【来源】本品为桑科植物桑 *Morus alba* L. 的干燥叶。

【产地】全国大部分地区均产。

【性状】叶多皱、破碎。完整的叶片有柄，展开后呈卵形或宽卵形，长8~15cm，宽7~13cm；先端渐尖，基部截形、圆形或心脏形，边缘有锯齿或钝锯齿，有的作不规则分裂。上表面黄绿色或浅黄棕色，有时可见有小疣状突起；下表面色较浅，叶脉突起，小脉网状，脉上被疏毛，叶腋具簇毛。质脆、气微，味淡，微苦涩。

【主要成分】含芦丁等。

【品质】以叶片完整，大而厚，色黄绿，质脆，无杂质者，并经霜者为佳。《中国药典》规定，水分不得过15.0%。酸不溶性灰分不得过4.5%。醇溶性浸出物不得少于5.0%、含无水芦丁不得少于0.10%。

【功能主治】疏散风热，清肺润燥，清肝明目。用于风热感冒，肺热燥咳，头晕头痛，目赤昏花。

紫苏叶

【别名】苏叶

【来源】本品为唇形科植物紫苏 *Perilla frutescens*（L.）Britt. 的干燥茎叶（或带嫩枝）。

【产地】主产江苏、河北、浙江等地。

【性状】叶片多皱缩卷曲，常破碎，完整的叶片呈卵圆形，长4~13cm，宽2.5~9cm或过之，顶端急尖，基部阔楔形，边缘有撕裂状锯齿，叶柄长2~7cm，两面紫色或上面绿色，下表面紫色，疏被灰白色毛，下面可见多数凹陷的腺点。质脆易碎。气辛香，味微辛。

【主要成分】含挥发油，油中主要为紫苏醛、紫苏醇等。

【品质】以叶大、色紫、不碎、香气浓、无枝梗者、香气浓郁者为佳。

【功能主治】解表散寒，行气和胃。用于风寒感冒，咳嗽呕恶，妊娠呕吐，鱼蟹中毒。

蓼大青叶

【来源】本品为蓼科植物蓼蓝 *Polygonum tinctorium* Ait. 的干燥叶。

【产地】主产于河北、辽宁等省。

【性状】叶多皱缩破碎，完整的展平后呈椭圆形或卵圆形，蓝绿或蓝黑色，先端钝，基部渐狭，全缘，叶柄扁平，偶可见膜质托叶鞘，质脆。气微，味微涩而稍苦。

【主要成分】含靛苷，及靛玉红、β-谷甾醇等。

【品质】以完整、色蓝绿、无枝梗者为佳。

【功效主治】肺热喘咳，喉痹，痄腮，丹毒，痈肿。清热解毒，凉血清斑。用于温病发热，发斑发疹。

大青叶

【来源】本品为十字花科植物菘蓝 *Isatis indigotica* Fort. 的干燥叶。

【产地】主产于河北、江苏、安徽等省。

【性状】多用基生叶，叶片极皱缩，有时破碎仅剩叶柄，外表暗灰绿色，完整的叶片湿润展平后呈长圆形或长圆状披针形，基部渐狭下延至叶柄成翼状；叶柄长，叶质脆易碎，气微，味微酸、苦、涩，以完整、色暗灰绿色者为佳。

【主要成分】含菘蓝苷、靛蓝、靛玉红等。

【品质】以完整、色蓝绿者为佳。《中国药典》规定，水分不得过 13.0%。醇溶性浸出物不得少于 16.0%。含靛玉红不得少于 0.020%。

【功能与主治】清热解毒，凉血消斑。用于温邪入营，高热神昏，发斑发疹，黄疸，热痢，痄腮，喉痹，丹毒，痈肿。

艾叶

【别名】香艾、艾蒿

【来源】本品为菊科植物艾 *Artemisia argyi* Lévl. et Vant. 的干燥叶。

【产地】全国各地均产。

【性状】本品多皱缩、破碎，有短柄。完整叶片展平后呈卵状椭圆形，羽状深裂，裂片椭圆状披针形，边缘有不规则的粗锯齿；上表面灰绿色或深黄绿色，有稀疏的柔毛及腺点；下表面密生灰白色绒毛。质柔软。气清香，味苦。

【主要成分】含挥发油及黄酮类成分。

【品质】以下面灰白色、绒毛多、香气浓郁者为佳。

【功能与主治】散寒止痛，温经止血。用于少腹冷痛，经寒不调，宫冷不孕，衄血，吐血，崩漏经多，妊娠下血；外治皮肤瘙痒。醋艾炭温经止血，用于虚寒性出血症。

番泻叶

【别名】泻叶

【来源】本品为豆科植物狭叶番泻树 *Cassia angustifolia* Vahl 或尖叶番泻树 *Cassia acutifolia* Oelile 的干燥小叶。

【产地】狭叶番泻主产于红海以东至印度一带。尖叶番泻主产于埃及的尼罗河中上游地方，现我国海南省、云南西双版纳等地有栽培。

【性状】狭叶番泻 呈长卵形或卵状披针形，长 1.5～5cm，宽 0.4～2cm，全缘，叶端急尖，叶基稍不对称。上表面黄绿色，下表面浅黄绿色，无毛或近无毛，叶脉稍隆起。革质。气微弱而特异，味微苦，稍有黏性。

尖叶番泻 呈披针形或长卵形，略卷曲，叶端短尖或微凹，叶基不对称，两面均有细短毛茸。

【主要成分】狭叶番泻叶含番泻叶苷 A 及 B、番泻叶苷 C 及 D、芦荟大黄素双蒽酮苷、大黄酸葡萄糖苷、芦荟大黄素葡萄糖苷等。

【品质】均以干燥、叶形狭尖、片大、完整、色绿、梗少、无泥沙者为佳。《中国药典》规定，杂质不得过6%。水分不得过10.0%。含总番泻苷以番泻苷B计，不得少于2.5%。

【功能与主治】泻热行滞，通便，利水。用于热结积滞，便秘腹痛，水肿胀满。

罗布麻叶

【别名】红麻、红柳子、茶叶花

【来源】本品为夹竹桃科多年生草本植物罗布麻 *Apocеynum venetum* L. 的干燥叶。

【产地】主产甘肃、陕西、山西、河北等地。

【性状鉴别】叶大多皱缩卷曲，有的破碎。完整的叶片平展后呈批针形或长椭圆形，长2~5cm，宽0.5~2cm。叶端顿，有小尖芒；基部钝圆或契形，边缘具细齿，常反卷，两面无毛。叶片深绿色或灰绿色。主脉上表面不明显，下表面稍突起。叶片薄，质脆。叶柄短而细。气微，味淡。

【品质】以叶完整、色绿为佳。

【主要成分】含芸香苷（芦丁）、槲皮素等。

【功能与主治】清热利水，平肝安神，降血压。

侧 柏 叶

【别名】柏树叶、扁柏

【来源】本品为柏科植物侧柏 *Platycladus orientalia*（L.）Franco 的干燥枝梢及叶。

【产地】全国大部地区均产。

【性状】枝梢中轴圆柱形，多分枝，小枝扁平。叶细小鳞片状，交互对生，贴伏于枝上，深绿色或黄绿色，先端钝圆。质脆，易折断，断面黄白色。气清香，味苦、涩、微辛。

【主要成分】含挥发油、黄酮类化合物等。

【品质】以叶嫩、色青绿、无碎末者为佳。《中国药典》规定，杂质不得过6%；水分不得过11.0%；总灰分不得过10.0%；酸不溶性灰分不得过3.0%；醇溶性浸出物不得少于15.0%；含槲皮苷不得少于0.10%。

【功能与主治】凉血止血，生发乌发。用于吐血衄血，咯血，便血，崩漏下血，血热脱发，须发早白。

石 韦

【来源】本品为水龙骨科植物庐山石韦 *Pyrrosia sheareri*（Bak.）Ching、石韦 *Pyrrosia lingua*（Thunb.）Farwell 或有柄石韦 *Pyrrosia petiolosa*（Christ）Ching 的干燥叶。前两者习称“大叶石韦”，后者习称“小叶石韦”。

【产地】庐山石韦主产江西、湖南等地；石韦主产长江以南各省；有柄石韦主产东北、华北等地。

【性状】庐山石韦　叶片略皱缩，展平后呈披针形，长10~25cm，宽3~5cm。先端渐尖，基部耳状偏斜，全缘，边缘常向内卷曲；上表面黄绿色或灰绿色，散布有黑色圆形小凹点；下表面密生红棕色星状毛，有的侧脉间布满棕色圆点状的孢子囊群。叶柄具四棱，长10～20cm，直径1.5～3mm，略扭曲，有纵槽。叶片革质。气微，味微涩苦。

石韦　叶片披针形或长圆披针形，长8～12cm，宽1～3cm。基部楔形，对称。孢子囊群在侧脉间，排列紧密而整齐。叶柄长5～10cm，直径约1.5mm。

有柄石韦　叶片多卷曲呈筒状，展平后呈长圆形或卵状长圆形，长3～8cm，宽1～2.5cm。基部楔形，对称；下表面侧脉不明显，布满孢子囊群。叶柄长3～12cm，直径约1mm。

【主要成分】含绿原酸、芒果苷、异芒果苷等。

【品质】均以叶厚，完整者为佳。《中国药典》规定：杂质不得过3%。水分不得过13.0%。总灰分不得过7.0%。酸不溶性灰分不得过0.8%。醇溶性浸出物不得少于18.0%。

【功能主治】利尿通淋，清热止血。用于热淋，血淋，石淋，小便不通，淋沥涩痛，吐血，衄血，尿血，崩漏，肺热喘咳。

实　训

任务一：观察叶类药材的性状，寻找并指出它们的突出特征。

内容一　观察识别下列药材（或饮片）的特征，并说出它们的主要鉴别特征：

枇杷叶、桑叶、紫苏叶、大青叶、艾叶、番泻叶、罗布麻叶、侧柏叶、石韦

内容二　在药材枇杷叶、桑叶、紫苏叶、大青叶、艾叶、番泻叶、罗布麻叶、侧柏叶、石韦中找出枇杷叶、紫苏叶、艾叶、番泻叶、石韦，说一说识别它们的理由。

第十三章　花类药材的观察与鉴别

第一节　花类药材性状鉴定概述

花类药材通常包括完整的花、花序或花的某一部分。完整的花和花序有的是用已开放的，有的是用未开放的花蕾，少数是用带花的果穗（夏枯草）。

花类药材形状由于药用部位和种类不同，差异较大，常见的有圆锥形、棒状、团簇状、丝状、粉末状等；相比新鲜时颜色稍有改变，色暗，气味也较新鲜时淡，鉴定时，要注意观察花托、萼片、花瓣、雄蕊和雌蕊的数目及其着生位置、形状、颜色、被毛与否、气味等，除单花的观察外，需注意花序的类别、总苞片或苞片等。

第二节　花类药材鉴别实例

辛　夷

【别名】木笔花、春花

【来源】本品为木兰科植物望春花 *Magnolia biondii* Pamp.、武当玉兰 *Magnolia sprengeri* Pamp. 或玉兰 *Magnoliata denudata* Desr. 的干燥花蕾。

【产地】主产河南、安徽、湖北、四川、陕西等省。

【性状】望春花　呈毛笔头形或长卵形，有的基部具木质短枝梗，其上可见类白色点状皮孔。花蕾长 1.2～2.5cm，直径 0.8～1.5cm；苞片 2～3 层，每层 2 片，两层苞片间有小鳞芽；苞片表面密被灰白色或灰绿色有光泽的长茸毛，内表面无毛，棕紫色或棕褐色。花被片 9，棕色，外轮 3，较小，为内轮的 1/4，内两轮各 3 片，外轮稍大。除去花被，有多数棕黄色或黄绿色的雄蕊和雌蕊，呈螺旋状排列。质轻脆。气香，味辛、凉而稍苦（图 13－1）。

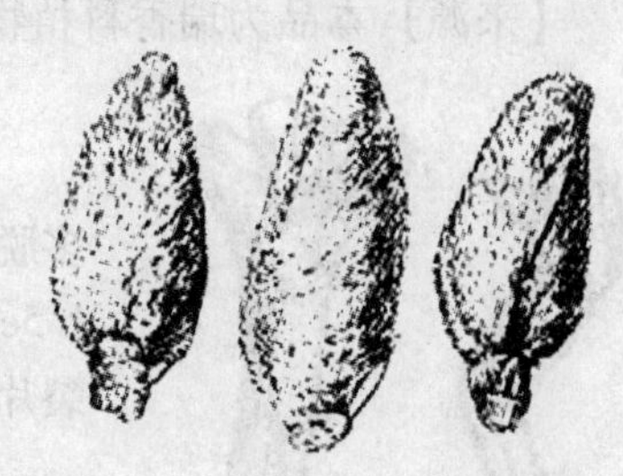

图 13－1　辛夷（望春花）药材图

武当玉兰　花蕾长 2～4cm，直径 1～2cm。基部枝梗粗壮，可见红棕色皮孔。苞片外密被淡黄色或淡黄绿色茸毛，有的最外层包片茸毛脱落，而呈黑褐色。花被 10～12～15，内外轮无显著差别。

玉兰　花蕾长 1.5～3cm，直径 1～1.5cm。枝梗较粗壮，皮孔浅棕色。苞片外密被灰白色或灰绿色茸毛。花被 9，内外轮同型。

【主要成分】主含挥发油和木兰脂素。

【品质】以完整、内瓣紧密、无枝梗、香气农者为佳。《中国药典》规定，水分不得过 18.0%。挥发油不得少于 1.0%（ml/g）。含木兰脂素不得少于 0.40%。

【功能与主治】凉血止血，清肝泻火。用于便血，痔血，血痢，崩漏，衄血，吐血，肝热目赤，头痛眩晕。

槐　花

【来源】本品为豆科植物槐 *Sophora japonica* L. 的干燥花及花蕾。花蕾称槐米。

【产地】主产河北、天津、北京、山东、广西、辽宁等省。

【性状】槐花　多皱缩，花瓣多散落。完整者花萼钟状，黄绿色，边缘具 5 小齿，内面被短柔毛。花瓣 5 乳白色，旗瓣较大，阔心形，先端微凹，基部具短爪，其余 4 片长圆形。雄蕊 10，其中 9 个基部连合；子房筒状，有细长毛，花柱弯曲，柱头圆形。体轻。气香，味微苦。

槐米　呈卵形或椭圆形，似米粒，长 2～6mm，直径约 2mm，花萼钟状，黄绿色，先端 5 浅裂，下部有数条纵纹；萼的上方为黄白色未开放的花瓣；呈扁圆形，花梗细小。体轻，手捻即碎。无臭，味微苦、涩。

【主要成分】含芦丁（即芸香苷）等。

【品质】槐米以个大、紧缩、色绿者为佳。《中国药典》规定，水分不得过 11.0%。总灰分槐花不得过 14.0%；槐米不得过 9.0%。酸不溶性灰分槐花不得过 8.0%；槐米不得过 3.0%。醇溶性浸出物槐花不得少于 37.0%；槐米不得少于 43.0%。，含总黄酮以无水芦丁计，槐花不得少于 8.0%，槐米不得少于 20.0%。含无水芦丁槐花不得少于 6.0%；槐米不得少于 15.0%。

【功能与主治】凉血止血，清肝泻火。用于便血、痔血、血痢，肝热目赤等。

芫　花

【别名】南芫花、紫芫花

【来源】本品为瑞香科植物芫花 *Daphne genkwa* Sieb. et Zucc. 的干燥花蕾。

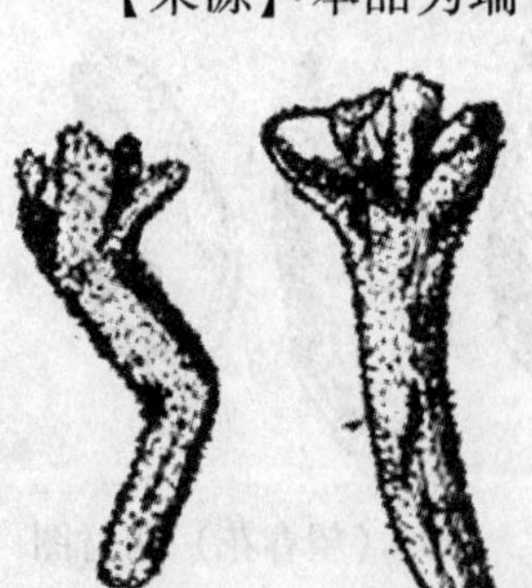

【产地】主产河南、山东、安徽、江苏等地。

【性状】常 3～7 朵簇生于短花轴上，基部有苞片 1～2 片，多脱落为单朵。单朵呈棒槌状，多弯曲，长 1～1.7cm，直径约 1.5cm；花被筒表面淡紫色或灰绿色，密被短柔毛，先端 4 裂，裂片淡紫色或黄棕色。质软。气微，味甘、微辛（图 13－2）。

图 13－2　芫花外形图

【主要成分】含芫花素、羟基芫花素。

【品质】以花蕾多而整齐、淡紫色、无杂质者为佳。

【功能与主治】泻水逐饮，解毒杀虫止痒。用于脘腹冷痛，呕吐泄泻，虫积腹痛，蛔虫症；外治湿疹瘙痒。

丁　香

【别名】公丁香

【来源】本品为桃金娘科植物丁香 *Eugenia caryophyllate* Thunb. 的干燥花蕾。

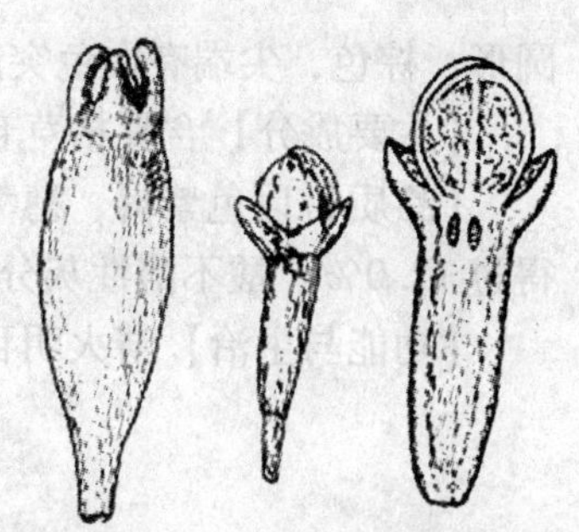

图 13－3　丁香花蕾及果实图

【产地】主产坦桑尼亚、马来西亚、印度尼西亚；我国海南、广东等地有栽培。

【性状】花蕾形似研棒状，长 1～2cm，上端花蕾近球形，直径约 5mm，下端萼筒类圆柱形而略扁，向下渐狭，微具棱，红棕色或暗棕色，表面有颗粒状突起，用指甲刻划时有油渗出，萼先端四裂，裂片三角形，肥厚，花瓣四片，膜质，淡棕色，覆瓦状抱合成球形，雄蕊多数，向内弯曲，质坚而重，富油性，入水则萼管垂直下沉。香气浓郁，味辛辣，有微麻舌感（图 13－3）。

【主要成分】含挥发油 15%～20%，油中主要成分为丁香油酚。

【品质】以完整、个大、油性足，颜色深红、香气浓郁、入水下沉者为佳。《中国药典》规定，杂质不得过 4%。水分不得过 12.0%。含丁香酚不得少于 11.0%。

【功能与主治】温脾胃，降逆气。用于脾胃虚寒，呃逆呕吐。

【附】母丁香

为丁香的成熟干燥果实，又名“鸡舌香”。果实呈长倒卵形至长圆形，顶端有齿状萼片 4 枚，基部具果柄残痕。表面棕褐色，粗糙。质脆，易破碎脱落，种仁倒卵形，暗棕色，子叶形如鸡舌，质坚硬，难破碎。气微香，味辛辣。

洋金花

【别名】曼陀罗花、风茄花、南洋金花

【来源】本品为茄科植物白花曼陀罗 *Datura metel* L. 的干燥花。

【产地】主产江苏、浙江、福建、广东等地。多为栽培。

【性状】通常皱缩成条状，黄棕色或灰棕色，湿润展平后，花萼筒长约 5cm，先端 5 裂，花冠长 12～13cm，顶端 5 裂，具纵脉 5 条，表面微具毛茸；花冠喇叭状，顶端 5 浅裂，裂片先端有短尖，短尖下有明显的纵脉纹 3 条，两裂片之间微凹，剖开，内有雄蕊 5 枚，花丝 1/2 贴于花冠筒；雌蕊 1 枚，烘干品质柔韧，气特异；晒干品质脆，气微，味微苦。

【主要成分】含总生物碱量为 0.12%～0.82%。其中主要为东莨菪碱和莨菪碱。

【品质】以朵大，不破碎、花冠肥厚者为佳。

【功能与主治】性温，味辛。有毒。平喘止咳，麻醉止痛。用于哮喘咳嗽，脘腹冷痛，风湿痹痛，外科麻醉。

夏枯草

【别名】夏枯头。

【来源】本品为唇形科植物夏枯草 *Prunella vulgaris* L. 的干燥果穗。

【产地】主产江苏、安徽、浙江、河南等地。

【性状】呈棒状，略扁，长 1.5～8cm，直径 0.8～1.5cm。淡棕色至棕红色。全穗由数轮至 10 数轮宿萼与苞片组成，每轮有对生苞片 2 片，呈扇形，先端尖尾状，脉纹明显，外表面有白毛。每一苞片内有花 3 朵，花冠多已脱落，宿萼二唇形，内有小坚果 4 枚，卵圆形，棕色，尖端有白色突起。体轻。气微，味淡。

【主要成分】含夏枯草苷。

【品质】以色紫褐、穗大者为佳。《中国药典》规定，水分不得过14.0%。总灰分不得过12.0%。酸不溶性灰分不得过4.0%。水溶性浸出物不得少于10.0%。

【功能与主治】清火明目，散结，消肿。

金　银　花

【别名】二花、双花、银花

【来源】本品为忍冬科植物忍冬 *Lonicera japonica* Thunb. 的干燥花蕾或带初开的花。

【产地】主产山东、河南等地，多为栽培。

【性状】本品呈棒状，上粗下细，略弯曲，长2～3cm，上部直径约3mm，下部直径约1.5mm。表面黄白色或绿白色（贮久色渐深），密被短柔毛。偶见叶状苞片。花萼绿色，先端5裂，裂片有毛，长约2mm。开放者花冠筒状，先端二唇形；雄蕊5个，附于筒壁，黄色；雌蕊1个，子房无毛。气清香，味淡、微苦。（图13－4）。

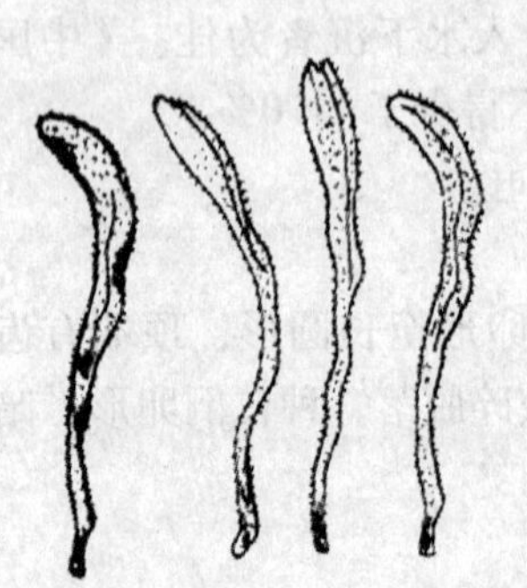

图13－4　金银花（忍冬）药材图

【主要成分】含绿原酸、异绿原酸、木犀草苷、木犀草素等。

【品质】以花未开放、花蕾肥壮、色泽青绿微白、身干、无枝叶、无杂质。气清香者为佳。《中国药典》规定，水分不得过12.0%。总灰分不得过10.0%。酸不溶性灰分不得过3.0%。重金属及有害元素，铅不得过百万分之五；镉不得过千万分之三；砷不得过百万分之二；汞不得过千万分之二；铜不得过百万分之二十。含绿原酸不得少于1.5%。含木犀草苷不得少于0.10%。

【功能与主治】清热解毒，凉散风热。用于痈肿疔疮，喉痹，丹毒，热毒血痢，风热感冒，温病发热。

山　银　花

【来源】本品为忍冬科植物灰毡毛忍冬 *Lonicera macranthoides* Hand.－Mazz.、红腺忍冬 *Lonicera hypoglauca* Miq. 或华南忍冬 *Lonicera confuse* DC. 的干燥花蕾或带初开的花。

【产地】主产浙江、江西、广东、广西等。

【性状】灰毡毛忍冬　呈棒状而稍弯曲，长3～4.5cm，上部直径约2mm，下部直径约1mm。表面绿棕色至黄白色。总花梗集结成簇，开放者花冠裂片不及全长之半。质稍硬，手捏之稍有弹性。气清香。味微苦、甘。

红腺忍冬　长2.5～4.5cm，直径0.8～2mm。表面黄白至黄棕色，无毛或疏被毛，萼筒无毛，先端5裂，裂片长三角形，被毛，开放者花冠下唇反转，花柱无毛。

华南忍冬　长1.6～3.5cm，直径0.5～2mm。萼筒和花冠密被灰白色毛，子房有毛。

【主要成分】主含绿原酸、异绿原酸等。

【品质】以花蕾多、色淡、质柔软、气清香者为佳。《中国药典》规定，水分不得过15.0% 。总灰分不得过10.0%。酸不溶性灰分不得过3.0%。含绿原酸不得少于1.5%。

【功能与主治】清热解毒，凉散风热。用于痈肿疔疮，喉痹，丹毒，热毒血痢，风热感冒，温病发热。

款冬花

【别名】冬花

【来源】本品为菊科植物款冬 *Tussilago farfara* L. 的干燥花蕾。

【产地】主产河南、山西、陕西、甘肃等地。

【性状】1. 药材　头状花序的花蕾呈长圆形棒状，长1~2cm，直径0.6~1cm。色泽鲜艳呈紫红棕色或粉紫棕色，上端较粗大、丰满而充实，向下渐细，形似初生的春荀。外被鳞片状苞片，错综环抱，下部苞片呈钝三角形，中部者呈宽卵形，上部者卵圆形，其内表面布满白色絮状如丝的棉毛。下部花序梗为浅粉紫色或淡黄绿色，梗上有节痕，质地坚硬。剥净苞片，其内为多数、细小、黄色的舌状花。稍有香气，味微苦辛，嚼之显棉絮状（图13-5）。

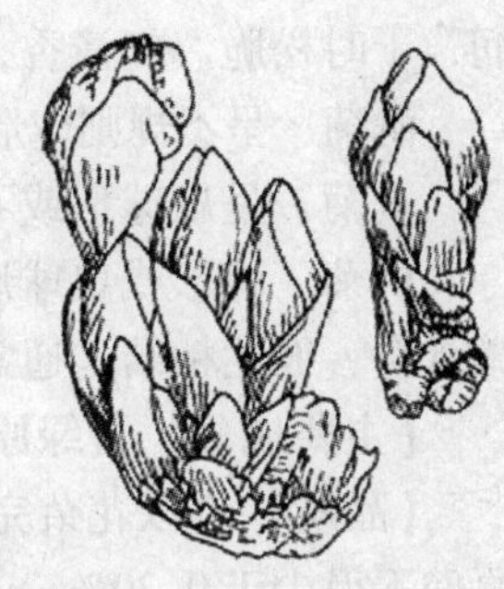

图13-5　款冬花药材图

2. 饮片　蜜款冬花　形如款冬花，表面棕黄色，有焦斑，具光泽，略带黏性，味甜。

【主要成分】含款冬二醇。

【品质】以朵大、色紫红、无花梗者为佳。

【功能与主治】润肺下气，止咳化痰。用于新久咳嗽、喘咳痰多。

旋覆花

【别名】飞天蕊，金钱花，野油花，滴滴金、金钱菊

【来源】本品为菊科植物旋覆花 *Inula japonica* Thunb. 或欧亚旋覆花 *I. britannica* L. 的干燥头状花序。

【产地】主产河南、河北、江苏等地。

【性状】花序扁球形或类球形，直径1~2cm ，总苞片5层，复瓦状排列，披针形或条形，灰黄色，长4~11mm；舌状花长约1cm，多卷曲，常脱落，先端3齿裂；管状花棕黄色，长约5mm，先端5齿裂；子房长5~6mm，有的可见椭圆形小瘦果。体轻，易散碎。气微，味微苦。

【主要成分】含旋覆花次内酯、旋覆花内酯等。

【品质】以朵大、色黄绿、有白绒毛、无枝梗者为佳。

【功能与主治】降气，消痰，行水，止呕。用于风寒咳嗽，痰饮蓄结，胸膈痞满，喘咳痰多，呕吐噫气，心不痞硬。

菊　　花

【别名】杭菊花、白菊花

【来源】本品菊科植物菊 *Chrysanthemum morifolium* Ramat. 的干燥头状花序。

【产地】主产浙江桐乡，习称“杭菊”，浙江德清习称“贡菊”，安徽亳州，习称“亳菊”，安徽滁县习称“滁菊”，河南习称“怀菊”。

【性状】亳菊　呈倒圆锥形或圆筒形，有时稍压扁呈扇状，多离散。总苞由3~4层苞片组成。花托半球形。舌状花在外方，数层，雌性，类白色或淡黄白色。管状花多数，两性，位于中央，常为舌状花所隐藏，黄色，顶端5裂。瘦果不发育，无冠毛。体轻质柔润，干时松脆。气清香，味甘，微苦。

滁菊　呈不规则球形或扁球形。舌状花白色，不规则扭曲，内卷；管状花大多隐藏。

贡菊　呈扁球形或不规则球形。舌状花白色或类白色，斜升；管状花少，多外露。

杭菊　碟形或扁球形，直径2.5~4cm，常数个相连，舌状花类白色或黄色，平展或微折叠，彼此粘结，通常无腺点。管状花较多，外露。

【主要成分】含绿原酸、挥发油及黄酮类成分。

【品质】均以花朵完整、颜色新鲜、气清香、少梗者为佳。《中国药典》规定，含绿原酸不得少于0.20%。

【功能与主治】散风清热，解毒，明目。用于风热感冒、头痛眩晕、目赤肿痛、眼目昏花。

红　　花

【别名】草红花、红蓝花

【来源】本品为菊科植物红花 *Carthamus tinctorius* L. 的干燥花。

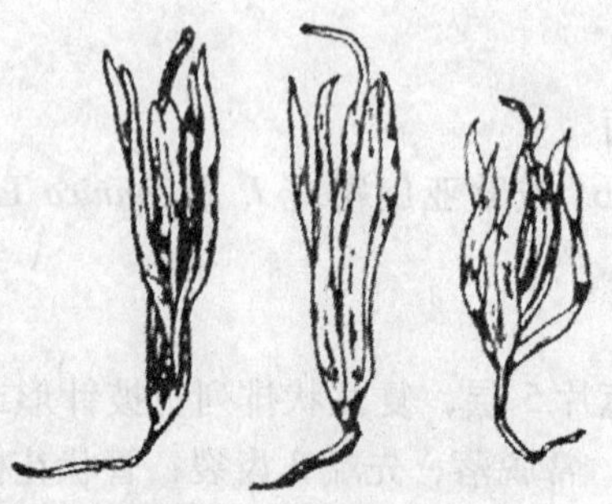

图13-6　红花药材图

【产地】主产于河南、河北、浙江等地。

【性状】为不带子房的管状花，长约1.5cm。花冠红黄色或红色，花冠筒部细长，上部5裂，裂片狭线形，长5~7mm。雄蕊5，花药黄色，聚合成筒状。柱头微露出花药筒外，长圆柱形，顶端微分叉。质柔软。微有香气，味微苦。花浸水中，水染成金黄色（图13-6）。

【主要成分】含红花苷、新红花苷等。

【品质】以花冠长、色红、鲜艳、质柔软无枝刺者为佳。《中国药典》规定，杂质不得过2%。水分不得过13.0%。总灰分不得过15.0%。酸不溶性灰分不得过5.0%。水溶性浸出物不得少于30.0%。含羟基红花黄色素A不得少于1.0%。含山柰素不得少于0.050%。

【功能与主治】活血散瘀，痛经止痛。用于闭经、痛经，跌扑损伤。

蒲　黄

【别名】蒲花、蒲厘花粉、蒲棒花粉、草蒲黄

【来源】本品为香蒲科植物水烛香蒲 *Typha angustifolia* L.、东方香蒲 *Typha orientalis* Presl 或同属植物的干燥花粉。

【产地】主产于江苏、浙江、山东等地。

【性状】1. 药材　净蒲黄系纯净的花粉，为黄色粉末，体轻，放入水中则漂浮水面，捻之有滑腻感，易附于手指上。气微，味淡。显微镜下观察花粉类圆形或椭圆形，表面有网状雕纹。

草蒲黄系杂有花丝的花粉，多呈棕黄色絮状，手捻之易成团。

2. 饮片　蒲黄炭形如蒲黄，黑褐色。

【主要成分】狭叶香蒲花粉主含黄酮类成分。

【品质】以粉细、质轻、色鲜黄、滑腻感强者为佳。草蒲黄质次。《中国药典》规定，杂质不得过10%。水分不得过13.0%。醇溶性浸出物不得少于15.0%。含异鼠李素－3－*O*－新橙皮苷不得少于0.10%。

【功能主治】止血，化瘀，通淋。用于吐血、衄血、外伤出血等。

西　红　花

【别名】藏红花、番红花

【来源】本品为鸢尾科植物番红花 *Crocus sativus* L. 的干燥柱头。

【产地】主产于西班牙、希腊、法国，我国浙江、江苏、新疆等地有栽培。

【性状】柱头线形，长约2.5cm，顶端较宽大，向下渐细呈尾状。紫红色或暗棕红色，微有光泽，于放大镜下可见内方有一短裂缝，顶端边缘呈不整齐细齿状，并有绒毛状突起；下端有时残留一小段橙黄色花柱。质轻易断。有特异香气，味微苦。将柱头投入水中则膨胀，并散出深黄色色素，水染成黄色（图13－7）。

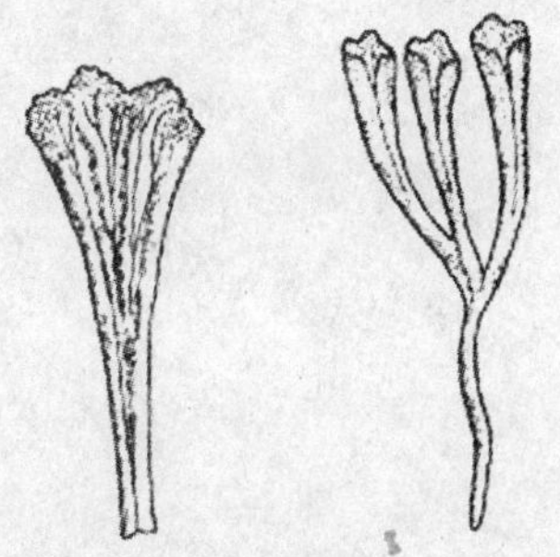

图13－7　西红花药材图

【主要成分】含西红花苷－Ⅰ、西红花苷－Ⅱ、挥发油等。

【品质】以柱头色暗红、黄色花柱少为佳。《中国药典》规定，干燥失重减失重量不得过12.0%。总灰分不得过7.5%。酸不溶性灰分不得过1.5%。醇溶性浸出物不得少于55.0%。含西红花苷－Ⅰ和西红花苷－Ⅱ的总量不得少于10.0%。

【功能与主治】活血化瘀，凉血解毒，解郁安神，用于经闭，产后瘀阻，温毒发斑，忧郁痞闷，惊悸发狂。

实　训

任务一：观察花类药材的性状，寻找并指出识别它们的突出特征。

实训一　观察识别下列药材（或饮片）的特征，并说出它们的主要鉴别特征。

辛夷　槐花　芫花　丁香　洋金花　金银花　款冬花　旋覆花　菊花　红花　蒲黄　西红花

实训二　在药材丁香　洋金花　金银花　款冬花　旋覆花　菊花　红花　蒲黄　西红花中自己找出丁香　金银花　菊花　红花，说一说鉴别它们的理由。

第十四章　果实及种子类药材的观察与鉴别

果实及种子在植物体中是两种不同的器官，但在商品药材中常未严格区分，大多数是果实、种子一起入药；少数是用种子。这两类中药关系密切，且外形和组织构造又不相同，故列入一章，并分别加以概述。

种子类中药大多是采用成熟种子，包括种皮和种仁两部分；种仁又包括胚乳和胚。多数是用完整的种子，也有不少是用种子的一部分，有的用假种皮，如肉豆蔻衣、龙眼肉；有的用种皮，如绿豆衣；有的用除去种皮的种仁，如肉豆蔻；有的用去掉子叶的胚，如莲子芯；有的则用发了芽的种子，如大豆黄卷；或使用其发酵加工品，如淡豆豉。

第一节　果实及种子类药材性状鉴定概述

一、果实性状鉴定概述

观察果实类中药的外形，看其为完整的果实或是果实的某一部分。应注意其形状、大小、颜色、顶端、基部、表面、质地、破断面及气味等。有的果实类中药带有附属物，如顶端有花柱基，下部有果柄，或有果柄脱落的痕迹；有的带有宿存的花被，如地肤子。果实类中药的表面大多干缩而有皱纹，肉质果尤为明显；果皮表面常稍有光泽；也有具毛茸的；有时可见凹下的油点，如陈皮、吴茱萸。一些伞形科植物的果实，表面具有隆起的肋线，如茴香、蛇床子。有的果实具有纵直棱角，如使君子。如为完整的果实，观察外形后，还应剖开果皮观察内部的种子，注意其数目和生长的部位（胎座）。

从气味方面鉴别果实、种子类中药，也是很重要的。有的果实或种子类中药有浓烈的香气，可作为鉴别真伪及品质优劣的依据，如枳壳、枳实、吴茱萸等。宁夏枸杞子味甜，鸦胆子味极苦，五味子有酸、甜、辛、苦、咸等味。

二、种子性状鉴定概述

主要应注意种子的形状、大小、颜色、表面纹理、种脐、合点和种脊的位置及形态、质地、纵横剖面以及气味等。

形状大多呈圆球形、类圆球形或扁圆球形等，少数种子呈线形、纺缍形或心形。种皮的表面常有各种纹理：如王不留行具颗粒状突起、蓖麻子带有色泽鲜艳的花纹，也有具毛茸，如番木鳖。表面除常有的种脐、合点和种脊外，少数种子有种阜存在，如蓖麻子、巴豆、千金子等。剥去种皮可见种仁部分，有的种子具发达的胚乳，如番木鳖；无胚乳的种子，则子叶常特别肥厚，如杏仁。胚大多直立，少数弯曲，如王不留行、青葙子等。

有的种子浸入水中显黏性，如车前子、葶苈子。也可取厚切片加化学试剂观察有无淀粉粒、糊粉粒、脂肪油或特殊成分。

第二节　果实及种子类药材的鉴别实例

一、圆球形类

瓜　蒌

【来源】本品为葫芦科植物栝楼 *Trichosanthes kirilowii* Maxim. 或双边栝楼 *Trichosanthes rosthornii* Harms 的干燥成熟果实。

【产地】主产山东、安徽、河南等地。

【性状】1. 药材　栝楼果实呈卵状扁平椭圆形，长 11～16mm，宽 6～12mm，厚 2～3.5mm。表面浅棕色至棕褐色，平滑，边缘有一圈沟纹，顶端尖有种脐，基部钝圆或较狭。种皮坚硬，剖开后可见内种皮膜质，色灰白至灰绿色，含两片黄白色子叶，富油性。气微，味甘、微苦涩。

双边栝楼种子呈矩状椭圆形，极扁平，略粗糙，长 15～19mm，宽 8～10mm，厚 2～3mm。表面棕褐色至紫棕色，沟纹明显而靠内。顶端较宽。

2. 饮片　为不规则的条片，多向内卷曲，有的呈卷筒状，长 3～4cm，厚 0.5～1mm。

【主要成分】果实含三萜皂苷、栝楼酸等。种子含脂肪油。

【品质】以完整、果皮厚、皱缩、糖分足者为佳。

【功能主治】润肺化痰，滑肠通便。用于咳燥痰黏，肠燥便秘。

川 楝 子

【别名】金铃子

【来源】本品为楝科植物川楝 *Melia toosendan* Sied. et Zucc. 的干燥成熟果实。

【产地】主产甘肃、四川、云南等地。

【性状】呈类球形，直径 2～3cm。表面金黄色至棕黄色，微有光泽，具深棕色小点。顶端有花柱残基，基部凹陷有果梗痕。外果皮革质，与果肉间常成空隙，果肉松软，淡黄色，遇水润湿显黏性。果核球形或卵圆形，质坚硬，两端平截，有 6～8 条纵棱，内分 6～8 室，每室含黑棕色长圆形的种子 1 粒。气特异，味酸、苦（图 14－1）。

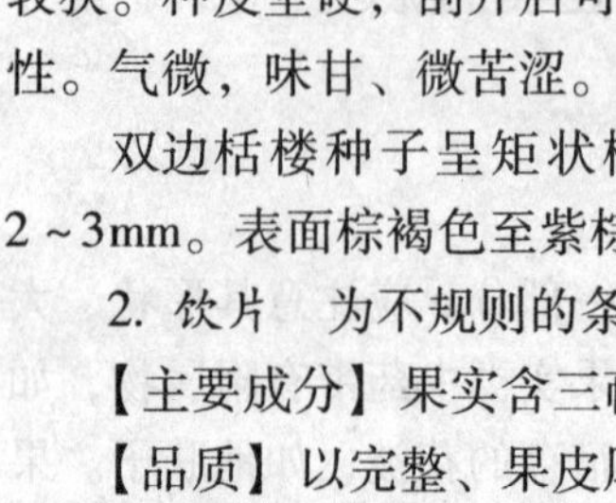

图 14－1　川楝子外形图

1. 果实　2. 果核

【主要成分】含川楝素等。

【品质】以表面金黄色，肉黄白色，厚而松软者为佳。《中国药典》规定，水分不得过 12.0%；水溶性浸出物不得少于 32.0%。

【功能与主治】舒肝，行气止痛，驱虫。治热厥心痛，胁痛，疝痛，虫积腹痛。

草豆蔻

【别名】草蔻、大草蔻、草蔻仁

【来源】本品为姜科植物草豆蔻 *Alpinia katsumadai* Hayata 的干燥近成熟种子。

【产地】主产广东、广西等地。

【性状】本品为类球形的种子团，直径1.5～2.7cm。表面灰褐色，中间有黄白色的隔膜，将种子团分成3瓣，每瓣有种子多数，粘连紧密，种子团略光滑。种子为卵圆状多面体，长3～5mm，直径约3mm，外被淡棕色膜质假种皮，种背为1条纵沟，一端有种脐；质硬，将种子沿种背纵剖两瓣，纵断面观呈斜心形，种皮沿种脊向内伸入部分约占整个表面积的1/2；胚乳灰白色。气香，味辛、微苦（图14－2）。

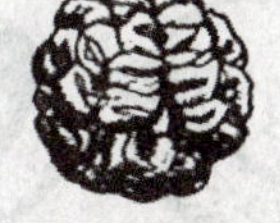

图14－2　草豆蔻（种子团）外形图

【主要成分】含挥发油。

【品质】以个大、饱满、气味浓者为佳。《中国药典》规定，含挥发油不得少于1.0%（ml/g）。

【功能与主治】燥湿健脾，温胃止呕。治心腹冷痛，痞满食滞，噎膈反胃，寒湿吐泻，痰饮积聚。燥湿健脾，温胃止呕。

豆　蔻

【别名】白豆蔻、圆豆蔻

【来源】本品为姜科植物白豆蔻 *Amomum kravanh* Pierre ex Gagnep，或爪哇白豆蔻 *Amomum compactum* Soland ex Maton 的干燥成熟果实。前者习称“原豆蔻”，后者习称“印尼白蔻”。

【产地】原豆蔻主产于柬埔寨、泰国等，印尼白蔻主产于印度尼西亚。

【性状】果实类球形，直径1.2～1.8cm；表面黄白色至淡黄棕色，有3条较深的纵向槽纹，顶端有突起的柱基，基部有凹下的果柄痕，两端均具有浅棕色绒毛。果皮易纵向裂开，内分3室，每室含种子约10粒。种子呈不规则多面体，背面略隆起，直径3～4mm，表面暗棕色，有皱纹。气芳香，味辛凉略似樟脑（图14－3）。

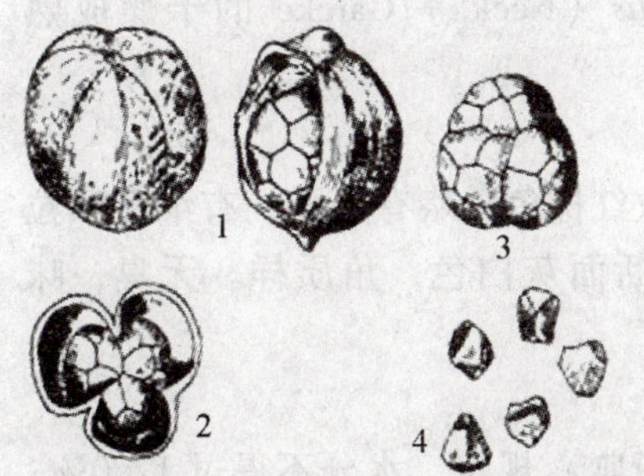

图14－3　白豆蔻（果实）外形图

1. 果实　2. 果实横剖　3. 种子集结状（果实除去果皮）　4. 种子

【主要成分】含挥发油、皂苷等。

【品质】以个大体重、饱满、皮薄而完整、气味浓者为佳。《中国药典》规定，杂质原豆蔻不得过1%；印尼白蔻不得过2%。水分原豆蔻不得过11.0%；印尼白蔻不得过12.0%。豆蔻仁含桉油精不得少于3.0%。

【功能与主治】化湿消痞，行气温中，开胃消食。用于食欲不振、胸闷恶心、胃腹胀痛。

蔓荆子

【别名】蔓荆实，荆子，万荆子，蔓青子

【来源】本品为马鞭草科植物单叶蔓荆 *Vitex trifolia* L. var. *simplicifolia* Cham. 或蔓荆 *Vitex trifolia* L. 的干燥成熟果实。

【产地】单叶蔓荆主产山东、江西、浙江等地；蔓荆主产广东、广西等地。

【性状】果实呈球形。直径4～6mm。表面灰黑色或黑褐色，被灰白色粉霜状毛茸，有纵向浅沟4条。顶端微凹，基部有灰白色宿萼及短小果柄。萼长为果的1/3～1/2，5齿裂，其中2裂较深，形成两瓣，密被茸毛。体轻，质坚韧，不易破碎，横切面果皮外层灰黑色，内层黄白色，两层间有棕褐色油点排列成环。内分4室，每室有种子1枚。气特异芳香，味淡、微辛（图14－4）。

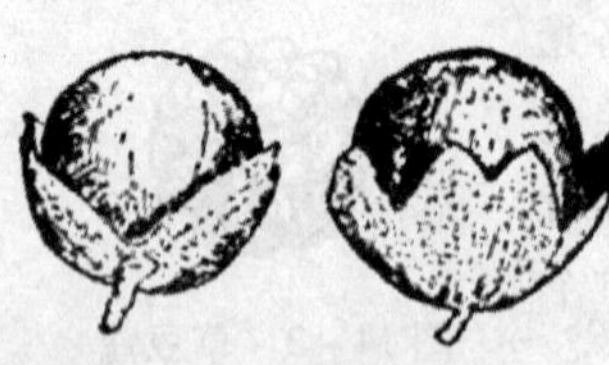

图14－4　蔓荆子（果实）外形图

【主要成分】含挥发油、蔓荆子黄素等。

【品质】以粒大、饱满、气辛香、无杂质者为佳。《中国药典》规定，杂质不得过2%；水分不得过14.0%；总灰分不得过7.0%；醇溶性浸出物不得少于8.0%；含蔓荆子黄素不得少于0.030%。

【功能与主治】疏散风热，清利头目。用于风热感冒头痛，齿龈肿痛，目赤多泪，目暗不明，头晕目眩。

王不留行

【别名】奶米、大麦牛、留行子。

【来源】本品为石竹科植物麦蓝菜 *Vaccaria segetalis*（Neck.）Garcke 的干燥成熟种子。

【产地】主产江苏、河北、河南、陕西等地。

【性状】本品呈球形，直径约2mm。表面黑色，少数红棕色，略有光泽，有细密颗粒状突起，另有一浅色圆点状种脐及一浅沟。质坚硬，断面灰白色，角质样。无臭，味微涩苦。

【主要成分】含多种皂苷、王不留行黄酮苷等。

【品质】以颗粒饱满，均匀、色黑者为佳。《中国药典》规定，水分不得过12.0%；总灰分不得过4.0%；酸不溶性灰分不得过1.0%；醇溶性浸出物不得少于6.0%。

【功能与主治】活血通经，下乳消肿。用于乳汁不下，经闭，痛经，乳痈肿痛。

芥子

【别名】白芥子

【来源】本品为十字花科植物白芥 *Sinapis alba* L. 或芥 *Brassica juncea*（L.）Czern. et Coss. 的干燥成熟种子。前者习称“白芥子”，后者习称“黄芥子”。

【产地】各地有栽培。

【性状】白芥子　呈球形，直径1.5～2.5mm。表面灰白色至淡黄色。具细微的网纹，有明显的点状种脐。种皮薄而脆，破开后内有白色折叠子叶，有油性。气微，味辛辣。

黄芥子　较小，直径1～2mm。表面黄色至棕黄色，少数呈暗红棕色。研碎后加水浸湿，则产生辛烈的特异臭气。

【主要成分】含白芥子苷、芥子酶、芥子碱、4－羟基苯甲酰胆碱、4－羟基苯甲胺等。

【品质】以颗粒大饱满者为佳。《中国药典》规定，水分不得过14.0%。总灰分不得过6.0%。酸不溶性灰分不得过1.0%。水溶性浸出物不得少于12.0%。含芥子碱以芥子碱硫氰酸盐计，不得少于0.50%。

【功能与主治】温肺豁痰利气，散结通络止痛。用于寒痰喘咳、胸胁胀痛、痰滞经络、关节麻木、痰湿流注、阴疽肿毒。

紫　苏　子

【别名】苏子、黑苏子、野麻子、铁苏子

【来源】本品为唇形科植物紫苏 *Perilla frutescens*（L.）Britt. 的干燥成熟果实。

【产地】江苏、安徽、河北等地。

【性状】本品呈卵圆形或类球形，直径约1.5mm。表面灰棕色或灰褐色，有微隆起的暗紫色网纹，基部稍尖，有灰白色点状果梗痕。果皮薄而脆，易压碎。种子黄白色，种皮膜质，子叶2，类白色，有油性。压碎有香气，味微辛。

【主要成分】含脂肪油，维生素 B_1 等。

【品质】以颗粒大饱满、均匀、色灰棕、油性足者为佳。

【功能与主治】解表散寒，行气和胃。用于风寒感冒，咳嗽气喘，妊娠呕吐，胎动不安。又可解鱼蟹中毒。

五　味　子

【别名】北五味子

【来源】本品为木兰科植物五味子 *Schisandra chinensis*（Turcz.）Baill. 的干燥成熟果实。

【产地】主产于吉林、辽宁、黑龙江等省。

【性状】1. 药材　呈不规则的圆球形或扁球形，直径5～8mm。外皮紫红色或暗红色，皱缩，显油性，有的表面呈黑红色或出现“白霜”。果肉柔软。种子1～2粒，呈肾形，表面棕黄色，有光泽，种皮硬而脆，较易破碎，种仁呈钩状，黄白色，半透明，富有油性。果肉气弱，味酸，种子破碎后，有香气，味辛、微苦。以粒大、果皮紫红、肉厚、柔润者为佳（图14－5）。

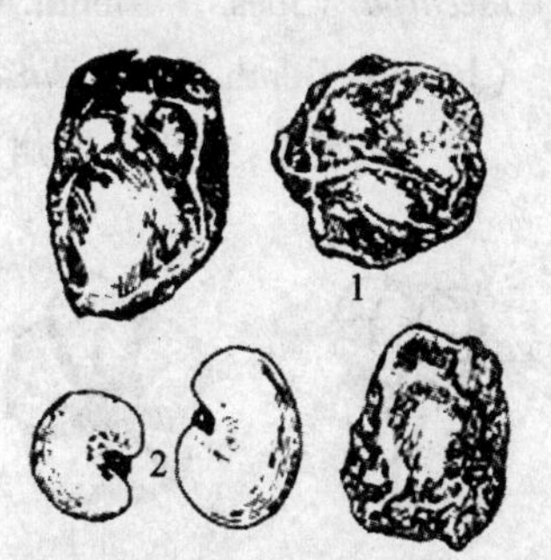

图14－5　五味子药材图
1. 果实　2. 种子

2. 饮片　醋五味子：形同北五味子。外表面乌黑色，皱缩，油润，稍有光泽。果肉柔软，有黏性。种子表面红棕色，有光泽。微具醋气，味酸，微辛。

【主要成分】含五味子醇甲、五味子素等。

【品质】以色红、粒大、肉厚、有油性及光泽者为佳。《中国药典》规定，杂质不得过1%。本品含五味子醇甲不得少于0.40%。

【功能与主治】益气敛肺，滋肾涩精，生津止渴，止泻敛汗。治肺虚喘咳，口干作渴，自汗，盗汗，劳伤羸瘦，梦遗滑精，久泻久痢。

乌　梅

【别名】酸梅、合汉梅、干枝梅

【来源】本品为蔷薇科植物梅 *Prunus mume*（Sieb.）Sieb. et Zucc. 的近成熟果实。

【产地】主产四川、浙江等地。

【性状】1. 药材　呈扁圆形或不规则球形，直径1.5～3cm。表面棕黑色至乌黑色，皱缩不平，基部有圆形果梗痕。果肉质柔软，可剥离。果核坚硬，椭圆形，棕黄色，表面有凹点，有网状纹理，内含淡黄色种仁1粒。味极酸。

2. 饮片　乌梅肉：为不规则形块状，大小不一。表面乌黑色或棕褐色。质柔软。气微，味酸。

乌梅炭：形如乌梅，皮肉微鼓起。表面焦黑色。质脆。味酸兼有苦味。

【主要成分】含苦杏仁苷及枸橼酸、苹果酸等多种有机酸。

【品质】以个大、肉厚、柔润、味极酸者为佳。《中国药典》规定，水分不得过16.0%；总灰分不得过5.0%；酸不溶性灰分不得过0.5%；水溶性浸出物不得少于24.0%；含有机酸以枸橼酸计，不得少于15.0%。

【功能与主治】止泻痢，止咳，安蛔，生津，止血，敛肺，涩肠。用于肺虚久咳，久痢滑肠，虚热消渴，蛔厥呕吐腹痛，胆道蛔虫症。

吴茱萸

【别名】曲药子、伏辣子、茶辣

【来源】本品为芸香科植物吴茱萸 *Evodia rutaecarpa*（Juss.）Benth.、石虎 *Evodia rutaecarpa*（Juss.）Benth. var *officinalis*（Dode）Huang 或疏毛吴茱萸 *Evodia rutaecarpa*（Juss.）Benth. var. *bodinieri*（Dode）Huang 的干燥近成熟果实。

【产地】主产于贵州、广西、湖南等地。多系栽培。

【性状】略呈扁球形，直径2～5mm。表面绿黑色或暗黄绿色，粗糙，有细皱纹及多数凹下细小油点，顶平，中间有凹窝及5条小裂缝，有的裂成5果瓣，有的不明显。基部有花萼及短果柄，果柄密生毛茸。质坚脆，破开后内部黑色，用放大镜观察，边缘显黑色油质麻点（油室）。香气浓烈，味辛辣微苦。用水浸泡果实，有黏液渗出（图14－6）。

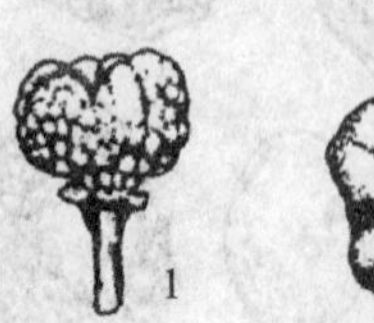

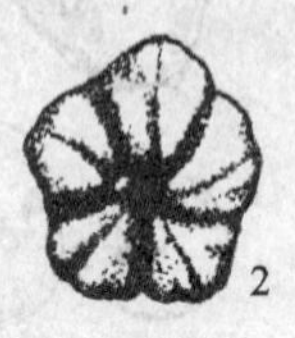

图14－6　吴茱萸果实外形图
1. 侧面　2. 顶面

【主要成分】含挥发油、吴茱萸碱、吴茱萸次碱等。

【品质】以饱满坚实、色绿、香气浓烈者为佳。《中国药典》规定，杂质不得过7%。水分不得过15.0%。总灰分不得过10.0%。酸不溶性灰分不得过1.0%。醇溶性浸出物不得少于30.0%。含吴茱萸碱和吴茱萸次碱的总量不得少于0.15%。

【功能与主治】温中止痛，止呕降逆，助阳止泻。用于头痛、疝痛、脚气、痛经、脘腹胀痛、呕吐吞酸、口疮。

莱菔子

【别名】萝卜子、萝白子、菜头子

【来源】本品为十字花科植物萝卜 *Raphanus sativus* L. 的干燥成熟种子。

【产地】全国各地普遍栽培。

【性状】本品呈类卵圆形或椭圆形，稍扁，长2.5～4mm，宽2～3mm。表面黄棕色、红棕色或灰棕色。一端有深棕色圆形种脐，一侧有数条纵沟。种皮薄而脆，子叶2，黄白色，有油性。无臭，味淡、微苦辛。

【主要成分】种子含脂肪油、挥发油。

【品质】以籽粒饱满、坚实，红棕色、油性足者为佳。《中国药典》规定，水分不得过8.0%。总灰分不得过6.0%。酸不溶性灰分不得过2.0%。醇溶性浸出物不得少于10.0%。

【功能与主治】消食除胀，降气化痰。治咳嗽痰喘，食积气滞，胸闷腹胀，下痢后重。

火麻仁

【别名】大麻仁

【来源】本品为桑科植物大麻 *Cannabis sativa* L. 的干燥成熟果实。

【产地】全国各地有栽培。

【性状】本品呈卵圆形，长4～4.5mm，直径2.5～4mm。表面灰绿色或灰黄色，有微细的白色或棕色网纹，两边有棱，顶端略尖，基部有一圆形果梗痕。果皮薄而脆，易破碎。种皮绿色，子叶2，乳白色，富油性。气微，味淡。

【主要成分】种子含胡芦巴碱、异亮氨酸甜菜碱等。

【品质】以籽粒饱满、坚实，种子乳白色、油性足者为佳。

【功能与主治】润燥、滑肠、通便。用于血虚、津亏肠燥便秘。

二、长圆球形类

马兜铃

【别名】水马香果、三角草、秋木香罐

【来源】本品为马兜铃科植物北马兜铃 *Aristolochia contorta* Bge. 或马兜铃 *Aristolochia debilis* Sieb. et Zucc. 的果实。

【产地】北马兜铃主产东北、河北、山东等地；马兜铃主产江苏、安徽、浙江等地。

【性状】蒴果卵圆形或长圆形，长3～7cm，直径2～4cm。表面黄绿色、灰绿色或棕

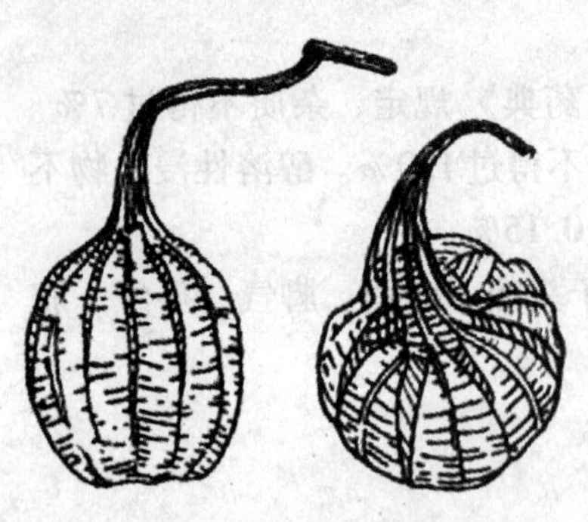

图 14－7 马兜铃药材图

褐色，有纵棱线 12 条，由棱线分出多数横向平行的细脉纹。顶端平钝，基部有果梗，裂为 6 条。果实 6 室，易裂为 6 瓣，每室种子多数。果皮内表面平滑而带光泽，有横向脉纹。种子扁平而薄，钝三角形或扇形，边缘有翅，淡棕色。气特异，味微苦（图 14－7）。

【主要成分】果实及种子主要含熊果酸、挥发油等。

【品质】以个大、饱满、完整、色黄绿、种子充实者为佳。

【功能与主治】清肺降气，止咳平喘，清肠消痔。用于肺热咳嗽，痰多喘促，咯血，痔疮肿痛等症。

草 果

【来源】本品为姜科植物草果 *Amomum tsao－ko* Crevost et Lemaire 的干燥成熟果实。

【产地】主产云南、广西、贵州。

【性状】本品呈长椭圆形，具三钝棱，长 2～4cm，直径 1～2.5cm。表面灰棕色至红棕色，具纵沟及棱线，顶端有圆形突起的柱基，基部有果梗或果梗痕。果皮质坚韧，易纵向撕裂。剥去外皮，中间有黄棕色隔膜，将种子团分成 3 瓣，每瓣有种子多为 8～11 粒。种子呈圆锥状多面体，直径约 5mm；表面红棕色，外被灰白色膜质的假种皮，种脊为一条纵沟，尖端有凹状的种脐；质硬，胚乳灰白色。有特异香气，味辛、微苦。

【主要成分】果实含挥发油。

【品质】以个大、饱满、色红棕、气味浓者为佳。《中国药典》规定，水分不得过 15.0%。总灰分不得过 8.0%。本品种子团含挥发油不得少于 1.4%（ml/g）。

【功能主治】燥湿温中，除痰截疟。用于寒湿内阻，脘腹胀痛，痞满呕吐，疟疾寒热。

诃 子

【别名】诃黎勒、诃黎、随风子

【来源】本品为使君子科植物诃子 *Terminalia chebula* Retz. 或绒毛诃子 *Terminalia chebula* Retz. var. *tomentella* Kurt. 的干燥成熟果实。

【产地】主产云南、广东、广西等地。

【性状】呈卵形或近圆球形，长 2～4cm，径 1.5～2cm。表面黄绿色或灰棕色，微带光泽，有 5 条纵棱及多数纵皱纹，并有细密的横向纹理，基部有一圆形的果柄残痕。质坚实，断面灰黄色，显沙性，陈久则呈灰棕色。内有黄白色坚硬的核，钝圆形。核壳厚，砸碎后，里有白色细小的种仁。气微，味酸涩。

【主要成分】含诃子酸、诃黎勒酸、原诃子酸等。

【品质】以个大、黄棕色、有光泽，坚实者为佳。《中国药典》规定，水分测定，不得过 13.0%。总灰分不得过 5.0 %。酸不溶性灰分不得过 1.0%。水溶性浸出物不得少于30.0%。

【功能与主治】涩肠敛肺，降火利咽。治久咳失音，久泻，久痢，脱肛，便血，崩漏，带下，遗精，尿频。

青 果

【别名】橄榄、白榄、甘榄

【来源】本品为橄榄科植物橄榄 *Canarium album* Raeusch. 的干燥成熟果实。

【产地】主产福建、四川、广东、云南、广西等地。

【性状】果实纺锤形，两端钝尖，长2.5～4cm，直径1～1.5cm。表面棕黄色或黑褐色，有不规则皱纹。果肉灰棕色或棕褐色，质硬。果核梭形，暗红棕色，具纵棱；内分3室，各有种子1粒。果肉味涩，久嚼微甜。

【主要成分】含甲酚、麝香草酚、维生素C、柠檬烯等。

【品质】以个大、质坚、灰绿色、肉厚、味无涩后甜者为佳。

【功能主治】清热，利咽，生津，解毒。用于咽喉肿痛、咳嗽、烦渴、鱼蟹中毒。

使 君 子

【来源】本品为使君子科植物使君子 *Quisqualis indica* L. 的干燥成熟果实。

【产地】主产四川、福建、广东、广西等地。

【性状】呈椭圆形或卵圆形，具5条纵棱，偶有4～9棱，长2.5～4cm，直径约2cm。表面黑褐色至紫黑色，平滑，微具光泽。顶端狭尖，基部钝圆，有明显圆形的果梗痕。质坚硬，横切面多呈五角星形，棱角处壳较厚，中间呈类圆形空腔。种子长椭圆形或纺锤形，长约2cm，直径1cm；表面棕褐色或黑褐色，有多数纵皱纹；种皮薄，易剥离；子叶2，黄白色，有油性，断面有裂纹。气微香，味微甜（图14－8）。

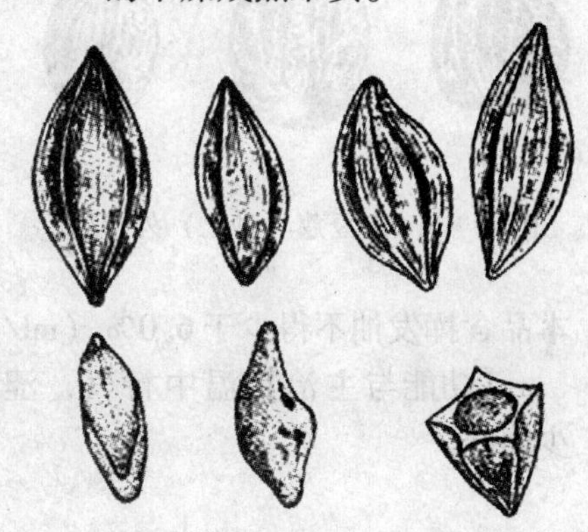

图14－8 使君子药材图

【主要成分】含使君子氨酸、葫芦巴碱等。

【品质】以个大、表面紫黑色、具光泽、仁饱满、色黄白者为佳。

【功能与主治】杀虫，消积，健脾。治蛔虫腹痛，小儿疳积，乳食停滞，腹胀，泻痢。

胖 大 海

【别名】大海子、通大海

【来源】本品为梧桐科植物胖大海 *Sterculia lychnophora* Hance 的干燥成熟种子。

【产地】主产越南、印度、马来西亚、泰国、印度尼西亚等国。

【性状】干燥种子呈椭圆形，状似橄榄，先端钝圆，基部略尖，长2～3cm，直径1～1.5cm。表面棕色至暗棕色，微有光泽，具细密的不规则皱纹，基部具浅色的圆形种脐。

外种皮质轻而疏松，易剥落，遇水膨大成海绵状块。内种皮红棕色至棕黑色，先端有一黄白色的圆斑。剥去内种皮后，胚乳肥厚，成2片，暗棕色或灰棕色。子叶2片，紧贴于胚乳，菲薄而大。气无，久嚼有黏性。

【主要成分】含果戊糖、黏液质、胖大海素等。

【品质】以个大、棕色、表面皱纹细、不碎裂者为佳。《中国药典》规定，水分不得过16.0%。

【功能与主治】清热，润肺，利咽，解毒。治干咳无痰，喉痛，音哑，骨蒸内热，吐衄下血，目赤，牙痛，痔疮漏管。

肉豆蔻

【别名】肉蔻、肉果、玉果

【来源】本品为肉豆蔻科植物肉豆蔻 *Myristica fragrans* Houtt. 的干燥种仁。

【产地】主产马来西亚、印度尼西亚、斯里兰卡等国。

【性状】本品呈卵圆形或椭圆形，长2~3cm，直径1.5~2.5cm。表面灰棕色或灰黄色，有时外被白粉（石灰粉末）。全体有浅色纵行沟纹及不规则网状沟纹。种脐位于宽端，呈浅色圆形突起，合点呈暗凹陷。种脊呈纵沟状，连接两端。质坚，断面显棕黄色相杂的大理石花纹，宽端可见干燥皱缩的胚，富油性。气香浓烈，味辛（图14-9）。

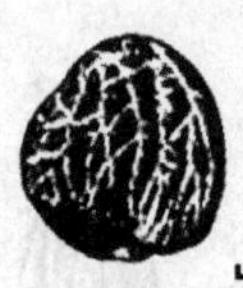
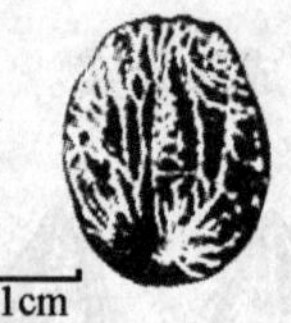

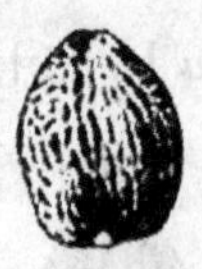

图14-9　肉豆蔻（种仁）外形图

【主要成分】含挥发油。

【品质】以个大、体重、质坚实、破开后香气浓烈者为佳。《中国药典》规定，水分不得过10.0%。本品含挥发油不得少于6.0%（ml/g）。

【功能与主治】温中行气，涩肠止泻。用于脾胃虚寒，久泻不止，脘腹胀痛，食少呕吐。

金樱子

【别名】糖罐子、野石榴、糖钵、刺梨

【来源】本品为蔷薇科植物金樱子 *Rosa laevigata* Michx. 的干燥成熟果实。

【产地】主产浙江、江西、广东、广西等地。

【性状】1. 药材　本品为花托发育而成的假果，呈倒卵形，长2~3.5cm，直径1~2cm。表面红黄色或红棕色，有突起的棕色小点，系毛刺脱落后的残基。顶端有盘状花萼残基，中央有黄色柱基，下部渐尖。质硬。切开后，花托壁厚1~2mm，内有多数坚硬的小瘦果，内壁及瘦果均有淡黄色绒毛。无臭，味甘、微涩（图14-10）。

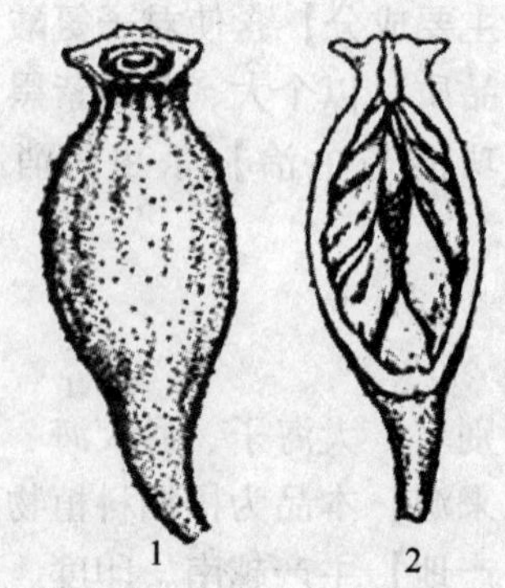

图14-10　金樱子（果实）外形图

1. 外形　2. 纵剖面示内部的瘦果

2. 饮片　金樱子肉：呈半卵形，中空，如瓢状。外表面红黄色至红棕色，具突起的刺状小点，内壁淡棕黄色至淡棕色，可见瘦果着生痕迹，质坚硬。气微，味甜，微涩。

【主要成分】含金樱子多糖、苹果酸、枸橼酸、鞣质等。

【品质】以个大、肉厚、色红黄、去净毛刺者为佳。《中国药典》规定，本品金樱子肉按干燥品计算，含金樱子多糖以无水葡萄糖计，不得少于25.0%。

【功能与主治】固精缩尿，涩肠止泻。主治遗精滑泄，遗尿多尿，白带过多，脾虚泻痢，胃肠痉挛，肺虚喘咳，自汗盗汗，女子崩漏等症。

栀　子

【别名】黄枝子、山枝子、大红栀

【来源】本品为茜草科植物栀子 *Gardenia jasminoides* Ellis 的干燥成熟果实。

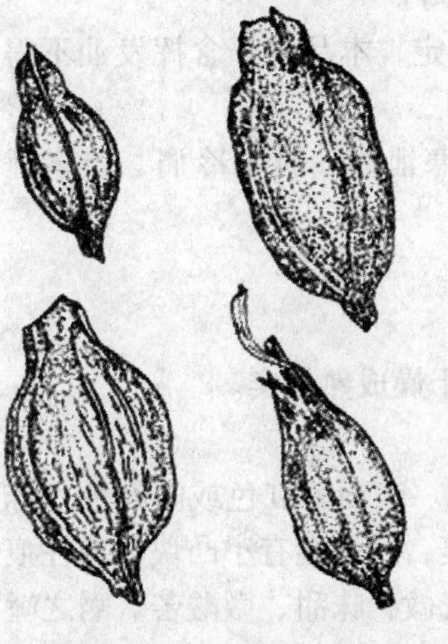

【产地】主产于湖南、江西、湖北、浙江、福建等省。

【性状】呈长卵形或椭圆形，长2～4.5cm，直径0.8～2cm。表面深红色或红黄色，具有5～8条纵棱。顶端残留萼片，另一端稍尖，有果柄痕。果皮薄而脆，内表面呈鲜黄色，有光泽，具2～3条隆起的侧膜及假隔膜，内有多数种子，粘结成团。种子扁长圆形，红棕色，密具细小疣状突起。浸入水中可使水染成鲜黄色。气微，味微酸而苦（图14－11）。

图14－11　栀子药材图

【主要成分】含栀子苷、羟异栀子苷、山栀苷、栀子新苷等多种环烯醚萜苷类，及绿原酸等。

【品质】本品以皮薄、饱满、色红黄者为佳。《中国药典》规定，水分不得过8.5%。总灰分不得过6.0%。含栀子苷不得少于1.8%。

【功能主治】清热除烦，凉血解毒。用于热病心烦，黄疸尿赤，血淋涩痛，血热吐衄，目赤肿痛，火毒疮疡；外治扭挫伤痛。

白　果

【别名】银杏核、公孙树子、鸭脚树子

【来源】本品为银杏科植物银杏 *Ginkgo biloba* L. 的干燥成熟种子。

【产地】主产广西、四川、河南、山东、湖北、辽宁。

【性状】药材卵形或椭圆形，长1.5～3cm，宽1～1.8cm；表面乳白色至淡棕黄色，光滑，基部有1～2个圆点状突起，边缘有棱线。内种皮坚硬，种仁扁球形，淡黄绿色。味微甘、苦。

【主要成分】含蛋白质、脂肪、碳水化合物、钙、磷、铁等。

【品质】以外壳白色、种仁饱满、里面色白者佳。

【功能与主治】敛肺定喘，止带浊，缩小便。敛肺气，定喘嗽，止带浊，缩小便。治哮喘，痰嗽，白带，白浊，遗精，淋病，小便频数。

益　智

【别名】益智子

【来源】本品为姜科植物益智 *Alpinia oxyphylla* Miq. 的干燥成熟果实。

【产地】产于海南、广东、广西。

【性状】1. 药材　果实椭圆形，两端略尖，长 1.2～2cm，直径 1～1.3cm；表面棕色或灰棕色，有纵向凹凸不平的突起棱线 13～20 条。果实薄而较韧，与种子团紧贴。种子团被隔膜 3 瓣，每瓣有种子 6～11 粒。种子呈不规则的扁圆形，略有钝棱，直径约 3mm，表面灰褐色或灰黄色，外被淡棕色膜质的假种皮。

2. 饮片　盐益智：形同益智仁，表面棕褐色至黑褐色。质硬。气微香，味微辛、微苦、咸。

【主要成分】含挥发油，油中主要为桉油精、姜烯、姜醇等。

【品质】以粒大、饱满、香气浓者为佳。《中国药典》规定，本品种子含挥发油不得少于 1.0%（ml/g）。

【功能与主治】温脾止泻摄唾，暖肾固精缩尿。用于脾寒泄泻、腹中冷痛、口多唾涎、肾遗尿、小便频数、遗精白浊。

枸 杞 子

【来源】本品为茄科植物宁夏枸杞 *Lycium barbarum* L. 的干燥成熟果实。

【产地】主产于宁夏、甘肃、青海、内蒙古等地。

【性状】呈纺锤形或椭圆形，长 1.5～2cm，直径 4～8mm。表面鲜红色或暗红色，陈久者紫红色，具不规则皱纹，略有光泽。一端有白色的果柄痕，另一端有小凸块状花柱痕迹。质柔软而滋润。内藏种子多数，黄色，扁平似肾脏形。气微，味甜、微酸苦。嚼之唾液呈红黄色。

【主成分】含甜菜碱、胡萝卜素等。

【品质】以粒大、肉厚、籽小、色红、质柔、味甜者为佳。《中国药典》规定，水分不得过 13.0%。总灰分不得过 5.0%。水溶性浸出物不得少于 55.0%。含枸杞子多糖以葡萄糖计，不得少于 1.8%。含甜菜碱不得少于 0.30%。

【功能与主治】补肾滋阴，养肝明目。治肝肾阴亏，腰膝酸软，头晕，目眩，目昏多泪，虚劳咳嗽，消渴，遗精。

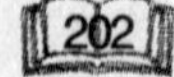

巴　豆

【别名】江子、巴果、巴仁、巴米

【来源】本品为大戟科植物巴豆 *Croton tiglium* L. 的干燥成熟果实。

【产地】主产于四川、云南、广西等地。

【性状】1. 药材　呈卵圆形，长 1.8～2.2cm，直径 1.4～2cm。具三棱，一端平截，一端有果柄残痕或残存。表面黄色或稍深，粗糙，有 6 条纵线。去掉果壳后，有 3 室，每室含种子 1 粒。种子呈椭圆形或卵形，略扁，背面隆起，长约 1～1.5cm，宽约 6～9mm，厚约4～7mm。外种皮坚脆，黄棕色至暗棕色；一端有种脐，其上具细小突起的种阜，但易脱落而留有痕迹，另一端有圆点状合点，种脐与合点间有1条纵直的种脊。剥去种皮可见种仁外被一层银白色薄膜，内胚乳肥厚，淡黄色，油质，子叶2片菲薄。无臭，味辛辣。有毒（图14－12）。

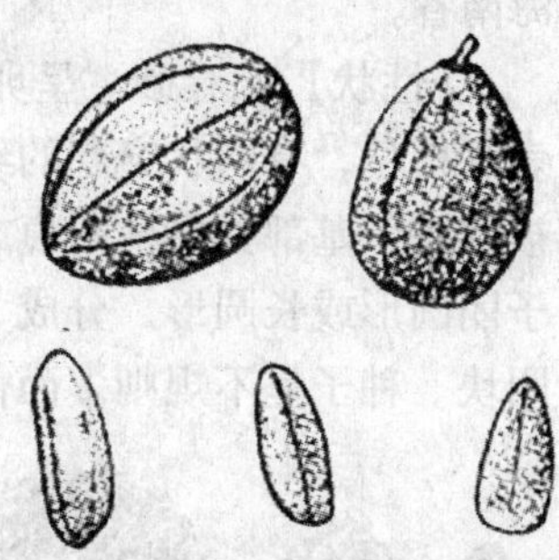

图14－12　巴豆药材图

2. 饮片　巴豆霜：为淡黄色粉末。微具油腻气，味辛辣。

【主要成分】含脂肪油（巴豆油）、蛋白质等。巴豆油中尚含强刺激性（具泻下作用）和致癌成分，为亲水性的10余种巴豆醇双酯化合物。此外，还包括一种毒性球蛋白，称巴豆毒素。

【品质】以粒饱满、种仁黄白色、油性足为佳。《中国药典》规定，水分不得过12.0%。总灰分不得过5.0%。酸不溶性灰分不得过1.0%。含脂肪油不得少于22.0%。

【功能主治】有大毒。峻下积滞，逐水退肿，祛痰。泻寒积，通关窍，逐痰，行水，杀虫。治冷积凝滞，胸腹胀满急痛，血瘕，痰癖，泻痢，水肿，外用治喉风，喉痹，恶疮疥癣。

【注意】孕妇禁用；不宜与牵牛子同用。

苍耳子

【别名】野茄子、刺儿棵、疔疮草、粘粘葵

【来源】本品为菊科植物苍耳 *Xanthium sibiricum* Patr. 的干燥成熟带总苞的果实。

【产地】全国均产。

【性状】果实包在总苞内，呈纺锤形，长1～1.5cm，直径4～7mm。表面黄棕色或黄绿色，全体有钩刺，顶端有较粗的刺（称“喙”）2枚，分离或相连，基部有果柄痕。质硬而韧，横切面可见中间有一纵向隔膜，分成两室，内各有一瘦果。瘦果纺锤形，一面较平坦，顶端具突起的花柱基，果皮薄，灰黑色，具纵皱纹。种皮膜质，浅灰色，有皱纹；子叶有油性。气微，味苦。

【主要成分】含苍耳苷、苍耳醇、异苍耳醇。

【品质】以粒大、饱满、色黄绿者为佳。《中国药典》规定，水分不得过12.0%。总灰分不得过5.0%。酸不溶性灰分不得过1.0%。

【功能主治】散风湿，通鼻窍。用于风寒头痛、鼻渊流涕、风疹瘙痒、湿痹拘挛。

砂仁

【别名】春砂仁、阳春砂

【来源】本品为姜科植物阳春砂 *Amomum villosum* Lour、绿壳砂 *Amomum villosum* Lour. var. *xanthioides* T. L. Wu et Senjen 或海南砂 *Amomum longiligulare* T. L. Wu 的干燥成熟果实。

【产地】阳春砂主产于我国广东省，多为栽培。绿壳砂主产于云南，海南砂主产于我国海南省。

【性状】阳春砂　呈卵圆形，具不明显的三钝棱，长1.5～2cm，直径1～1.5cm。外表深棕色，有网状突起的纹理及密生短钝软刺，纵棱（维管束）隐约可见。顶端留有花被残基，基部具果柄断痕或带果柄。果皮薄，易纵向撕裂，内表面淡棕色，纵棱明显。种子团圆形或长圆形，分成3瓣，每瓣有种子6～15粒，紧密排列成2～4行，互相黏结成团块。种子呈不规则多面体，长约2.5～4mm，宽约2～3mm，深棕色或黑褐色，外具膜质而粗糙的假种皮。背面平坦，在较小一端的侧面或斜面有明显凹陷（种脐），合点在较大的一端，种脊沿腹面而上，成一纵沟。种子质坚硬，种仁黄白色。气芳香浓烈，味辛、微苦（图14－13）。

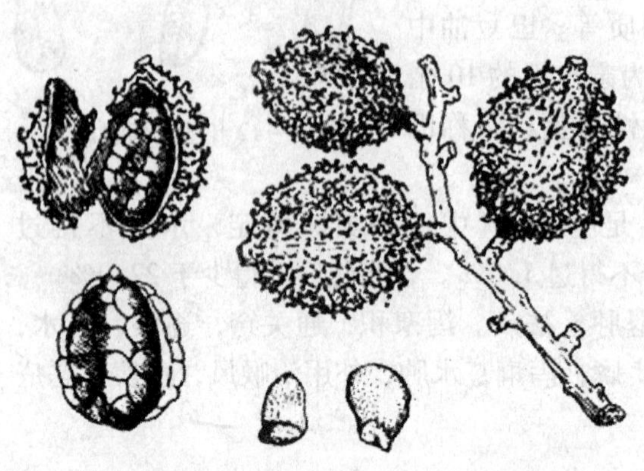

图14－13　砂仁（阳春砂）药材图

绿壳砂　呈椭圆形或长卵形，长1～1.5cm，直径0.8～1cm。外表面黄棕色至棕色，密具刺片状突起，种子团（砂仁）形状较圆，表面灰棕色至棕色。余与阳春砂相似。气味较阳春砂稍淡。

海南砂　呈长椭圆形或卵圆形，有明显的三棱，长1.5～2cm，直径0.8～1.2cm。表面被片状、分枝状的软刺，基部具果梗痕。果皮厚而硬。种子团较小，每瓣有种子3～24粒；种子直径1.5～2mm。气味稍淡。

【主要成分】含挥发油。油的主要成分为龙脑、右旋樟脑、乙酸龙脑酯、芳樟醇。

【品质】以个大、坚实、饱满、种仁红棕色、香气浓、搓之果皮不易脱落者为佳。《中国药典》规定，水分不得过15.0%。阳春砂、绿壳砂种子团含挥发油不得少于3.0%（ml/g）；海南砂种子团含挥发油不得少于1.0%（ml/g）。

【功能与主治】行气止痛，健脾消胀，安胎止呕。用于湿浊中阻，脘痞不饥，脾胃虚寒，呕吐泄泻，妊娠恶阻，胎动不安。

莲　子

【别名】莲肉、莲米

【来源】本品为睡莲科植物莲 *Nelumbo nucifera* Gaertn. 的干燥成熟种子。

【产地】主产湖南、湖北、福建、江苏、浙江、江西等地。

【性状】本品略呈椭圆形或类球形，长1.2～1.8cm，直径0.8～1.4cm。表面浅黄棕色至红棕色，有细纵纹和较宽的脉纹。一端中心呈乳头状突起，深棕色，多有裂口，其周边略下陷。质硬。种皮薄，不易剥离。子叶2，黄白色，肥厚，中有空隙，具绿色莲子心。无臭，味甘、微涩。

【主要成分】含大量的淀粉和棉子糖，蛋白质、脂肪、钙、磷、铁等。

【品质】以个大、饱满、质坚实者为佳。《中国药典》规定，水分不得过14.0%。

【功能与主治】补脾止泻，益肾涩精，养心安神。用于脾虚久泻，遗精带下，心悸失眠。莲子对预防早产、流产、孕妇腰酸最有效。

红豆蔻

【别名】山姜子、红扣

【来源】本品为姜科植物大高良姜 *Alpinia galanga* Willd. 的干燥成熟果实。

【产地】产于广东、广西、云南、台湾等地。

【性状】呈长球形，中部略细，长 0.7 ~ 1.2cm，直径0.5 ~0.7cm。表面红棕色或暗红色，略皱缩，顶端有黄白色管状宿萼，基部有果梗痕。果皮薄，易破碎。种子6，扁圆形或三角状多面形，黑棕色或红棕色，外被黄白色膜质假种皮，胚乳灰白色。气香，味辛辣（图 14 –14）。

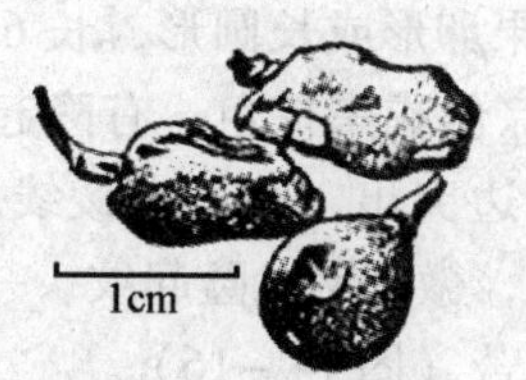

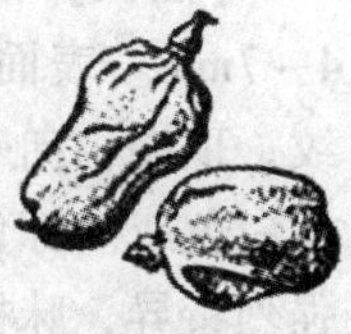

图 14 –14　红豆蔻（果实）外形图

【主要成分】含挥发油、尚含槲皮素、山柰酚等。

【品质】以外表红棕色、粒大、饱满、不破碎、气香、味辛辣者为佳。《中国药典》规定，本品种子含挥发油不得少于0.4%（ml/g）。

【功能与主治】燥湿散寒，醒脾消食。用于脘腹冷痛，食积胀满，呕吐泄泻，饮酒过多。

小茴香

【别名】怀香、香丝菜。

【来源】本品为伞形科植物茴香 *Foeniculum vulgare* Mill. 的干燥成熟果实。

【产地】全国各地普遍栽培。

【性状】本品为双悬果，呈圆柱形，有的稍弯曲，长4 ~8mm，直径1.5 ~2.5mm。表面黄绿色或淡黄色，两端略尖，顶端残留有黄棕色突起的柱基，基部有时有细小的果梗。分果呈长椭圆形，背面有纵棱5条，接合面平坦而较宽。横切面略呈五边形，背面的四边约等长。有特异香气，味微甜、辛（图 14 –15）。

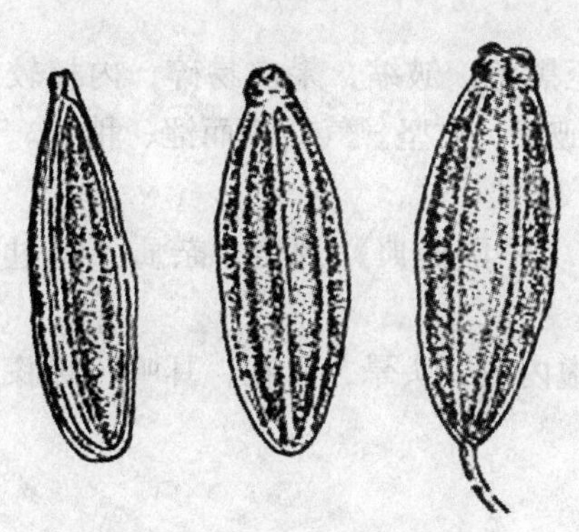

图 14 –15　小茴香药材图

【主要成分】含挥发油、槲皮素等。

【品质】以果实饱满、色泽黄绿、芳香浓郁、无柄梗者为佳品。《中国药典》规定，杂质不得过4%。总灰分不得过10.0%。本品含挥发油不得少于1.5%（ml/g）。

【功能与主治】散寒止痛，理气和胃。用于寒疝腹痛，睾丸偏坠，痛经，少腹冷痛，脘腹胀痛，食少吐泻，睾丸鞘膜积液。盐小茴香暖胃散寒止痛。用于寒疝腹痛，睾丸偏坠，经寒腹痛。

鸦胆子

【别名】老鸦胆、苦参子

【来源】本品为苦木科植物鸦胆子 *Brucea javanica*（L.）Merr. 的干燥成熟果实。

【产地】主产广东、广西。

【性状】核果卵形或长圆形，长6～10mm，宽4～7mm。表面棕色或黑棕色，有隆起的多角形网纹，顶端稍向一边突出，两侧有棱线。种子卵形，类白色或淡棕色，微有网状隆起纹，一端较尖。气强烈特异，味极苦（图14－16）。

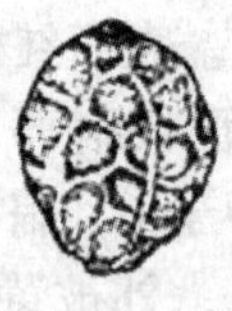
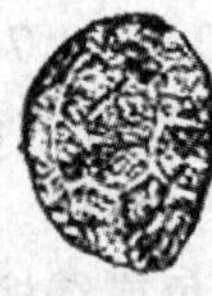
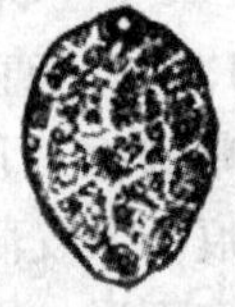

图14－16　鸦胆子药材图

【主要成分】含鸦胆子苦味素、鸦胆子苦醇，鸦胆子苷、鸦胆子毒素等。

【品质】以粒大，饱满、种仁白色、油性足者为佳。

【功能与主治】清热解毒，截疟，止痢，腐蚀赘疣。治痢疾，久泻，疟疾，痔疮，疔毒，赘疣，鸡眼。

女贞子

【别名】女贞实，冬青子，白蜡树子

【来源】本品为木犀科植物女贞 *Ligustrum lucidum* Ait. 的干燥成熟的果实。

【产地】主产浙江，江苏、湖南、福建等地。

【性状鉴别】1. 药材　干燥果实卵形成椭圆球形，有的微弯曲，长5～10mm，直径3～4mm。外皮蓝黑色，具皱纹；两端钝圆，底部有果柄痕。质坚，体轻，横面破开后大部分为单仁，如为双仁，中间有隔瓤分开。仁椭圆形，两端尖，外面紫黑色，里面灰白色。无臭，味甘而微苦涩。

2. 饮片　制女贞子：形同女贞子。外表面棕黑色至黑色，皱缩，果皮易碎，内核较硬具纵棱，破开后通常含种子1粒。种子黑色，肾形，皱缩。质坚。气微甜而涩、稍苦。

【主要成分】含女贞子苷、齐墩果酸等。

【品质】以粒大、饱满、色蓝黑，质坚实者为佳。《中国药典》规定，杂质不得过3%。本品含齐墩果酸不得少于0.60%。

【功能与主治】补肝肾，强腰膝。明目乌发。治阴虚内热，头晕，目花，耳鸣，腰膝酸软，须发早白。

薏苡仁

【别名】米仁、六谷、川谷、菩提子

【来源】本品为禾本科植物薏苡 *Coix lacryma－jobi* L. var. *meyuan*（Romen.）Stapf 的干燥种仁。

【产地】主产福建、河北等地。

【性状】种仁宽卵形或椭圆形，长4～8mm，宽3～6mm。表面乳白色，偶有残存的淡棕色种皮。一端钝圆，另端微凹，有淡棕色点状种脐。背面圆凸，腹面有1条较宽而深的纵沟。质坚实，断面白色，粉性。气微，味微甜（图14－17）。

【主要成分】含甘油三酯、薏苡素、亚油酸、薏苡多糖。

【品质】以粒大、饱满、色白、无破碎者为佳。《中国药典》规定，杂质不得过2%。水分不得过15.0%。总灰分不得过3.0%。醇溶性浸出物不得少于5.5%。含甘油三酯不得少于0.50%。

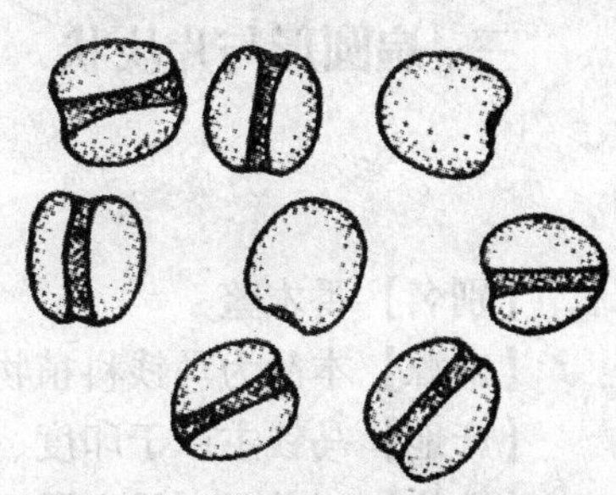

图14－17　薏苡仁药材图

【功能与主治】健脾渗湿，除痹止泻。治泄泻，湿痹，筋脉拘挛，屈伸不利，水肿，脚气，肺痿，肺痈，肠痈，淋浊，白带。

郁李仁

【别名】山梅子、小李仁

【来源】本品为蔷薇科植物欧李 *Prunus humilis* Bunge、郁李 *Prunus japonica* Thunb. 或长柄扁桃 *Prunus pedunculata* Maxim 的干燥种子。

【产地】欧李主产黑龙江、辽宁、河北、山东等地；郁李主产华东及河北、河南、山西等地；长柄扁桃主产内蒙古。

【性状】小李仁　呈卵形，长5～8mm，直径3～5mm。表面黄白色或浅棕色，一端尖，另端钝圆。尖端一侧有线形种脐，圆端中央有深色合点，自合点处向上具多条纵向维管束脉纹。种皮薄，子叶乳白色，富油性。味微苦。

大李仁　长6～10mm，直径5～7mm。表面黄棕色。

【主要成分】含苦杏仁苷、脂肪油等。

【品质】以颗粒饱满、完整、色黄白、不泛油者为佳。

【功能与主治】润燥滑肠，下气，利水。用于津枯肠燥、食积气滞、腹胀便秘、水肿、脚气、小便不利。

柏子仁

【来源】本品为柏科植物侧柏 *Platycladus orientalis*（L.）Franco 的干燥成熟种仁。

【产地】主产山东、河南、河北。

【性状】本品呈长卵形或长椭圆形，长4～7mm，直径1.5～3mm。表面黄白色或淡黄棕色，外包膜质内种皮，顶端略尖，有深褐色的小点，基部钝圆。质软，富油性。气微香，味淡。

【主要成分】含脂肪油、皂苷等。

【品质】以颗粒饱满、完整、色黄白者为佳。《中国药典》规定，酸值不得过40.0。羰基值不得过30.0。过氧化值不得过0.26。

【功能与主治】养心安神，止汗，润肠。用于虚烦失眠，心悸怔忡，阴虚盗汗，肠燥便秘。

三、扁圆形与片块状

马钱子

【别名】番木鳖

【来源】本品为马钱科植物马钱 *Strychnos nux-vomica* L. 的干燥成熟种子。

【产地】马钱主产于印度、越南、泰国等国。云南马钱产于我国云南。

【性状】1. 药材 呈扁圆纽扣状，通常一面微凹，另一面微隆起，直径1.5～3cm，厚3～6mm。表面密被灰棕或灰绿色绢状茸毛，自中央向四周辐射排列。底面中心有圆点状突起的种脐，边缘稍隆起、较厚，有突起的珠孔，有时种脐与珠孔间隐约可见1条隆起的线条。质坚硬，平行剖开，可见淡黄白色胚乳、角质状、子叶心形，叶脉5～7条。气微，味极苦（图14－18）。

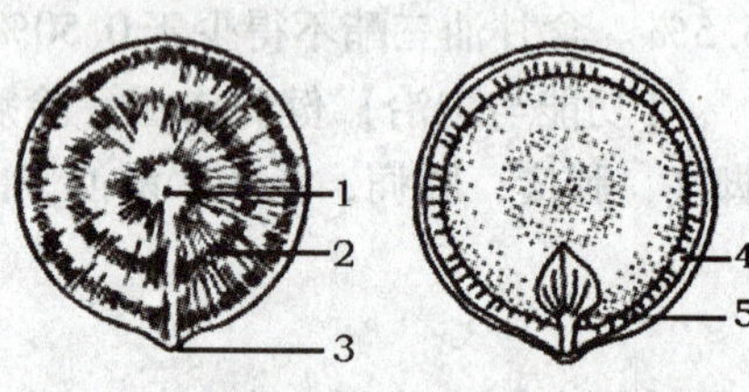

图14－18 马钱子药材及剖面图

1. 种脐 2. 隆起线纹 3. 珠孔 4. 胚乳 5. 胚

2. 饮片 制马钱子：形同马钱子，惟中央已鼓起。外表面棕褐色或深棕色，毛茸脆而易断，剖开后胚乳呈砖红色，内方有一环色稍浅的小泡。质坚脆，气焦香，味极苦。

【主要成分】含总生物碱，主要为士的宁（番木鳖碱）、马钱子碱等。

【品质】以个大、饱满、质坚、表面灰棕微带绿色、有细密毛茸者为佳。《中国药典》规定，水分不得过13.0%。总灰分不得过2.0%。含士的宁应为1.20%～2.20%，马钱子碱不得少于0.80%。

【功能】有大毒。通络止痛，散结消肿。用于风湿顽痹、麻木瘫痪、跌扑损伤、痈疽肿痛。

桃仁

【别名】桃核仁

【来源】本品为蔷薇科植物桃 *Prunus persica*（L.）或山桃 *Prunus davidiana*（Carr.）Franch. 的干燥成熟种子。

【产地】主产辽宁、河北、河南、山东、山西、四川、云南、贵州、陕西等地。

【性状】1. 药材 桃仁 呈扁长卵形，长1.2～1.8cm，宽0.8～1.2cm，厚0.2～0.4cm。表面黄棕色至红棕色，密布颗粒状突起。一端尖，中部膨大，另端钝圆稍扁斜，边缘较薄。尖端一侧有短线形种脐，圆端有颜色略深不甚明显的合点，自合点处散出多数纵向维管束。种皮薄，子叶2，类白色，富油性。气微，味微苦。

山桃仁 呈类卵圆形，较小而肥厚，长约0.9cm，宽约0.7cm，厚约0.5cm（图14－19）。

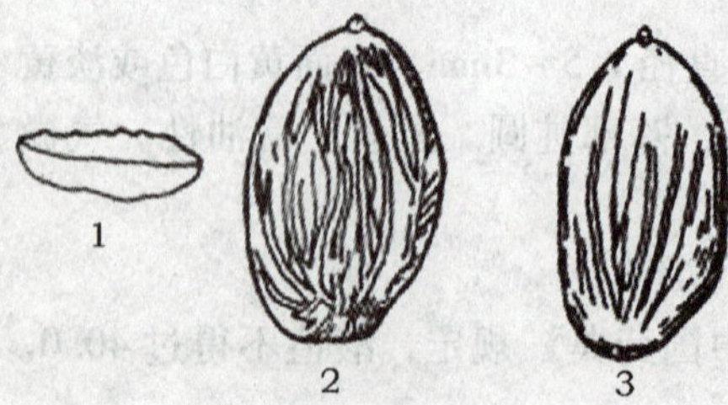

图14－19 桃仁药材图

1. 横切面 2. 全形 3. 去种皮桃仁

2. 饮片 去皮桃仁 略呈扁椭圆形，一端尖，中间膨大，另一端钝圆，稍偏斜，边缘较薄。表面类白色至黄白色，光滑，有的可见纵向纹理。质坚硬，富油性。气微，味微苦。

炒桃仁 形如去皮桃仁。表面黄色，可见焦斑。

【主要成分】含苦杏仁苷、苦杏仁酶等。

【品质】以颗粒均匀、饱满、整齐、不破碎者为佳。《中国药典》规定，酸值不得过10.0。羰基值不得过11.0。

【功能主治】破血行瘀，润燥滑肠。治经闭，癥瘕，热病蓄血，风痹，疟疾，跌扑损伤，瘀血肿痛，血燥便秘。

苦杏仁

【别名】杏仁

【来源】本品为蔷薇科植物杏 *Prunus armeniaca* L.、山杏 *Prunus armeniaca* L. var. ansu Maxim、西伯利亚杏 *Prunus sibirica* L. 或东北杏 *Prunus mandshuria*（Maxim.）Koehne 的干燥成熟种子。

【产地】山杏主产内蒙古、辽宁、河北等地，多野生；西伯利亚杏主产东北、华北等地，野生；东北杏主产于东北各地，野生；杏主产于东北、华北及西北等地，系栽培。

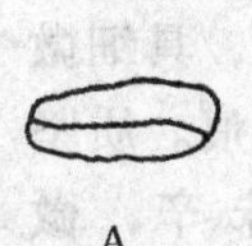

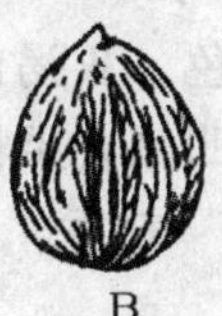

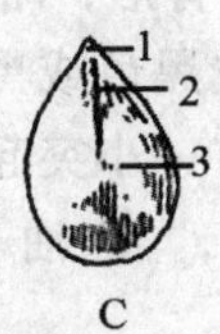

图 14－20 苦杏仁药材图
A 胚芽 B 全形 C 纵剖面
1. 胚根 2. 胚芽 3. 子叶

【性状】1. 药材 种子扁心形，长 1～1.9cm，宽 0.8～1.5cm，厚 0.5～0.8cm。表面黄棕色至深棕色，一端尖，另端钝圆，肥厚，左右不对称。尖端一侧有短线形种脐，圆端合点处向上具多数深棕色的脉纹。种皮薄，子叶 2，富油性。味苦（图 14－20）。

2. 饮片 燀苦杏仁：形如苦杏仁，或分离为单瓣，无种皮。表面类白色至黄白色，平滑，碎断面粗糙。质坚硬，富油性。气香而特异，味苦。

炒苦杏仁：形如燀苦杏仁。表面微黄色，可见焦斑。有香气。

【主要成分】含苦杏仁苷、脂肪油、苦杏仁酶等。

【品质】以颗粒饱满、完整、味苦者为佳。《中国药典》规定，过氧化值不得过0.11。本品含苦杏仁苷不得少于 3.0%。

【功能主治】降气止咳平喘，润肠通便。用于咳嗽气喘、胸满痰多、血虚津枯、肠燥便秘。

酸枣仁

【别名】山枣、酸枣子、别大枣、刺枣。

【来源】本品为鼠李科植物酸枣 *Ziziphus jujuba* Mill. var. *spinosa*（Bunge）Hu ex H. F. chou 的干燥成熟种子。

【产地】主产河北、陕西、河南、辽宁。

【性状】1. 药材 呈扁圆形或扁椭圆形，长 5～9mm，宽 5～7mm，厚约 3mm 。表面紫红色或紫褐色，平滑有光泽，有的有裂纹。一面较平坦，中间有1条隆起的纵线纹；另一面稍突起。一端凹陷，可见线形种脐；另端有细小凸起的合点。种皮较脆，胚乳白色，子叶2，浅黄色，富油性。气微，味淡（图14－21）。

2. 饮片　炒酸枣仁：形同药材，外表面紫棕色至棕黑色，有的可见焦斑，具焦香气。

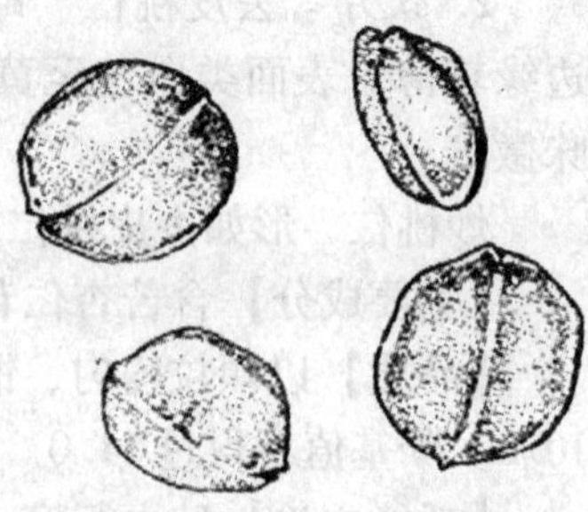
图14－21　酸枣仁药材图

【主要成分】含酸枣仁皂苷A、B、白桦脂酸、白桦脂醇等。

【品质】以粒大、饱满、外皮紫红、种仁黄白色为佳。《中国药典》规定，杂质（核壳等）不得过5%。

【功能主治】养肝，养心，安神，敛汗。治虚烦不眠，惊悸怔忡，烦渴，虚汗。

补骨脂

【别名】破故纸、故子、黑故脂

【来源】本品为豆科植物补骨脂 *Psoralea corylifolia* L. 的干燥成熟果实。

【产地】除东北、西北地区外，全国各地均产。

【性状】1. 药材　呈肾形，略扁，长3～5mm，宽2～4mm，厚约1.5mm。果皮黑色或黑褐色、灰褐色，具细微网状皱纹。顶端钝圆，有一小突起，凹侧有果梗痕。质坚硬，子叶2，黄白色，富油性。气香，味辛、微苦(图14－22)。

2. 饮片　盐水炒补骨脂：形如药材，微鼓起。外表面棕褐色至黑褐色，具细网状皱纹，凹侧有果梗痕。质坚硬。气特异，味微咸、微苦。

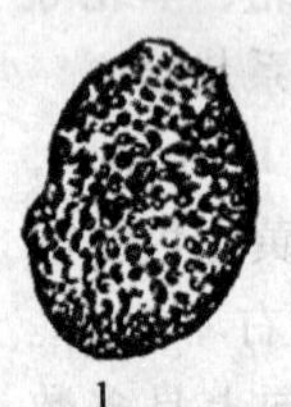

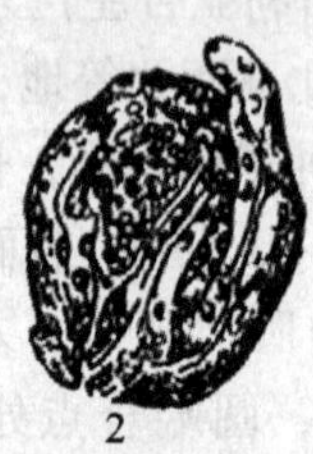

图14－22　补骨脂药材图

1. 无宿萼的果实
2. 带有宿萼的果实

【主要成分】含补骨脂素、异补骨脂素、补骨脂酚等。

【品质】以颗粒饱满、黑褐色者为佳。《中国药典》规定，杂质不得过5%。水分不得过9.0%。总灰分不得过8.0%。酸不溶性灰分不得过2.0%。含补骨脂素和异补骨脂素的总量不得少于0.70%。

【功能与主治】温肾助阳，纳气，止泻。用于阳痿遗精、腰膝冷痛、肾虚作喘、五更泄泻及白癜风、斑秃。

牛蒡子

【别名】大力子、牛子、鼠粘子

【来源】本品为菊科植物牛蒡 *Arctium lappa* L. 的干燥成熟果实。

【产地】主产吉林、辽宁、黑龙江、浙江等地。

【性状】1. 药材　瘦果呈长倒卵形，两端平截，稍弯曲。长5～7mm，宽2～3mm。表面灰褐色，有数条微凸起的纵脉，并散有稀疏黑色斑点。顶端钝圆稍宽，有一圆环，中间具点状花柱残基。基部略窄，有圆形果柄痕。果皮坚脆，破开后内有子叶2片，淡黄白

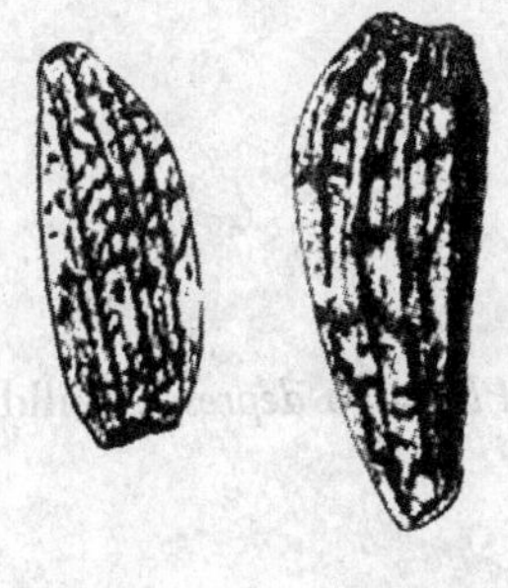

图 14－23　牛蒡子药材图

色，捻之有油渗出。无臭，味苦微辛，久嚼之稍麻舌（图 14－23）。

2. 饮片　炒牛蒡子：形同牛蒡子而稍微鼓起，或已破碎，外表面棕褐色至黑褐色，常有焦斑。有焦香气。

【主要成分】含牛蒡苷、牛蒡子酚、牛蒡子酮等。

【品质】以粒大、饱满、、外皮灰褐色者为佳。

【功能与主治】疏散风热，宣肺透疹，解毒利咽。用于风热感冒，咳嗽痰多，麻疹，风疹，咽喉肿痛，痄腮丹毒，痈肿疮疡。

蛇 床 子

【别名】蛇米、蛇珠、蛇床仁、蛇床实

【来源】本品为伞形科植物蛇床 *Cnidium monnieri*（L.）Cuss. 的干燥成熟果实。

【产地】主产河北、山东、广西等地。

【性状】本品为双悬果，呈椭圆形，长 2～4mm，直径约 2mm。表面灰黄色或灰褐色，顶端有 2 枚向外弯曲的柱基，基部偶有细梗。分果的背面有薄而突起的纵棱 5 条，接合面平坦，有 2 条棕色略突起的纵棱线。果皮松脆，揉搓易脱落，种子细小，灰棕色，显油性。气香，味辛凉，有麻舌感。

【主要成分】含蛇床子素、甲氧基欧芹酚、佛手柑内酯等。

【品质】以黄绿色、手搓之有辛辣香气、颗粒饱满者为佳。《中国药典》规定，水分不得过 13.0%。总灰分不得过 13.0%。酸不溶性灰分不得过 6.0%。醇溶性浸出物不得少于 7.0%。含蛇床子素不得少于 1.0%。

【功能与主治】温肾壮阳，燥湿，祛风，杀虫。用于阳痿、宫冷、寒湿带下、湿痹腰痛；外治外阴湿疹、妇人阴痒、滴虫性阴道炎。

沙 苑 子

【别名】潼蒺藜、沙苑蒺藜

【来源】本品为豆科植物扁茎黄芪 *Astragalus complanatus* R. Br. 的干燥成熟种子。

【产地】主产于陕西（潼关），又名“潼蒺藜”。河北、辽宁、山西等地亦产。

【性状】1. 药材　略呈圆肾形而稍扁，长 2～2.5mm，宽 1.5～2mm，厚约 1mm，表面光滑。绿褐色至灰褐色，近缘一侧凹入处具明显的种脐。质坚硬，除去种皮，可见淡黄色子叶 2 片，胚根弯曲，长约 1mm。无臭，味淡，嚼之有豆腥味（图 14－24）。

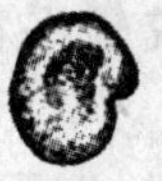
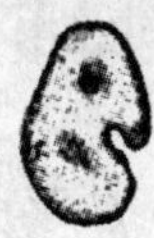
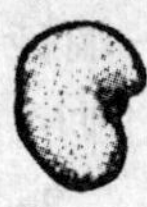

图 14－24　沙苑子药材图

2. 饮片　盐沙苑子：形如药材，味咸。

【主要成分】含沙苑子苷、杨梅皮素、紫云英苷等。

【品质】以颗粒饱满、色绿褐者为佳。

【功能与主治】温补肝肾，固精，缩尿，明目。治肝肾不足，腰膝酸痛，目昏，遗精早泄，小便频数，遗尿，尿血，带下。

车　前　子

【别名】车前实，虾蟆衣子，猪耳朵穗子，凤眼前仁

【来源】本品为车前科植物车前 *Plantago asiatica* L. 或平车前 *Plantago depressa* Willd. 的干燥成熟种子。

【产地】全国大部分地区均产。

【性状】车前呈椭圆形或不规则长圆形或三角状长圆形，稍扁，长2mm，宽1mm。表面黄棕色或黑褐色，有细皱纹，一面有灰白色凹点状种脐。质硬，气微、味淡。

小粒车前为平车前的种子。呈椭圆形或不规则长圆形，稍扁，长1～1.5mm，宽不足1mm，余与上种相似。

【主要成分】含多量黏液质等。

【品质】以粒大、色黑、饱满者为佳。《中国药典》规定，水分不得过12.0%。总灰分不得过6.0%。酸不溶性灰分不得过2.0%。膨胀度应不低于4.0。

【功能与主治】利水，清热，明目，祛痰。用于水肿胀满、热淋涩痛、暑湿泄泻、目赤肿痛、痰热咳嗽。

葶　苈　子

【别名】北葶苈子、甜葶苈子、辣辣菜

【来源】本品十字花科植物独行菜 *Lepidium apetalum* Willd. 或播娘蒿 *Descurainia sophia* (L.) Webb ex Prantl 的干燥成熟种子。前者习称“北葶苈子”，后者习称“南葶苈子”。

【产地】播娘蒿主产于华东、中南等地区；独行菜主产华北、东北等地区。

【性状】1. 药材　北葶苈子　呈扁卵形，长约1～1.5mm，宽0.5～1mm。表面棕色或红棕色微有光泽，具纵沟2条，其中一条明显。一端钝圆，另端渐尖而微凹，类白色，种脐位于凹入端。气微，味微辛辣，黏性较强。（图14－25）

南葶苈子　呈长圆形而扁，长约1mm，宽约0.5mm。一端钝圆，另端微凹或较平截。味微辛、苦，略带黏性（图14－25）。

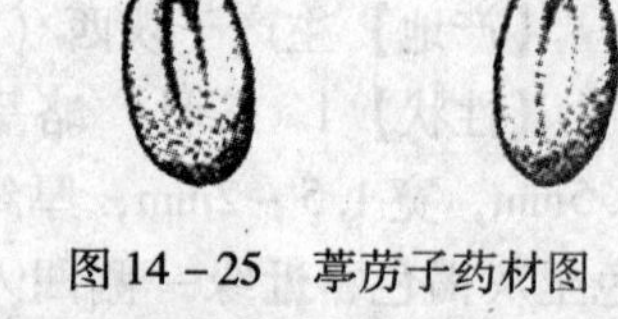

图14－25　葶苈子药材图

A 北葶苈子　B 南葶苈子

2. 饮片　炒葶苈子：形同葶苈子。外表面黄棕色至棕褐色，可见焦粒，具焦香气。破碎后富油性。

【主要成分】含异硫氰酸苄酯、异硫氰酸烯丙酯、葶苈苷、芥子苷等。

【品质】均以籽粒饱满、身干、表面黄棕色、有光泽、无杂质者为佳。

【功能主治】泻肺定喘，利水消肿。用于痰涎壅肺、喘咳痰多、胸胁胀满、不得平卧、胸腹水肿、小便不利。

青　葙　子

【别名】牛尾花子，狗尾巴子

【来源】本品为苋科植物青葙 *Celosia argentea* L. 干燥成熟种子。

【产地】全国各地均生产。

【性状】呈扁圆形，中心微隆起，直径1～1.8mm。表面黑色或红黑色，平滑而有光泽，置放大镜下观察，可见细网状花纹，侧边微凹处为种脐。有时夹杂黄白色帽状果壳，其顶端有一细丝状花柱，长4～6mm。种皮薄而脆，除去后可见类白色胚乳，胚弯曲于种皮和胚乳之间。气无，味淡。

【主要成分】含脂肪油和丰富的硝酸钾，尚含烟酸。

【品质】以色黑光亮、饱满者佳。《中国药典》规定，杂质不得过2%。

【功能与主治】祛风热，清肝火。治目赤肿痛，障翳，高血压，鼻衄，皮肤风热瘙痒，疥癞。

枳　　壳

【来源】本品为芸香科植物酸橙 *Citrus aurantium* L. 及其栽培变种的干燥未成熟果实。

【产地】江西、四川、湖北、贵州等省。多系栽培。以江西清江、新干最为闻名，商品习称“江枳壳”。

【性状】1. 药材　本品呈半球形，直径3～5cm。外果皮棕褐色至褐色，有颗粒状突起，突起的顶端有凹点状油室；有明显的花柱残迹或果梗痕。切面中果皮黄白色，光滑而稍隆起，厚0.4～1.3cm，边缘散有1～2列油室，瓤囊7～12瓣，少数至15瓣，汁囊干缩呈棕色至棕褐色，内藏种子。质坚硬，不易折断。气清香，味苦、微酸（图14－26）。

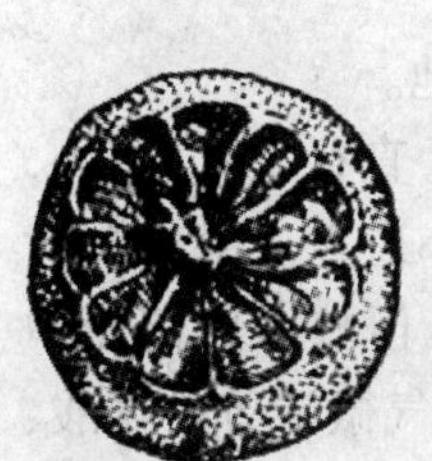
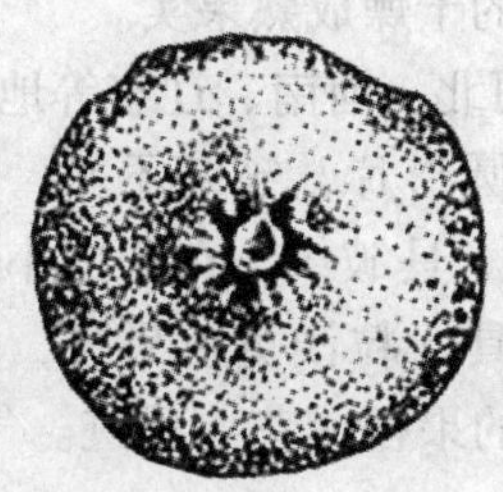

图14－26　枳壳药材图

2. 饮片　生枳壳　呈弧形、半圆形或圆形的薄片，直径3～5cm。外周边绿褐色至棕褐色，较粗糙，有明显的颗粒状突起或小点状凹陷。切面黄白色至淡黄色，外层边缘有小凹点，果肉厚0.6～1.3cm，内表面有的可见棕褐色残留的瓤。质硬脆；气香，味苦、微酸。

麸炒枳壳　形同生枳壳，外周边黑褐色，切面淡黄色至淡棕黄色，略具焦香气。

【主要成分】含挥发油及黄酮类成分。

【品质】以个大、果肉厚、色白、质坚硬、香气浓者为佳。《中国药典》规定，总灰分不得过7.0%。本品含柚皮苷不得少于4.0%。

【功能与主治】破气消积，化痰除痞。治胸膈痰滞，胸痞，胁胀，食积，嗳气，呕逆，下痢后重，脱肛，子宫脱垂。

木　　瓜

【别名】皱皮木瓜、宣木瓜、红木瓜

【来源】本品为蔷薇科植物贴梗海棠 *Chaenomeles speciosa*（Sweet）Nakai 的干燥近成熟果实。

【产地】主产于安徽、湖北、四川、浙江等地。

【性状】1. 药材　为纵剖的长圆形，长 4 ~ 9cm，宽 2 ~ 5cm，厚 1 ~ 2.5cm。外表紫红色或棕红色，有多数不规则的深皱纹，剖面周边均向内卷曲，果肉红棕色，中心部分可见凹陷的棕黄色子房室，种子常脱落，气清香，味酸（图 14 – 27）。

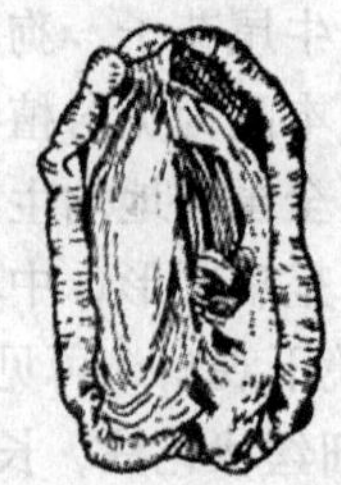
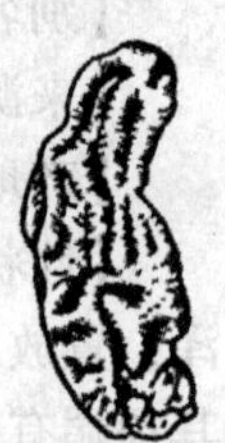

图 14 – 27　木瓜药材图

2. 饮片　木瓜片　为半环形、类月牙形或不规则形的薄片。周边暗红棕色至暗棕色，具不规则沟纹及皱纹。切面红棕色。质坚硬。气微，微酸涩。

【主要成分】含苹果酸、油石酸、枸橼酸、过氧化酶、酚氧化酶等。

【品质】以质坚实、肉厚、色紫红、味酸者为佳。《中国药典》规定，水分不得过 15.0%。总灰分不得过 5.0%。酸不溶性灰分不得过 0.6%。酸度 pH 应为 3.0 ~ 4.0。醇溶性浸出物不得少于 15.0%。

【功能与主治】祛风除湿，舒筋活络。治吐泻转筋，湿痹，脚气，水肿，痢疾。

山　楂

【别名】南山楂、小叶山楂、红果子

【来源】本品为蔷薇科植物山里红 *Crataegus pinnatifida* Bge. var. *major* N. E. Br 或山楂 *Crataegus pinnatifida* Bge. 的干燥成熟果实。

【产地】主产山东、河北、河南、辽宁等地。

【性状】1. 药材　为圆形片，皱缩不平，直径 1 ~ 2.5cm，厚 0.2 ~ 0.4cm。外皮红色，具皱纹，有灰白小斑点。果肉深黄色至浅棕色。中部横切片具 5 粒浅黄色果核，但核多脱落而中空。有的片上可见短而细的果梗或花萼残迹。气微清香，味酸、微甜（图 14 – 28）。

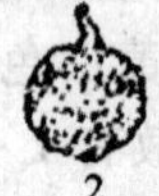
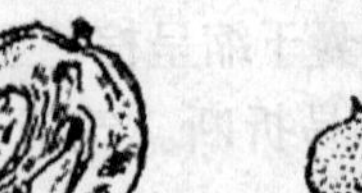

图 14 – 28　山楂药材图

2. 饮片　炒山楂　形如药材，果肉黄褐色，偶见焦斑。气微清香，味酸微甜。

焦山楂　形如药材，表面焦褐色。气微清香，味酸微涩。

【主要成分】含山楂酸、枸橼酸、槲皮素、熊果酸、齐墩果酸、金丝桃苷等。

【品质】以片大、皮红、、肉厚、核少者为佳。《中国药典》规定，水分不得过 12.0%。总灰分不得过 3.0%。醇溶性浸出物不得少于 21.0%。含有机酸以枸橼酸计，不得少于 5.0%。

【功能与主治】开胃消食、化滞消积、活血散瘀、化痰行气。用于肉食滞积、癥瘕积聚、腹胀痞满、瘀阻腹痛、痰饮、泄泻、肠风下血等。

陈　皮

【别名】红橘、大红袍、川橘

【来源】本品为芸香科植物橘 *Citrus reticulata* Blanco 及其栽培变种的干燥成熟果皮。药材分为“陈皮”和“广陈皮”。

【产地】主产广东、福建、四川、江苏等地，均为栽培。

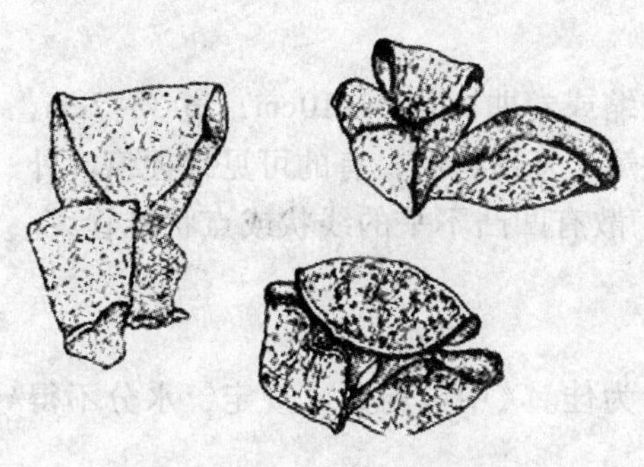

图 14－29　陈皮药材图

【性状】陈皮　常剥成数瓣，基部相连，有的呈不规则的片状，厚 1～4mm。外表面橙红色或红棕色，有细皱纹及凹下的点状油室；内表面浅黄白色，粗糙，附黄白色或黄棕色筋络状维管束。质稍硬而脆。气香，味辛、苦（图 14－29）。

广陈皮　常 3 瓣相连，形状整齐，厚度均匀，约 1mm。点状油室较大，对光照视，透明清晰。质较柔软。

【主要成分】含挥发油、橙皮苷、橘皮素等。

【品质】以外表油润、质柔软、香气浓者为佳。《中国药典》规定：水分不得过 13.0%。含橙皮苷不得少于 3.5%。

【功能与主治】理气健脾，燥湿化痰。用于胸脘胀满，食少吐泻，咳嗽痰多。

化 橘 红

【别名】柚皮橘红、化州橘红、柚子皮

【来源】本品为芸香科植物化州柚 *Citrus grandis* ‘Tomentosa’或柚 *Citrus grandis*（L.）Osbeck 的未成熟或近成熟的干燥外层果皮。前者习称“毛橘红”，后者习称“光七爪”、“光五爪”。

【产地】主产广东、广西等地。

【性状】毛橘红　呈对折的七角或展平的五角星状，单片呈柳叶形。完整者展平后直径 15～28cm，厚 0.2～0.5cm。外表面黄绿色，密布茸毛，有皱纹及小油室；内表面黄白色或淡黄棕色，有脉络纹。质脆，易折断，断面不整齐，外缘有 1 列不整齐的下凹的油室，内侧稍柔而有弹性。气芳香，味苦、微辛（图 14－30）。

光橘红　外表面黄绿色至黄棕色，无毛。

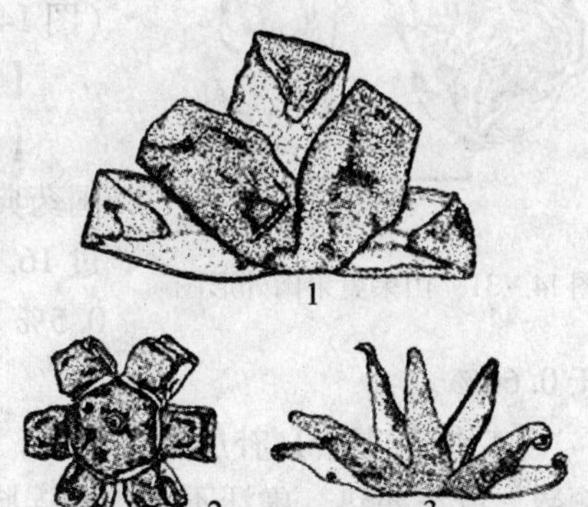

图 14－30　化橘红药材图

1. 光五爪　2. 毛橘红　3. 光七爪

【主要成分】含挥发油、柚皮苷、新橙皮苷。

【品质】毛橘红以毛茸细密、果皮薄者为佳；光橘红以果皮厚薄均匀者为佳。《中国药典》规定，本品含柚皮苷不得少于1.5%。

【功能与主治】散寒，燥湿，利气，消痰。用于风寒咳嗽、喉痒痰多、食积伤酒、嗳恶痞闷。

佛　手

【来源】本品为芸香科植物佛手 *Citrus medica* L. var. *sarcodactylis* Swingle 的干燥成熟果实。

【产地】主产广东、广西、四川、福建。

【性状】本品为类椭圆形或卵圆形的薄片，常皱缩或卷曲。长6~10cm，宽3~7cm，厚0.2~0.4cm。顶端稍宽，常有3~5个手指状的裂瓣，基部略窄，有的可见果梗痕。外皮黄绿色或橙黄色，有皱纹及油点。果肉浅黄白色，散有凹凸不平的线状或点状维管束。质硬而脆，受潮后柔韧。气香，味微甜后苦。

【主要成分】含挥发油及橙皮苷等。

【品质】以片张大、皮色绿，果肉白、香气浓者为佳。《中国药典》规定，水分不得过15.0%。

【功能与主治】舒肝理气，和胃止痛。可用于治疗风热犯肺、头痛、咽干、咳嗽诸症。可用于脾胃湿热诸症。

山茱萸

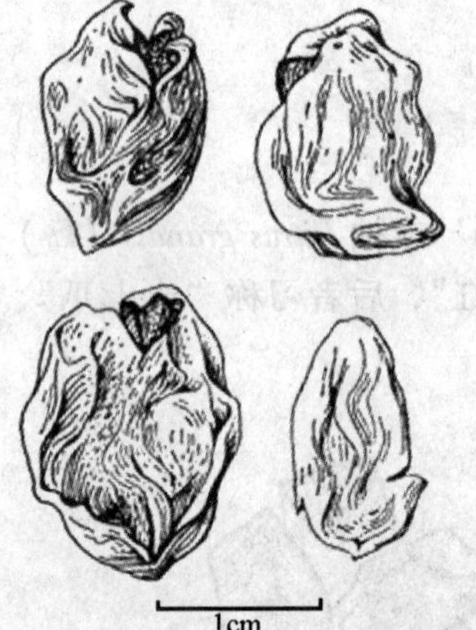

图14－31　山茱萸果肉外形图

【别名】山萸肉、萸肉、枣皮

【来源】本品为山茱萸科植物山茱萸 *Cornus officinalis* Sieb. et Zucc. 的干燥成熟果肉。

【产地】主产于浙江省，安徽、河南等地亦产。

【性状】呈不规则的片状或囊状，长1~1.5cm，宽0.5~1cm。表面紫红色至紫黑色，皱缩，有光泽。顶端有的有圆形宿萼痕，基部有果梗痕。质柔软。气微，味酸、涩、微苦（图14－31）。

【主要成分】含马钱苷、山茱萸苷、熊果酸等。

【品质】以肉厚、柔软、色紫红者、质柔软为佳。《中国药典》规定，杂质（果核、果梗）不得过3%。水分不得过16.0%。总灰分不得过6.0%。酸不溶性灰分不得过0.5%。水溶性浸出物不得少于50.0%。含马钱苷不得少于0.60%。

【功能与主治】补肝肾，涩精，敛汗。治腰膝酸痛，眩晕，耳鸣，阳痿，遗精，小便频数，肝虚寒热，虚汗不止，心摇脉散。

四、多种形状类

大　腹　皮

【别名】槟榔皮、槟榔壳、大腹毛、茯毛、槟榔衣、大腹绒

【来源】本品为棕榈科植物槟榔 *Areca catechu* L. 的干燥果皮。

【产地】主产海南、云南、广东等地。

【性状】略呈椭圆形或长卵形瓢状，长4～7cm，宽2～3.5cm，厚0.2～0.5cm。外果皮深棕色至近黑色，具不规则的纵皱纹及隆起的横纹，顶端有花柱残痕，基部有果梗及残存萼片。内果皮凹陷，褐色或深棕色，光滑呈硬壳状。体轻，质硬，纵向撕裂后可见中果皮纤维。气微，味微涩。大腹毛略呈椭圆形或瓢状。外果皮多已脱落或残存。中果皮棕毛状，黄白色或淡棕色，疏松质柔。内果皮硬壳状，黄棕色至棕色，内表面光滑，有时纵向破裂。无臭，味淡。

【主要成分】含槟榔碱及槟榔次碱等。

【品质】以色深褐、皱皮结实者为佳。《中国药典》规定，水分不得过12.0%。

【功能与主治】下气宽中，行气利水。治脘腹痞胀、脚气、水肿。

槟　　榔

【别名】榔玉、青仔

【来源】本品为棕榈科植物槟榔 *Areca catechu* L. 的干燥成熟种子。

【产地】主产广东、海南、云南、台湾、广西、福建。

【性状】1. 药材　近圆锥形或扁圆球形，高1.5～3.5cm，基部直径1.5～3cm。外表黄棕色至红棕色，粗糙，具稍凹下的网状浅沟纹。基底中央有一凹窝（珠孔），近珠孔之侧，有一新月形或三角形瘢痕（种脐），常见清晰的维管束迹。质坚硬，间或有裂隙，不易破断，断面呈棕白相间的大理石样花纹。气微，味涩、微苦（图14－31）。

2. 饮片　槟榔片　呈圆形或类圆形的薄片，直径1.5～3cm。周边淡棕色至暗棕色。切面具红棕色与白色相间的大理石样花纹，中间有的呈孔洞。质坚脆。气微，味微涩、微苦。

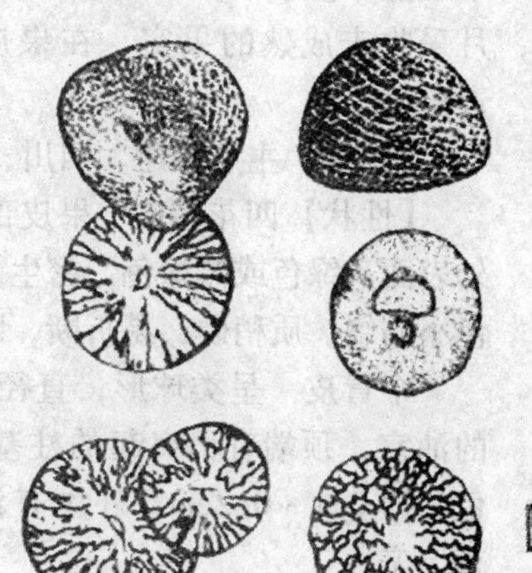

图14－32　槟榔药材图

炒槟榔　形如槟榔片，周边暗棕色，切面呈暗红棕色与淡黄色相间的大理石花纹，有的具焦斑，有焦香气。

【主要成分】含生物碱，主为槟榔碱、槟榔次碱、去甲槟榔碱等。

【品质】以个大、体重、结实、断面颜色鲜艳、无破碎者为佳。《中国药典》规定，水分不得过10.0%。含醚溶性生物碱以槟榔碱计，不得少于0.30%。

【功能与主治】杀虫消积，降气，行气。用于绦虫、蛔虫、姜片虫病、水肿脚气。

枳　实

【别名】枸头橙、臭橙、香橙

【来源】本品为芸香科植物酸橙 *Citrus aurantium* L. 及其栽培变种或甜橙 *Citrus sinensis* Osbeck 的干燥幼果。

【产地】主产四川、江西。

【性状】呈半球形，少数为球形，直径0.5～2.5cm。外表面灰绿色或黑绿色，有颗粒状的突起和皱纹，有果柄痕迹。切面略现隆起，光滑，黄白色或黄褐色，厚3～10mm，边缘有油点，果皮不易剥离，中央有紫黑色的瓤，呈车轮形。质坚硬。气清香，味苦而微酸。

【主要成分】含辛尼弗林、*N*－甲基酪胺等。

【品质】以肉厚、瓤小、质坚、香气浓者为佳。《中国药典》规定，水分不得过15.0%。总灰分不得过7.0%。酸不溶性灰分不得过1.0%。醇溶性浸出物不得少于12.0%。含辛弗林不得少于0.30%。

【功能与主治】化痰散痞，破气消积。用于积滞内停、痞满胀痛、泻痢后重、大便不通、痰滞气阻胸痹。

青　皮

【别名】四花青皮、个青皮、青皮子、小青皮、四青皮

【来源】本品为芸香科植物橘 *Citrus reticulata* Blanco 及其栽培变种的干燥幼果或未成熟果皮。5～6月收集自落的幼果，晒干，习称“个青皮”或“青皮子”；7～8月采收未成熟的果实，在果皮上纵剖成四瓣至基部，除尽瓤瓣，晒干，习称“四花青皮”。

【产地】主产福建、四川、广东、广西等。

【性状】四花青皮　果皮剖成4裂片，裂片长椭圆形，长4～6cm，厚0.1～0.2cm。外表面灰绿色或黑绿色，密生多数油室；内表面类白色或黄白色，粗糙，附黄白色或黄棕色小筋络。质稍硬，易折断，断面外缘有油室1～2列。气香，味苦、辛。

个青皮　呈类球形，直径0.5～2cm。表面灰绿色或黑绿色，微粗糙，有细密凹下的油室，顶端有稍突起的柱基，基部有圆形果梗痕。质硬，断面果皮黄白色或淡黄棕色，厚0.1～0.2cm，外缘有油室1～2列。瓤囊8～10瓣，淡棕色。气清香，味酸、苦、辛。

【主要成分】含挥发油，橙皮苷等。

【品质】四花青皮以外皮黑绿色、内面色白、香气浓者为佳。个青皮以黑绿色、坚实、香气浓者为佳。《中国药典》规定，本品含橙皮苷不得少于5.0%。

【功能与主治】疏肝破气，散结消痰。治胸胁胃脘疼痛，疝气，食积，乳肿，乳核，久疟癖块。

芡　实

【别名】鸡头米、鸡头莲、刺莲

【来源】本品为睡莲科植物芡 *Euryale ferox* Salisb. 的干燥成熟种仁。

【产地】主产江苏、山东、湖南等地。

【性状】种仁球形，直径 5～8mm。表面有棕红色内种皮，一端黄白色，有凹点状的种脐痕，除去内种皮显白色。质较硬，断面白色，粉性。

【主要成分】含淀粉、蛋白质、脂肪、胡萝卜素，维生素 B_1、B_2、维生素 C 等。

【品质】以颗粒饱满、均匀、粉性强、少破碎、无皮壳者为佳。

【功能与主治】固肾涩精，补脾止泄。治遗精，淋浊，带下，小便不禁，大便泄泻。

连　翘

【来源】本品为木犀科植物连翘 *Forsythia suspensa*（Thunb.）Vahl 的干燥果实。

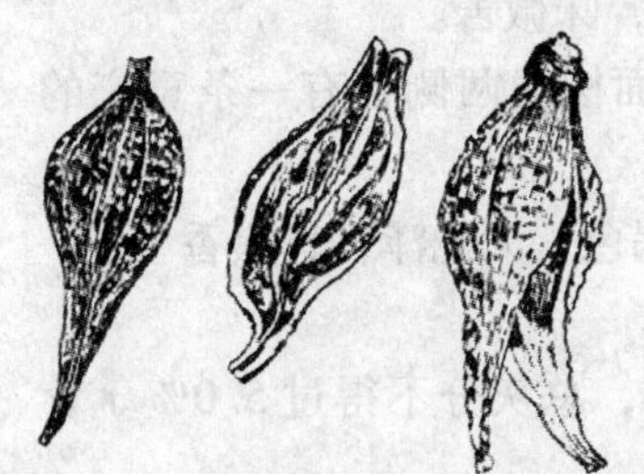

图 14－33　连翘药材图

【产地】主产于山西、陕西、河南等地。

【性状】呈卵圆形，稍扁，顶端锐尖。表面有不规则的纵皱纹及多数凸起的小斑点，两面各有一条明显的纵沟。青翘多不开裂，绿褐色，表面突起的灰白色的小斑点较少，种子多数，细长，一侧有翅，黄绿色（图 14－33）。

老翘自尖端开裂或裂成两瓣；表面黄棕色或红棕色，内表面多为浅黄棕色，种子棕色，多已脱落。微有香气，味苦。

【主要成分】连翘酚、连翘苷、牛蒡子苷等。

【品质】"青翘"以色较绿、不开裂者为佳；"老翘"以色较黄、瓣大、壳厚者为佳。

【功能与主治】清热解毒，散结，消肿，排脓。治温热，丹毒，斑疹，痈疡肿毒，瘰疬，小便淋闭。

五、特殊形类

荜　茇

【来源】本品为胡椒科植物荜茇 *Piper longum* L. 的干燥近成熟或成熟的果穗。

【产地】主产印度尼西亚、菲律宾、越南及我国云南、海南等地。

【性状】呈圆柱形，稍弯曲，由多数小浆果集合而成，长 1.5～3.5cm，直径 0.3～0.5cm。表面黑褐色或棕色，有斜向排列整齐的小突起，基部有果穗梗残存或脱落。质硬而脆，易折断，断面不整齐，颗粒状。小浆果球形，直径 1mm。有特异香气，叶辛辣（图 14－34）。

【主要成分】含挥发油。油中主含丁香烯，另含胡椒碱等。

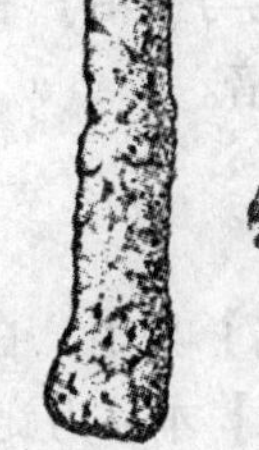

图 14－34　荜茇药材图

【品质】以条肥大、色黑褐、坚实、断面稍红、、香气浓者为佳。《中国药典》规定，杂质不得过3%。水分不得过11.0%。总灰分不得过5.0%。含胡椒碱不得少于2.5%

【功能与主治】温中散寒，下气止痛。用于脘腹冷痛，呕吐，泄泻，偏头痛；外治牙痛。

决明子

【别名】草决明

【来源】本品为豆科植物决明 *Cassia obtusifolia* L. 或小决明 *Cassia tora* L. 的干燥成熟种子。

【产地】主产于安徽、江苏、广东、广西等地区。

【性状】1. 药材　决明子略呈菱状方形或短圆柱形，两端平行倾斜，形似马蹄，长3~7mm，宽2~4mm。表面黄绿色，平滑有光泽。一端平坦、另端斜尖，背腹面各有一条突起的棱线，棱线两侧各有一条斜面对称而色较浅的线形凹纹。质坚硬，不易破碎。横切面可见种皮薄，中间有S形折曲的黄色子叶，2片重叠。气微，味微苦。

小决明呈矩圆柱形，较小，长3~5mm，宽2~3mm。表面棱线两侧各有一条宽广的浅黄色带。

2. 饮片　炒决明子：形同药材，外表面焦褐色，内部黄褐色，无光泽，具焦香气。

【主要成分】含游离羟基蒽醌衍生物。

【品质】以饱满、绿棕色、光亮为佳。《中国药典》规定，总灰分不得过5.0%。含大黄酚不得少于0.080%。

【功能与主治】清肝明目，润肠，通便。用于目赤肿痛、羞明多泪。便秘。

覆盆子

【来源】本品为蔷薇科植物华东覆盆子 *Rubus chingii* Hu 的干燥果实。

【产地】主产浙江、湖北、江西、福建等地。

【性状】为聚合果，由多数小核果聚合而成，呈圆锥形或扁圆锥形，高0.6~1.3cm，直径0.5~1.2cm。表面黄绿色或淡棕色，顶端钝圆，基部中心凹入。宿萼棕褐色，下有果梗痕。小果易剥落，每个小果呈半月形，背面密被灰白色茸毛，两侧有明显的网纹，腹部有突起的棱线。体轻，质硬。气微，味微酸涩。

【主要成分】含枸橼酸、苹果酸等有机酸及糖类。

【品质】以个大、饱满、粒整、质坚实、色黄绿、酸涩味浓、无杂质者为佳。

【功能与主治】补肝肾，缩小便，助阳，固精，明目。治阳痿，遗精，溲数，遗溺，虚劳，目暗。

牵牛子

【别名】黑丑、白丑、二丑

【来源】本品为旋花科植物裂叶牵牛 *Pharbitis nil*（L）Choisy 或圆叶牵牛 *Pharbitis purpurea*（L.）Voight 的干燥成熟种子。

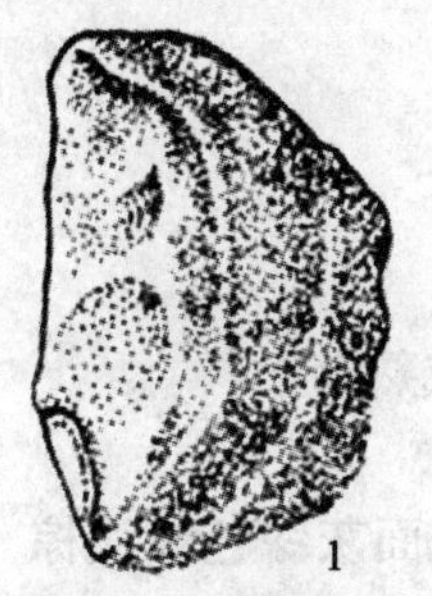
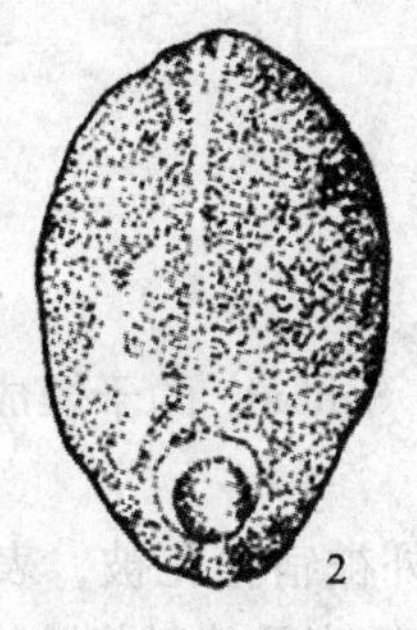

图 14-35　牵牛子药材图

【产地】主产辽宁、山东等地。

【性状】种子似橘瓣状，长 4~8mm，宽 3~5mm。表面灰黑色（黑丑）或淡黄白色（白丑）。背面有一条浅纵沟，腹面接线的近端处有一点状种脐，微凹。质硬，浸水中作龟裂状胀破，内有浅黄色子叶两片，紧密重叠而皱曲。味辛、苦，有麻感（图 14-35）。

【主要成分】含牵牛子苷、咖啡酸、咖啡乙酸。

【品质】以籽粒饱满、杂质少者为佳。《中国药典》规定，水分不得过 10.0%。总灰分不得过 5.0%。酸不溶性灰分不得过 1.0%。醇溶性浸出物不得少于 15.0%。含咖啡酸和咖啡酸乙酯的总量不得少于 0.20%。

【功能与主治】泻水通便，消痰涤饮，杀虫攻积。治水肿，喘满。痰饮，脚气，虫积食滞，大便秘结。

蒺　藜

【来源】本品为蒺藜科植物蒺藜 *Tribulus terrestris* L. 的干燥成熟果实。

【产地】全国各地均产。

【性状】本品由 5 个分果瓣组成，呈放射状排列，直径 7~12mm。常裂为单一的分果瓣，分果瓣呈斧状，长 3~6mm；背部黄绿色，隆起，有纵棱及多数小刺，并有对称的长刺和短刺各一对，两侧面粗糙，有网络，灰白色。质坚硬。无臭，味苦、辛。

【主要成分】含山柰酚等。

【品质】以饱满坚实、背面淡黄绿色者为佳。

【功能与主治】平肝解郁，活血祛风，明目，止痒。用于头痛眩晕，胸胁胀痛，乳闭乳痈，目赤翳障，风疹瘙痒。

八角茴香

【别名】大茴香、八角、八月珠

【来源】本品为木兰科植物八角茴香 *Illicium verum* Hook. f. 的干燥成熟果实。

【产地】主产于广西、云南等地。

【性状】本品为聚合果，多由 8 蓇葖果组成，放射状排列于中轴上。蓇葖果长 1~2cm，宽 0.3~0.5cm，高 0.6~1cm；外表面红棕色，有不规则皱纹，顶端呈鸟喙状，上侧多开裂；内表面淡棕色，平滑，有光泽；质硬而脆。果梗长 3~4cm，连于果实基部中央，弯曲，常脱落。每个蓇葖果含种子 1 粒，扁卵圆形，长约 6mm，红棕色或黄棕色，光亮，尖端有种脐；胚乳白色，富油性。气芳香，味辛、甜。

【主要成分】含挥发油，油中含茴香醚、黄樟醚，茴香醛、茴香酮、水芹烯等。

【品质】以个大、完整、红棕色、香气浓者为佳。《中国药典》规定，本品含挥发油不得少于 4.0 %（ml/g）。

【功能与主治】温阳散寒，理气止痛。治中寒呕逆，寒疝腹痛，肾虚腰痛，干、湿脚气。

地　肤　子

【别名】地葵、地麦、落帚子

【来源】本品为藜科植物地肤 *Kochia scoparia*（L.）Schrad. 的干燥成熟果实。

【产地】主产于山东、江苏等地。

【性状】本品呈扁球状五角星形，直径 1～3mm。外被宿存花被，表面灰绿色或浅棕色，周围具膜质小翅 5 枚，北面中心有微突起的点状果梗痕及放射状脉纹 5～10 条；剥离花被，可见膜质果皮，半透明。种子扁卵形，长约 1mm，黑色。气微，味微苦。

【主要成分】含多种地肤子皂苷（为三萜皂苷类）、脂肪油、蛋白质及挥发油等。

【品质】以色灰绿、饱满、杂质少者为佳。《中国药典》规定，水分不得过 14.0%。总灰分不得过 10.0%。酸不溶性灰分不得过 3.0%。含地肤子皂苷Ⅰc 不得少于 1.8%。

【功能与主治】清热利湿，祛风止痒。用于小便涩痛，阴痒带下，风疹，湿疹，皮肤瘙痒。

桑　椹

【来源】桑科植物桑 *Morus alba* L. 的干燥果穗。

【产地】全国大部分地区均有出产。

【性状】桑椹为聚花果。呈长圆形，长 1～2mm，直径 0.5～0.8mm 由多数小瘦果集合而成。黄棕色、棕红色至暗紫色；有短果序梗。气微，味微酸而甜。

【主要成分】含糖、鞣酸、苹果酸及维生素 B_1、B_2、维生素 C 和胡萝卜素。

【品质】以个大、完整、色紫红、糖质多、无杂质者为佳。《中国药典》规定，醇溶性浸出物不得少于 15.0%。

【功能与主治】补血滋阴，生津润燥。治肝肾阴亏，消渴，便秘。

实　训

任务一：观察果实、种子类药材的性状，寻找并指出它们的突出特征。

内容一　观察识别下列药材（或饮片）的特征，并说出它们的主要鉴别特征。

瓜蒌　川楝子　草豆蔻　豆蔻　蔓荆子　王不留行　芥子　紫苏子　菟丝子　五味子　南五味子　乌梅　吴茱萸　莱菔子　火麻仁

内容二　在药材瓜蒌　川楝子　草豆蔻　豆蔻　蔓荆子　王不留行　芥子　紫苏子　菟丝子　五味子　南五味子　乌梅　吴茱萸　莱菔子　火麻仁中找出川楝子、蔓荆子、芥子、五味子、莱菔子、乌梅，说一说识别它们的理由。

内容三　观察识别下列药材（或饮片）的特征，并说出它们的主要鉴别特征。

马兜铃　草果　诃子　青果　使君子　胖大海　肉豆蔻　金缨子　栀子　白果　益智　枸杞子　巴豆　苍耳子　砂仁　莲子　红豆蔻　小茴香　鸦胆子　女贞子　薏苡仁　郁李仁　柏子仁

内容四 在药材马兜铃 草果 诃子 青果 使君子 胖大海 肉豆蔻 金缨子 栀子 白果 益智 枸杞子 巴豆 苍耳子 砂仁 莲子 红豆蔻 小茴香 鸦胆子 女贞子 薏苡仁 郁李仁 柏子仁中找出草果、诃子、使君子、胖大海、苍耳子、鸦胆子，说一说识别它们的理由。

内容五 观察识别下列药材（或饮片）的特征，并说出它们的主要鉴别特征。

马钱子 桃仁 苦杏仁 酸枣仁 补骨脂 牛蒡子 蛇床子 沙苑子 车前子 葶苈子 青葙子 枳壳 木瓜 山楂 陈皮 化橘红 佛手 山茱萸

内容六 在药材马钱子 桃仁 苦杏仁 酸枣仁 补骨脂 牛蒡子 蛇床子 沙苑子 车前子 葶苈子 青葙子 枳壳 木瓜 山楂 陈皮 橘红 化橘红 佛手 山茱萸中找出桃仁、杏仁、酸枣仁、车前子、山茱萸、木瓜，说一说识别它们的理由。

内容七 观察识别下列药材（或饮片）的特征，并说出它们的主要鉴别特征。

槟榔 大腹皮 枳实 青皮 芡实 连翘 荜茇 决明子 覆盆子 牵牛子 蒺藜 八角茴香 地肤子 桑椹

内容八 在药材槟榔 大腹皮 枳实 青皮 芡实 连翘 荜茇 决明子 覆盆子 牵牛子 蒺藜 八角茴香 地肤子 桑椹中，找出槟榔 连翘 覆盆子 八角茴香 枳实，说一说识别它们的理由。

综合实训

任务一：混合各种形状的药材，根据外形特征及突出识别点，说出它是哪种药材，理由是什么?

任务二：混合30种不同外形的药材，从中寻找某些药材，说一说鉴别它们的理由。

第十五章　全草类药材的观察与鉴别

第一节　全草类药材性状概述

全草类中药大多为干燥的草本植物的地上部分；亦有少数带有根及根茎；或小灌木草质茎的枝梢。

全草类中药的鉴定，应按所包括的器官，如根、茎、叶、花、果实、种子等分别处理，这些器官的性状与显微鉴别已在前面各章中分别进行了论述，这里不再重复。这类药材主要是由草本植物的全株或地上的某些器官直接干燥而成的，因些，依靠原植物分类的鉴定更为重要，原植物的特征一般反映了性状鉴别的特征。

第二节　全草类药材鉴别实例

一、方柱形直茎类

泽　兰

【别名】地瓜儿苗、小泽兰、草泽兰

【来源】本品为唇形科植物毛叶地瓜儿苗 *Lycopus lucidus* Turcz. var. *hirtus* Regel 的干燥地上部分。

【产地】产全国大部分地区均产。

【性状】本品茎呈方柱形，少分枝，四面均有浅纵沟，长 50 ~ 100cm，直径 0.2 ~ 0.6cm。表面黄绿色或带绿色，节处紫色明显，有白色茸毛；质脆，断面黄白色，髓部中空。叶对生，有短柄；叶片多皱缩，展平后呈披针形或长圆形，长 5 ~ 10cm；上表面黑绿色，下表面灰绿色，密具腺点，两面均有短毛；先端尖，边缘有锯齿。花簇生，叶腋成轮状，花冠多脱落，苞片及花萼宿存，黄褐色。无臭，味淡。

【主要成分】含挥发油、熊果酸及鞣质等。

【品质】以质嫩、叶多、色绿者为佳。

【功能与主治】活血化瘀，行水消肿。用于月经不调、经闭、痛经、产后瘀血腹痛、水肿。

薄　荷

【别名】南薄荷、猫儿薄荷

【来源】唇形科植物薄荷 *Mentha haplocalyx* Briq. 的干燥地上部分。

【产地】主产江苏、安徽、浙江、湖南等地。

【性状】1. 药材　茎呈方柱形，有对生分枝，长 15～40cm，直径 2～4mm，表面紫棕色或淡绿色，棱角处具茸毛，节间长2～5cm 质脆，断面白色，髓部中空。叶对生，有短柄，叶片皱宿，完整无缺者展开后呈宽被针形，长椭圆形或卵形，长 2～7cm，宽 1～3cm，上表面深绿色，下表面灰绿色，稀被茸毛，有凹点状腺鳞。轮伞花序，腋生，花萼钟状，先端 5 齿裂，花冠黄棕色、淡紫色。揉搓后有特殊清凉香气，味辛凉（图 15－1）。

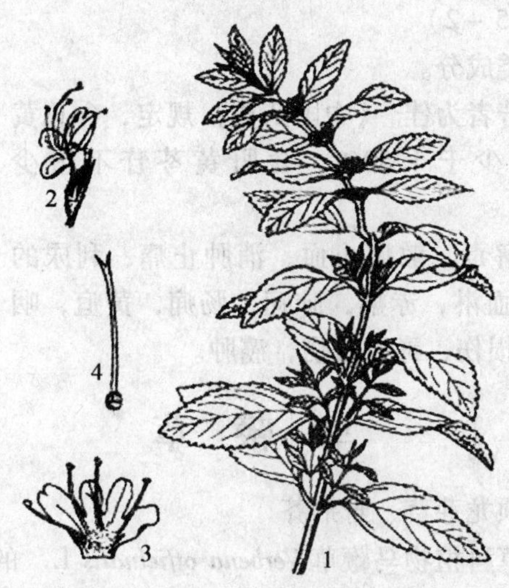

图 15－1　薄荷

1. 植株上部　2. 花　3. 花展开示雄蕊　4. 雌蕊

2. 饮片　呈小段状，茎、叶、花混合。茎方柱形，直径在 3mm 以内；外表面淡绿色、紫棕色或灰棕色，具纵棱线，有的可见对生叶痕或残留的枝，幼嫩部分被毛茸；切面类白色，中空。叶已切断，多皱缩和破碎，灰绿色至暗绿色，展平后，完整者呈宽披针形或卵形，边缘有锯齿，具疏毛。揉搓后，有特异香气，味辛凉。

【主要成分】含挥发油、又称薄荷素。

【品质】以叶多、色深绿、气味香浓者为佳。《中国药典》规定，叶不得少于 30%。本品含挥发油不得少于 0.80%（ml/g）。

【功能与主治】宣散风热，清头目，透疹。用于风热感冒、温病初起、头痛、目赤、喉痹、口疮、风疹、麻疹、胸胁胀闷。

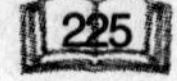

半　枝　莲

【别名】松叶牡丹、金丝杜鹃、佛甲草、打砍不死、万年草

【来源】本品为唇形科植物半枝莲 *Scutellaria barbata* D. Don 的干燥全草。

【产地】主产于河北、河南、山西、安徽、江苏、江西等。

【性状】全长 15～40cm，无毛或花轴上疏被毛。根纤细。茎四棱形，表面暗紫色或棕绿色。叶对生，有短柄或近无柄；叶片皱缩或卷摺，展平后呈三角状卵形或披针形，长1.5～3cm，宽0.5～1cm，先端钝，基部截形或宽楔形，全缘或有少数有明显的钝齿，上面深绿色，下面淡绿色；质脆易碎。花序生于枝端，花冠二唇形，棕黄色或深蓝紫色，长约1.2cm，被毛，但商品中花冠常已脱落，留有匙形的下萼和具盔状盾形的上萼，内藏4个扁球形小坚果，浅棕色。全草质柔软，易折断。气微，味苦涩（图15－2）。

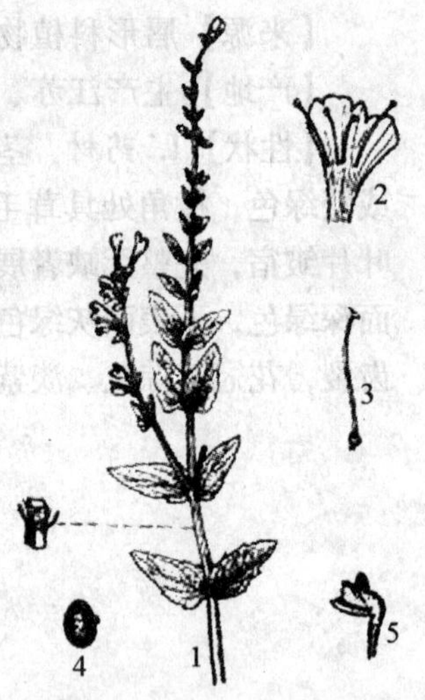

图15－2 半枝莲
1. 花枝 2. 花冠剖开 3. 雌蕊 4. 小坚果 5. 果萼

【主要成分】含黄酮类成分。

【品质】以色绿、味苦者为佳。《中国药典》规定，含总黄酮以野黄芩苷计，不得少于1.50%。含野黄芩苷不得少于0.20%。

【功能与主治】清热解毒，散瘀止血，消肿止痛，利尿的功能。用于吐血，衄血，血淋，赤痢，肺痈，肠痈，黄疸，咽喉肿痛，痈疽疔疮，跌扑损伤，毒蛇咬伤，癌肿。

马鞭草

【别名】铁马鞭、紫顶龙芽草、野荆芥

【来源】本品为马鞭草科植物马鞭草 *Verbena officinalis* L. 的干燥地上部分。

【产地】全国大部分地区均产。

【性状】本品茎呈方柱形，多分枝，四面有纵沟，长0.5～1m；表面绿褐色，粗糙；质硬而脆，断面有髓或中空。叶对生，皱缩，多破碎，绿褐色，完整者展平后叶片3深裂，边缘有锯齿。穗状花序细长，有小花多数。气微，味苦。

【主要成分】全草含马鞭草苷、5－羟基马鞭草苷、挥发油、熊果酸等。

【品质】以干燥、色青绿、带花穗、无根及杂质者为佳。《中国药典》规定，含熊果酸不得少于0.36%。

【功能主治】活血散瘀，截疟，解毒，利水消肿。用于外感发热，湿热黄疸，水肿，痢疾，疟疾，白喉，喉痹，淋病，经闭，癥瘕，痈肿疮毒，牙疳。

荆芥

【别名】荆芥穗

【来源】本品为唇形科植物荆芥 *Schizonepeta tenuifolia* Briq. 的干燥地上部分。

【产地】主产河北、江苏、浙江、山东等地。

【性状】1. 药材 本品茎方柱形，上部有分枝，长50～80cm，直径2～4mm。表面紫红色或淡绿色，被短柔毛，体轻，质脆。断面类白色。叶片大多脱落或仅留少数残留。枝顶端着生穗状轮伞花序，长2～11cm，花冠多已脱落；宿萼钟形，顶端5齿裂；淡棕色或黄绿色，被短柔毛，内藏棕黑色小坚果。气芳香，味涩苦、辛凉（图15－3）。

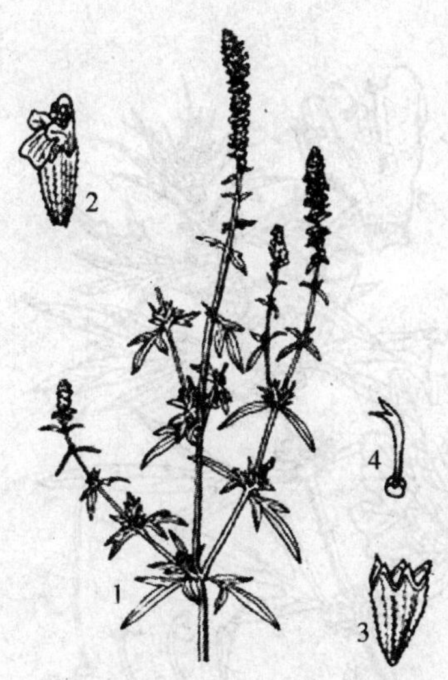

图 15-3　荆芥
1. 花枝　2 花　3. 花萼　4. 雌蕊

2. 饮片　荆芥　呈短段状，茎、叶、穗混合，全体被灰白色疏短柔毛。茎方柱形，直径 1~3mm；外表面黄绿色至紫棕色；切面类白色，中央具髓。叶较小，多皱缩和破碎，暗绿色至黄绿色，展平后，裂片细长。花序段可见宿存花萼钟状，长约 4mm，淡黄绿色至淡黄色，先端 5 裂。果实三棱状长椭圆形，长约 1.5mm，黑色。质脆。气香特异，味辛凉。

炒荆芥　形如荆芥段。表面焦黄色，茎切面及破碎面淡黄色，气味较弱。

荆芥穗为规则的短状，花冠多脱落，宿萼钟状，先端 5 齿裂，淡棕色或黄绿色，被短柔毛。气芳香，味微涩而辛。

荆芥炭　形如荆芥段。表面焦黑色，内部焦黄色。味苦而稍辛香。

荆芥穗炭　形如荆芥穗。表面焦黑色，内部焦褐色。味苦而辛香。

【主要成分】含挥发油。油中主要成分为右旋薄荷酮、消旋薄荷酮等。

【品质】以色淡黄绿、穗密而长，香气浓者为佳。《中国药典》规定，本品含挥发油不得少于 0.60%（ml/g）。含胡薄荷酮不得少于 0.020%。

【功能与主治】祛风解表，清头目，利咽喉，止痒，透疹，炒炭止血。

紫苏梗

【异名】紫苏茎、苏梗、紫苏杆

【来源】本品为唇形科植物紫苏 *Perilla frutescens*（L.）Britt. 的干燥茎。

【产地】主产湖北、江苏、河南、四川、广西、山东、广东、浙江、河北、山西等地。

【性状】呈方柱形，四棱钝圆，长短不一，直径 0.5~1.5cm。表面紫棕色或暗紫色。四面有纵沟及细纵纹，节部稍膨大。有对生的的枝痕和叶痕；体轻，质硬断面裂片状；切片厚 2~5mm，常见斜长方形，木部黄白色，射线细密，呈放射状，髓部白色，疏松或脱落；气微香，味淡。

【主要成分】含挥发油。油中主要含紫苏醛、紫苏醇等。

【品质】以皮紫棕色、分枝少、质嫩、香气浓者为佳。

【功能与主治】理气，舒郁，止痛，安胎。用于胸膈痞闷，胃脘疼痛，嗳气呕吐，胎动不安。

益母草

【别名】坤草、茺蔚

【来源】本品为唇形科植物益母草 *Leonurus japonicus* Houtt. 的新鲜或干燥地上部分。

【产地】全国大部分地区均产。

【性状】鲜益母草　幼苗期无茎，基生叶圆心形，边缘5～9浅裂，每裂片有2～3钝齿。花前期茎呈方柱形，上部多分枝，四面凹下成纵沟，长30～60cm，直径0.2～0.5cm；表面青绿色；质鲜嫩，断面中部有髓。叶交互对生，有柄；叶片青绿色，质鲜嫩，揉之有汁；下部茎生叶掌状3裂，上部叶羽状深裂或浅裂成3片，裂片全缘或具少数锯齿。气微，味微苦（图15－4）。

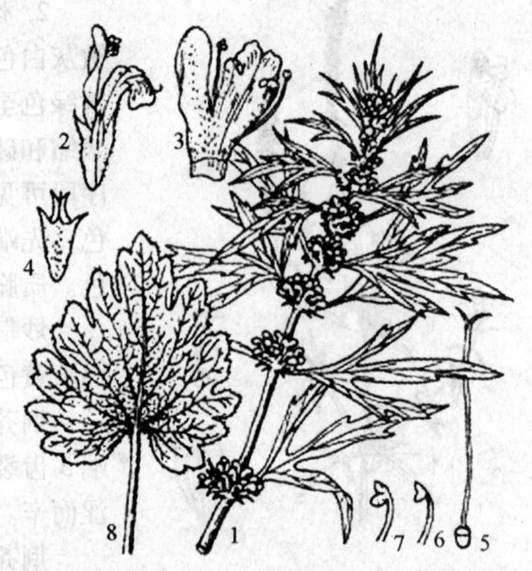

图15－4　益母草

1. 花枝　2. 花　3. 花的解剖　4. 花萼　5. 雌蕊　6、7. 雄蕊　8. 基生叶

干益母草　茎表面灰绿色或黄绿色；体轻，质韧，断面中部有髓。叶片灰绿色，多皱缩、破碎，易脱落。轮伞花序腋生，小花淡紫色，花萼筒状，花冠二唇形。切段者长约2cm。

【主要成分】含益母草碱，水苏碱等。

【品质】以质嫩、叶多、色灰绿者为佳。《中国药典》规定，水分不得过13.0%。总灰分不得过11.0%。酸不溶性灰分不得过1.0%。水溶性浸出物不得少于15.0%。干益母草按干燥品计算，含盐酸水苏碱不得少于0.50%。

【功能主治】活血调经，利尿消肿。用于月经不调，痛经，经闭，恶露不尽，水肿尿少；急性肾炎水肿。

广　藿　香

【别名】刺蕊草、藿香

【来源】本品为唇形科植物广藿香 *Pogostemon cablin*（Blanco）Benth. 的干燥地上部分。

【产地】主产于广东，海南等地。

【性状】1. 药材　全长约30～60cm，多分枝，嫩茎略呈方柱形，枝条稍曲折，直径0.2～0.7cm，表面被柔毛，质脆易折断，断面有髓，老茎近圆柱形，直径1～1.3cm，被灰褐色栓皮，质地坚实，不易折断，叶对生，下部常脱落，叶片皱缩成团，展平后呈卵形或椭圆形，长4～9cm，宽3～7cm，先端短尖或钝圆，基部楔形或近心形，边缘具不整齐钝锯齿，两面均被茸毛，香气特异，味微苦（图15－5）。

石牌广藿香枝条比较瘦小，表面较皱缩，灰黄色或灰褐色，节间长3～7cm，叶痕较大而突出，中部以下被栓皮，纵皱较深，断面渐成类圆形，叶片较小而厚，暗绿褐色或灰棕色。

海南广藿香枝条较粗壮，表面较平坦，灰棕色至浅紫棕色，节间长5～13cm，叶痕较小，不明显凸出，枝条近下部始有栓皮，皱缩较浅，断面呈钝方形。叶片较大而薄，浅棕褐色或浅黄棕色。

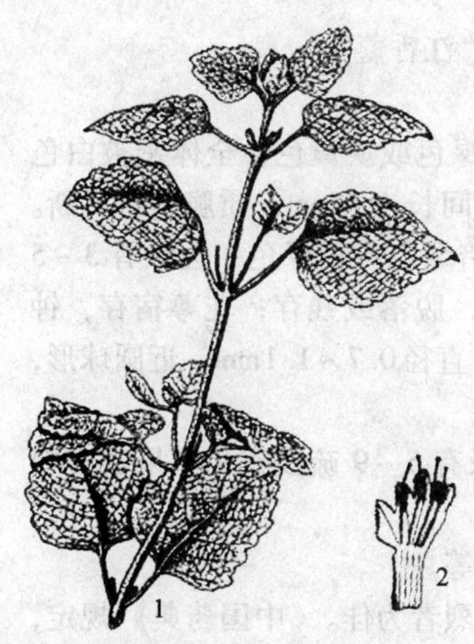

图 15－5　广藿香

1. 枝叶　2. 花冠及雄蕊

2. 饮片　呈短段状。茎略呈方柱形，直径 0.2～1.2cm，外表面灰褐色至黄褐色，具纵棱线和灰白色毛茸，有的可见对生叶痕或枝痕，切面淡黄色，中央有白色至黄白色髓部。叶多皱缩和破碎，灰绿色至棕褐色，两面均被毛茸，展平后，完整者呈宽卵形，边缘有不规则锯齿，叶柄细长，被毛茸。质坚脆。气香特异，味微苦、微凉。

【品质】以茎叶粗壮，不带须根，香气浓厚者为佳。《中国药典》规定：杂质不得过 2%。水分不得过 14.0%。总灰分不得过 11.0%。酸不溶性灰分不得过 4.0%。叶不得少于 20%。醇溶性浸出物不得少于 2.5%。含百秋李醇不得少于 0.10%。

【主要成分】含挥发油。

【品质】以茎叶粗壮，不带须根，香气浓厚者为佳。

【功能与主治】和中止呕，发表解暑。用于湿浊中阻、脘痞呕吐、暑湿倦怠、胸闷不舒、寒湿闭暑、腹痛吐泻、鼻渊头痛。

藿　香

【别名】土藿香、排香草、大叶薄荷

【来源】本品为唇形科植物藿香 *Agastache rugosa*（Fisch. et Mey.）O. Ktze. 的干燥地上部分。

【产地】主产四川、江苏、浙江、湖南。

【性状】地上部分长 30～90cm，常对折或扎捆成束。茎呈方柱形、多分枝，直径 0.2～1cm，四角有棱脊、四面平坦或凹入成宽沟状，表面暗绿色、稀有毛茸、节明显，常有叶柄脱落的瘢痕、节间长 3～10cm，老茎坚硬、质脆，易折断，断面白色，髓部中空。叶对生，叶片深绿色，纸质。多皱缩或破碎，完整者展平后呈卵形或三角长卵形，长 2～8cm，宽 1～6cm，先端尖或短渐尖，基部圆形或心形，边缘有钝锯齿，叶上表面深绿色，下表面浅绿色，两表面微具毛茸。叶柄长 1～4cm，有穗状轮伞花序顶生，呈土棕色。气香而特异，味淡而微凉。

【主要成分】含挥发油。

【品质】以茎枝色绿，叶多，无杂质残根，香气浓者为佳。

【功能与主治】芳香化浊，开胃止呕，发表解暑。用于湿浊中阻，脘痞呕吐，暑湿倦怠，胸闷不舒，寒湿闭暑，腹痛吐泻，鼻渊头痛。

香　薷

【别名】香茹、香茸、香戎、紫花香菜、蜜蜂草

【来源】为唇形科植物石香薷 *Mosla chinensis* Maxim. 或江香薷 *Mosla chinensis*‘jiangxiangru’的干燥地上部分。前者习称“青香薷”，后者习称“江香薷”。

【产地】主产江西、广西等地。

【性状】青香薷　长30～50cm，基部紫红色，上部黄绿色或淡黄色，全体密被白色茸毛。茎方柱形，基部类圆形，直径1～2mm，节明显，节间长4～7cm；质脆，易折断。叶对生，多皱缩或脱落，叶片展平后呈长卵形或披针形，暗绿色或黄绿色，边缘有3～5疏浅锯齿。穗状花序顶生及腋生，苞片圆卵形或圆倒卵形，脱落或残存；花萼宿存，钟状，淡紫红色或灰绿色，先端5裂，密被茸毛。小坚果4，直径0.7～1.1mm，近圆球形，具网纹。气清香而浓，味微辛而凉。

江香薷　长55～66cm。表面黄绿色，质较柔软。边缘有5～9疏浅锯齿。果实直径0.9～1.4mm，表面具疏网纹。

【主要成分】含挥发油，油中主含麝香草酚、香荆芥酚等。

【品质】以质嫩、茎淡紫色、叶绿色、花穗多、香气浓烈者为佳。《中国药典》规定，本品含挥发油不得少于0.60%（ml/g）。含麝香草酚与香荆芥酚的总量不得少于0.16%。

【功能与主治】发汗解暑，行水散湿，温胃调中。治夏季感冒，发热无汗，头痛，胸闷，腹痛吐泻，水肿，小便不利。

穿　心　莲

【别名】一见喜、榄核莲

【来源】本品为爵床科植物穿心莲 *Andrographis paniculata*（Burm. f.）Nees 的干燥地上部分。

【产地】主产于广东、广西、福建等省区。

【性状】1. 药材　茎方形，多分枝，长50～70cm，节稍膨大；质脆，易折断。单叶对生，叶柄短或近无柄，叶片皱缩，易碎，展开后呈披针形或卵状披针形，长3～12cm，宽2～5cm，先端尖，基部楔形，全缘或波状，上面绿色，下面灰绿色，两面光亮。气微，味极苦（图15－6）。

2. 饮片　呈小段状，茎方柱形，四棱明显，直径1～2mm，绿色，节处稍膨大，有对生叶柄痕。叶已切断，多皱缩和破碎，上表面暗绿色，下表面灰绿色，展平后，完整者呈披针形或卵状披针形，基部楔形，顶端渐尖，全缘。质脆，易碎。气微，味极苦。

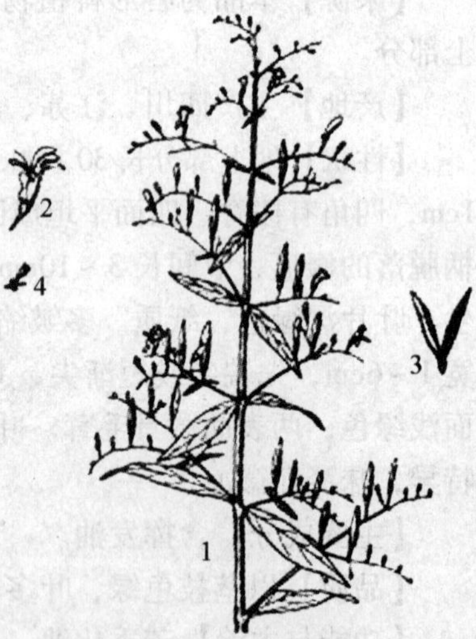

图15－6　穿心莲

1. 植株　2. 花　3. 果实开裂　4. 小托叶

【主要成分】全草含大量苦味素。主要为穿心莲内酯、新穿心莲内酯、脱水穿心莲内酯等。

【品质】以色绿、叶多者为佳。《中国药典》规定，叶不得少于30%。醇溶性浸出物不得少于8.0%。含穿心莲内酯和脱水穿心莲内酯的总量不得少于0.80%。

【功能与主治】清热解毒，消肿止痛。用于感冒发热，咽喉肿痛，口舌生疮，顿咳劳嗽，泄泻痢疾，热淋涩痛，痈肿疮疡，毒蛇咬伤。

二、圆柱形直茎类

青　蒿

【别名】香蒿、苦蒿、黄蒿

【来源】本品为菊科植物黄花蒿 *Artemisia annua* L. 的干燥地上部分。

【产地】全国各地均产。

【性状】1. 药材　黄花蒿茎呈圆柱形，上部多分枝，长 30 ~ 80cm，直径 0.2 ~ 0.6cm，表面黄绿色或棕黄色，具纵棱线，质略硬，折断面黄白色，中部有髓，白色，叶互生，暗绿色或棕绿色，多皱缩或破碎不全，完整者展平后为三回羽状深裂，裂片矩圆形或长椭圆形，两面被短毛，香气特异，味微苦，有清凉感（图 15－7）。

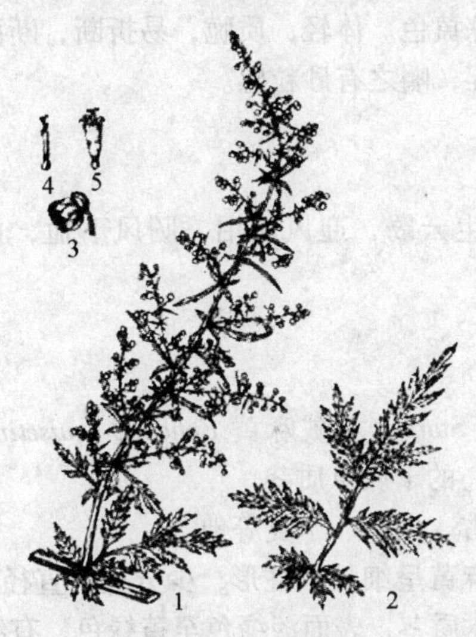

图 15－7　青蒿

1. 花枝　2. 叶　3. 头状花序　4. 雌花　5. 两性花

2. 饮片　为短段状，茎、叶、花混合。茎呈圆柱形，直径 1 ~ 5mm，外表面黄棕色至棕褐色，具纵棱线，有的可见互生的枝和叶，切面黄白色，中央有髓。叶片已切断，多皱缩和破碎，暗绿色至褐绿色，展平后，可见叶缘呈齿状或浅裂，3 裂者中间裂片较宽。质稍硬。气香特异，味微苦。

【主要成分】含挥发油。

【品质】以色绿、叶多、香气浓者为佳。《中国药典》规定，水分不得过 14.0%。总灰分不得过 8.0%。酸不溶性灰分不得过 1.0%。醇溶性浸出物不得少于 1.9%。

【功能与主治】清热解暑，除蒸，截疟。用于暑邪发热、阴虚发热、夜热早凉、骨蒸劳热、疟疾寒热、湿热黄疸。

佩　兰

【别名】大泽兰、小泽兰、鸡骨香、香草

【来源】本品为菊科植物佩兰 *Eupatorium fortunei* Turcz. 的干燥地上部分。

【产地】主产河北，山东、江苏、浙江等地。

【性状】茎呈圆柱形，长 30 ~ 100cm，直径 0. 2 ~ 0.5cm；表面黄棕色或黄绿色，有的带紫色，有纵纹及明显的节，质脆，折断面髓部类白色或中空。叶对生，有柄，片片多皱缩破碎，绿褐色；完整叶片 3 裂或不分裂，分裂者中间裂片较大，展平后呈披针形或长圆状披针形，基部狭窄，边缘有锯齿；不分裂者展平后呈卵圆形。气芳香，味微苦。

【主要成分】含挥发油。

【品质】以干燥、叶多、色绿、茎少。未开花、香气浓者为佳。

【功能与主治】芳香化湿，醒脾开胃，发表解暑。用于湿浊中阻、脘痞呕恶、口中甜腻、口臭、多涎、暑湿表症、头胀胸闷。

木　贼

【别名】木贼草、锉草、节节草、节骨草、擦草、无心草

【来源】本品为木贼科植物木贼 *Equisetum hiemale* L．的干燥地上部分。

【产地】主产于黑龙江、吉林、辽宁、河北、安徽、湖北、四川、贵州等地。

【性状】本品呈长管状，不分枝，长40～60cm，直径0.2～0.7cm。表面灰绿色或黄绿色，有18～30条纵棱，棱上有多数细小光亮的疣状突起；节明显，节间长2.5～9cm，节上着生筒状鳞叶，叶鞘基部和鞘齿黑棕色，中部淡棕黄色。体轻，质脆，易折断，断面中空，周边有多数圆形的小空腔。气微，味甘淡、微涩，嚼之有砂粒感。

【主要成分】含挥发油、有机酸、黄酮苷等。

【品质】以茎粗长、色绿、质厚、不脱节者为佳。

【功能与主治】疏风散热，解肌，退翳。用于目生云翳，迎风流泪，肠风下血，血痢，脱肛，疟疾，喉痛，痈肿。

麻　黄

【来源】本品为麻黄科植物草麻黄 *Ephedra sinica* Stapf、木贼麻黄 *Ephedra equisetina* Bunge 或中麻黄 *Ephedra intermedia* Schrenk et C. A. Mey. 的干燥草质茎。

【产地】主产于内蒙古、山西、宁夏等地。

【性状】1. 药材　草麻黄呈细长圆柱形，少分枝，直径1～2mm。有的带少量棕色木质茎，表面淡绿色至黄绿色，有细纵脊。节明显，节间长2～6cm。节上有膜质鳞叶，长3～4mm，裂片2（稀3），锐三角形，先端灰白色，反曲，基部联合成筒状、红棕色。体轻，质脆，易折断，断面略呈纤维性，周边黄绿色，髓部红棕色。气微香，味涩、微苦（图15-8）。

木贼麻黄较多分枝，直径1～1.5mm，无粗糙感。节间上1.5～3cm，膜质鳞叶长1～2mm，裂片2（稀3），上部为短三角形，灰白色，先端多不反曲，基部棕红色至棕黑色。

中麻黄多分枝，直径1.5～3mm，有粗糙感。节间长2～6cm。膜质鳞叶长2～3mm，裂片3（稀2），先端锐尖、断面髓部呈三角状圆形。

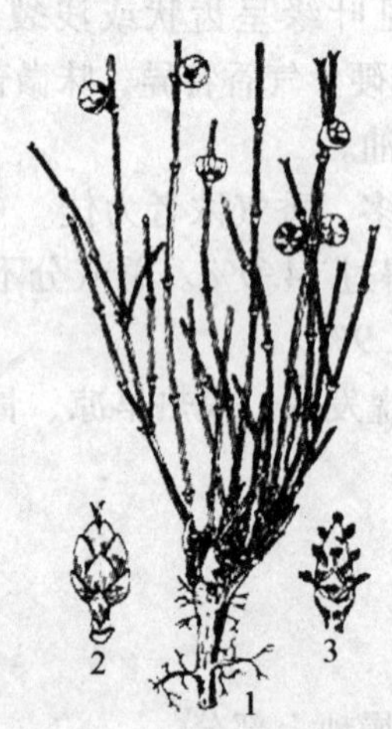

图15-8　麻黄

1. 雌株　2. 雄球花　3. 雌球花

2. 饮片　生麻黄呈细圆柱形的短段。茎直径1～3mm，外表面淡绿色至黄绿色，有细纵脊线，有的具节，节处偶见有分枝，节上有2～3裂片的膜质鳞叶，切面平坦，木部黄白色，髓部棕红色，撕碎面呈颗粒状。膜质鳞叶三角形，灰白色，基部联成筒状，红棕色。质脆。气微，味涩、微苦。

蜜麻黄形如生麻黄，外表面黄色至深黄绿色，略滋润，有蜜糖香气，味稍甜。

【主要成分】含生物碱，主要为左旋麻黄碱、右旋伪麻黄碱等。木贼麻黄含生物碱量

最高，中麻黄含生物碱量最低，生物碱主要存在于麻黄茎的髓部。

【品质】以干燥，茎粗、淡绿色，内心色红棕，味苦涩者为佳。《中国药典》规定，含生物碱不得少于0.80%。

【功能与主治】发汗散寒，宣肺平喘，利水消肿。用于风寒感冒，胸闷喘咳，风水浮肿；支气管哮喘。蜜麻黄润肺止咳，多用于表症已解，气喘咳嗽。

伸筋草

【别名】石松、过山龙、宽筋藤、火炭葛、金毛狮子草、金腰带、狮子草、狮子毛草、立筋草、舒筋草、铺筋草、抽筋草、分筋草、过筋草

【来源】本品为石松科植物石松 *Lycopodium japonicum* Thunb. 的干燥全草。

【产地】主产浙江、湖北、江苏等地。

【性状】茎匍匐，呈圆柱形，细长而弯曲，长30~120cm，直径1~3mm，黄色或黄绿色，可见须状根。多分枝，嫩茎密生黄绿色的细小鳞叶，叶先端渐尖呈芒状。质柔韧，不易折断，断面外层为浅黄绿色较薄的皮部，内为黄白色木心。根上的外皮多脱落，露出黄色木心。无臭，味淡。

【主要成分】含多种生物碱。

【品质】以茎长、黄绿色者为佳。

【功能与主治】祛风除湿，舒筋活络。用于关节酸痛，屈伸不利。

广金钱草

【别名】落地金钱草、假花生、山地豆

【来源】本品为豆科植物广金钱草 *Desmodium styracifolium*（Osb.）Merr. 的干燥地上部分。

【产地】主产广东。

【性状】1. 药材　本品茎呈圆柱形，长可达1m；密被黄色伸展的短柔毛；质稍脆，断面中部有髓。叶互生，小叶1或3，圆形或矩圆形，直径2~4cm；先端微凹，基部心形或钝圆，全缘；上表面黄绿色或灰绿色，无毛，下表面具灰白色紧贴的绒毛，侧脉羽状；叶柄长1~2cm；托叶1对，披针形，长约0.8cm。气微香，味微甘。

2. 饮片　呈中段状。茎呈圆柱形，直径2~5mm；外表面浅棕黄色，密被黄色伸展的短柔毛；断面有髓。叶片已切断，多皱缩和破碎，黄绿色或灰棕色，全缘，上表面无毛，下表面具灰色绒毛；托叶披针形，长约0.8cm。气微香，味微甘。

【主要成分】含生物碱、黄酮苷、酚类、鞣质等。

【品质】以色灰绿、叶完整、无根者为佳。《中国药典》规定，水溶性浸出物不得少于5.0%。

【功能与主治】清热除湿，利尿通淋。用于热淋、砂淋、石淋、小便涩痛、水肿尿少、黄疸、尿赤、尿路结石。

淫羊藿

【别名】仙灵脾、仙灵毗、放杖草、千两金、干鸡筋、黄连祖、三枝九叶草、铜丝草

【来源】本品为小檗科植物淫羊藿 *Epimedium brevicornum* Maxim.、箭叶淫羊藿 *Epimedium sagittatum*（Sieb. et Zucc.）Maxim.、柔毛淫羊藿 *Epimedium pubescens* Maxim.、巫山淫羊藿 *Epimedium wushanense* T. S. Ying、或朝鲜淫羊藿 *Epimedium koreanum* Nakai 的干燥地上部分。

【产地】主产辽宁、四川、陕西、湖北等地。

【性状】1. 药材　淫羊藿茎细圆柱形，长约20cm，表面黄绿色或淡黄色，具光泽。茎生叶对生，二回三出复叶；小叶片卵圆形，长3～8cm，宽2～6cm；先端微尖，顶生小叶基部心形，两侧小叶较小，偏心形，外侧较大，呈耳状，边缘具黄色刺毛状细锯齿；上表面黄绿色，下表面灰绿色，主脉7～9条，基部有稀疏细长毛，细脉两面突起，网脉明显；小叶柄长1～5cm。叶片近革质。无臭，味微苦。

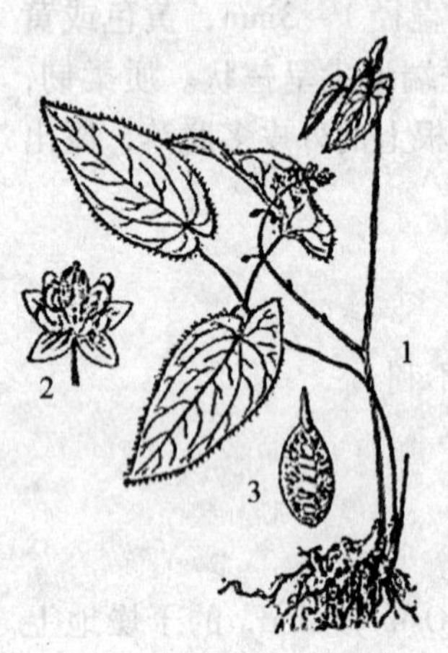

图15-9　箭叶淫羊藿

箭叶淫羊藿一回三出复叶，小叶片长卵形至卵状披针形，长4～12cm，宽2.5～5cm；先端渐尖，两侧小叶基部明显偏斜，外侧呈箭形。下表面疏被粗短伏毛或近无毛。叶片革质（图15-9）。

柔毛淫羊藿叶下表面及叶柄密被绒毛状柔毛。

巫山淫羊藿小叶片披针形至狭披针形，长9～23cm，宽1.8～4.5cm；先端渐尖或长渐尖，边缘具刺齿，侧生小叶基部的裂片偏斜，内边裂片小，圆形，外边裂片大，三角形，渐尖。下表面被绵毛或秃净。

朝鲜淫羊藿小叶较大，长4～10cm，宽3.5～7cm，先端长尖。叶片较薄。

2. 饮片　呈短段状。茎较少，细长圆柱形，直径约2mm，灰黄色至棕黄色，切面中空。叶柄稍扁。叶片薄，已切成丝条状，上表面黄绿色至褐绿色，下表面淡灰色至淡灰黄色，叶脉突起，边缘具刺毛状锯齿。体轻，革质。气微，味苦。

【主要成分】含淫羊藿苷、挥发油等。

【品质】以上药材均以梗少、叶多、色黄绿、不破碎者为佳。《中国药典》规定，杂质不得过3%。水分不得过12.0%。总灰分不得过8.0%。酸不溶性灰分不得过1.0%。醇溶性浸出物不得少于15.0%。含总黄酮以淫羊藿苷计，不得少于5.0%。含淫羊藿苷不得少于0.50%。

【功能与主治】补肾壮阳，祛风除湿。用于阳痿遗精、盘骨痿软、风湿痹痛、麻木拘挛。

淡竹叶

【别名】竹麦冬、长竹叶

【来源】本品为禾本科植物淡竹叶 *Lophatherum gracile* Brongn. 的干燥茎叶。

【产地】主产浙江、安徽、湖南等地。

【性状】本品长 25～75cm。茎呈圆柱形，有节，表面淡黄绿色，断面中空。叶鞘开裂。叶片披针形，有的皱缩卷曲，长 5～20cm，宽 1～3.5cm；表面浅绿色或黄绿色。叶脉平行，具横行小脉，形成长方形的网格状，下表面尤为明显。体轻，质柔韧。气微，味淡（图 15－10）。

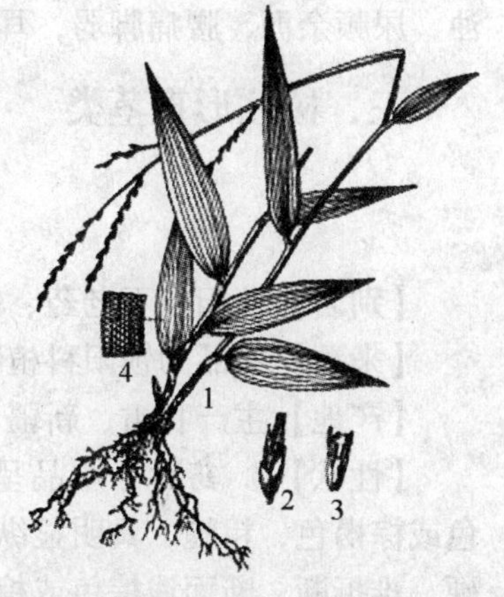

图 15－10　淡竹叶
1. 植物全形　2. 小穗　3. 内稃和雌雄蕊
4. 叶片放大（示方格网纹）

【主要成分】含三萜类化合物：芦竹素、白茅素、蒲公英萜醇等。

【品质】以叶多、长大、质轻、色绿、不带根及花穗者为佳。

【功能与主治】清热除烦，利尿。用于热病烦渴，小便赤涩淋痛，口舌生疮。

肉苁蓉

【别名】肉松蓉、纵蓉、地精、金笋、大芸

【来源】本品为列当科植物肉苁蓉 *Cistanche deserticola* Y. C. Ma 或管花肉苁蓉 *Cistanche tubelosa*（Schrenk.）R. Wight 的干燥带鳞叶的肉质茎肉。

【产地】内蒙古、陕西、甘肃、宁夏、新疆等地，以内蒙古产量最大。

【性状】1. 药材　肉苁蓉　呈扁圆柱形，稍弯曲，长 3～15cm，直径 2～8cm。表面棕褐色或灰棕色，密被覆瓦状排列的肉质鳞叶，通常鳞叶先端已断。体重，质硬，微有柔性，不易折断，断面棕褐色，有淡棕色点状维管束，排列成波状环纹。气微，味甜、微苦。

管花肉苁蓉　呈类纺锤形、扁纺锤形或扁柱形，稍弯曲，长 5～25cm，直径 2.0～9cm。表面棕褐色至黑褐色。断面颗粒状，灰棕色至灰褐色，散生点状维管束。

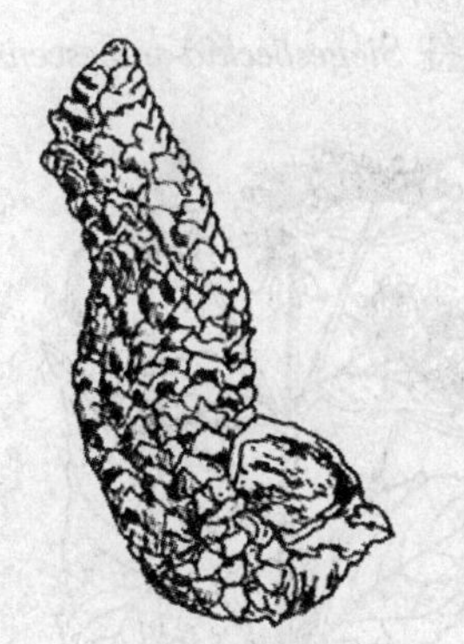
图 15－11　肉苁蓉药材图

2. 饮片　肉苁蓉片　为不规则形切片，厚约 3mm。表面棕褐色或灰棕色。有的可见肉质鳞叶。切面黄棕色、灰棕色或棕褐色，有淡棕色或棕黄色点状维管束，排列成不规则的波状环纹，或排成条状而散列。气微，味甜、微苦。

酒苁蓉　形如肉苁蓉片。切面棕黑色。具酒香气。

【主要成分】含松果菊苷、毛蕊菊苷等。

【品质】以上均以肉质、条粗长、棕褐色、柔嫩滋润者为佳。《中国药典》规定：水分不得过 10.0%。总灰分不得过 8.0%。酸不溶性灰分不得过 1.5%。醇溶性浸出物不得少于28.0%。

【功能与主治】补肾，益精，润燥，滑肠。肾阳虚衰，精血不足之阳痿，遗精，白浊，尿频余沥，腰痛脚弱，耳鸣目花，月经愆期，宫寒不孕，肠燥便秘。

三、棱柱形直茎类

锁 阳

【别名】琐阳、不老药、锈铁棒、锁严子、羊锁不拉

【来源】本品为锁阳科植物锁阳 *Cynomorium songaricum* Rupr. 的干燥肉质茎。

【产地】主产甘肃、新疆、内蒙古。

【性状】1. 药材 本品呈扁圆柱形，微弯曲，长5~15cm，直径1.5~5cm。表面棕色或棕褐色，粗糙，具明显纵沟及不规则凹陷，有的残存三角形的黑棕色鳞片。体重，质硬，难折断，断面浅棕色或棕褐色，有黄色三角状维管束。气微，味甘而涩。

2. 饮片 为横切或斜切成的厚约1cm左右的片段，往往用绳穿串。

【主要成分】含锁阳萜、熊果酸、挥发油、氨基酸及糖类等。

【品质】以个肥大、色红、坚实，断面粉性、不显筋脉者为佳。《中国药典》规定，杂质不得过2%。水分不得过12.0%。总灰分不得过14.0%。酸不溶性灰分不得过1.5%。醇溶性浸出物不得少于14.0%。

【功能与主治】补肾润肠。用于骨蒸潮热、腿膝痿弱无力、肾虚阳痿及血枯便秘。

豨 莶 草

【别名】粘金强子、粘不扎、珠草、棉苍狼。

【来源】本品为菊科植物豨莶 *Siegesbeckia orientalis* L.、腺梗豨莶 *Siegesbeckia pubescens* Makino 或毛梗豨莶 *Siegesbeckia glabrescens* Makino 的干燥地上部分。

【产地】主产湖南、福建等地。

【性状】本品茎略呈方形，多分枝，长30~110cm，直径0.3~1cm；表面灰绿色、黄棕色或紫棕色，有纵沟及细纵纹，被灰色柔毛；节明显，略膨大；质脆，易折断，断面黄白色或带绿色，髓部宽广，类白色，中空。叶对生，叶片多皱缩、卷曲，展平后呈卵圆形，灰绿色，边缘有钝锯齿，两面皆有白色柔毛，主脉3出。有的可见黄色头状花序，总苞片匙形。气微，味微苦（图15-12）。

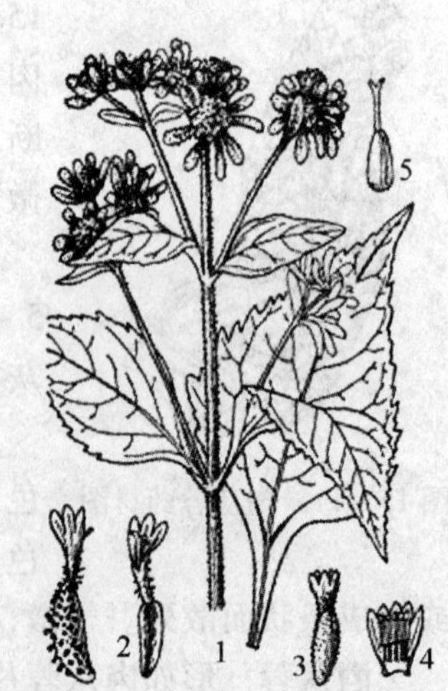

图15-12 腺梗豨莶

1. 花枝 2. 舌状花 3. 管状花 4. 管状花花冠展开示雄蕊 5. 雌蕊

【主要成分】含豨莶苦味苷、奇壬醇等。

【品质】以身干、杂质少、叶多、枝嫩、色深绿者为佳。《中国药典》规定，含奇壬醇不得少于0.050%。

【功能与主治】祛风湿，利关节，解毒。用于风湿痹痛，筋骨无力，腰膝酸软，四肢麻痹，半身不遂，风疹湿疮。

仙鹤草

【别名】龙牙草、金顶龙芽、老鹳嘴、黄龙牙、草龙牙、黄花草、龙头草、脱力草

【来源】本品为蔷薇科植物龙芽草 *Agrimonia pilosa* Ledeb. 的地上部分。

【产地】全国各地均产。

【性状】通常长 50 ~ 100cm，全体被白色柔毛。茎下部圆柱形，直径 4 ~ 6mm，红棕色，上部方柱形，四面略凹陷，绿褐色，有纵沟及棱线；茎节明显，节间长 0.2 ~ 2.5cm，向上节间渐长；体轻，质硬脆，易折断，断面中空。奇数羽状复叶互生，干缩卷曲，暗绿色，质脆，易碎，茎中、下部叶多脱落；小叶片有大小 2 种，相间生于叶轴上，顶端小叶较大；湿润展平后可见小叶片为倒卵形或倒卵状披针形，下面毛较多。有时带细长的总状花序；花小，花瓣 5，黄色。稀有带果实者。气微，味微苦涩（图 15 – 13）。

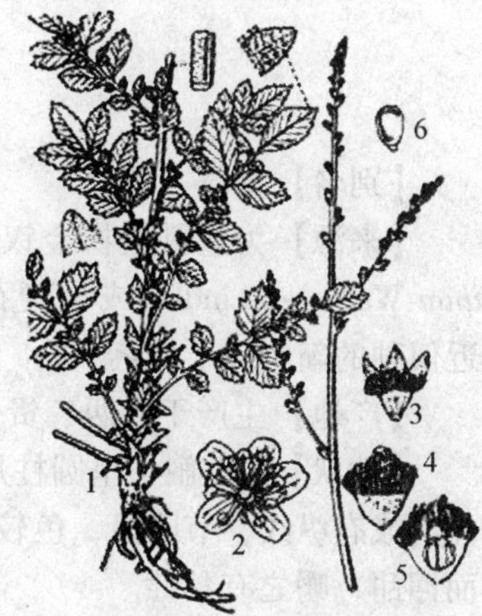

图 15 – 13　仙鹤草

1. 植株　2. 花　3. 花萼及钩状刚毛　4. 果实　5. 果实纵切面　6. 种子

【主要成分】含仙鹤草酚、仙鹤草内酯、鞣质等。

【品质】以梗紫红色、枝嫩、叶完整者为佳。

【功能与主治】收敛止血，截疟，止痢，解毒。用于咳血、吐血、疟疾、脱力劳伤、痈肿。

鱼腥草

【别名】紫背鱼腥草、紫蕺、臭猪巢、折耳根

【来源】本品为三白草科植物蕺菜 *Houttuynia cordata* Thunb. 的干燥地上部分。

【产地】产于我国长江流域以南各省。

【性状】1. 药材　本品茎呈扁圆柱形，扭曲，长 20 ~ 35cm，直径 0.2 ~ 0.3cm；表面棕黄色，具纵棱数条，节明显，下部节上有残存须根；质脆，易折断。叶互生，叶片卷折皱缩，展平后呈心形，长3 ~ 5cm，宽 3 ~ 4.5cm；先端渐尖，全缘；上表面暗黄绿色至暗棕色，下表面灰绿色或灰棕色；叶柄细长，基部与托叶合生成鞘状。穗状花序顶生，黄棕色。搓碎有鱼腥气，味微涩（图 15 – 14）。

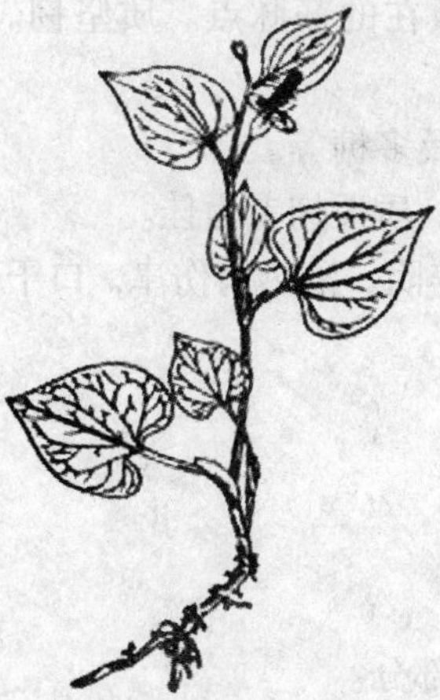

2. 饮片　为短段状。茎呈扁圆柱形；表面棕黄色至棕色，具纵棱和节，有的节上可见残留的须根；切面淡棕黄色。叶占大部分，叶片已切断，多皱缩，暗绿色至褐绿色，展平后，完整者呈心脏形，全缘，顶端渐尖。花穗有总苞片 4 枚，淡棕黄色。偶见果穗段，棕褐色。质稍软。气微，似鱼腥，味微涩。

图 15 – 14　鱼腥草

【主要成分】含挥发油。

【品质】以淡红褐色、茎叶完整、鱼腥气浓者为佳。

【功能与主治】清热解毒，消痈排脓，利尿通淋。治肺炎，肺脓疡，热痢，疟疾，水肿，淋病，白带，痈肿，痔疮，脱肛，湿疹，秃疮，疥癣。

石　斛

【别名】金钗、黄草

【来源】为兰科植物金钗石斛 *Dendrobium nobile* Lindl. 、铁皮石斛 *Dendrobium candidum* Wall. ex Lindl. 或马鞭石斛 *Dendrobium fimbriatum* Hook. var. *oculatum* Hook. 及其近似种的新鲜或干燥茎。

【产地】主产于广西、贵州、广东、云南等地。

【性状】鲜石斛　呈圆柱形或扁圆柱形，长约30cm，直径0.4～1.2cm。表面黄绿色，光滑或有纵纹，节明显，色较深，节上有膜质叶鞘。肉质，多汁，易折断。气微，味微苦而回甜，嚼之有黏性。

1. 药材　金钗石斛　呈扁圆柱形，长20～40cm，直径0.4～0.6cm，节间长2.5～3cm。表面金黄色或黄中带绿色，有深纵沟。质硬而脆，断面较平坦。味苦。

铁皮枫斗（耳环石斛）　呈螺旋形或弹簧状，一般为2～4个旋纹，茎拉直后长3.5～8cm，直径0.2～0.3cm。表面黄绿色，有细纵皱纹，一端可见茎基部留下的短须根。质坚实，易折断，断面平坦。嚼之有黏性。

马鞭石斛　呈长圆锥形，长40～120cm，直径0.5～0.8cm，节间长3～4.5cm。表面黄色至暗黄色，有深纵槽。质疏松，断面呈纤维性。味微苦。

2. 饮片　为扁圆柱形的小段，直径2～6mm。外表面黄金色或微带绿色，有光泽，具纵深沟和细密纹理，有的可见棕褐色的节。切面黄白色，有多数散在的筋脉点。质坚韧。气微，味苦，嚼之略有黏性。

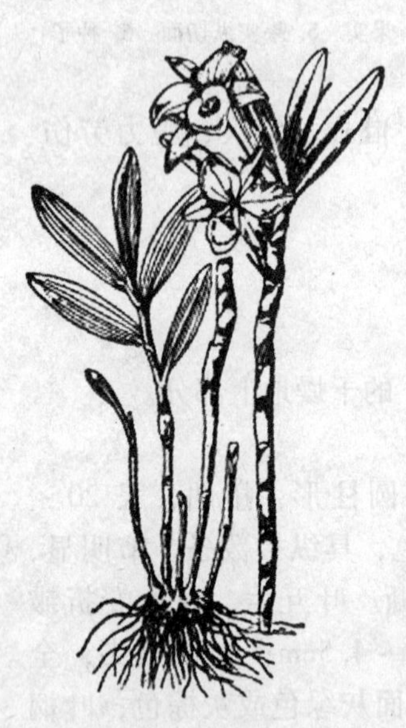

图15－15　金钗石斛

【主要成分】含生物碱、黏液质及多糖等。

【品质】干品以色金黄、有光泽、质柔韧者为佳。

【功能与主治】生津益胃，清热养阴。治热病伤津，口干烦渴，病后虚热，阴伤目暗。

墨 旱 莲

【别名】旱莲草、黑墨草、野葵花、烂脚草

【来源】本品为菊科植物鳢肠 *Eclipta prostrata* L. 的干燥地上部分。

【产地】主产江苏、浙江、江西等地。

【性状】全体被白色毛茸。茎圆柱形，多分枝，有纵棱，长10～60cm，直径2～7mm，表面绿褐色或棕紫色，质脆，易折断，断面黄白色，中央有白色疏松的髓，或中空，叶对生，近于无柄，叶片常皱缩卷曲或破碎不全，墨绿色，完整叶展示，呈长披针形，长3～10cm，宽0.5～2.5cm。花序单生于枝端，总花梗细长，总苞片黄绿色或棕褐色，花冠多脱落。瘦果椭圆形而扁，棕色或浅褐色，气微，味微咸涩。

【主要成分】含皂苷、烟碱等。

【品质】以色绿、无杂质者为佳。

【功能与主治】滋补肝肾，凉血止血。用于牙齿松动、须发早白、眩晕耳鸣、腰膝酸软、阴虚血热、吐血、血衄、尿血、血痢、崩漏下血、外伤出血。

四、多叶卷曲类

半边莲

【来源】本品为桔梗科植物半边莲 *Lobelia chinensis* Lour. 的干燥全草。

【产地】主产湖南、湖北、江苏、浙江等地。

【性状】常缠结成团。根茎直径1～2mm，表面淡棕黄色，平滑或有细纵纹。根细小，黄色。侧生纤维细须根。茎细长，有分枝，灰绿色，节明显，有的可见附生的细根。叶互生，无柄，叶片多皱缩，绿褐色，展平后叶片呈狭披针形，长1～2.5cm，宽0.2～0.5cm，边缘具疏而浅的齿。花梗细长，花小，单生于叶腋，花冠基部筒状，上部5裂，偏向一边，浅紫红色，花冠筒内有白色茸毛。气微特异，味微甘而辛。

【主要成分】含山梗菜碱，山梗菜酮碱，皂苷及黄酮类化合物等。

【品质】以身干、茎叶色绿、根茎色黄、洗净泥沙无杂质者为佳。《中国药典》规定：水分不得过13.0%。水溶性浸出物不得少于35.0%。

【功能与主治】利尿消肿，清热解毒。用于大腹水肿、面足浮肿、痈肿疔疮、蛇虫咬伤。

车前草

【别名】牛舌草、虾蟆草、车轮菜、猪耳草、饭匙草、蟾蜍草、猪肚草、田菠菜

【来源】本品为车前科植物车前 *Plantago asiatica* L. 或平车前 *Plantago depressa* Willd. 的干燥全草。

【产地】车前全国各地均产，平车前主产于东北、华北及西北等地。

【性状】1. 药材　车前　根丛生，须状。叶基生，具长柄；叶片皱缩，展平后呈卵状椭圆形或宽卵形，长6～13cm，宽2.5～8cm；表面灰绿色或污绿色，具明显弧形脉5～7条；先端钝或短尖，基部宽楔形，全缘或有不规则波状浅齿。穗状花序数条，花茎长。蒴果盖裂，萼宿存。气微香，味微苦（图15－16）。

平车前 主根直而长。叶片较狭，长椭圆形或椭圆状披针形，长5～14cm，宽2～3cm。

2. 饮片　呈短段状，根、叶、花、果混合。根细，直径不足1mm，平车前根稍粗，表面棕褐色，根头部膨大，残留有根和叶基。叶片已切面，多皱缩和破碎，灰绿色至黑绿色，展平后，可见叶脉弧形，周边全缘或具波状浅齿。穗状花序，花小，宿存花萼4深裂。果实盖裂，种子细小。质脆。气微，味微苦。

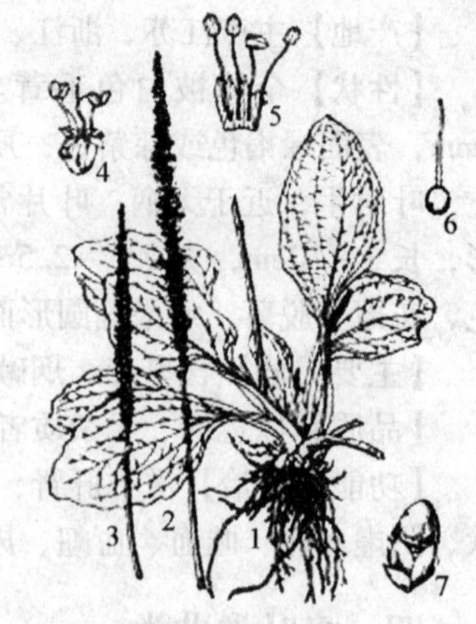

图15－16　车前

1. 植株下部　2. 花茎　3. 果实　4. 花　5. 花冠展开(示雄蕊)　6. 雌蕊　7. 蒴果

【主要成分】主含车前苷、桃叶珊瑚苷及熊果酸等。

【品质】以叶片完整、带穗状花序、色灰绿者为佳。《中国药典》规定，水分不得过13.0%。总灰分不得过15.0%。酸不溶性灰分不得过5.0%。水溶性浸出物不得少于14.0%。

【功能与主治】具有利水、清热、明目、祛痰的功效。主治淋病、尿血、小便不通、黄疸、水肿、热痢、泄泻、目赤肿痛、喉痛等。

蒲　公　英

【别名】公英、蒲公丁、黄花草、蒲公草、仆公英

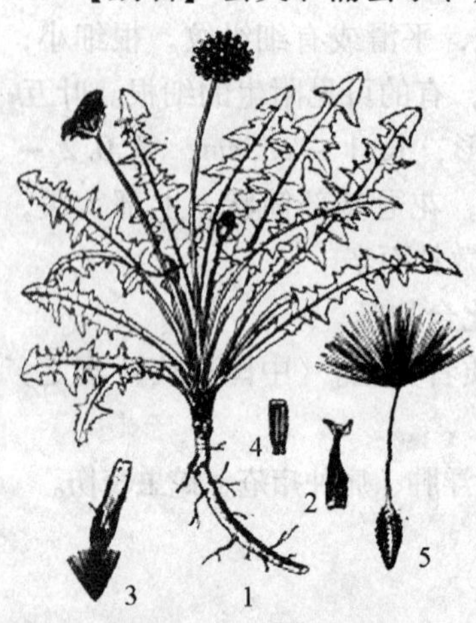

图15－17　蒲公英

1. 植物全形　2. 外层总苞片　3. 舌状花　4. 聚药雄蕊　5. 瘦果

【来源】本品为菊科植物蒲公英 *Taraxacum mongolicum* Hand. –Mazz.、碱地蒲公英 *Taraxa cum sinicum* Kitag. 或同属数种植物的干燥全草。

【产地】主产山西、河北、山东及东北等地。

【性状】1. 药材　呈皱缩卷曲的团块。根呈圆锥形，多弯曲，长3～7cm；表面棕褐色，抽皱；根头部有棕褐色或黄白色的茸毛，有的已脱落。叶基生，多皱缩破碎，完整叶片呈倒披针形，绿褐色或暗灰色，先端尖或钝，边缘浅裂或羽状分裂，基部渐狭，下延呈柄状，下表面主脉明显。花茎1至数条，每条顶生头状花序，总苞片多层，内面一层较长，花冠黄褐色或淡黄白色。有的可见多数具白色冠毛的长椭圆形瘦果。气微，味微苦（图15－17）。

2. 饮片　呈短段状，根、茎、叶、花和果混合。根圆锥形，直径约5mm，外表面棕褐色，皱缩，可见须根痕，根头部较膨大，具横环纹及棕色叶基。叶片占大部分，已切断，多破碎和皱缩，灰绿色至暗绿色，展平后，呈羽状分裂，全缘或有疏齿。花茎扁平中空，具纵直纹理。头状花序球形，直径约1cm，苞片披针形，花细长，黄褐色，花冠常已脱落，冠毛细丝状，白色，果实细小。质脆。气微，味微苦。

【主要成分】含蒲公英甾醇、胆碱、菊糖、咖啡酸和果胶等。

【品质】以叶多、色灰绿、根长者为佳。《中国药典》规定，含咖啡酸不得少

于0.020%。

【功能主治】清热解毒，消肿散结，利尿通淋。用于疔疮肿毒，乳痈，瘰疬，目赤，咽痛，肺痈，肠痈，湿热黄疸，热淋涩痛。

茵　陈

【别名】绵茵陈

【来源】本品为菊科植物滨蒿 *Artemisia scoparia* Waldst. et Kit. 或茵陈蒿 *Artemisia capillaris* Thunb. 的干燥地上部分。

【产地】滨蒿主产东北地区及河北、山东等地；茵陈蒿主产陕西、山西等地。

【性状】1. 药材　绵茵陈多卷曲成团状，灰白色或灰绿色，全体密被白色茸毛，绵软如绒。茎细小，长1.5~2.5cm，直径0.1~0.2cm，除去表面白色茸毛后可见明显纵纹；质脆，易折断。叶具柄，展平后叶片呈一至三回羽状分裂，叶片长1~3cm，宽约1cm；小裂片卵形或稍呈倒披针形、条形，先端锐尖。气清香，味微苦。

茵陈蒿茎呈圆柱形，多分枝，长30~100cm，直径2~8mm；表面淡紫色或紫色，有纵条纹，被短柔毛；体轻，质脆，断面类白色。叶密集，或多脱落。下部叶二至三回羽状深裂，裂片条形或细条形，两面密被白色柔毛；茎生叶一至二回羽状全裂，基部抱茎，裂片细丝状；头状花序卵形，多数集成圆锥状，长1.2~1.5mm，直径1~1.2mm，有短梗；总苞片3~4层，卵形，苞片3裂；外层雌花6~10个，可多达15个，内层两性花2~10个；瘦果长圆形，黄棕色。气芳香，味微苦（图15-18）。

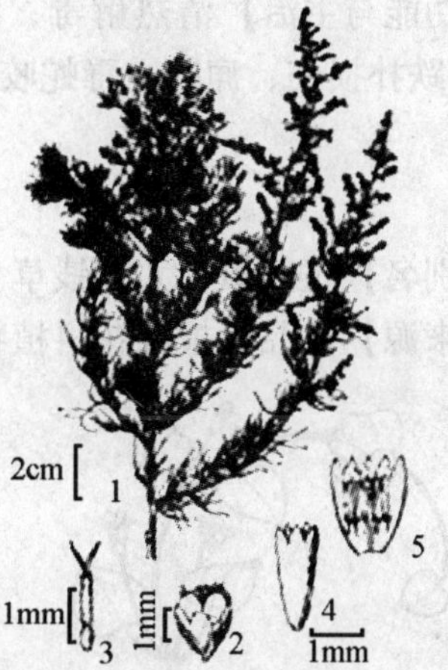

2. 饮片　为短段状，茎、叶、花混合。茎呈圆柱形，外表面黄棕色至棕褐色，表面淡紫色或紫色，有纵条纹，被短柔毛，可见互生的枝和叶，切面类白色。叶片已切断，多皱缩和破碎，裂片条形、细条形或细丝状。花序卵形，直径约1mm。质稍硬。气香特异，味微苦。

图15-18　茵陈蒿

1. 花枝　2. 头状花序　3. 雌花　4. 两性花　5. 两性花剖开后，示雄蕊和花柱

【化学成份】含利胆有效成分蒿属香豆素、茵陈色酮、氯原酸、挥发油等。

【品质】以质嫩、绵软、色灰白、香气浓者为佳。

【功能与主治】清湿热，退黄疸。用于黄疸尿少，湿疮瘙痒，传染性黄疸型肝炎。

紫花地丁

【别名】铧头草、光瓣堇菜、箭头草、独行虎

【来源】本品为堇菜科植物紫花地丁 *Viola yedoensis* Makino 的干燥全草。

【产地】主产江苏、浙江、安徽等地。

【性状】1. 药材 多皱缩成团，主根圆锥形，直径1mm～3mm，叶丛生，灰绿色，湿润展开后，叶片披针形或卵状披针形，长1.5～5.6cm，宽1～2cm，先端钝，基部截形或呈心形、边缘具纯锯齿；两面有毛；叶柄细长，长2～6cm，上部具明显狭翅，花茎纤细；花瓣5，花紫色或淡棕色，距细管状，蒴果通常三角状裂开，内有多数淡黄色种子。气微，味微苦而带黏性（图15－19）。

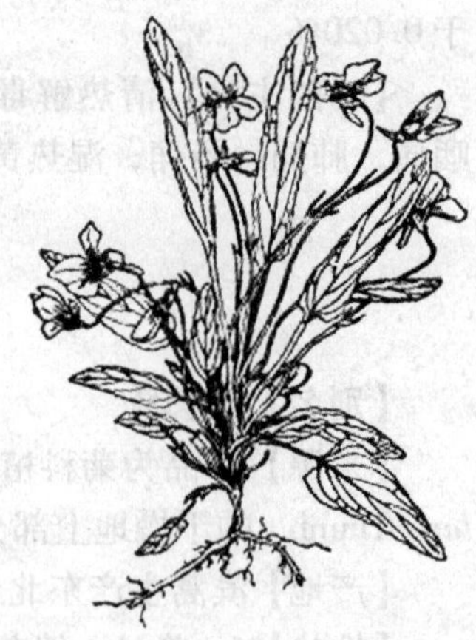

图15－19 紫花地丁

2. 饮片 呈不规则小段。根圆柱形，直径1～2mm，外表面灰黄色，具纵皱纹及残留的支根。根茎圆柱形，直径2～5mm，外表面淡棕黄色，粗糙，可见残留叶柄及续断排列成环的叶柄残痕。叶多皱缩和破碎，黄绿色至暗绿色，先端钝尖，基部截形，边缘具钝锯齿。花瓣5片，淡棕黄色，少见。果实长圆形或3分裂，分果瓣船形，黄绿色至灰黄色，长0.6～0.9cm，内有多数种子。种子淡棕色，圆形，直径约1mm。质脆。气微，味淡而稍黏。

【主要成分】全草含苷类，黄酮类化合物。

【品质】以色绿、完整、根黄色、叶及蒴果皆生茸毛者为佳。

【功能与主治】清热解毒，凉血消肿。用于黄疸、痢疾、乳腺炎、目赤肿痛、咽炎；外敷治跌扑损伤、痈肿、毒蛇咬伤等。

金钱草

【别名】过路黄、大金钱草

【来源】本品为报春花科植物过路黄 *Lysimachia christinae* Hance 的新鲜或干燥全草。

【产地】主产于四川省，长江流域及山西、陕西、云南、贵州等省亦产。

【性状】1. 药材 常缠结成团，无毛或被疏柔毛。茎扭曲，表面棕色或暗棕红色，有纵纹，下部茎节上有时具须根，断面实心。叶对生，多皱缩，展平后呈宽卵形或心形，长1～4cm，宽1～5cm，基部微凹，全缘；上表面灰绿色或棕褐色，下表面色较浅，主脉明显突起，用水浸后，对光透视可见黑色或褐色条纹；叶柄长1～4cm。有的带花，花黄色，单生叶腋，具长梗。蒴果球形。气微，味淡（图15－20）。

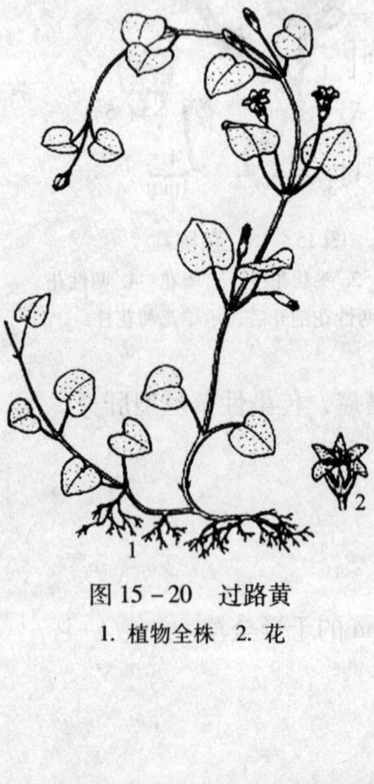

图15－20 过路黄
1. 植物全株 2. 花

2. 饮片 呈短段状。根纤细，极少。茎细圆柱形，常压扁和扭曲，直径约1mm，表面红棕色至棕色，具纵棱线，可见对生叶痕。叶多皱缩和破碎，灰绿色和暗绿色，展平后，全缘，叶柄细长。质脆。气微，味淡。

【主要成分】含酚性成分、甾醇、黄酮类、氨基酸、鞣质、挥发油、胆碱等。

【品质】以色绿、叶大而完整、叶多、须根少者为佳。《中国药典》规定，杂质不得过 8%。水分不得过 13.0%。总灰分不得过 13.0%。酸不溶性灰分不得过 5.0%。醇溶性浸出物不得少于 8.0%。含槲皮素和山柰素的总量不得少于 0.10%。

【功能与主治】除湿热退黄、通淋排结石。用于热淋、砂淋、尿涩作痛，黄疸尿赤，痈肿疔疮，毒蛇咬伤，肝胆结石，尿路结石 。

马　齿　苋

【别名】长命菜、五行草、安乐菜、马齿苋、酸米菜、长寿菜

【来源】本品为马齿苋科植物马齿苋 *Portulaca oleracea* L. 的干燥地上部分。

【产地】全国各地均产。

【性状】本品多皱缩卷曲，常结成团。茎圆柱形，长可达 30cm，直径 0.1 ~ 0.2cm，表面黄褐色，有明显纵沟纹。叶对生或互生，易破碎，完整叶片倒卵形，长 1 ~ 2.5cm，宽 0.5 ~ 1.5cm；绿褐色，先端钝平或微缺，全缘。花小，3 ~ 5 朵生于枝端，花瓣 5，黄色。蒴果圆锥形，长约 5mm，内含多数细小种子。气微，味微酸。

【主要成分】含大量去甲肾上腺素，多种钾盐。

【品质】以质嫩、叶多、青绿色者为佳。

【功能与主治】清热解毒，凉血止血。用于热毒血痢，痈肿疔疮，湿疹，丹毒，蛇虫咬伤，便血，痔血，崩漏下血。

第十六章　藻、菌药材的观察与鉴别

第一节　性状概述

藻类和菌类均为低等植物，它们在形态上无根、茎、叶的分化。药用部位包括干燥的藻体、子实体、菌核等。

藻、菌药材的鉴别主要应注意其形状、大小、颜色、表面特征、质地、折断面、气味等。其中重点观察性状、颜色、表面特征和气味。

第二节　藻、菌药材鉴别实例

昆　布

【别名】江白菜

【来源】本品为海带科植物海带 *Laminaria japonica* Arsch. 或翅藻科植物昆布 *Ecklonia Kurome* Okamura. 的干燥叶状体。

【产地】主产辽宁、山东、江苏、浙江、福建等。

【性状】海带　叶状体卷曲折叠成团或缠结成把，全体呈棕褐色或绿褐色，少有棕黄色。水浸后，叶状体膨胀为扁平带状，完整者可见由片部、柄部和固着器三部分组成，片部长约 50～150cm，宽约 10～40cm，中部较厚，边缘薄而呈波状，类似革质，柔韧而润滑；柄部长 5～6cm，圆柱状，质较硬，柔滑；下部为叉状分枝的固着器。气腥、味咸。

昆布（鹅掌菜）　叶状体卷缩成不规则的团块，全体黑褐色或深棕色。水浸后，叶状体膨胀为扁平的羽状飞蛾分枝，革质而柔滑，长宽均为 16～26cm，中部较厚，两侧裂片长舌形，边缘有疏锯齿或全缘，手捻之可分为二层；柄部圆柱形；固着器树枝状。气腥、味咸。

【主要成分】含藻胶素、甘露醇、氨基酸、半乳聚糖、碘、钾、钙等。

【品质】以色黑褐、质厚、无砂石者为佳。《中国药典》规定，海带含碘不得少于 0.35%；昆布含碘不得少于 0.20%。

【功能与主治】软坚散结，消痰利水。用于瘿瘤、瘰疬、睾丸肿痛、水中聚集。

海　藻

【来源】本品为马尾藻科植物海蒿子 *Sargassum pallidum*（Turn.）C. Ag. 或羊栖菜 *Sargassum fusiforme*（Harv.）Setch. 的干燥藻体。前者习称“大叶海藻”，后者习称“小

叶海藻”。

【产地】产于我国沿海各省。

【性状】1. 药材　羊栖菜全体卷曲皱缩成团块状。棕黑色或黑棕色，表面带一层白色盐霜，质脆易破碎。用水浸软后膨胀，黏滑柔韧。固着器假根状。主干直立圆柱形，直径2～4mm。表面粗糙，主上有分枝，枝上生叶。叶呈线形或棍棒形，气囊球形、纺锤形或梨形。生殖托圆柱状或长椭圆形，有柄，丛生于小枝或叶腋间。气腥，味咸（图16－1）。

海蒿子　全体同羊栖菜。用水浸软后膨胀略黏滑柔韧。固着器盘状。上生圆柱状的主干及枝，干及枝上有小刺。基部的叶披针形，全缘或有粗锯齿，革质，上部的叶呈狭披针形或丝状。气囊为圆球形或纺锤形，顶端圆滑或具针状突起。叶腋间生有圆柱形生殖托。气腥，味咸（图16－2）。

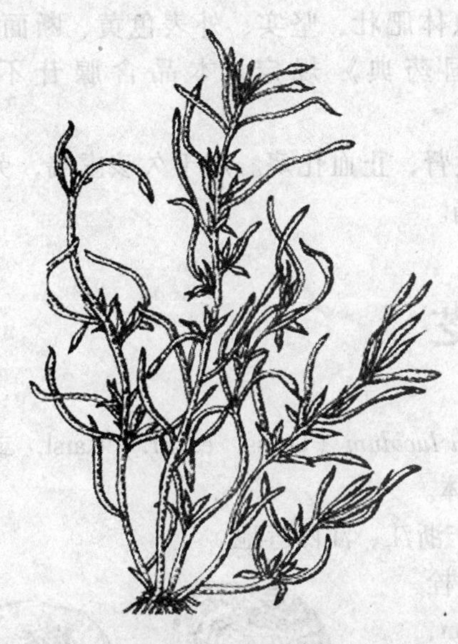

图16－1　羊栖菜

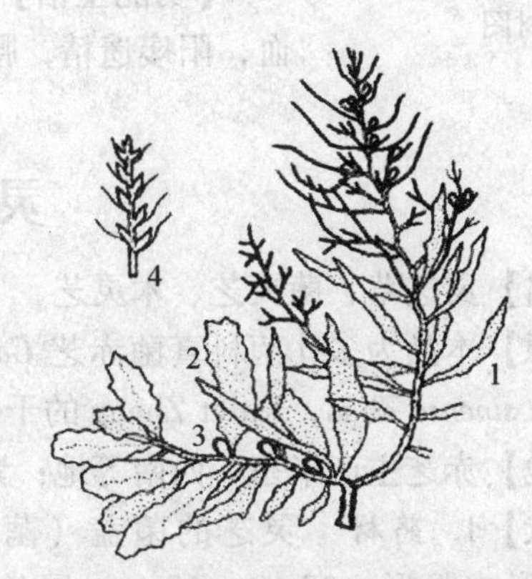

图16－2　海蒿子

1. 初生叶　2. 次生叶　3. 气囊　4. 生殖小枝和生殖托

2. 饮片　海蒿子呈短段状。表面棕黑色至黑色。主枝略呈圆柱形，具短小刺状突起。叶多皱缩或已切断，完整者呈披针形或倒卵形，宽约1mm，边缘有锯齿，并可见另一种细丝状的枝和叶。气囊略呈球形，囊柄短。质稍坚。气腥，味微咸。

羊栖菜呈弯曲的短段状。表面棕黑色至黑色。枝圆柱形，直径约1mm，无刺状突起。叶细匙形或线性。气囊球形或纺锤形，囊柄长短不一，长可达1.5cm。质稍坚。气腥，味微咸。

【主要成分】含藻胶酸，海藻酸，钾、碘等。

【品质】以黑褐色、条长、无杂质者为佳。

【功能与主治】软坚散结，消痰，利水。用于瘿瘤，瘰疬，睾丸肿痛，痰饮水肿。

冬虫夏草

【来源】本品为麦角菌科真菌冬虫夏草菌 *Cordycrps sinensis*（Berk.）Sacc. 寄生在蝙

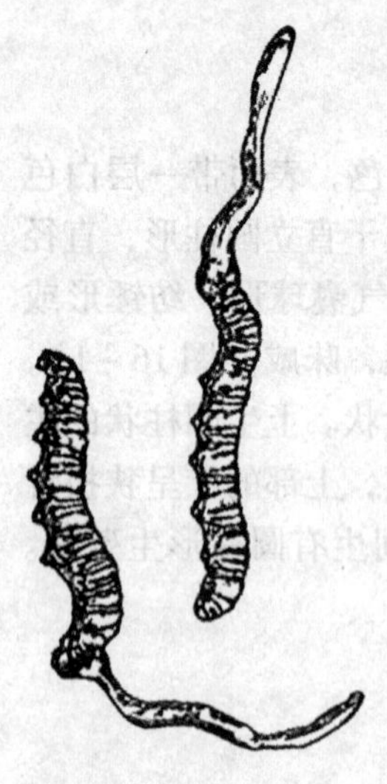
图 16－3　冬虫夏草药材图

蝠蛾科昆虫幼虫上的子座及幼虫尸体的复合体。

【产地】主产于四川、青海、西藏。

【性状】本品由虫体及从虫头部长出的真菌子座相连而成。虫体似蚕，长 3～5cm，直径 0.3～0.8cm，表面深黄色至黄棕色，有环纹 20～30 个，近头部的环纹较细；头部红棕色，足 8 对，中部 4 对较明显；质脆，易折断，断面略平坦，淡黄白色。子座细长圆柱形，长 4～7cm，直径约 0.3cm；表面深棕色至棕褐色，有细纵皱纹，上部稍膨大；质柔韧，断面类白色。气微腥，味微苦（图 16－3）。

【主要成分】含虫划酸。维生素 B_{12}、脂肪、蛋白质等。

【品质】以完整、虫体肥壮、坚实、外表色黄、断面白色、子座短者为佳。《中国药典》规定，本品含腺苷不得少于 0.010%。

【功能主治】补肺益肾，止血化痰。用于久咳虚喘，劳嗽咯血，阳痿遗精，腰膝酸痛。

灵　　芝

【别名】灵芝草、菌灵芝、木灵芝

【来源】本品为多孔菌科真菌赤芝 *Ganoderma lucidum*（Leyss. ex Fr.）Karst. 或紫芝 *Ganoderma sinense* Zhao，Xu et Zhang 的干燥子实体。

【产地】赤芝主产华东、西南等地；紫芝主产浙江、江西等地。

【性状】1. 药材　灵芝的菌盖（菌帽）木栓质，半圆形或肾形，宽 10～18cm，厚约 1～2cm，皮壳坚硬，初黄色，渐变为红褐色，有光泽，具环状棱纹和辐射状皱纹，边缘薄而平截，常稍内卷。菌盖下表面菌肉白色至浅棕色，有无数菌管构成；菌柄侧生，红褐色至紫褐色，有漆样光泽。菌管内有多数孢子。孢子褐色卵形，一端平截，外壁光滑，内壁粗糙（图 16－4）。

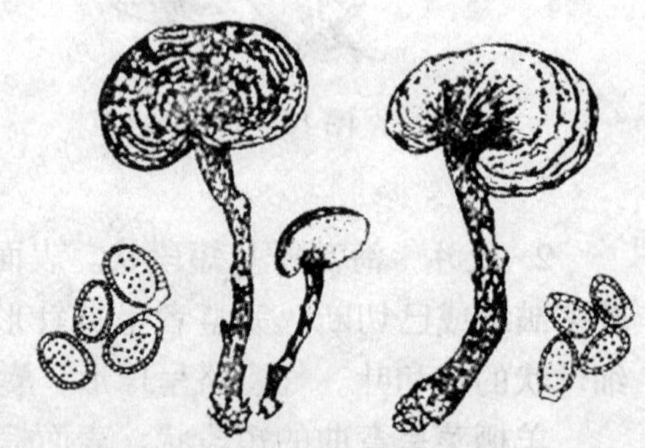
图 16－4　灵芝植物图

紫芝的子实体形状与灵芝极相似，主要区别为，菌盖与菌柄的皮壳呈紫黑色或黑色；菌肉锈褐色；孢子内壁有显著小疣。

2. 饮片　为不规则形的厚片，大小不一，长达 6cm，外周边红褐色、黄褐色或紫黑色，具光泽。切面疏松，淡黄棕色，菌管层棕黑色。体轻，质软韧。气微，味苦、微涩。

【主要成分】含灵芝多糖、灵芝酸、腺苷等。

【品质】以个大、厚实、具光泽、色赤褐、菌柄短者为佳。《中国药典》规定，水分不得过 17.0%。总灰分不得过 3.2%。酸不溶性灰分不得过 0.5%。水溶性浸出物不得少于3.0%。含灵芝多糖以无水葡萄糖计不得少于0.50%。

【功能与主治】养心安神，补气益血，止咳平喘。用于神经衰弱，头昏失眠，冠心病，高脂血症及老年性慢性气管炎。

茯　苓

【来源】为多孔菌科真菌茯苓 *Poria cocos*（Schw.）Wolf的干燥菌核。

【产地】产于云南、安徽、湖北、河南、四川等地。

【性状】1. 药材　茯苓个　呈类球形、椭圆形、扁圆形或不规则团块，大小不等，小的如拳，大的达数十斤。表面黑褐色至棕褐色。外皮薄而粗糙有明显的皱纹或凹陷成沟，体重质实，不易破开，破开后断面不平，呈颗粒状，现棱角，有的具裂隙或中间抱有松根。断面周边部分淡棕色或淡红色；内部白色细腻，少有黄棕色或淡粉红色者。无臭、味淡，嚼之粘牙（图16－5）。

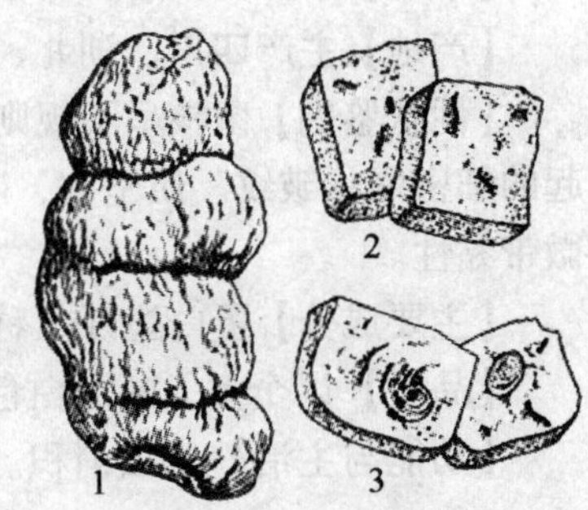

图16－5　茯苓药材图

1. 茯苓个　2. 茯苓块　3. 伏神

2. 饮片　白茯苓　为不规则形的片状，长1～2cm；表面白色至类白色，略粗糙或平坦。质坚硬。气微，味淡。

赤茯苓　形如白茯苓。表面淡棕红色至棕褐色。

茯苓皮　为不规则形的片块，长约至4cm。外表面棕黑色至黑褐色，粗糙，具不规则皱纹及疣状突起。内表面类白色至淡棕色，质柔软，略具弹性。气微，味淡、微涩。

茯神：为类方形的片块，边长4～5cm，厚0.5～0.7cm。表面白色至类白色，较平坦，中间或一侧有类圆形松根木。质硬，折断面较粗糙。气微，味淡。

【主要成分】含茯苓聚糖、茯苓次聚糖、茯苓酸等。

【品质】以体重坚实、粘牙力强者为佳。

【功能与主治】利水渗湿，健脾宁心。用于水肿尿少，痰饮眩悸，脾虚食少，便溏泄泻，心神不安，惊悸失眠。

猪　苓

【别名】野猪粪

【来源】本品为多孔菌科真菌猪苓 *Polyporus umbellatus*（Pers.）Fries的干燥菌核。

【产地】主产于陕西、云南、河南、山西、河北等省。

【性状鉴别】1. 药材　菌核呈不规则条状、块状或类球形。长5～25cm，直径3～8cm。表面灰黑色或棕黑色，微有光泽，有多数皱纹并具有不规则瘤状突起。质坚实而轻。断面颗粒性，类白色或黄白色。气微，味淡（图16－6）。

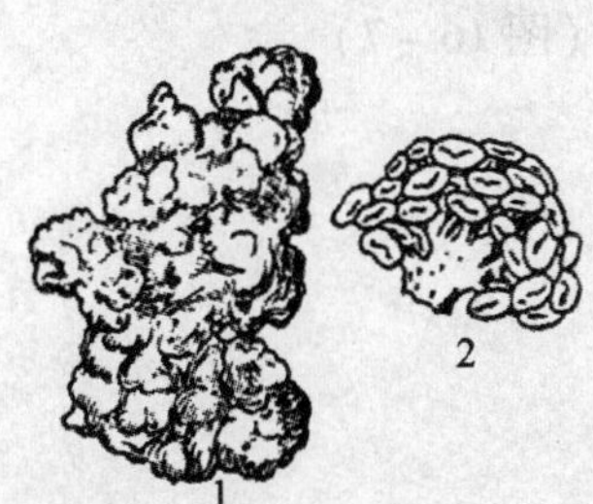

图16－6　猪苓

1. 菌核　2. 子实体

2. 饮片　为不规则的厚片，大小不一。周边灰黑色至黑色或黑褐色，凹凸不平，具不规则皱缩纹；切面淡棕色或黄白色，略呈颗粒状。质韧。气微，味淡、微涩。

【主要成分】含猪苓聚糖、粗蛋白等。

【品质】以个大皮黑、肉白而厚、体较重者为佳。

【功能与主治】利水渗湿。用于水肿，小便不利，带下。

雷 丸

【别名】竹苓、雷实

【来源】本品为白蘑科真菌雷丸 *Omphalia lapidescens* Schroet. 的干燥菌核。

【产地】主产四川、湖北、广西、云南、贵州等。

【性状鉴别】菌核呈不规则球形或块状，直径1~4cm。表面红棕色或黑褐色，有略隆起的细密网状皱纹。质坚实，断面粉白色或淡黄色，呈颗粒性或粉质。气微，味淡，嚼之微带黏性。

【主要成分】蛋白酶（又称雷丸素），含量约3%。

【品质】以个大、断面白色者为佳。

【功能与主治】杀虫消积。用于绦虫，钩虫，蛔虫。

马 勃

【来源】本品为灰包科真菌脱皮马勃 *Lasiosphaera fenzlii* Reich. 大马勃 *Calvatia gigantea*（Batsch ex Pers.）Lloyd 或紫色马勃 *Calvatia lilacina*（Mont. et Berk.）Lloyd 的干燥子实体。

【产地】脱皮马勃主产辽宁、甘肃等；大马勃主产内蒙古、青海等；紫色马勃主产广东、广西等。

【性状】脱皮马勃 担子果呈扁球形或类球形，无不孕基部，直径15~20cm或更大。外包被常脱落，而留下破碎呈块片状的内包被。内包被灰棕色至黄褐色，纸质。孢体黄棕色或棕褐色，体轻泡，柔软，有弹性，棉絮状，轻轻碰动即有粉尘（孢子）飞扬，手捻之有细腻感。气味微弱。

大马勃 担子果呈扁球形，或已压扁呈不规则块状物。直径15~22cm，或更大。外包被灰黄色，纸质，内包被较厚硬而脆，黄棕色，孢体淡青褐色，絮状而松散，轻轻捻动即有尘状孢子飞出。气微弱，味微苦涩。

紫色马勃 担子果呈陀螺形，直径5~12cm，不孕基部发达，基部有小柄。包被薄，紫褐色，粗皱，常裂成小块而逐渐脱落，或外翻，孢体消失，露出紫色絮状呈杯形的不孕基部，体轻泡，有弹性，用手捻之有大量的孢子飞扬。气味微弱（图16-7）。

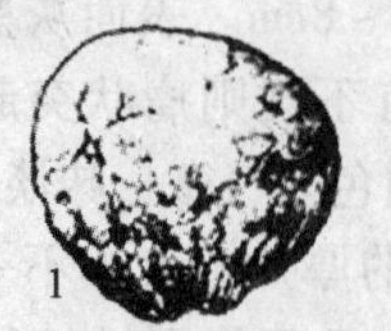

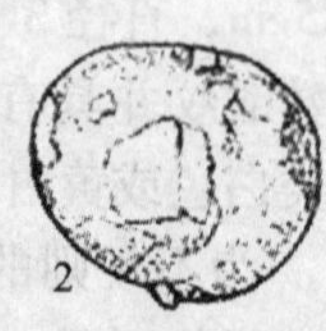

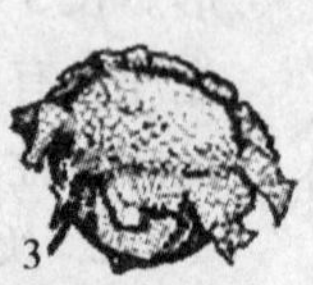

图16-7 马勃药材图

1. 脱皮马勃 2. 大马勃 3. 紫色马勃

【主要成分】含氨基酸，尿素、麦角甾醇等。

【品质】以个大、皮薄、饱满、有弹性者为佳。《中国药典》规定，水分不得过15.0%。总灰分不得过15.0%。酸不溶性灰分不得过10.0%。醇溶性浸出物不得少于8.0%。

【功能与主治】清热解毒，凉血止血。用于风热郁肺咽痛，咳嗽，音哑；外治鼻衄，创伤出血。

第十七章　树脂类药材的观察与鉴别

第一节　性状概述

树脂类中药是一类较常用的药物，均为天然产物，多数来源于植物体。一般认为是由植物体内的挥发油成分如萜类，经过复杂的化学变化如氧化、聚合、缩合等作用所形成的。因此树脂和挥发油常并存于植物和某些分泌细胞的间隙，以及多年生的木本植物，尤其是心材部分的导管中，有时细胞间隙逐渐扩大成为树脂道，树脂道周围或邻近细胞组织也往往溶解破裂，最后形成分枝的溶生树脂道。

树脂类中药的鉴定，主要采用性状和理化鉴定。首先应注意观察其形状、大小、颜色、表面特征、质地、破碎面、光泽、透明度、气味等；其次可采用化学分析或仪器分析的方法对其主成分或特征性成分进行或定量分析。

第二节　树脂类中药的鉴别实例

乳　香

【别名】乳头香、滴乳香

【来源】本品为橄榄科植物卡氏乳香树 *Boswellia carterli* Birdwood 及同属其他数种植物皮部切伤后渗出的油胶树脂。

【产地】主产于索马里、埃塞俄比亚及阿拉伯半岛南部。我国广西有引种。

【性状】呈小形乳头状、泪滴状或不规则小块，有时粘连成团块。淡黄色，有时微带绿色或棕红色。半透明，有的表面无光泽并常带有一层类白色或淡黄色粉尘，久贮色加深。质坚脆，断面蜡样，无光泽，亦有少数呈玻璃样光泽。气微芳香，味微苦，嚼时开始碎成小块，迅即软化成胶块样，黏附牙齿，唾液成乳白色，并微有香辣感。

【主要成分】含树脂、树胶及挥发油。

【品质】以色淡黄、颗粒状、半透明、无杂质、气芳香者为佳。

【功能主治】活血止痛，消肿止肌。用于血瘀疼痛、筋脉拘挛、胸胁疼痛、风湿痹痛、症瘕积聚、经闭，跌打损伤、疮疡溃破久未收口。

没　药

【别名】末药

【来源】本品为橄榄科植物没药树 *Commiphora myrrha* Engler（*C. molmol* Engler）及

同属多种植物树干皮部渗出的油胶树脂。

【产地】主产索马里、埃塞俄比亚、阿拉伯半岛南部及印度等地。

【性状】呈不规则颗粒状或粘结成团块，大小不一，一般直径约2.5cm，有的可达10cm。表面红棕色或黄棕色，凹凸不平，被有粉尘。质坚脆，破碎面呈颗粒状，带棕色油样光泽，并常伴有白色斑点或纹理；薄片半透明或近透明。气香而特异，味苦而微辛。

【主要成分】含树脂25%～35%、树胶57%～61%、挥发油7%～17%。

【品质】以块大、色红棕透明、香气浓而持久，无杂质者为佳。

【功能与主治】散血去瘀，消肿定痛。用于跌打损伤、金疮、筋骨、心腹诸痛、癥瘕、经闭、痈疽肿痛、痔漏、目障。

安息香

【来源】本品为安息香科白花树 *Styrax tonkinensis* (Pierre) Craib ex Hart. 的干燥香树脂。

【产地】进口安息香主产印度尼西亚、泰国；我国主产广西、云南、广东等省区。

【性状】呈不规则的小块，稍扁平，有时常粘结成团块，表面橙黄色，具蜡样光泽（自然出脂者）；或为不规则的圆柱状、扁平块状，表面灰白色至淡黄白色（人工割脂者）。质脆，易碎，断面平坦乳白色，放置后，表面及断面均渐变为淡黄棕色、黄棕色至红棕色。加热后则软化熔融。气芳香，味微辛。嚼之带砂粒感。

【主要成分】含树脂70%～80%，其中总香脂酸28%，游离香脂酸15.8%。主成分为泰国树脂酸、苯甲酸松柏醇酯并含苯甲酸11.7%、苯甲酸桂皮醇酯2.3%、香荚兰醛0.3%，不含桂皮酸。

【品质】以油性大，外色红棕、断面夹有黄白色泪滴状物多、香气浓、无杂质者为佳。《中国药典》规定：本品干燥减失重量不得过2.0%。总灰分不得过0.50%。乙醇中不溶物不得过2.0%。含总香脂酸以醇溶性浸出物不得少于30.0%。

【功能与主治】开窍清神，行气活血，止痛。用于中风痰厥，气郁暴厥，中恶昏迷，心腹疼痛，产后血晕，小儿惊风。

血竭

【别名】麒麟竭、木血竭

【来源】本品为棕榈科植物麒麟竭 *Daemonorops draco* Bl. 果实中渗出的树脂经加工而成。

【产地】主产于印度尼西亚、印度、马来西亚等。

【性状】原装血竭呈四方形或不定形块状，大小不等，表面铁黑色或黑红色，常附有因摩擦而成的红粉。断面有光泽或粗糙而无光泽，黑红色，研成粉末血红色。无臭味淡。加工血竭呈类圆四方形或方砖形，顶端有加工成型而形成的折纹，表面暗红色，有光泽，附有因摩擦而成的红粉。质硬而脆，破碎面红色而粉末呈砖红色。本品不溶于水，在热水中软化，易溶于乙醇、二硫化碳、氯仿及碱液中。

【主要成分】含红色树脂酸约57%，主要成分为血竭红素和血竭素等。

【品质】以外色黑似铁、研粉红似血，火燃呛鼻、有苯甲酸样香气者为佳。《中国药典》规定：本品总灰分不得过6.0%。醇不溶物不得过25.0%。含血竭素不得少于1.0%。

【功能与主治】活血祛瘀，消肿止痛，收敛止血。用于跌扑折损，内伤瘀痛；外伤出血不止。

第十八章　其他类药材的观察与鉴别

第一节　性状概述

其他类中药是指本教材中上述分类范围内未能收载的中药。均直接或间接来源于植物。包括加工品、叶汁液的干燥物、蕨类植物的孢子、虫瘿等。

观察鉴别时应注意其形状、大小、颜色、表面特征、质地、断面、气味、水试、火试现象等特征。

第二节　其他类药材的鉴别实例

海金沙

【来源】本品为海金沙科植物海金沙 *Lygodium japonicum*（Thunb.）Sw. 的干燥成熟孢子。

【产地】主产湖北、湖南、广东等地。

【性状】本品呈粉末状，棕黄色或浅棕黄色。体轻，手捻有光滑感，置手中易由指缝滑落。气微，味淡。

【主要成分】含水溶性成分海金沙素等。

【品质】以身干、色棕黄、体轻、手捻光滑、杂质少者为佳。《中国药典》规定，酸不溶性灰分不得过15.0%

【功能与主治】清利湿热，通淋止痛。用于热淋，砂淋，石淋，血淋，膏淋，尿道涩痛。

青　黛

【来源】本品为爵床科植物马蓝 *Baphicacanthus cusia*（Nees）Bremek.、蓼科植物蓼蓝 *Polygonum tinctorium* Ait. 或十字花科植物菘蓝 *Isatis indigotica* Fort. 的叶或茎叶经加工制得的干燥粉末或团块。

【产地】主产福建、河北、云南等。

【性状】本品为深蓝色的粉末，体轻，易飞扬；或呈不规则多孔性的团块，用手搓捻即成细末。微有草腥气，味淡。

【主要成分】含靛蓝、靛玉红、靛黄、靛棕等。

【品质】以蓝色均匀、体轻能浮于水面、火烧时紫红色烟雾发生时间长者为佳。《中国药典》规定，水分不得过7.0%。水溶性色素，水层不得显深蓝色。含靛蓝不得少于2.0%。含靛玉红不得少于0.13%。

【功能与主治】清热解毒，凉血，定惊。用于温毒发斑，血热吐衄，胸痛咳血，口疮，痄腮，喉痹，小儿惊痫。

冰片（合成龙脑）

【来源】本品为化学合成而得的结晶状物（合成龙脑），习称“机制冰片”。

【产地】主产上海、天津、广东等。

【性状】本品为无色透明或白色半透明的片状松脆结晶；气清香，味辛、凉；具挥发性，点燃发生浓烟，并有带光的火焰。本品在乙醇、三氯甲烷或乙醚中易溶，在水中几乎不溶。熔点应为205 ~210℃。

【主要成分】含消旋龙脑、樟脑、异龙脑等。

【品质】以片大、而薄、色洁白、质松脆、气味浓厚者为佳。《中国药典》规定，不挥发物遗留残渣不得过3.5mg（0.035%）。含重金属不得过百万分之五。含砷量不得过百万分之二。含龙脑不得少于55.0%。

【功能与主治】开窍醒神，清热止痛。用于热病神昏、痉厥，中风痰厥，气郁暴厥，中恶昏迷，目赤，口疮，咽喉肿痛，耳道流脓。

五　倍　子

【来源】本品为漆树科植物盐肤木 *Rhus chinensis* Mill.、青麸杨 *Rhus potaninii* Maxim. 或红麸杨 *Rhus punjabensis* Stew. var. *sinica*（Diels）Rehd. et Wils. 叶上的虫瘿，主要由五倍子蚜 *Melaphis chinensis*（Bell）Baker 寄生而形成。按外形不同，分为“肚倍”和“角倍”。

【产地】主产四川、贵州、云南等。

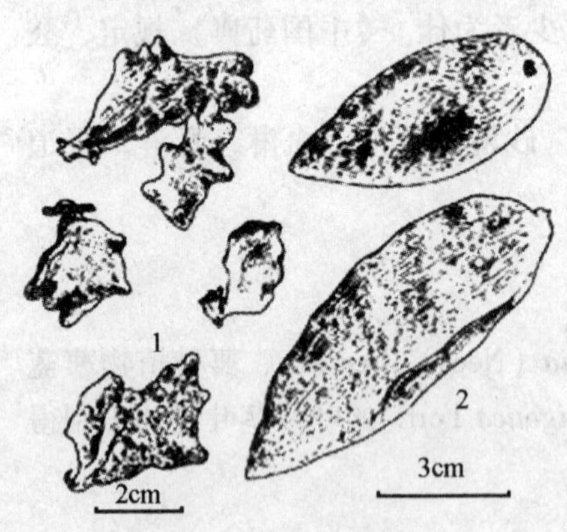

图18－1　五倍子药材图

1. 角倍　2. 肚倍

【性状】肚倍　呈长圆形或纺锤形囊状，长2.5~9cm，直径1.5 ~ 4cm。表面灰褐色或灰棕色，微有柔毛。质硬而脆，易破碎，断面角质样，有光泽，壁厚0.2~0.3cm，内壁平滑，有黑褐色死蚜虫及灰色粉状排泄物。气特异，味涩。

角倍　呈菱形，具不规则的角状分枝，柔毛较明显，壁较薄（图18－1）。

【主要成分】含五倍子鞣质等。

【品质】以个大、完整、壁厚、色灰褐者为佳。《中国药典》规定，水分不得过12.0%。总灰分不得过3.5%。含鞣质不得少于50.0%。

【功能与主治】敛肺降火，涩肠止泻，敛汗止血，收湿敛疮。用于肺虚久咳，肺热痰嗽，久泻久痢，盗汗，消渴，便血痔血，外伤出血，痈肿疮毒，皮肤湿烂。

芦　荟

【来源】本品为百合科植物库拉索芦荟 *Aloe barbadensis* Miller、好望角芦荟 *Aloe ferox* Miller 或其他同属近缘植物叶的汁液浓缩干燥物。库拉索芦荟习称“老芦荟”，好望角芦荟习称“新芦荟”。

【产地】主产非洲南部。

【性状】库拉索芦荟　呈不规则块状，常破裂为多角形，大小不一。表面呈暗红褐色或深褐色，无光泽。体轻，质硬，不易破碎，断面粗糙或显麻纹。富吸湿性。有特殊臭气，味极苦。

好望角芦荟　表面呈暗褐色，略显绿色，有光泽。体轻，质松，易碎，断面玻璃样而有层纹。

【主要成分】含芦荟苷、异芦荟苷、芦荟大黄素等。

【品质】以色棕黑或墨绿、质脆、有光泽、气味浓、无杂质者为佳。《中国药典》规定，水分不得过 12.0%。总灰分 不得过 4.0%。酸不溶性灰分不得过 1.0%。醇溶性浸出物不得少于 60.0%。含芦荟苷库拉索芦荟不得少于 18.0%，好望角芦荟不得少于 6.0%。

【功能与主治】清肝热，通便。用于便秘，小儿疳积，惊风；外治湿癣。

第十九章　动物类药材的观察与鉴别

第一节　动物类药材的概述

动物类药材是指以动物的全体或某一部分为药用部位的药材。包括动物的全体，如蜈蚣、全蝎等；除去内脏的干燥全体，如蛤蚧、地龙等；动物的某一部分，包括角、骨、皮、甲、贝壳、内脏，如鹿茸、龟甲、石决明等，生理、病理产物，如麝香、牛黄等，加工品，如阿胶等。

动物类药材的鉴别，一般应注意形态、大小、颜色、表面特征、质地、断面、气味等。其中完整的动物体，应侧重以形态特征进行动物分类学鉴定，确定其品种；蛇类要注意鳞片的特征；角类应注意其类型，剖面的特点；分泌物类应注意气味、颜色等；贝壳类应注意形状、大小、外表面的纹理、颜色等。如果加工成饮片，有碎块、片块、粉末、小段、镑丝、横片、斜片，药材的颜色、气味会发生变化。应注意药材的来源不同进行鉴别。对于贵重药材除了性状鉴别，还需要进行显微、理化鉴别，才能得到准确的结论。

第二节　动物类药材的鉴别实例

一、全体类

海　马

【来源】本品为海龙科动物线纹海马 *Hippocampus kelloggi* Jordan et Snyder、刺海马 *Hippocampus histrix* Kaup 、大海马 *Hippocampus kuda* Bleeker 、三斑海马 *Hippocampus trimaculatus* Leach 或小海马（海蛆）*Hippocampus japonicus* Kaup 的干燥体。

【产地】主产于广东、福建、台湾沿海。

【性状】线纹海马呈扁长形而弯曲，体长约30cm。表面黄白色。头略似马头，有冠状突起，具管状长吻，口小，无牙，两眼深陷。躯干部七棱形，尾部四棱形，渐细卷曲，体上有瓦楞形的节纹并具短棘。体轻，骨质，坚硬。气微腥，味微咸。

刺海马体长 15 ~20cm。头部及体上环节间的棘细而尖。

大海马体长 20 ~30cm。黑褐色。

三斑海马体侧背部第 1、4、7 节的短棘基部各有 1 黑斑。

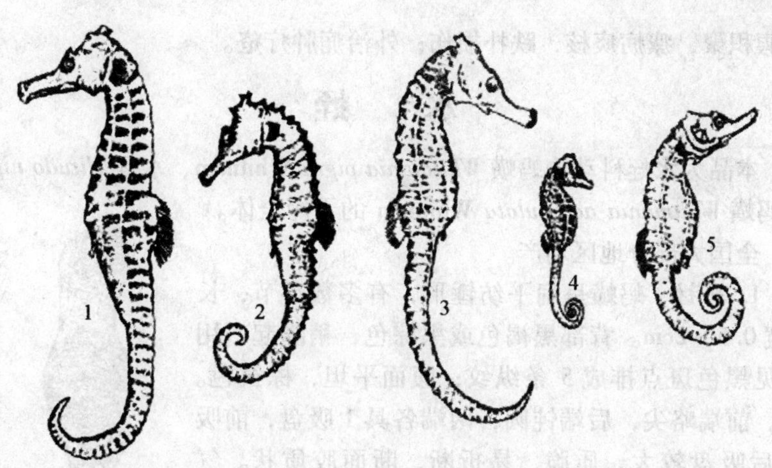

图 19－1　海马药材图

1. 线纹海马　2. 刺海马　3. 大海马　4. 小海马　5. 三斑海马

小海马（海蛆）体形小，长 7～10cm。黑褐色。节纹及短棘均较细小（图 19－1）。

【主要成分】含蛋白质、脂肪、多种氨基酸。

【品质】以体大、坚实、头尾齐全者为佳。

【功能与主治】温肾壮阳，散结消肿。用于阳痿，遗尿，肾虚作喘，癥瘕积聚，跌扑损伤；外治痈肿疔疮。

海龙

【来源】本品为海龙科动物刁海龙 *Solenognathus hardwickii*（Gray）、拟海龙 *Syngnathoides biaculeatus*（Bloch）或尖海龙 *Syngnathus acus* Linnaeus 的干燥体。

【产地】刁海龙、拟海龙产于南海；尖海龙产于沿海各省。

【性状】刁海龙体狭长侧扁，全长 30～50cm。表面黄白色或灰褐色。头部具管状长吻，口小，无牙，两眼圆而深陷，头部与体轴略呈钝角。躯干部宽 3cm，五棱形，尾部前方六棱形，后方渐细，四棱形，尾端卷曲。背棱两侧各有 1 列灰黑色斑点状色带。全体被以具花纹的骨环及细横纹，各骨环内有突起粒状棘。胸鳍短宽，背鳍较长，有的不明显，无尾鳍。骨质，坚硬。气微腥，味微咸。

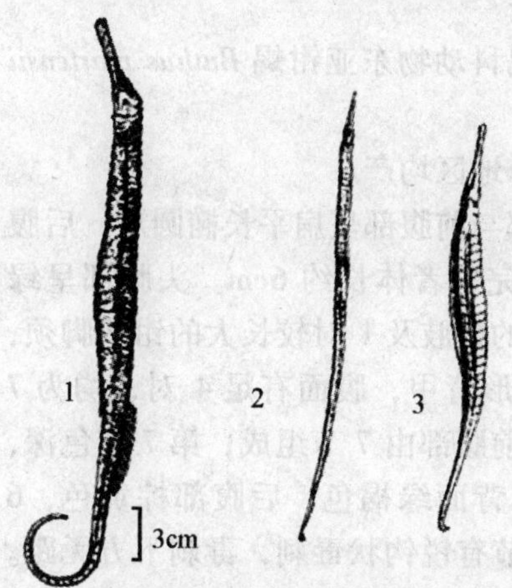

图 19－2　海龙

1. 刁海龙　2. 尖海龙　3. 拟海龙

拟海龙体长平扁，躯干部略呈四棱形，全长 20～22cm。表面灰黄色。头部常与体轴成一直线。

尖海龙体细长，呈鞭状，全长 10～30cm，未去皮膜。表面黄褐色。有的腹面可见育儿囊，有尾鳍。质较脆弱，易撕裂（图 19－2）。

【主要成分】含蛋白质、肽类、氨基酸。

【品质】以体长、饱满、头尾齐全者为佳。

【功能与主治】温肾壮阳，散结消肿。用于阳痿遗精，癥瘕积聚，瘰疬痰核，跌扑损伤；外治痈肿疔疮。

水　蛭

【来源】本品为水蛭科动物蚂蟥 *Whitmania pigra* Whitman、水蛭 *Hirudo nipponica* Whitman 或柳叶蚂蟥 *Whitmania acranulata* Whitman 的干燥全体。

【产地】全国大部分地区均产。

【性状】1. 药材　蚂蟥呈扁平纺锤形，有多数环节，长 4～10cm，宽 0.5～2cm。背部黑褐色或黑棕色，稍隆起，用水浸后，可见黑色斑点排成 5 条纵纹；腹面平坦，棕黄色。两侧棕黄色，前端略尖，后端钝圆，两端各具 1 吸盘，前吸盘不显著，后吸盘较大。质脆，易折断，断面胶质状。气微腥。

水蛭扁长圆柱形，体多弯曲扭转，长 2～5cm，宽 0.2～0.3cm。

柳叶蚂蟥狭长而扁，长 5～12cm，宽 0.1～0.5cm（图 19－3）。

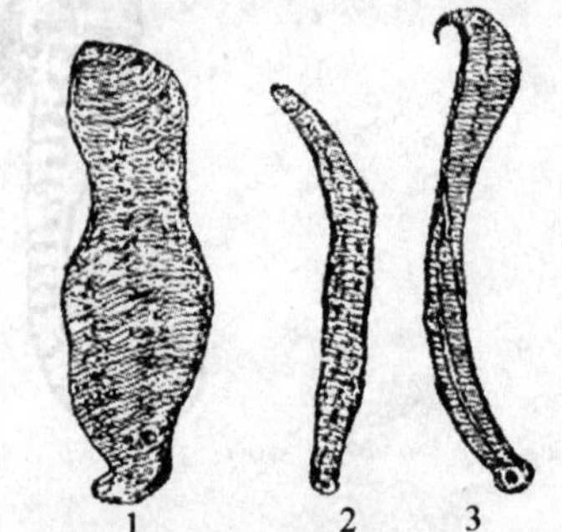

图 19－3　水蛭药材图

1. 蚂蟥　2. 水蛭　3. 柳叶蚂蟥

2. 饮片　为扁平不规则小段，长 1.0～1.5cm，有环纹，背部黑褐色或黑棕色，腹部棕黄色，有腥气。烫水蛭呈淡黄色或黄棕色，微鼓起，质酥脆，易碎。气微腥，味咸苦。

【主要成分】含肝素、抗血栓素。

【品质】以条整齐、黑褐色、无杂质者为佳。《中国药典》规定水分不得过 18.0%。总灰分不得过 10.0%，酸不溶性灰分不得过 2.0%。醇溶性浸出物不得少于 15.0%。

【功能与主治】破血，逐瘀，通经。用于癥瘕痞块，血瘀经闭，跌扑损伤。

【注意】孕妇禁用。

全　蝎

【别名】全虫、蝎子

【来源】本品为钳蝎科动物东亚钳蝎 *Buthus martensii* Karsch 的干燥体。

【产地】全国大部分地区均产。

【性状】本品头胸部与前腹部呈扁平长椭圆形，后腹部呈尾状，皱缩弯曲，完整者体长约 6cm。头胸部呈绿褐色，前面有 1 对短小的螯肢及 1 对较长大的钳状脚须，形似蟹螯，背面覆有梯形背甲，腹面有足 4 对，均为 7 节，末端各具 2 爪钩；前腹部由 7 节组成，第 7 节色深，背甲上有 5 条隆脊线。背面绿褐色，后腹部棕黄色，6 节，节上均有纵沟，末节有锐钩状毒刺，毒刺下方无距。气微腥，味咸（图 19－4）。

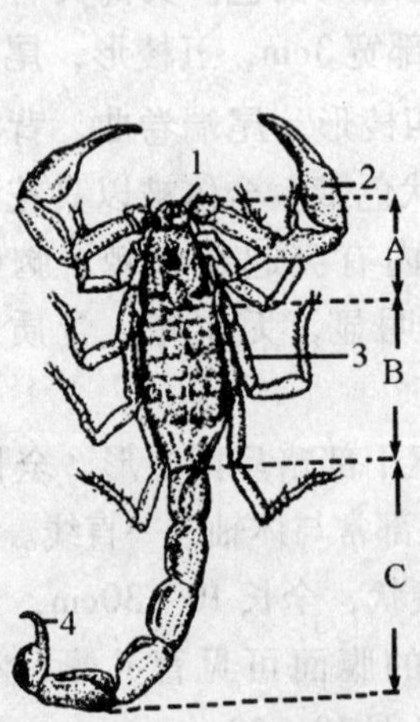

图 19－4　东亚钳蝎

A 头胸部　B 前腹部　C 后腹部

1. 螯肢　2. 钳肢　3. 步足　4. 毒刺

【主要成分】含蝎毒素。

【品质】以完整、黄褐色、腹中无杂质，盐霜少者为佳。《中国药典》规定醇溶性浸出物不得少于20.0%。

【功能与主治】息风镇痉，攻毒散结，通络止痛。用于小儿惊风，抽搐痉挛，中风口㖞，半身不遂，破伤风，风湿顽痹，偏正头痛，疮疡，瘰疬。

蜈　蚣

【别名】天龙、百脚

【来源】本品为蜈蚣科动物少棘巨蜈蚣 *Scolopendra subspinipes mutilans* L. Koch 的干燥体。

【产地】主产于湖北、浙江、江苏等省。

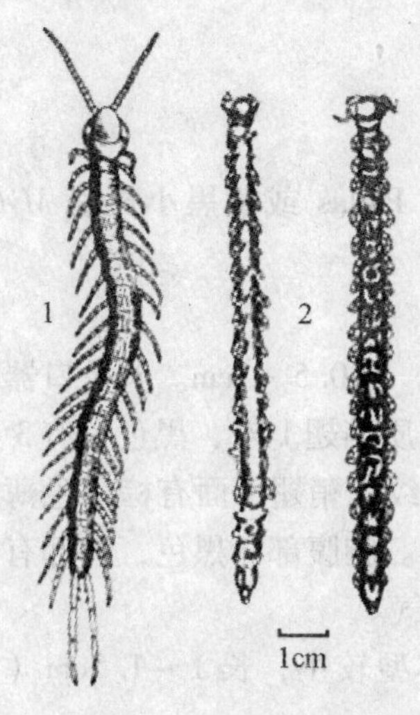

图 19-5　蜈蚣

1. 原动物　2. 药材（右为背侧，左为腹侧）

【性状】1. 药材　本品呈扁平长条形，长9~15cm，宽0.5~1cm。由头部和躯干部组成，全体共22个环节。头部暗红色或红褐色，略有光泽，有头板覆盖，头板近圆形，前端稍突出，两侧贴有颚肢一对，前端两侧有触角一对。躯干部第一背板与头板同色，其余20个背板为棕绿或墨绿色，具光泽，自第四背板至第二十背板上常有两条纵沟线；腹部淡黄色或棕黄色，皱缩；自第二节起，每节两侧有步足一对；步足黄色或红褐色，偶有黄白色，呈弯钩形，最末一对步足尾状，故又称尾足，易脱落。质脆，断面有裂隙。气微腥，有特殊刺鼻的臭气，味辛、微咸（图19-5）。

2. 饮片　为除去头、足的扁平小段。背部棕绿或墨绿色，具光泽，腹部淡黄色或棕黄色，质脆，具有特殊刺鼻的臭气，味辛而微咸。焙蜈蚣呈棕黄色或褐黄色，有焦腥味。

【主要成分】含组胺、溶血蛋白、甲酸等。

【品质】以条长、头红、身墨绿色、头足全者为佳。《中国药典》规定醇溶性浸出物不得少于20.0%；总灰分不得过5.0%。

【功能与主治】息风镇痉，功毒散结，通络止痛。用于小儿惊风，抽搐痉挛，中风口㖞，半身不遂，破伤风，风湿顽痹，疮疡，瘰疬，毒蛇咬伤。

【注意】孕妇禁用。

僵　蚕

【来源】本品为蚕娥科昆虫家蚕 *Bombyx mori* Linnaeus. 4~5龄的幼虫感染（或人工接种）白僵菌 *Beauveria bassiana*（Bals.）Vuillant 而致死的干燥体。

【产地】主产江苏、浙江、四川等。

【性状】本品略呈圆柱形，多弯曲皱缩。长2~5cm，直径0.5~0.7cm。表面灰黄色，被有白色粉霜状的气生菌丝和分生孢子。头部较圆，足8对，体节明显，尾部略呈二分歧状。质硬而脆，易折断，断面平坦，外层白色，中间有亮棕色或亮黑色的丝腺环4个。气微腥。味微咸（图19-6）。

【主要成分】含蛋白质67%，脂肪4.38%。

【品质】以条粗、质硬、色白、断面光亮者为佳。《中国药典》规定杂质不得过3%；水分不得过13.0%；总灰分不得过7.0%；酸不溶性灰分不得过2.0%；醇溶性浸出物不得少于20.0%。

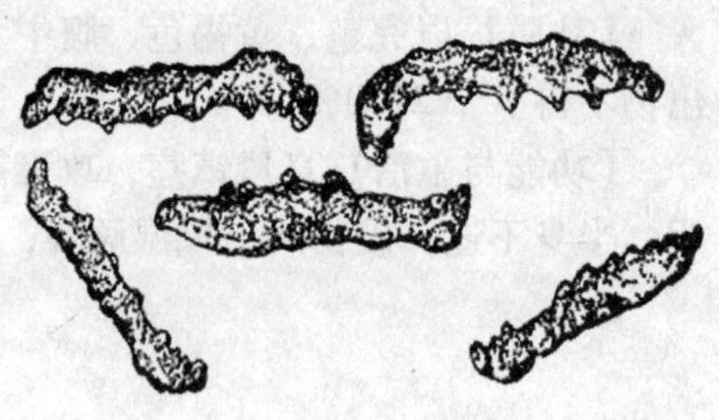

图19-6　僵蚕药材图

【功能与主治】祛风定惊，化痰散结。用于惊风抽搐，咽喉肿痛，皮肤瘙痒，颌下淋巴结炎，面神经麻痹。

斑　蝥

【来源】本品为芫青科昆虫南方大斑蝥 *Mylabris phalerata* Pallas 或黄黑小斑蝥 *Mylabriscichorii* Linnaeus 的干燥体。

【产地】全国大部分地区有产。

【性状】1. 药材　南方大斑蝥 呈长圆形，长1.5~2.5cm，宽0.5~1cm。头及口器向下垂，有较大的复眼及触角各1对，触角多已脱落。背部具革质鞘翅1对，黑色，有3条黄色或棕黄色的横纹；鞘翅下面有棕褐色薄膜状透明的内翅2片。胸腹部乌黑色，胸部有足3对。有特殊的臭气。

黄黑小斑蝥体型较小，长1~1.5cm（图19-7）。

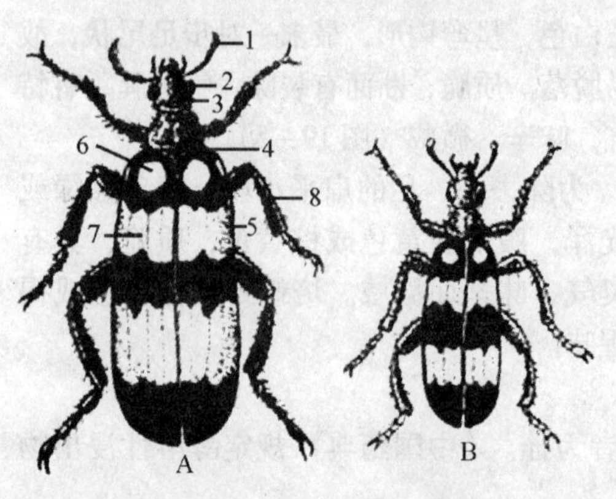

图19-7　斑蝥外形图

A 南方大斑蝥　B 黄黑小斑蝥

1. 触角　2. 复眼　3. 头部　4. 前胸　5. 鞘翅　6. 斑纹　7. 横带　8. 足

2. 饮片　为除去头、足、翅的干燥躯体，略呈长圆形，腹部乌黑色，背部有3条黄色或棕黄色的横纹。有特殊的臭气。米斑蝥微挂火色，略有光泽，臭味轻微。

【主要成分】主含斑蝥素、羟基斑蝥素。

【品质】以个大、完整、颜色鲜明、无败油气者为佳。《中国药典》规定本品含斑蝥素不得少于0.35%。

【功能与主治】破血消癥，功毒蚀疮，引赤发泡。用于癥瘕肿块，积年顽癣，瘰疬，赘疣，痈疽不溃，恶疮死肌。

【注意】本品有大毒，内服慎用，孕妇禁用。

二、皮、肉、脏器类

蝉 蜕

【来源】本品为蝉科昆虫黑蚱 *Cryptotympana pustulata* Fabricius 的若虫羽化时脱落的皮壳。

【产地】全国各地均产。

【性状】本品略呈椭圆形而弯曲，长约3.5cm，宽约2cm。表面黄棕色，半透明，有光泽。头部有丝状触角1对，多已断落，复眼突出。额部先端突出，口吻发达，上唇宽短，下唇伸长成管状。胸部背面呈十字形裂开，裂口向内卷曲，脊背两旁具小翅2对；腹面有足3对，被黄棕色细毛。腹部钝圆，共9节。体轻，中空，易碎。气微，味淡（图19-8）。

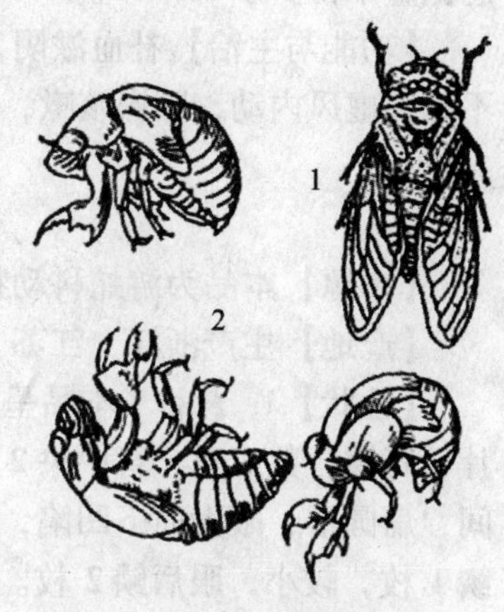

图19-8 黑蚱与蝉蜕

1. 黑蚱 2. 蝉蜕

【主要成分】主含甲壳质，多种氨基酸等。

【品质】以体轻、完整、色黄亮者为佳。

【功能与主治】散风除热，利咽，透疹，退翳，解痉。用于风热感冒，咽痛，音哑，麻疹不透，风疹瘙痒，目赤翳障，惊风抽搐，破伤风。

蛇 蜕

【来源】本品为游蛇科动物黑眉锦蛇 *Elaphe taeniura* Cope、锦蛇 *Elaphe carinata*（Guenther）或乌梢蛇 *Zaocysdhumnades*（Cantor）等蜕下的干燥表皮膜。

【产地】主产于浙江、广西、四川等省。

【性状】本品呈圆筒形，多压扁而皱缩，完整者形似蛇，长可达1m以上。背部银灰色或淡灰棕色，有光泽，鳞迹菱形或椭圆形，衔接处呈白色，略抽皱或凹下；腹部乳白色或略显黄色，鳞迹长方形，呈覆瓦状排列。体轻，质微韧，手捏有润滑感和弹性，轻轻搓揉，沙沙作响。气微腥，味淡或微咸。

【主要成分】含骨胶原等。

【品质】以色白、条长粗大、整齐不碎、无杂质者为佳。《中国药典》规定本品酸不溶性灰分不得过3.0%。

【功能与主治】祛风，定惊，解毒，退翳。用于小儿惊风，抽搐痉挛，翳障，喉痹，疔肿，皮肤瘙痒。

阿 胶

【来源】本品为马科动物驴 *Equus asinus* L. 的干燥皮或鲜皮经煎煮、浓缩制成的固体胶。

【产地】主产山东、浙江。

【性状】本品呈长方形块、方形块或丁状。黑褐色，有光泽。质硬而脆，断面光亮，碎片对光照视呈棕色半透明状。气微，味微甘。

【主要成分】含胶原蛋白及其水解产物赖氨酸、精氨酸、组氨酸等。

【品质】以色匀、乌黑、质脆、半透明、断面光亮、无腥气者为佳。《中国药典》规定本品水分不得过15.0%；总灰分不得过1.0%。含重金属不得过百万分之三十。

砷盐不得过百万分之三；水不溶物不得过2.0%；挥发性碱性物质不得过0.10g。含总氮量不得少于13.0%。

【功能与主治】补血滋阴，润燥，止血。用于血虚萎黄，眩晕心悸，肌萎无力，心烦不眠，虚风内动，肺燥咳嗽，劳嗽咯血，吐血尿血，便血崩漏，妊娠胎漏。

乌梢蛇

【来源】本品为游蛇科动物乌梢蛇 *Zaocys dhumnades*（Cantor）的干燥体。

【产地】主产浙江、江苏、安徽等省。

【性状】1. 药材　本品呈圆盘状，盘径约16cm。表面黑褐色或绿黑色，密被菱形鳞片；背鳞行数成双，背中央2～4行鳞片强烈起棱，形成两条纵贯全体的黑线。头盘在中间，扁圆形，眼大而下凹陷，有光泽。上唇鳞8枚，第4、5枚入眶，颊鳞1枚，眼前下鳞1枚，较小，眼后鳞2枚。脊部高耸成屋脊状。腹部剖开边缘向内卷曲，脊肌肉厚，黄白色或淡棕色，可见排列整齐的肋骨。尾部渐细而长。尾下鳞双行。剥皮者仅留头尾之皮鳞，中段较光滑。气腥，味淡（图19－9）。

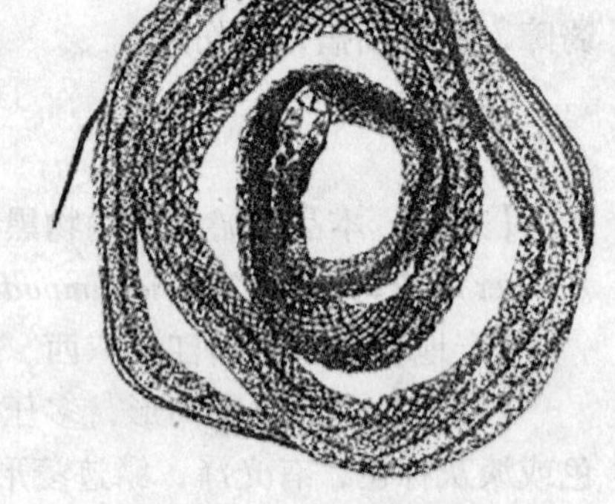

图19－9　乌梢蛇药材图

2. 饮片　呈短片状，长约3cm，表面黑褐色或绿黑色，有鳞片痕，无光泽，切面黄白色或淡棕色，质坚硬，气腥，味淡。

乌梢蛇肉：呈段片状，无皮、无骨，肉厚而柔软，黄白色或灰白色，质韧。气腥，略有酒味。

酒乌梢蛇：形同乌梢蛇。色泽加深，略有酒气。

【主要成分】含蛋白质、脂肪、骨胶原等。

【品质】以头尾齐全、肉色黄白、体坚实者为佳。《中国药典》规定本品醇溶性浸出物不得少于12.0%。

【功能与主治】祛风，通络，止痉。用于风湿顽痹，麻木拘挛，中风口眼歪斜，半身不遂，抽搐痉挛，破伤风，麻风疥癣，瘰疬恶疮。

金钱白花蛇

【来源】本品为眼镜蛇科动物银环蛇 *Bungarus multicinctus* Blyth 的幼蛇干燥体。

【产地】主产广东、广西。

【性状】本品呈圆盘状，盘径3～6cm，蛇体直径0.2～0.4cm。头盘在中间，尾细，常纳口内，口腔内上颌骨前端有毒沟牙1对，鼻间鳞2片，无颊鳞，上下唇鳞通常各为7

片。背部黑色或灰黑色，有白色环纹 45～58 个，黑白相间，白环纹在背部宽 1～2 行鳞片，向腹面渐增宽，黑环纹宽 3～5 行鳞片，背正中明显突起一条脊棱，脊鳞扩大呈六角形，背鳞细密，通身 15 行，尾下鳞单行。气微腥，味微咸（图 19－10）。

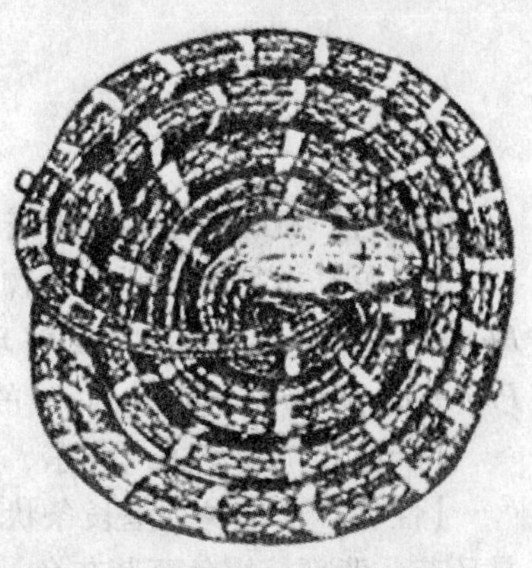

图 19－10　金钱白花蛇药材图

【主要成分】含蛋白质、脂肪及鸟嘌呤核苷。

【品质】以头尾齐全、肉色黄白、盘径小为佳。《中国药典》规定，本品醇溶性浸出物不得少于 15.0%。

【功能与主治】祛风，通络，止痉。用于风湿顽痹，麻木拘挛，中风口眼歪斜，半身不遂，抽搐痉挛，破伤风，麻风疥癣，瘰疬恶疮。

蕲　蛇

【来源】本品为蝰科动物五步蛇 *Agkisrrodon acutus*（Guenther）的干燥体。

【产地】主产浙江、广东、广西等。

【性状】1. 药材　本品卷呈圆盘状，盘径 17～34cm，体长可达 2m。头在中间稍向上，呈三角形而扁平，吻端向上，习称“翘鼻头”。上腭有管状毒牙，中空尖锐。背部两侧各有黑褐色与浅棕色组成的“V”形斑纹 17～25 个，其“V”形的两上端在背中线上相接，习称“方胜纹”，有的左右不相接，呈交错排列。腹部撑开或不撑开，灰白色，鳞片较大，有黑色类圆形的斑点，习称“连珠斑”；腹内壁黄白色，脊椎骨的棘突较高，呈刀片状上突，前后椎体下突基本同形，多为弯刀状，向后倾斜，尖端明显超过椎体后隆面。尾部骤细，末端有三角形深灰色的角质鳞片 1 枚。气腥，味微咸（图 19－11）。

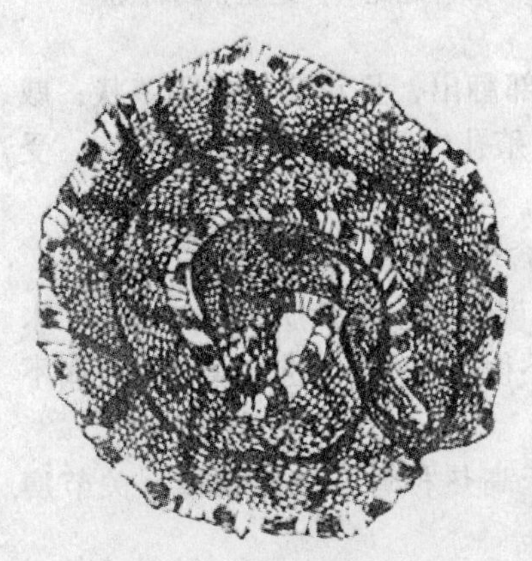

图 19－11　蕲蛇药材图

2. 饮片　呈小段片状，长约 3cm，表面黑褐色或浅棕色，有鳞片痕，腹部呈灰白色，内面腹壁黄白色，可见脊椎骨或肋骨。气腥，味微咸。蕲蛇肉：呈小段片状，无鳞皮及骨骼，黄白色，质较柔软。略有酒气。酒蕲蛇：形同蕲蛇。表面色泽加深，略有酒气（图 19－11）。

【主要成分】含蛋白质、脂肪、氨基酸等。

【品质】以条大、头尾齐全、花斑纹块明显者为佳。《中国药典》规定本品醇溶性浸出物不得少于 10.0%。

【功能与主治】祛风，通络，止痉。用于风湿顽痹，麻木拘挛，中风口眼歪斜，半身不遂，抽搐痉挛，破伤风，麻风疥癣。

地 龙

【别名】蚯蚓、土龙、虫鳝（贵州）

【来源】本品为钜蚓科动物参环毛蚓 *Pheretima aspergillum*（E. Perrier）、通俗环毛蚓 *Pheretima vulgaris* Chen、威廉环毛蚓 *Pheretima guillelmi*（Michaelsen）或栉盲环毛蚓 *Pheretima pectinifera* Michaelsen 的干燥体。前一种习称“广地龙”，后三种习称“沪地龙”。

【产地】广地龙主产广东、广西、福建；沪地龙主产上海、江苏、浙江。

【性状】广地龙 呈长条状薄片，弯曲，边缘略卷，长 15 ~ 20cm，宽 1 ~ 2cm 。全体具环节，背部棕褐色至紫灰色，腹部浅黄棕色；第 14 ~16 环节为生殖带，习称“白颈”，较光亮。体前端稍尖，尾端钝圆，刚毛圈粗糙而硬，色稍浅。雄生殖孔在第 18 环节腹侧刚毛圈一小孔突上，外缘有数环绕的浅皮褶，内侧刚毛圈隆起，前面两边有横排（一排或二排）小乳突，每边 10 ~ 20 个不等。受精囊孔 2 对，位于 7/8 至 8/9 环节间一椭圆形突起上，约占节周 5/11。体轻，略呈革质，不易折断。气腥，味微咸（图 19 – 12）。

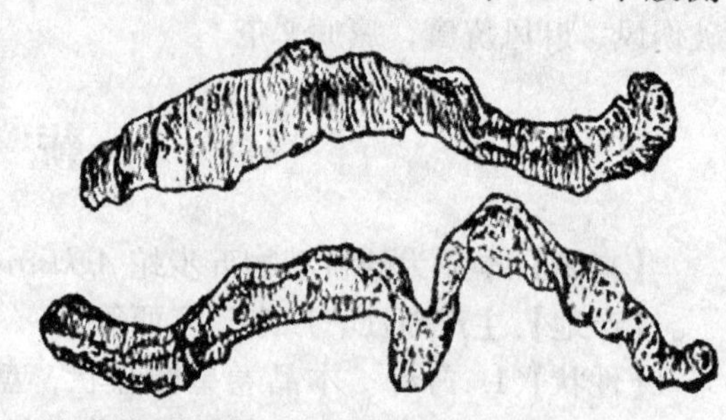

图 19 – 12 地龙（广地龙）药材图

沪地龙 长 8 ~ 15cm，宽 0. 5 ~ 1. 5cm。全体具环节，背部棕褐色至黄褐色，腹部浅黄棕色；第 14 ~ 16 环节为生殖带，较光亮。第 18 环节有一对雄生殖孔。通俗环毛蚓的雄交配腔能全部翻出，呈花菜状或阴茎状；威廉环毛蚓的雄交配腔孔呈纵向裂缝状；栉盲环毛蚓的雄生殖孔内侧有 1 或多个小乳突。受精囊孔 3 对，在 6/7 至 8/9 环节间。

【主要成分】广地龙含次黄嘌呤、组织胺等，沪地龙含琥珀酸、谷氨酸等。

【品质】以条大、肉厚、洁净者为佳。《中国药典》规定，本品杂质不得过 6% 。水分不得过 12. 0% 。总灰分不得过 10. 0% 。酸不溶性灰分不得过 5. 0% 。重金属含重金属不得过百万分之三十。水溶性浸出物不得少于 16. 0% 。

【功能与主治】清热定惊，通络，平喘，利尿。用于高热神昏，惊痫抽搐，关节痹痛，肢体麻木，半身不遂，肺热喘咳，尿少水肿，高血压。

蛤 蚧

【别名】大壁虎

【来源】本品为壁虎科动物蛤蚧 *Gekko gecko* Linnaeus 的干燥体。

【产地】主产广西、云南、广东等地。

【性状】1. 药材 本品呈扁片状，头颈部及躯干部长 9 ~ 18cm，头颈部约占 1/3，腹背部宽 6 ~ 11cm，尾长 6 ~ 12cm 。头略呈扁三角状，两眼多凹陷成窟窿，口内有细齿，生于颚的边缘，无异型大齿。吻部半圆形，吻鳞不切鼻孔，与鼻鳞相连，上鼻鳞左右各 1 片，上唇鳞 12 ~ 14 对，下唇鳞（包括颏鳞）21 片。腹背部呈椭圆形，腹薄。背部呈灰黑

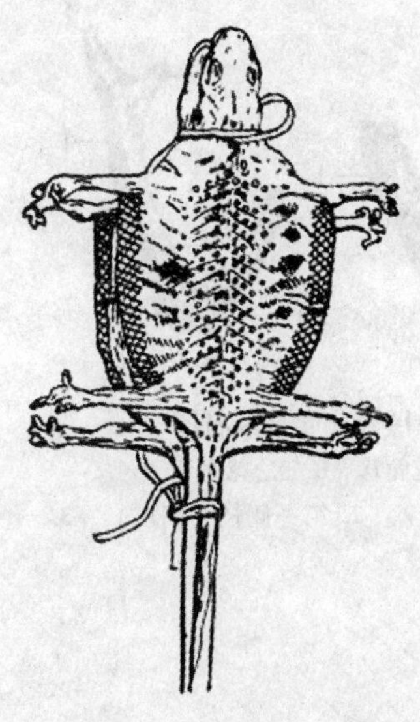
图 19－13　蛤蚧药材图

色或银灰色，有黄白色或灰绿色斑点散在或密集成不显著的斑纹，脊椎骨及两侧肋骨突起。四足均具 5 趾；趾间仅具蹼迹，足趾底有吸盘。尾细而坚实，微现骨节，与背部颜色相同，有 6～7 个明显的银灰色环带。全身密被圆形或多角形微有光泽的细鳞，气腥，味微咸（图 19－13）。

2. 饮片　为不规则的片状小块，表面灰黑色或银灰色，有黄白色或灰绿色斑点及鳞甲脱落后的痕迹。切面黄白色或灰白色。脊椎骨及肋骨突起清晰。稍有腥气，味微咸。

酒蛤蚧：形如蛤蚧。稍有酒气，味微咸。

【主要成分】含肌肽、胆碱等。

【品质】以条大、尾全、尾长、再生尾不低于 6cm、不破碎者为佳。

【功能与主治】补肺益肾，纳气定喘，助阳益精。用于虚喘气促，劳嗽咳血，阳痿遗精。

鸡　内　金

【来源】本品为雉科动物家鸡 *Gallus gallus domesticus* Brisson 的干燥沙囊内壁。

【产地】全国大部分地区均产。

【性状】本品为不规则卷片，厚约 2mm。表面黄色、黄绿色或黄褐色，薄而半透明，具明显的条状皱纹。质脆，易碎，断面角质样，有光泽。气微腥，味微苦。

【主要成分】含胃蛋白酶、淀粉酶、氨基酸、维生素等。

【品质】以身干、个大、色黄、完整不破碎者为佳。《中国药典》规定本品水分不得过 15.0%。总灰分不得过 2.0%。酸不溶性灰分不得过 1.0%。醇溶性浸出物不得少于 7.5%。

【功能与主治】健胃消食，涩精止遗。用于食积不消，呕吐泻痢，小儿疳积，遗尿，遗精。

三、角、甲、贝壳类

鹿　茸

【别名】花鹿茸、黄毛茸、马鹿茸、青毛茸

【来源】本品为鹿科动物梅花鹿 *Cervus nippon* Temminck 或马鹿 *Cervus elaphus* Linnaeus 的雄鹿未骨化密生茸毛的幼角。前者习称“花鹿茸”，后者习称“马鹿茸”。

【产地】花鹿茸主产吉林、辽宁，马鹿茸主产黑龙江、吉林、内蒙古。

【性状】1. 药材　花鹿茸　呈圆柱状分枝，具一个分枝者习称“二杠”，主枝习称“大挺”，长 17～20cm，锯口直径 4～5cm，离锯口约 1cm 处分出侧枝，习称“门庄”，长 9～15cm，直径较大挺略细。外皮红棕色或棕色，多光润，表面密生红黄色或棕黄色细茸毛，上端较密，下端较疏；分岔间具 1 条灰黑色筋脉，皮茸紧贴。锯口黄白色，外围无骨质，中部密布细孔。体轻。气微腥，味微咸。具二个分枝者，习称“三岔”，大挺长23～33cm，直径较二杠细，略呈弓形，微扁，枝端略尖，下部多有纵棱筋及突起疙瘩；皮红黄色，茸毛较稀而粗。

二茬茸与头茬茸相似，但挺长而不圆或下粗上细，下部有纵棱筋。皮灰黄色，茸毛较粗糙，锯口外围多已骨化。体较重。无腥气（图19－14）。

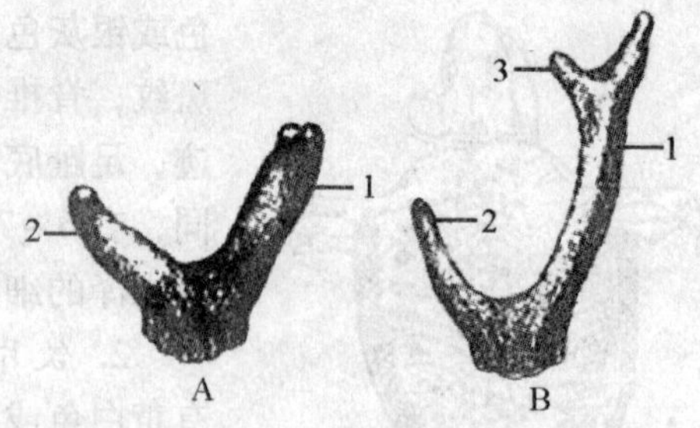

图19－14　花鹿茸药材图

A二杠花鹿茸　B三岔花鹿茸

1. 主枝（大挺）　2. 第一侧枝（门庄）　3. 第二侧枝

马鹿茸 较花鹿茸粗大，分枝较多，侧枝一个者习称“单门”，二个者习称“连花”，三个者习称“三岔”，四个者习称“四岔”或更多。按产地分为“东马鹿茸”和“西马鹿茸”。

东马鹿茸“单门”大挺长25～27cm，直径约3cm。外皮灰黑色，茸毛灰褐色或灰黄色，锯口。

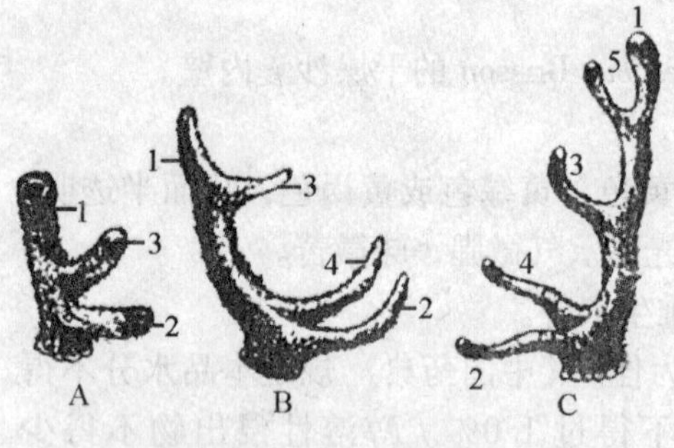

图19－15　马鹿茸药材图

A莲花马鹿茸　B三岔马鹿茸　C四岔马鹿茸

1. 主枝（大挺）　2. 第一侧枝（门庄）

3. 第二侧枝　4. 第三侧枝　5. 第四侧枝

面外皮较厚，灰黑色，中部密布细孔，质嫩；“莲花”大挺长可达33cm，下部有棱筋，锯口面蜂窝状小孔稍大；“三岔”皮色深，质较老；“四岔”茸毛粗而稀，大挺下部具棱筋及疙瘩，分枝顶端多无毛，习称“捻头”。

西马鹿茸：大挺多不圆，顶端圆扁不一，长30～100cm。表面有棱，多抽缩干瘪，分枝较长且弯曲，茸毛粗长，灰色或黑灰色。锯口色较深，常见骨质。气腥臭，味咸（图19－15）。

2. 饮片　花鹿茸片：花鹿茸尖部切片习称“血片”、“腊片”，为圆形薄片，切面浅棕色或浅黄白色，半透明，微显光泽；外皮无骨质，周边粗糙，红棕色或棕色；质坚硬，气微腥，味微咸。中上部的切片习称“蛋黄片”，切面黄白色或粉白色。中间有极小的蜂窝状细孔。下部习称“老角片”，为圆形或类圆形厚片，表面粉白色或浅白色，中间有蜂窝状细孔，外皮无骨质或略具骨质，周边粗糙，红棕色或棕色；质坚硬。

马鹿茸片：“血片”、“腊片”，为圆形薄片，切面灰黑色，中央米黄色，半透明，微显光泽；外皮较厚，无骨质，周边灰黑色，质坚韧，气微腥，味微咸。“老角片”、“粉片”为圆形或类圆形厚片，切面灰黑色，中央米黄色，有细蜂窝状细孔，外皮较厚，无骨质或略具骨质，周边灰黑色，质坚脆，气微腥，味微咸。

【主要成分】含脑素约1.25%，少量雄酮等。

【品质】以分枝少、粗壮、大挺圆、顶端丰满、毛细柔软、骨化程度低、无臭、无虫蛀者为佳。

【功能与主治】壮肾阳，益精血，强筋骨，调冲任，托疮毒。用于阳痿滑精，宫冷不孕，羸瘦，神疲，畏寒，眩晕耳鸣耳聋，腰脊冷痛，筋骨萎软，崩漏带下，阴疽不敛。

鹿　角

【来源】本品为鹿科动物马鹿 *Cervus elaphus* Linnaeus 或梅花鹿 *Cervus nippon* Temminck 已骨化的角或锯茸后翌年春季脱落的角基，分别习称“马鹿角”、“梅花鹿角”、“鹿角脱盘”。

【产地】主产东北、西北地区。

【性状】马鹿角呈分枝状，通常分成 4～6 枝，全长 50～120cm 。主枝弯曲，直径 3～6cm，基部盘状，上具不规则瘤状突起，习称“珍珠盘”，周边常有稀疏细小的孔洞。侧枝多向一面伸展，第一枝与珍珠盘相距较近，与主干几成直角或钝角伸出，第二枝靠近第一枝伸出，习称“坐地分枝”；第二枝与第三枝相距较远。表面灰褐色或灰黄色，有光泽，角尖平滑，中、下部常具疣状突起，习称“骨钉”，并具长短不等的断续纵棱，习称“苦瓜棱”。质坚硬，断面外圈骨质，灰白色或微带淡褐色，中部多呈灰褐色或青灰色，具蜂窝状孔。气微，味微咸。

梅花鹿角通常分成 3～4 枝，全长 30～60cm，直径 2.5～5cm。侧枝多向两旁伸展，第一枝与珍珠盘相距较近，第二枝与第一枝相距较远，主枝末端分成两小枝。表面黄棕色或灰棕色，枝端灰白色。枝端以下具明显骨钉，纵向排成“苦瓜棱”，顶部灰白色或灰黄色，有光泽。

鹿角脱盘呈盔状或扁盔状，直径 3～6cm（珍珠盘直径 4.5～6.5cm），高 1.5～4cm。表面灰褐色或灰黄色，有光泽。底面平，蜂窝状，多呈黄白色或黄棕色。珍珠盘周边常有稀疏细小的孔洞。上面略平或呈不规则的半球形。质坚硬，断面外圈骨质，灰白色或类白色。

【主要成分】含胶质约 25%、磷酸钙 50%～60%、碳酸钙等。

【品质】以粗壮、坚实、有光泽者为佳。《中国药典》规定本品水溶性浸出物不得少于 17.0%。

【功能与主治】温肾阳，强筋骨，行血消肿。用于阳痿遗精，腰脊冷痛，阴疽疮疡，乳痈。

羚 羊 角

【别名】羚角、白羚羊角

【来源】本品为牛科动物赛加羚羊 *Saiga tatarica* Linnaeus 的角。猎取后锯取其角，晒干。

【产地】主产新疆。

【性状】1. 药材　本品呈长圆锥形，略呈弓形弯曲，长 15～33cm，类白色或黄白色，基部稍呈青灰色。嫩枝对光透视有“血丝”或紫黑色斑纹，光润如玉，无裂纹，老枝则有细纵裂纹。除尖端部分外，有 10～16 个隆起环脊，间距约 2cm，用手握之，四指正好嵌入凹处。角的基部横截面圆形，直径 3～4cm，内有坚硬质重的角柱，习称“骨塞”，骨塞长约占全角的1/2或1/3，表面有突起的纵棱与其外面角鞘内的凹沟紧密嵌合，从横断面观，其结合部呈锯齿状。除去“骨塞”后，角的下半段成空洞，全角呈半透明，对光透视，上半段中央有一条隐约可辨的细孔道直通角尖，习称“通天眼”。质坚硬。气微，味淡（图19-16）。

2. 饮片　羚羊角镑片：横片为类圆形薄片。类白色或黄白色，半透明，外表可见纹丝，微呈波状，中央可见空洞。质坚韧，不易拉断。无臭，味淡。

羚羊角纵片：为纵向条状薄片。类白色或黄白色，表面光滑，半透明，有光泽，无臭，味淡。

羚羊角粉：为乳白色细粉，无臭，味淡。

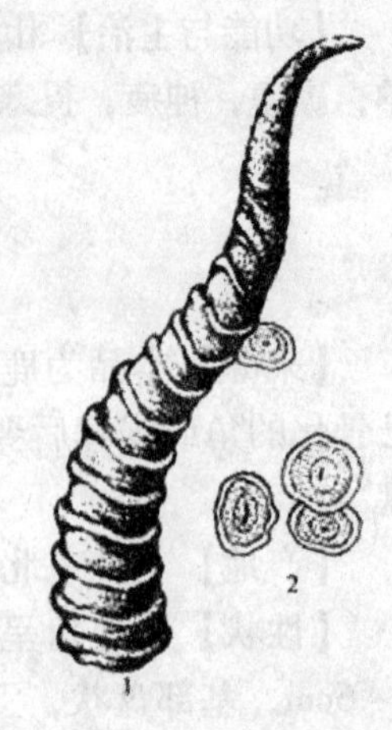

图19-16　羚羊角药材图

1. 药材　2. 饮片

【主要成分】含角蛋白、磷酸钙及不溶性无机盐等。

【品质】以质嫩色白、光润、内含红色斑纹、无裂纹者为佳，角尖部最佳。

【功能与主治】平肝息风，清肝明目，散血解毒。用于高热惊痫，神昏痉厥，子痫抽搐，癫痫发狂，头痛眩晕，目赤翳障，温毒发斑，痈肿疮毒。

龟　甲

【来源】本品为龟科动物乌龟 *Chinemys reevesii*（Gray）的背甲及腹甲。

【产地】主产江苏、浙江、安徽等省。

【性状】1. 药材　本品背甲及腹甲由甲桥相连，背甲稍长于腹甲，与腹甲常分离。背甲呈长椭圆形拱状，长7.5~22cm，宽6~18cm；外表面棕褐色或黑褐色，脊棱3条；颈盾1块，前窄后宽；椎盾5块，第1椎盾长大于宽或近相等，第2~4椎盾宽大于长；肋盾两侧对称，各4块；缘盾每侧11块；臀盾2块。腹甲呈板片状，近长方椭圆形，长6.4~21cm，宽5.5~17cm；外表面淡黄棕色至棕黑色，盾片12块，每块常具紫褐色放射状纹理，腹盾、胸盾和股盾中缝均长，喉盾、肛盾次之，肱盾中缝最短；内表面黄白色至灰白色，有的略带血迹或残肉，除净后可见骨板9块，呈锯齿状嵌接；前端钝圆或平截，后端具三角形缺刻，两侧残存呈翼状向斜上方弯曲的甲桥。质坚硬。气微腥，味微咸（图19-17）。

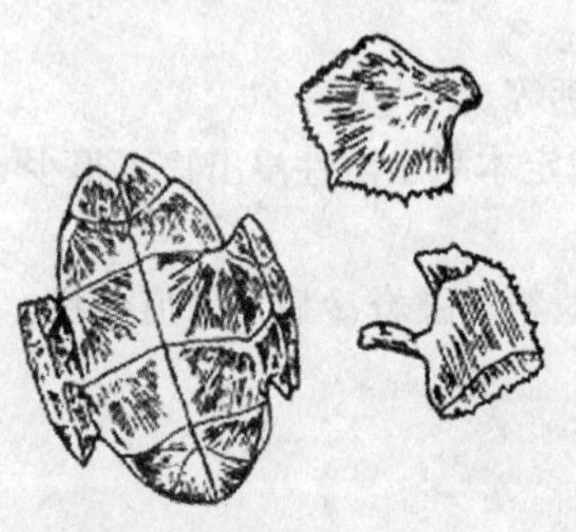
图19-17　龟甲药材图

2. 饮片　龟甲：为不规则的小碎块，表面淡黄色或黄白色，有紫褐色放射状纹理。内面黄白色，边缘呈锯齿状。质坚硬，可自骨板缝处断裂。气微腥，味微咸。

醋龟甲：形如龟甲，表面淡黄色，质松脆，略有醋气。

【主要成分】含蛋白质、骨胶原等。

【品质】以块大、质坚硬、无残肉者为佳。

【功能与主治】滋阴潜阳，益肾强骨，养血补心。用于阴虚潮热，骨蒸盗汗，头晕目眩，虚风内动，筋骨痿软，心虚健忘。

鳖　甲

【来源】本品为鳖科动物鳖 *Trionyx sinensis* Wiegmann 的背甲。

【产地】主产湖北、安徽、江苏等省。

【性状】1. 药材　本品呈椭圆形或卵圆形，背面隆起，长 10 ~ 15cm，宽 9 ~ 14cm。外表面黑褐色或墨绿色，略有光泽，具细网状皱纹及灰黄色或灰白色斑点，中间有一条纵棱，两侧各有左右对称的横凹纹 8 条，外皮脱落后，可见锯齿状嵌接缝。内表面类白色，中部有突起的脊椎骨，颈骨向内卷曲，两侧各有肋骨 8 条，伸出边缘。质坚硬。气微腥，味淡（图 19 – 18）。

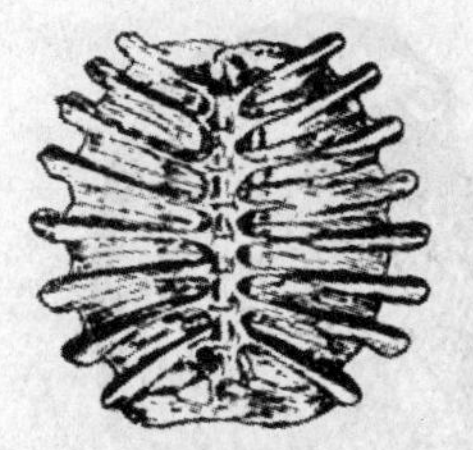
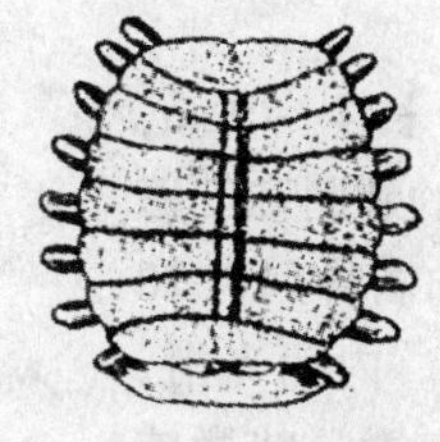

图 19 – 18　鳖甲药材图

2. 饮片　鳖甲：为不规则的小碎块，外表面黑褐色或墨绿色，内表面类白色，质坚硬，气微腥，味淡。

醋鳖甲：形如鳖甲，但呈淡黄色，质酥脆，略具醋气。

【主要成分】含骨胶原、碳酸钙、磷酸钙等。

【品质】以个大、质坚硬、无残肉者为佳。质酥脆易折断者不能药用。《中国药典》规定本品醇溶性浸出物不得少于 5.0%。

【功能与主治】滋阴潜阳，软坚散结，退热除蒸。用于阴虚发热，劳热骨蒸，虚风内动，经闭，癥瘕，久疟、疟母。

穿 山 甲

【来源】本品为鲮鲤科动物穿山甲 *Manis pentadactyla* Linnaeus 的鳞甲。

【产地】主产广西、云南、贵州等省。

【性状】本品呈扇面形、三角形、菱形或盾形的扁平片状或半折合状，中间较厚，边缘较薄，大小不一，长宽各为 0.7 ~ 5cm。外表面黑褐色或黄褐色，有光泽，宽端有数十条排列整齐的纵纹及数条横线纹；窄端光滑。内表面色较浅，中部有一条明显突起的弓形横向棱线，其下方有数条与棱线相平行的细纹。角质，半透明，坚韧而有弹性，不易折断。气微腥，味淡（图 19 – 19）。

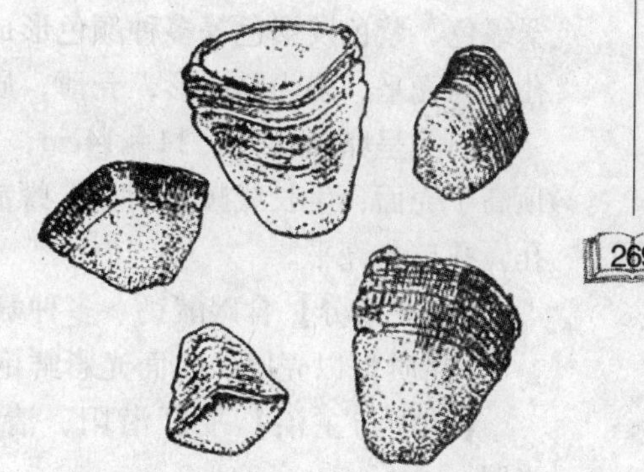

图 19 – 19　穿山甲片外形图

【主要成分】含大量角蛋白，多种氨基酸。

【品质】以片匀、表面光洁、黑褐色或黄褐色、半透明、无腥气、不带筋肉者为佳。《中国药典》规定本品杂质不得过 4%。

【功能与主治】通经下乳，消肿排脓，搜风通络。用于经闭癥瘕，乳汁不通，痈肿疮毒，关节痹痛，麻木拘挛。

【注意】孕妇慎用。

石　决　明

【来源】本品为鲍科动物杂色鲍 *Haliotis diversicolor* Reeve、皱纹盘鲍 *Haliotis discus hannai* Ino、羊鲍 *Haliotis ovina* Gmelin、澳洲鲍 *Haliotis ruber*（Leach）、耳鲍 *Haliotis asinina* Linnaeus 或白鲍 *Haliotis laevigata*（Donovan）的贝壳。

【产地】主产广东、福建、山东等沿海地区。

【性状】杂色鲍呈长卵圆形，内面观略呈耳形，长7～9cm，宽5～6cm，高约2cm。表面暗红色，有多数不规则的螺肋和细密生长线，螺旋部小，体螺部大，从螺旋部顶处开始向右排列有20余个疣状突起，末端6～9个开孔，孔口与壳面平。内面光滑，具珍珠样彩色光泽。壳较厚，质坚硬，不易破碎。气微，味微咸（图19－20）。

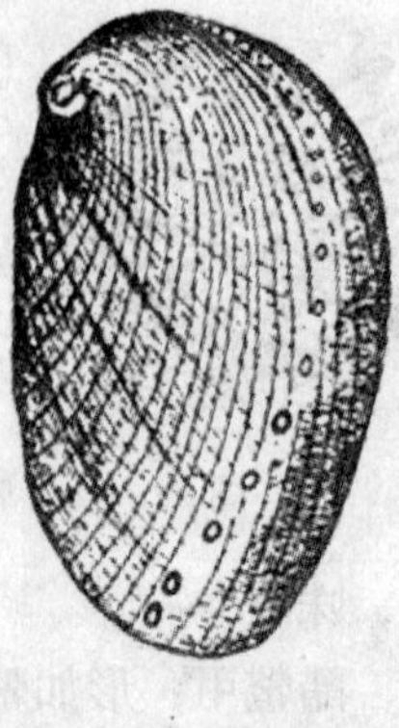

图19－20　杂色鲍外形图

皱纹盘鲍呈长椭圆形，长8～12cm，宽6～8cm，高2～3cm。表面灰棕色，有多数粗糙而不规则的皱纹，生长线明显，常有苔藓类或石灰虫等附着物，末端4～5个开孔，孔口突出壳面，壳较薄。

羊鲍近圆形，长4～8cm，宽2.5～6cm，高0.8～2cm。壳顶位于近中部而高于壳面，螺旋部与体螺部各占1/2，从螺旋部边缘有2行整齐的突起，尤以上部较为明显，末端4～5个开孔，呈管状。

澳洲鲍呈扁平卵圆形，长13～17cm，宽11～14cm，高3.5～6cm。表面砖红色，螺旋部约为壳面的1/2，螺肋和生长线呈波状隆起，疣状突起30余个，末端7～9个开孔，孔口突出壳面。

耳鲍狭长，略扭曲，呈耳状，长5～8cm，宽2.5～3.5cm，高约1cm。表面光滑，具翠绿色、紫色及褐色等多种颜色形成的斑纹，螺旋部小，体螺部大，末端5～7个开孔，孔口与壳平，多为椭圆形，壳薄，质较脆。

白鲍呈卵圆形，长11～14cm，宽8.5～11cm，高3～6.5cm。表面砖红色，光滑，壳顶高于壳面，生长线颇为明显，螺旋部约为壳面的1/3，疣状突起30余个，末端9个开孔，孔口与壳平。

【主要成分】含碳酸钙、多种氨基酸等。

【品质】以壳厚、内面光彩鲜艳者为佳。

【功能与主治】平肝潜阳，清肝明目。用于头痛眩晕，目赤翳障，视物昏花，青光眼。

牡　蛎

【来源】本品为牡蛎科动物长牡蛎 *Ostrea gigas* Thunberg、大连湾牡蛎 *Ostrea talienwhanensis* Crosse 或近江牡蛎 *Ostrea rivularis* Gould 的贝壳。

【产地】我国沿海各地均产。

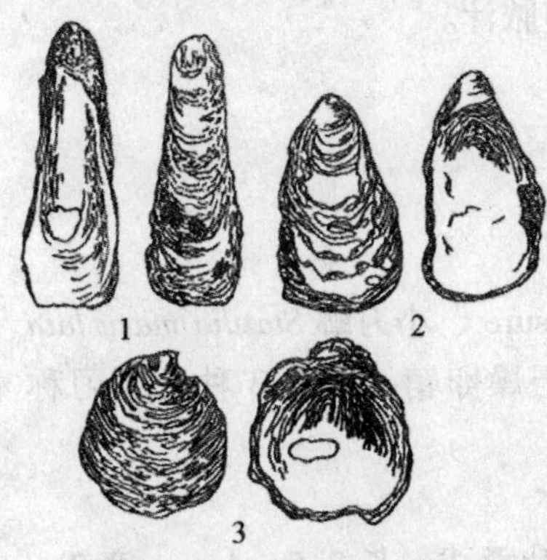

图 19-21 牡蛎药材图
1. 长牡蛎 2. 大连湾牡蛎 3. 近江牡蛎

【性状】1. 药材 长牡蛎 呈长片状，背腹缘几平行，长 10~50cm，高 4~15cm。右壳较小，鳞片坚厚，层状或层纹状排列。壳外面平坦或具数个凹陷，淡紫色、灰白色或黄褐色；内面瓷白色，壳顶二侧无小齿。左壳凹陷深，鳞片较右壳粗大，壳顶附着面小。质硬，断面层状，洁白。气微，味微咸（图 19-21）。

大连湾牡蛎 呈类三角形，背腹缘呈八字形。右壳外面淡黄色，具疏松的同心鳞片，鳞片起伏成波浪状，内面白色。左壳同心鳞片坚厚，自壳顶部放射肋数个，明显，内面凹下呈盒状，铰合面小（图 19-21）。

近江牡蛎 呈圆形、卵圆形或三角形等。右壳外面稍不平，有灰、紫、棕、黄等色，环生同心鳞片，幼体者鳞片薄而脆，多年生长后鳞片层层相叠，内面白色，边缘有的呈淡紫色（图 19-21）。

2. 饮片 牡蛎 为不规则的碎块，表面淡紫色，灰白色，黄色或黄褐色，内面瓷白色。质硬，断面层状或层纹状排列，洁白。气微腥，味微咸。

煅牡蛎 呈不规则的碎块状，大小不一，灰白色或青灰色，质酥脆。

【主要成分】含碳酸钙、磷酸钙、硫酸钙等。

【品质】以质坚、内面光洁、色白者为佳。

【功能与主治】重镇安神，潜阳补阴，软坚散结。用于惊悸失眠，眩晕耳鸣，瘰疬痰核，癥瘕痞块。煅牡蛎收敛固涩。用于自汗盗汗，遗精崩带，胃痛吞酸。

海 螵 蛸

【来源】本品为乌贼科动物无针乌贼 *Sepiella maindroni* de Rochebrune 或金乌贼 *Sepia esculenta* Hoyle 的干燥内壳。

【产地】主产浙江、福建、山东等沿海地区。

【性状】无针乌贼 呈扁长椭圆形，中间厚，边缘薄，长 9~14cm，宽 2.5~3.5cm，厚约 1.3cm。背面有磁白色脊状隆起，两侧略显微红色，有不甚明显的细小疣点；腹面白色，自尾端到中部有细密波状横层纹；角质缘半透明，尾部较宽平，无骨针。体轻，质松，易折断，断面粉质，显疏松层纹。气微腥，味微咸。

金乌贼 长 13~23cm，宽约至 6.5cm。背面疣点明显，略呈层状排列；腹面的细密波状横层纹占全体大部分，中间有纵向浅槽；尾部角质缘渐宽，向腹面翘起，末端有一骨针，多已断落（图 19-22）。

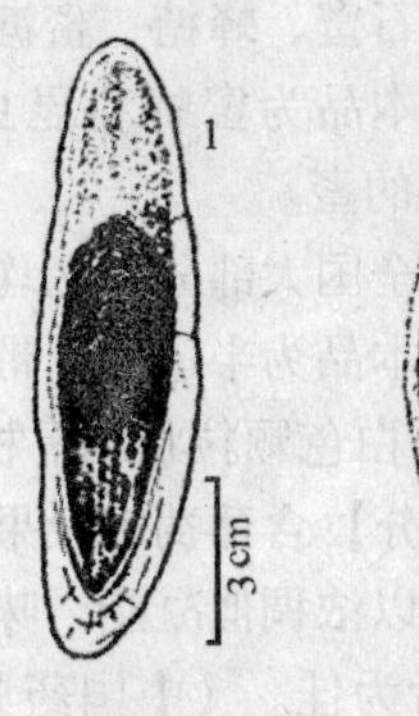

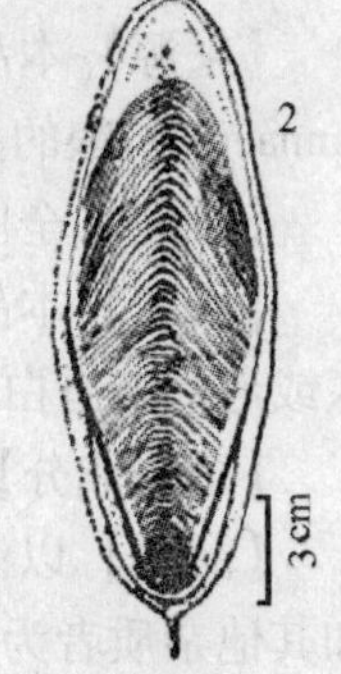

图 19-22 海螵蛸外形图
1. 无针乌贼 2. 金乌贼

【主要成分】含碳酸钙和甲壳质。

【品质】以色白、洁净者为佳。

【功能与主治】收敛止血，涩精止带，制酸，敛疮。用于胃痛吞酸，吐血衄血，崩漏便血，遗精滑精，赤白带下；溃疡病。外治损伤出血，疮多脓汁。

四、生理病理产物

桑螵蛸

【来源】本品为螳螂科昆虫大刀螂 *Tenodera sinensis* Saussure、小刀螂 *Statilia macu lata*（Thunberg）或巨斧螳螂 *Hierodula patellifera*（Serville）的干燥卵鞘。以上 3 种分别习称“团螵蛸”、“长螵蛸” 及 “黑螵蛸”。

【产地】全国均产。

【性状】团螵蛸 略呈圆柱形或半圆形，由多层膜状薄片叠成，长 2.5 ~ 4cm，宽 2 ~ 3cm。表面浅黄褐色，上面带状隆起不明显，底面平坦或有凹沟。体轻，质松而韧，横断面可见外层为海绵状，内层为许多放射状排列的小室，室内各有一细小椭圆形卵，深棕色，有光泽。气微腥，味淡或微咸。

长螵蛸　略呈长条形，一端较细，长 2.5 ~ 5cm，宽 1 ~ 1.5cm。表面灰黄色，上面带状隆起明显，带的两侧各有一条暗棕色浅沟及斜向纹理。质硬而脆。

黑螵蛸　略呈平行四边形，长 2 ~ 4cm，宽 1.5 ~ 2cm。表面灰褐色，上面带状隆起明显，两侧有斜向纹理，近尾端微向上翘。质硬而韧（图 19 – 23）。

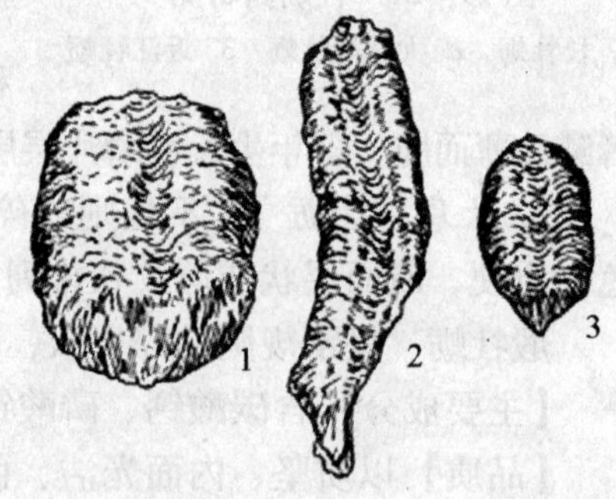

图 19 – 23　桑螵蛸外形图

1. 团螵蛸　2. 长螵蛸　3. 黑螵蛸

【主要成分】含磷脂、氨基酸等。

【品质】以体轻、色黄者为佳。桑树上的团螵蛸为优，长螵蛸次之，黑螵蛸最次。

【功能与主治】益肾固精，缩尿，止浊。用于遗精滑精，遗尿尿频，小便白浊。

蜂　蜜

【别名】石蜜、蜂糖、蜜糖。

【来源】本品为蜜蜂科昆虫中华蜜蜂 *Apis cerana* Fabricius 或意大利蜂 *APis mellifera* Linnaeus 所酿的蜜。

【产地】全国大部分地区均产。

【性状】本品为半透明、带光泽、浓稠的液体，白色至淡黄色或橘黄色至黄褐色，放久或遇冷渐有白色颗粒状结晶析出。气芳香，味极甜。

【主要成分】含葡萄糖及果糖约 70%。

【品质】以浓稠似凝脂、味甜而纯正、不酸、无异臭、无苦麻味、无死蜂、蜂蜡碎片和其他杂质者为佳。《中国药典》规定本品相对密度应在 1.349 以上。含还原糖不得少于 64.0%。

【功能与主治】补中，润燥，止痛，解毒。用于脘腹虚痛，肺燥干咳，肠燥便秘；外治疮疡不敛，水火烫伤。

蜂　房

【来源】本品为胡蜂科昆虫果马蜂 *Polistes olivaceous*（DeGeer）、日本长脚胡蜂 *Polistes japonicus* Saussure 或异腹胡蜂 *Parapolybia varia* Fabricius 的巢。

【产地】全国均产。

【性状】本品呈圆盘状或不规则的扁块状，有的似莲房状，大小不一。表面灰白色或灰褐色。腹面有多数整齐的六角形房孔，孔径 3～4mm 或 6～8mm；背面有 1 个或数个黑色短柄。体轻，质韧，略有弹性。气微，味辛淡。

【主要成分】含蜂蜡及树脂，又含有毒的露蜂房油。

【品质】以质柔软、有弹性、房孔内无蜂蛹、死蜂者为佳。质酥脆或坚硬者不可供药用。

【功能与主治】祛风，功毒，杀虫，止痛。用于龋齿牙痛，疮疡肿毒，乳痈，瘰疬，皮肤顽癣，鹅掌风。

麝　香

【别名】元寸香

【来源】本品为鹿科动物林麝 *Moschus berezovskii* Flerov 、马麝 *Moschus sifanicus* Przewalski 或原麝 *Moschus moschiferus* Linnaeus 成熟雄体香囊中的干燥分泌物。麝猎获后，割取香囊，阴干，俗称“毛壳麝香”。割开香囊，除去囊壳，习称“麝香仁”。

【产地】主产于四川、西藏、贵州、云南、青海等省。

【性状】毛壳麝香　为扁圆形或类椭圆形的囊状体，直径 3～7cm，厚 2～4cm。开口面的皮革质，棕褐色，略平，密生白色或灰棕色短毛，从两侧围绕中心排列，中间有 1 小囊孔。另一面为棕褐色略带紫的皮膜，微皱缩，偶显肌肉纤维，略有弹性，剖开后可见中层皮膜呈棕褐色或灰褐色，半透明，内层皮膜呈棕色，内含颗粒状、粉末状的麝香仁和少量细毛及脱落的内层皮膜（习称“银皮”）。

麝香仁　野生者质软，油润，疏松；其中不规则圆球形或颗粒状者习称“当门子”，表面多呈紫黑色，油润光亮，微有麻纹，断面深棕色或黄棕色；粉末状者多呈棕褐色或黄棕色，并有少量脱落的内层皮膜和细毛。饲养者呈颗粒状、短条形或不规则的团块；表面不平，紫黑色或深棕色，显油性，微有光泽，并有少量毛和脱落的内层皮膜。气香浓烈而特异，味微辣、微苦带咸。

【主要成分】含麝香酮 0.9%～5%。

【品质】毛壳麝香以饱满、皮薄、有弹性、无皮肉附着、香气浓烈者为佳。麝香仁以颗粒紫黑、粉末色棕褐、质柔油润、香气浓烈者为佳。《中国药典》规定本品干燥失重减失重量不得过 35.0%。总灰分不得过 6.5%。含麝香酮不得少于 2.0%。

【功能与主治】开窍醒神，活血通经，消肿止痛。用于热病神昏，中风痰厥，气郁暴厥，中恶昏迷，经闭，癥瘕，难产死胎，心腹暴痛，痈肿瘰疬，咽喉肿痛，跌扑伤痛，痹痛麻木。

【注意】孕妇禁用。

牛　黄

【别名】丑宝、丑黄、西黄

【来源】本品为牛科动物牛 *Bos taurus domesticus* Gmelin 干燥的胆结石。

【产地】全国各地均产。

【性状】本品多呈卵形、类球形、三角形或四方形，大小不一，直径 0.6 ~ 3（4.5）cm，少数呈管状或碎片。表面黄红色至棕黄色，有的表面挂有一层黑色光亮的薄膜，习称“乌金衣”，有的粗糙，具疣状突起，有的具龟裂纹。体轻，质酥脆，易分层剥落，断面金黄色，可见细密的同心层纹，有的夹有白心。气清香，味苦而后甘，有清凉感，嚼之易碎，不粘牙。

【主要成分】含胆红素、胆酸、去氧胆酸等。

【品质】以完整、色棕黄、质松脆、断面层纹清晰而细腻者为佳。《中国药典》规定本品水分不得过 9.0%。总灰分不得过 10.0%。含胆酸不得少于 4.0%。含胆红素不得少于 35.0%。

【功能与主治】清心，豁痰，开窍，凉肝，息风，解毒。用于热病神昏，中风痰迷，惊痫抽搐，癫痫发狂，咽喉肿痛，口舌生疮，痈肿疔疮。

实　训

任务一：观察动物类药材，寻找并指出它们的突出特征。

内容一　观察识别下列药材（或饮片）的特征，并说出它们的主要鉴别特征。

海马、全蝎、蜈蚣、僵蚕、斑蝥、蝉蜕、阿胶、金钱白花蛇、蕲蛇、地龙、蛤蚧、鸡内金

内容二　观察识别下列药材（或饮片）的特征，并说出它们的主要鉴别特征。

鹿茸、羚羊角、龟甲、鳖甲、穿山甲、石决明、牡蛎、珍珠母、海螵蛸、桑螵蛸

任务二：综合实训　从海马、全蝎、蜈蚣，僵蚕、斑蝥、蝉蜕、阿胶、金钱白花蛇、蕲蛇、地龙、蛤蚧、鸡内金、鹿茸、羚羊角、龟甲、鳖甲、穿山甲、石决明、牡蛎、珍珠母、海螵蛸、桑螵蛸中，自己寻找并说出阿胶、蝉蜕、全蝎、牡蛎、鳖甲、海螵蛸、桑螵蛸、鹿茸、海马的入药部位，说一说你是怎样鉴别它们的。

第二十章　矿物类药材的观察与鉴别

第一节　矿物类药材的概述

矿物类药材是指可供药用的天然矿物及其加工品。它们具有一定的化学组成、内部结构、形态和物理性质。由于每种矿物的成分、结构和性质的不同，除了传统的鉴别方法外，还要采用化学的鉴定方法。

第二节　矿物类药材的鉴定实例

自　然　铜

【来源】本品为硫化物类矿物黄铁矿族黄铁矿。主含二硫化铁（FeS_2）。

【产地】主产四川、云南、广东等。

【性状】本品晶形多为立方体，集合体呈致密块状。表面亮淡黄色，有金属光泽；有的黄棕色或棕褐色，无金属光泽。具条纹，条痕绿黑色或棕红色。体重，质坚硬或稍脆，易砸碎，断面黄白色，有金属光泽；或断面棕褐色，可见银白色亮星。

【主要成分】主含二硫化铁（FeS_2）。

【品质】以体呈方块形、颜色黄亮、断面有金属光泽、不含岩石杂质者为佳。

【功能与主治】散瘀，接骨，止痛。用于跌扑肿痛，筋骨折伤。

轻　粉

【来源】本品为氯化亚汞（Hg_2Cl_2）。

【产地】主产于湖北、河北、湖南、云南等省。

【性状】本品为白色有光泽的鳞片状或雪花状结晶，或结晶性粉末；遇光颜色缓缓变暗。气微，几乎无味。

【主要成分】主含氯化亚汞（Hg_2Cl_2）。

【品质】以片大、质轻、明亮、洁白、呈针状结晶者为佳。《中国药典》规定本品炽灼残渣不得过0.1%　。含氯化亚汞不得少于99.0%。

【功能与主治】外用杀虫，攻毒，敛疮；内服祛痰消积，逐水通便。外治用于疥疮，顽癣，臁疮，梅毒，疮疡，湿疹；内服用于痰涎积滞，水肿膨胀，二便不利。

【注意】本品有毒，不可过量；内服慎用；孕妇禁服。

炉甘石

【来源】本品为碳酸盐类矿物方解石族菱锌矿。

【产地】主产广西、湖南、四川等地。

【性状】本品为块状集合体，呈不规则的块状，灰白色或淡红色。表面粉性，无光泽，凹凸不平，多孔，似蜂窝状。体轻，易碎。气微，味微涩。

【主要成分】主含碳酸锌（$ZnCO_3$）。

【品质】以块大、色白、质松、体轻浮者为佳。《中国药典》规定本品含氧化锌（ZnO）不得少于40.0%。

【功能与主治】解毒明目退翳，收湿止痒敛疮。用于目赤肿痛，眼缘赤烂，翳膜胬肉，溃疡不敛，脓水淋漓，湿疮，皮肤瘙痒。

滑石

【来源】本品为硅酸盐类矿物滑石族滑石。

【产地】主产山东、江西。

【性状】本品多为块状集合体。呈不规则的块状。白色、黄白色或淡蓝灰色，有蜡样光泽。质软，细腻，手摸有滑润感，无吸湿性，置水中不崩散。气微，无味。

【主要成分】主含含水硅酸镁［$Mg_3(Si_4O_{10})(OH)_2$］。

【品质】以色白、滑润者为佳。

【功能与主治】利尿通淋，清热解暑，祛湿敛疮。用于热淋，石淋，尿热涩痛，暑湿烦渴，湿热水泻；外治湿疹，湿疮，痱子。

石膏

【来源】本品为硫酸盐类矿物硬石膏族石膏。

【产地】主产于湖北、安徽。

【性状】本品为纤维状的集合体，呈长块状、板块状或不规则块状。白色、灰白色或淡黄色，有的半透明。体重，质软，纵断面具绢丝样光泽。气微，味淡。

【主要成分】主含含水硫酸钙（$CaSO_4 \cdot 2H_2O$）。

【品质】以块大、色白、半透明、纤维状、无杂质者为佳。《中国药典》规定本品含重金属不得过百万分之十。含砷量不得过百万分之二。含含水硫酸钙（$CaSO_4 \cdot 2H_2O$）不得少于95.0%。

【功能与主治】清热泻火，除烦止渴。用于外感热病，高热烦渴，肺热喘咳，胃火亢盛，头痛，牙痛。

芒硝

【来源】本品为硫酸盐类矿物芒硝族芒硝，经加工精制而成的结晶体。

【产地】沿海及内地盐区均有生产。

【性状】本品为棱柱状、长方形或不规则块状及粒状。无色透明或类白色半透明。质脆，易碎，断面呈玻璃样光泽。气微，味咸。

【主要成分】主含含水硫酸钠（$Na_2SO_4 \cdot 10H_2O$）。

【品质】以无色透明、呈洁净块者为佳。《中国药典》规定本品干燥失重，减失重量应为51.0%～57.0%。重金属含量不得过百万分之十。含砷量不得过百万分之十。含硫酸钠（Na_2SO_4）不得少于99.0%。

【功能与主治】泻热通便，润燥软坚，清火消肿。用于实热便秘，大便燥结，积滞腹痛，肠痈肿痛；外治乳痈，痔疮肿痛。

【注意】孕妇禁用。不宜与三棱同用。

硫　黄

【来源】本品为自然元素类矿物硫族自然硫，采挖后，加热熔化，除去杂质；或用含硫矿物经加工制得。

【产地】主产于山西，河南、山东等省。

【性状】本品呈不规则块状。黄色或略呈绿黄色。表面不平坦，呈脂肪光泽，常有多数小孔。用手握紧置于耳旁，可闻轻微的爆裂声。体轻，质松，易碎，断面常呈针状结晶形。有特异的臭气，味淡。

【主要成分】主含硫（S）。

【品质】以色黄、光亮、质松脆者为佳。《中国药典》规定本品含硫（S）不得少于98.5%。

【功能与主治】外用解毒杀虫疗疮；内服补火助阳通便。外治用于疥癣，秃疮，阴疽恶疮；内服用于阳痿足冷，虚喘冷哮，虚寒便秘。

【注意】孕妇慎服。

实　训

任务：观察矿物类药材的性状，寻找并指出它们的突出特征。

内容　观察识别下列药材（或饮片）的特征，并说出它们的主要鉴别特征。

朱砂　自然铜　赭石　轻粉　炉甘石　滑石　石膏　芒硝　胆矾　硫黄　龙骨

第二十一章 水试、火试在性状鉴别中的应用

一、水试

水试法是利用药材在水中或遇水发生沉淀、溶解、颜色变化及透明度、膨胀性、旋转性、黏性、酸碱性变化等特殊现象鉴别药材的一种方法。举例说明：

苏木：投入热水中，水显鲜艳的桃红色。

番红花：浸水中，可见橙黄色物质成直线下降，并逐渐扩散，水被染成黄色，无沉淀。

熊胆：取胆仁粉末少许，投入盛水的杯中，即在水面旋转并呈现黄线下沉而不扩散。

小通草：水浸有黏滑感。

秦皮：热水浸出液呈黄绿色，日光下显碧蓝色荧光。

车前子：遇水则黏滑而膨胀。

胖大海：加沸水适量，放置数分钟即吸水膨胀呈棕色半透明的海绵状物。

丁香：入水则萼管垂直下沉（与已去油的丁香区别）。

琥珀：以水煮沸不得熔化变软。

青黛：少量，加水振摇后放置片刻，水层不得显深蓝色。

乳香：与水共研，形成白色乳状液。

没药：与水共研，形成黄棕色乳状液。

阿魏：与水共研，形成白色乳状液。

牛黄：少许投入清水中，吸水变湿而不变形，将其煮沸后静置，则全部熔化，水呈黄棕色，混浊，无沉淀和杂物。

芒硝：遇水溶解。

二、火试

火试是以火烧某些药材，根据所产生特殊的气味、颜色、烟雾、闪光和响声等现象，以鉴定药材的方法。举例说明：

降香：点燃则香气浓烈，有油流出，烧后留有白灰。

冰片：点燃发生浓烟，并有带光的火焰。

麝香：少许用火烧时有轻微的爆鸣声，起油如珠，似烧毛发但无臭气，灰为白色。

熊胆：以火烧之，起泡而无腥气。

穿山甲：火烧时有特异腥气，未烧尽的边缘呈乳白色酥脆。

珍珠：火烧表面变黑色，有爆裂声，并可见层层剥落的银灰色小片。

琥珀：燃之易熔，稍冒黑烟，刚熄灭时冒白烟，微有松香气。

青黛：少量，用微火灼烧，有紫红色烟雾产生。

乳香：遇热变软，烧之微有香气（但不应有松香气），冒黑烟，遗留黑色残渣。

血竭：粉末置白纸上，用火隔纸烘烤即熔化，但无扩散的油痕，对光照视色泽鲜红如血。

海金沙：撒于火焰上可发出爆鸣声及闪光，而松花粉及蒲黄无此现象，可区别。

芒硝：少许，在火焰中燃烧，火焰呈黄色。

雄黄：燃之易溶成红紫色液体，并产生黄白色烟气，有强烈蒜臭。

自然铜：灼烧，产生蓝色火焰和二氧化硫的刺激气体。

实　训

内容　观察苏木、番红花、秦皮、车前子、胖大海、丁香的水试现象，降香、血竭、海金沙的火试现象，说一说它们的特征。

综合实训

任务一：将200种药材按药用部位进行归类。说一说根类药材、根茎类药材、茎木类药材、皮类药材、叶类药材、花类药材、果实及种子、全草类药材、动物类药材、矿物类药材的特点，记录每类药材的名称，说一说你将药材分类的依据。

任务二：通过观察，识别300种中药饮片。说出300种中药饮片的名称。

任务三：观察与鉴别黄芪、党参、山药、防风、黄芩、延胡索、半夏、川贝母、麦冬、鸡血藤、苏木、杜仲、牡丹皮、人参、黄连、紫菀、当归、五味子、苦杏仁、桑叶、番泻叶、薄荷、广金钱草，用文字描述其主要性状特征。

第四单元

中药显微鉴别

第二十二章　显微镜的使用

显微镜是由一个透镜或几个透镜组合构成，用来观察肉眼看不见的物体微小结构的一种光学仪器。应用显微镜是人类进入原子时代的标志。

显微镜被用来放大微小物体的图像。一般应用于生物、医药、微观粒子等观测。

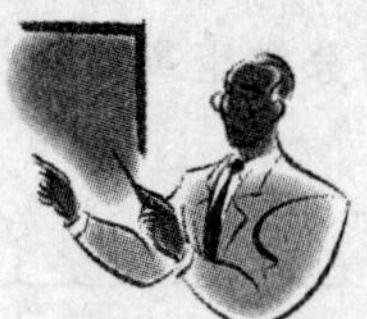

小资料：

显微镜分为光学显微镜和电子显微镜。光学显微镜是在1590年由荷兰的詹森父子所首创。现在的光学显微镜可把物体放大1600倍，分辨的最小极限达0.2μm。光学显微镜的种类很多，除一般的外，主要有：①暗视野显微镜，一种具有暗视野聚光镜，从而使照明的光束不从中央部分射入，而从四周射向标本的显微镜。②荧光显微镜，以紫外线为光源，使被照射的物体发出荧光的显微镜。

电子显微镜是在1931年在德国柏林由克诺尔和哈罗斯卡首先装配完成的。这种显微镜用高速电子束代替光束。由于电子流的波长比光波短得多，所以电子显微镜的放大倍数可达80万倍，分辨的最小极限达0.2nm。1963年开始使用的扫描电子显微镜更可使人看到物体表面的微小结构。

第一节　普通光学显微镜的结构

一、光学部分

显微镜的光学系统主要包括物镜、目镜、反光镜和聚光器四个部件。

1. 目镜　又称为接目镜，为观察时眼睛接近的透镜，装在镜筒的上端，通常备有2~3个，上面刻有5×、10×或15×符号以表示其放大倍数，常用的是10×的目镜。目镜的作用是将已被物镜放大的，分辨清晰的实像进一步放大，达到人眼能容易分辨清楚的程度。

2. 物镜　又称为接物镜，为接近被观察的物体的透镜，在镜筒下端的旋转器上一般装有3~4个物镜，通常分为低倍镜4×、10×，高倍镜40×，油镜100×3种。物镜的作用是将标本作第一次放大，物镜是决定显微镜性能的最重要部件

显微镜的总放大倍数等于物镜和目镜放大倍数的乘积。如物镜为10×，目镜为10×，其放大倍数就为10×10=100。

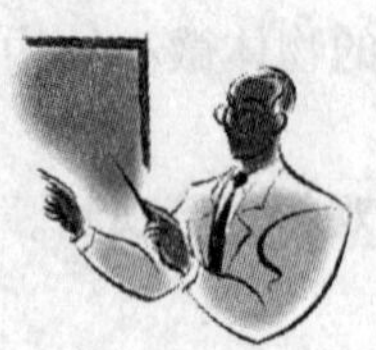

相关链接：

显微镜的性能主要体现在其分辨力上。分辨力也叫分辨率或分辨本领。分辨力的大小是用分辨距离（所能分辨开的两个物点间的最小距离）的数值来表示的。在明视距离(25cm)之处，正常人眼所能看清相距0.073mm的两个物点，这个0.073mm的数值，即为正常人眼的分辨距离。显微镜的分辨距离越小，即表示它的分辨力越高，也就是表示它的性能越好。

3. 聚光器　又称为集光器。位于标本下方的聚光器支架上。它主要由聚光镜和可变光栏组成。聚光镜的作用相当于凸透镜，起汇聚光线的作用，以增强标本的照明。可变光栏也叫光圈，位于聚光镜的下方，由十几张金属薄片组成，中心部分形成圆孔。其作用是调节光强度和使聚光镜的数值孔径与物镜的数值孔径相适应。可变光栏开得越大，数值孔径越大。

4. 反光镜　反光镜是一个可以随意转动的双面镜，一面为平面，一面为凹面，其作用是将从任何方向射来的光线经通光孔反射上来。平面镜反射光线的能力较弱，是在光线较强时使用，凹面镜反射光线的能力较强，是在光线较弱时使用。

二、机械部分

显微镜的机械装置是显微镜的重要组成部分。其作用是固定与调节光学镜头，固定与移动标本等。主要有镜座、镜臂、载物台、镜筒、物镜转换器、与调焦装置组成。

1. 镜座　镜座是显微镜的底座，作用是支撑整个显微镜，装有反光镜，有的还装有照明光源。

2. 镜架　镜架是直立于镜座上的短柱，支持、安装载物台等其他装置。

3. 聚光镜架及手轮　聚光镜架可装聚光镜和滤色片。有光栏调节器可调节进光多少；旋转手轮可使聚光镜架上下移动，以改变聚光强弱。

4. 载物台　载物台是放置标本片的平台，中央有孔，称为通光孔。载物台上装有玻片标本推进器（移动器），推进器左侧有弹簧夹，用以夹持玻片标本，镜台下有推进器（移动器）调节轮，可使玻片标本作左右、前后方向的移动。载物台还可依靠调节器（轮）上下移动。

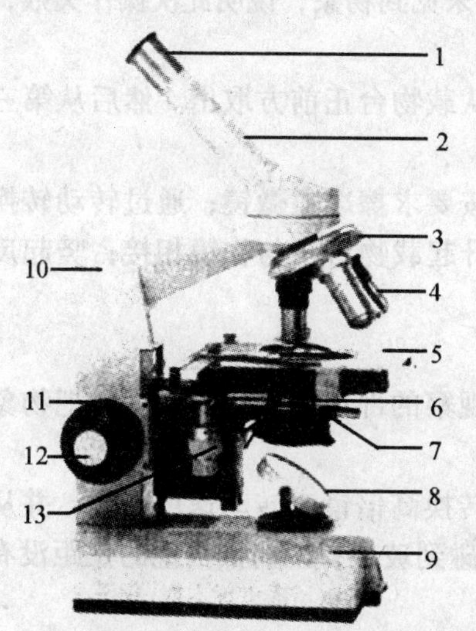

图 22－1　光学显微镜

1. 目镜　2. 镜筒　3. 转换盘　4. 物镜　5. 载物台　6. 聚光镜　7. 可变光阑　8. 反光镜　9. 镜座　10. 镜架　11. 粗调节轮　12. 细调节轮　13. 移动器手轮

5. 调节器　又称调节轮，装在镜架两侧，调节时使载物台做上下方向的移动调节焦距。调节器分为粗调节器和细调节器两种。

(1) 粗调节器（粗螺旋）：大螺旋称粗调节器，移动时可使镜台作快速和较大幅度的升降，所以能迅速调节物镜和标本之间的距离使物象呈现于视野中，通常在使用低倍镜时，先用粗调节器迅速找到物象。

(2) 细调节器（细螺旋）：小螺旋称细调节器，其旋转一周可使载物台微细移动约 0.1mm，多在运用高倍镜或油镜时使用，从而得到更清晰的物象，并借以观察标本的不同层次和不同深度的结构。

6. 物镜转换器　物镜转换器固定在镜筒下端，有 3～4 个物镜螺旋口，可安装不同放大倍数的物镜，其旋转能使所需的物镜移向载物台通光孔。

7. 镜筒　镜筒是位于镜架上方的圆筒，上端安置目镜，用来保持与物镜的一定距离（图 22－1）。

第二节　普通光学显微镜的使用方法

一、普通光学显微镜的使用方法

（一）低倍镜的使用方法

1. 取镜和放置　显微镜平时存放在柜或箱中，用时从柜中取出，右手紧握镜臂，左一手托住镜座，将显微镜放在自己左肩前方的实验台上，镜座后端距桌边 6～7cm 左右，便于坐着操作。

2. 对光　①向外转动粗调节器，使载物台离开转换器；②用拇指和中指移动旋转器（切忌手持物镜移动），使低倍镜对准载物台通光孔（当转动听到碰叩声时，说明物镜光轴已对准镜筒中心）；③打开光圈，上升聚光器，并将反光镜转向光源，以左眼在目镜上观察（右眼睁开），同时调节反光镜方向，直到视野内的光线均匀明亮为止。

3. 放置玻片标本　取一玻片标本放在镜台上，一定使有盖玻片的一面朝上，切不可放反，用推片器弹簧夹夹住，然后旋转推片器螺旋，将所要观察的部位调到通光孔的正中。

4. 调节焦距　①向内旋转粗调节器，同时眼睛注视载物台，以防物镜和载物台相碰，到物镜与载物台标本相距 0.5cm 为止；②向外旋转粗调节器，两眼同时睁开，用左眼在目镜上观察，左手缓慢转动粗调节器，直到视野中有物象出现；③用载物台移动器调节轮将影像移到中央，分别用粗、细调节器将物像调至清晰。

如果在调节焦距时，因转动太快而超过工作距离未见到物象，说明此次操作失败，则应重新按①步起进行操作。

5. 换片观察　打开推片器弹簧夹，将玻片标本从载物台正前方取出。然后从第三步放置玻片标本起进行操作。

6. 还镜　显微镜使用完毕，正确取下标本片，按要求擦净显微镜；通过转动转换器将物镜旋离通光孔，使两个物镜跨于通光孔两侧，升起载物台至与物镜相接；竖起反光镜，升起聚光镜，关闭光栏；归还柜内或盖好绸布。

（二）高倍镜的使用方法

1. 选好目标　一定要先在低倍镜下把需进一步观察的部位调到中心，同时把物象调节到最清晰的程度，才能进行高倍镜的观察。

2. 换高倍镜　转动转换器，调换上高倍镜头，转换高倍镜时转动速度要慢，并从侧面进行观察（防止高倍镜头碰撞玻片），如高倍镜头碰到玻片，说明低倍镜的焦距没有调好，应重新操作。

3. 调节焦距　转换好高倍镜后，用左眼在目镜上观察，此时一般能见到一个不太清楚的物象，可将细调节器的螺旋微微移动调节，即可获得清晰的物象，切勿用粗调节器！

如果视野的亮度不合适，可用聚光器和光圈加以调节。

4. 换片观察　换标本片时，必须重新转换低倍镜，从低倍镜的使用第 3 步骤——放置玻片标本做起。

5. 还镜　取标本片时，须先将高倍镜移到侧面或适当下降载物台，其他与低倍镜的使用相同。

二、普通光学显微镜的使用注意事项

（1）持镜时必须是右手握臂、左手托座的姿势，不可单手提取，以免零件脱落或碰撞它物。

（2）轻拿轻放，不可把显微镜放置在实验台的边缘，放置位置要求镜座后端距桌边 6～7cm 左右，以免碰翻落地。

（3）保持显微镜的清洁，光学和照明部分用擦镜纸擦拭（顺着镜头直径方向轻擦），切忌口吹手抹或用布擦，机械部分可用清洁软布擦拭。水滴、酒精或其他试液切勿接触镜头和载物台，如果沾污应立即擦净、处理。

（4）临时装片必须盖上盖玻片，标本片必须干净方可置显微镜观察，以防试剂污染、腐蚀显微镜。

（5）加热处理的标本片，必须冷却后方可置显微镜观察。

（6）遵循先低倍镜，后高倍镜的观察原则，养成双目睁开左眼观察的工作习惯。

（7）不得随意取下目镜，以防尘土落入物镜；不得随意拆卸显微镜各种零件，以防损坏。遇到机件不灵等问题，应及时报告老师。

（8）显微镜使用完毕，必须复原，各个附件均要清点齐全，归还原位。并做好显微镜使用登记。

（9）显微镜须置于干燥、通风、避光之处。

实　训

内容：显微镜的使用技巧

任务一：正确取镜和放置，及时检查显微镜，并作记录（发现有异常情况，及时向实验老师反映）；在教师指导下熟悉显微镜各部分构造，能说出各部分名称及用途。

任务二：用低倍物镜进行对光，使视野调节得明亮而均匀（教师逐个检查学生任务完成情况）。

任务三：正确放置标本片（大黄根茎永久切片）；对照示教投影，分别在低倍镜、高倍镜下用指针指出标本片中一个导管细胞，要求物象清晰（教师逐个检查学生任务完成情况，并及时指导、修正）。

任务四：正确将显微镜复原，归位。作好使用登记。

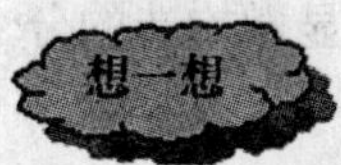

从低倍物镜再转换成高倍物镜，此时视野亮度与低倍物镜有无区别？通过哪几方面调节操作可使高倍物镜的视野达到要求的亮度？

第二十三章 药用植物的显微构造

1665年，英国物理学家罗伯特。虎克（Robert Hooks）把软木塞切成极薄的薄片放在自己制造的一架复式显微镜下观察，在显微镜的视野里发现了许多蜂窝状的小室，他给这些小室取名为细胞（cell）。实际上，虎克当时所看到的只是一些死细胞的细胞壁，对细胞里的内含物并不清楚。

显微镜的发明为植物微观研究开辟了道路。植物的细胞、组织必须借助显微镜观察。用显微镜观察到的药用植物内部构造，称为药用植物的显微构造。药用植物显微构造的分辨，对植物类中药的鉴定具有重要意义。

第一节 植物细胞

植物细胞是构成植物体的基本结构单位，也是植物体生命活动的基本单位。植物体均由细胞构成。单细胞植物体就由一个细胞组成，如细菌、衣藻等，此类植物其一切生命活动都在一个细胞内完成。多细胞植物体是由许多形态和功能不同的细胞组成，植物体的生命活动由各个紧密联系、分工协作的细胞共同完成。药用植物绝大多数为多细胞植物，如人参、甘草等。

1. *植物细胞的形状* 植物细胞形状多样，随植物种类，存在植物体的部位和执行功能不同而异。

（1）游离或排列疏松——呈类圆形、椭圆形和球形。

（2）排列紧密——多面体形或其他形状。

（3）支持作用——壁常增厚，纺锤形、圆柱形等。

（3）输导作用——长管状。

2. *植物细胞的大小* 植物细胞的大小差异较大，一般在10～100μm之间。但也有直径达1mm的，如西红柿果肉细胞、西瓜瓤细胞；苎麻茎的纤维细胞最长可达550mm。

3. *植物细胞的基本结构* 植物细胞尽管在形态、大小、结构和功能上有其各自的特点，但基本结构却是相同的。植物细胞具有细胞壁，壁内的有生命物质总称为原生质体，主要包括质膜、细胞质、细胞核；除此之外，尚有非生命物质，是原生质体的代谢产物，称为细胞后含物（图23－1）。

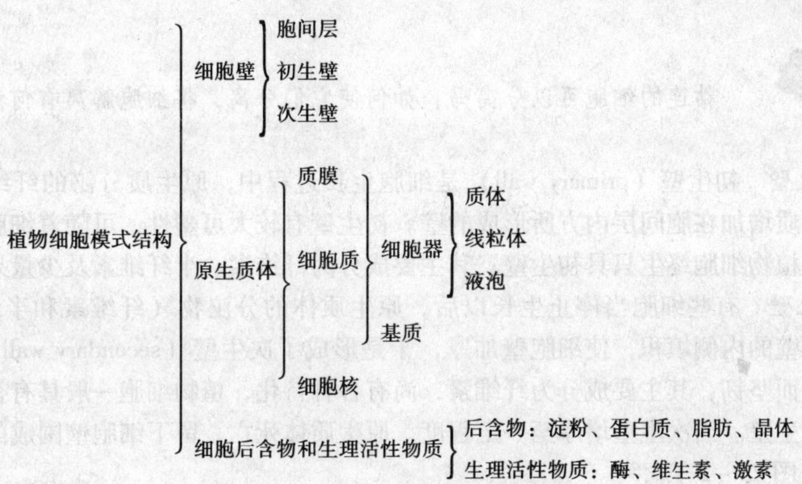

- 植物细胞模式结构
  - 细胞壁
    - 胞间层
    - 初生壁
    - 次生壁
  - 原生质体
    - 质膜
    - 细胞质
      - 细胞器
        - 质体
        - 线粒体
        - 液泡
      - 基质
    - 细胞核
  - 细胞后含物和生理活性物质
    - 后含物：淀粉、蛋白质、脂肪、晶体
    - 生理活性物质：酶、维生素、激素

表 23－1　植物模式细胞的结构

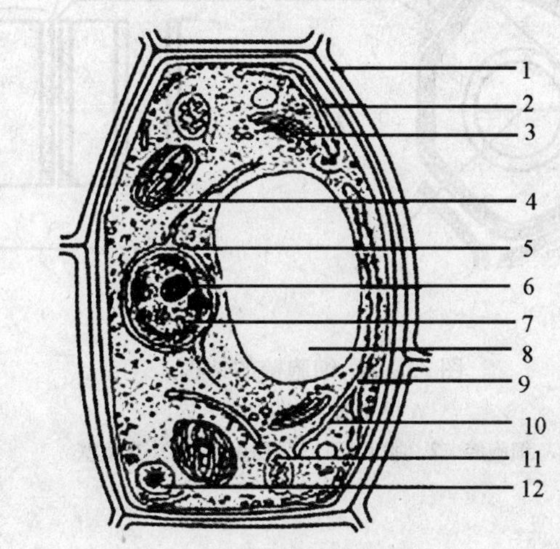

图 23－1　植物细胞图

1. 细胞壁　2. 质膜　3. 高尔基体　4. 叶绿体　5. 核膜　6. 核仁　7. 染色质　8. 液泡　9. 内质网　10. 核糖体　11. 线粒体　12. 晶体

一、细胞壁

细胞壁（cell wall）是包围在原生质体外的一层较坚韧的壳，由原生质体分泌的非生命物质构成，对原生质体起保护作用。细胞壁为植物细胞所特有，与质体、液泡三者，构成了区别于动物细胞的三大结构特征。

（一）细胞壁的结构

根据细胞壁发生的先后及化学组成的不同可分为：胞间层、初生壁和次生壁。

1. *胞间层*　胞间层（intercellular layer）是细胞分裂结束、新细胞发生时形成的薄层，为相邻两个细胞所共有，又称中层。主要成分为果胶质。

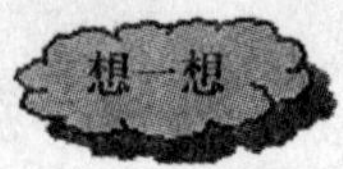

粘连的细胞可以分离吗，如何使它们分离，将细胞解离有何意义？

2. *初生壁*　初生壁（primary wall）是细胞生长过程中，原生质分泌的纤维素、半纤维素、果胶质增加在胞间层内方所形成的壁。初生壁有较大可塑性，可随着细胞的生长而延伸。许多植物细胞终生只具初生壁。其主要成分为纤维素、半纤维素及少量果胶质。

3. *次生壁*　有些细胞当停止生长以后，原生质体的分泌物（纤维素和半纤维素等）继续在初生壁的内侧填积，使细胞壁加厚，于是形成了次生壁（secondary wall）。次生壁一般比较厚而坚韧，其主要成分为纤维素，尚有各种特化，植物细胞一般具有初生壁，但不都具有次生壁。当次生壁增厚至一定程度，原生质体死亡，留下细胞壁围成的空腔，称为细胞腔（图 23－2 ）。

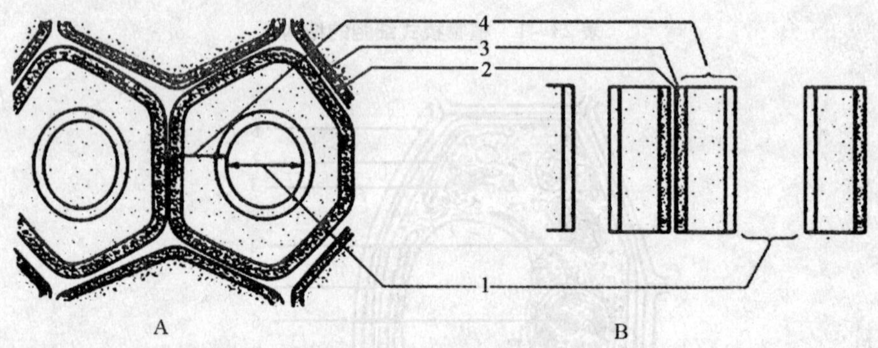

图 23－2　细胞壁的结构

A 横切面　B 纵切面

1. 细胞腔　2. 胞间层　3. 初生壁　4. 次生壁

（二）纹孔和胞间连丝

1. *纹孔*（pit）

纹孔——次生壁加厚时，有的地方未增厚，只有胞间层和初生壁，此薄区域即称纹孔。

纹孔对——相邻细胞在相同部位出现纹孔，称纹孔对（pit pair）。

纹孔膜——纹孔对之间的薄膜，即复合中层。

纹孔腔——两侧次生壁未加厚的腔穴。

纹孔口——纹孔腔通往细胞壁的开口。

纹孔对有三种类型：

（1）单纹孔（simple pit）：未加厚处圆筒形，次生壁厚时成孔道或沟。

（2）具缘纹孔（bordered pit）：纹孔周围次生壁，向细胞腔内呈架拱状隆起，形成纹孔的缘部，使纹孔口明显变小。如甘草的具缘纹孔导管。松科和柏科等裸子植物管胞的具缘纹孔的纹孔膜中央特别加厚，形成纹孔塞。纹孔塞在具缘纹口上起活塞的作用，当水流增加时，水流压力会把纹孔塞推向一侧，纹孔塞就把纹孔口堵塞起来，这样就能调节胞间细胞液流动。

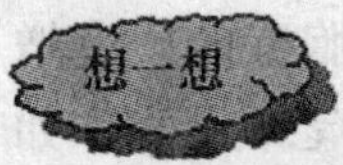

在显微镜下具缘纹孔从正面看有多少个同心圆，各圆反映具缘纹孔的哪个部分？

松科和柏科等裸子植物管胞的具缘纹孔在显微镜下正面观又有多少个同心圆，为什么？

(3) 半缘纹孔（half bordered pit）：是薄壁细胞与管胞或导管间的纹孔，一边形似单纹孔，另一边为具缘纹孔（图23－3）。

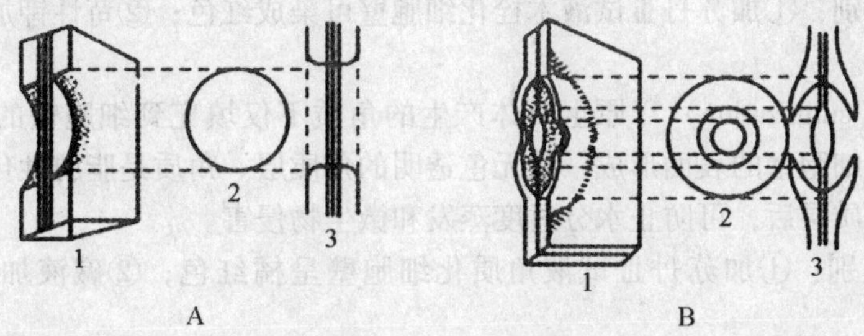

图23－3　纹孔

A 单纹孔　B 具缘纹孔

1. 立体模型　2. 正面观　3. 切面观

2. 胞间联丝（plasmodesmata）　细胞间有许多纤细的原生质丝，穿过细胞壁上的微细孔眼或纹孔彼此联系着，这种原生质丝叫胞间联丝（图23－4）。

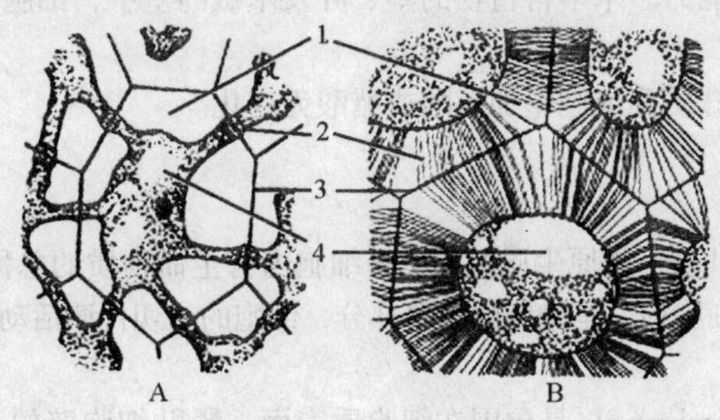

图23－4　胞间连丝

A 海枣胚乳细胞　B 柿胚乳细胞

1. 细胞壁　2. 胞间连丝　3. 胞间层　4. 细胞腔

(三) 细胞壁的特化

细胞壁主要由纤维素构成的，它具有韧性和弹性。植物细胞壁由于环境影响和生理功能的不同，细胞壁的性质发生各种不同的特化，常见的有木质化、木栓化、角质化、黏液化和矿质化等。

1. 木质化（lignification） 由于细胞壁内填充和附加了木质素，使细胞壁的硬度增强，细胞群的机械力增加。但当木质化细胞壁加得很厚时，其细胞多趋于衰老或死亡，如导管、管胞、木纤维、石细胞等。

显微化学鉴别：①加入间苯三酚试液和盐酸，木质化细胞壁呈樱桃红色或紫红色；②加氯化锌碘液，呈黄色或棕色。

2. 木栓化（suberization） 细胞壁中增加了木栓质。木栓质是一种脂肪性化合物，木栓化的细胞壁不易透气透水，使细胞内的原生质体完全消失，成为死细胞。木栓化细胞壁有保护作用，植物的木栓组织就是由木栓化的细胞所组成，常呈黄褐色。

显微化学鉴别：①加苏丹Ⅲ试液木栓化细胞壁可染成红色；②苛性钾加热，木栓质溶解成黄色油滴状。

3. 角质化（cutinization） 原生质体产生的角质不仅填充到细胞壁的本身使之角质化，并常积聚在细胞壁的表面形成一层无色透明的角质层。角质是脂肪性化合物，细胞壁角质化或形成角质层后，可防止水分过度蒸发和微生物侵害。

显微化学鉴别：①加苏丹Ⅲ试液角质化细胞壁呈橘红色；②碱液加热能较持久地保持。

4. 黏液化（mucilagization） 细胞壁的黏液化，是指细胞壁中所含的果胶质和纤维素变成黏液和树胶的一种变化。黏液化所形成的黏液在细胞表面常呈固体状态，吸水膨胀呈粘滞状态，如车前、亚麻种子等表皮细胞中具有黏液化细胞。

显微化学鉴别：①加玫红酸钠乙醇溶液黏液化细胞壁可染成玫瑰红色；②加钌红试液可染成红色。

5. 矿质化（mineralization） 有些植物细胞中含有硅质或钙质等，使植物的茎和叶变硬，增强其机械支持能力。禾本科植物的茎、叶及木贼的茎中，细胞壁里都含有大量的硅酸盐。

显微化学鉴别：硅质化细胞壁加硫酸或醋酸无变化。

二、原生质体

原生质体（protoplast）由原生质组成，是细胞内有生命物质的总称，被细胞壁所包围。包括质膜、细胞质、细胞核，是细胞的主要部分，细胞的一切代谢活动都在这里进行。

（一）质膜

质膜（plasmic membrane）是包围在细胞质表面、紧贴细胞壁的一层薄膜，又称细胞质膜或细胞膜。由于质膜紧贴细胞壁，通常难以看到，通过质壁分离实验可观察到加以证实。

质膜对各类物质具有通透选择性，能阻止细胞有机物质的渗出，但能使水、无机盐类和营养物进入，使细胞质得到保护。质膜还有抵御病菌侵害、接受和传递外界信号和调节细胞生命活动的功能。

（二）细胞质

细胞质（cytoplasm）为质膜以内细胞核以外的原生质体部分，由半透明、半流动的基质和各种细胞器组成。

幼年植物细胞的细胞质充满整个细胞，随着细胞的生长发育，中央液泡扩大，细胞质将被挤到细胞四周。

细胞器是细胞中具一定形态结构、成分和特定功能的微器官，也称拟器官。光学显微镜下可见质体、线粒体和液泡。

1. 质体　质体（plastid）是具有一定形态结构和功能，且为绿色植物特有的细胞器。由于质体内所含的色素不同，功能不同，质体可分为叶绿体、有色体和白色体三种。

（1）叶绿体（chloroplast）：高等植物的叶绿体多呈扁圆形，在光学显微镜下，叶绿体呈现为颗粒状。叶绿体广泛地存在于绿色植物的叶、茎的绿色部分以及花和果实中的某些部分，根一般不含叶绿体。

（2）有色体（chromoplast）：在细胞中通常呈针形、杆状、圆形、多角形或不规则形状，其所含色素主要是胡萝卜素和叶黄素，能使植物呈现黄色、红色或橙色。有色体主要存在于花、果实和根中，在红辣椒、番茄的果实或胡萝卜的根里均具有色体。

（3）白色体（leucoplast）：是一类最小的质体。无色，通常呈圆形、椭圆形或纺锤形。多见于不见光的组织（如块茎、块根等细胞）中。白色体与积累贮藏物质有关，它包括合成淀粉的造粉体、合成蛋白质的蛋白质体、合成脂肪和脂肪油的造油体。

叶绿体、有色体和白色体都是由前质体分化而来，在一定条件下，一种质体可以转变成另一种质体。如番茄的子房是白色的，其子房壁细胞内的质体是白色体，当受精后子房发育成幼果，暴露于光线中时，白色体转变成叶绿体，所以幼果呈绿色，果实在成熟过程中又由绿变红，是因为叶绿体转变成有色体的缘故。

2. 线粒体　线粒体（mitochondria）是细胞质内的粒状、棒状、丝状或有分枝的细胞器，比质体小，是细胞进行呼吸作用的场所。含有多种酶，专门对糖类、蛋白组、脂肪进行氧化分解，释放能量，供细胞生命活动的需要。因此有“动力工厂”之称。

3. 液泡　液泡（vacuole）是植物细胞特有结构之一，在幼小细胞中，液泡不明显，体积小，数量多。在细胞成长过程中，许多细小液泡逐渐变大，最后合并成一个或几个大形液泡，占细胞95%以上。

液泡内含有新陈代谢过程中产生的各种物质的混合液，总称为细胞液，是无生命的非原生质体组成部分。细胞液的主要成分除水外，还有盐类、糖类、苷类、生物碱、有机酸、挥发油、色素等。

此外，在电镜下可见植物细胞内的内质网，线粒体、高尔基体、核糖体等。

（三）细胞核

细胞核（nucleus）是被细胞质包围而折光性较强的球体。在高等植物的细胞中常只具单核，但在一些低等植物的细胞如藻类和菌类植物中，有具双核或多核的。细胞核一般呈圆球形，位于细胞质中，它在细胞中的位置随着细胞的生长而变化。在幼小的细胞中，细胞核位于细胞中央，随着细胞的长大，由于中央液泡的形成，细胞核被挤压到细胞的一侧，形状也常呈扁圆形。

细胞核有储藏和传递遗传信息的功能，控制植物的遗传特性和生长发育，调节和控制细胞内物质代谢。失去细胞核的细胞就不能正常生长代谢而渐渐死亡。

细胞核由核膜、核液、核仁和染色质四部分组成：核膜是细胞核和细胞质之间的界膜，为双层膜，具核孔，是物质交换的通道；核液是细胞核膜内的液状胶质，成分复杂，有各种蛋白质、RNA和酶等，核仁、染色质分散其中；核仁是核内1至数个折光更强的小球体，主要由蛋白质和RNA组成；染色质通常光镜下看不到，主要由DNA和蛋白质组成，DNA是遗传物质，染色质是遗传物质的载体。

三、细胞后含物

植物细胞在新陈代谢过程中由原生质体产生的各种非生命物质，统称为后含物（ergastic substance)。细胞后含物的种类很多，有的营养物质，有的是非营养物质（包括代谢废物)。细胞后含物的种类、形态、性质等常因植物种类而异，因此在中药鉴定中有着重要意义。

（一）贮藏的营养物质

贮藏的营养物质主要有淀粉、菊糖、蛋白质、脂肪和脂肪油等。

1. 淀粉　淀粉（starch）属糖类，由葡萄糖分子脱水缩合而成的长链化合物。在光合作用时，叶绿体中有部分合成淀粉被水解成单糖，运输到植物的其他部位，再在那些部位由造粉体（白色体的一种）重新合成储藏淀粉，以淀粉粒（starch grain）形式贮存在植物的根、茎及种子等器官薄壁细胞中，如半夏、山药、葛根等。

(1) 淀粉粒产生：叶绿素（光合作用）→ 淀粉（分解）→ 葡萄糖（转运）→ 贮藏细胞（造粉体）→ 淀粉粒。

(2) 淀粉粒结构形成：造粉体在形成淀粉粒时，由一个中心开始，由内向外层层沉积，这个中心即脐点，围绕脐点继续积聚。因淀粉沉积时，直链淀粉与支链淀粉相互交替分层沉积，二者亲水性有异，遇水膨胀不一，显示折光上差异，在显微镜下可观察到围绕脐点明暗相间的层纹。若用乙醇脱水，层纹随之消失。

(3) 淀粉粒的形状：圆球形、卵圆形、多角形、棒状（大戟）等。

(4) 淀粉粒的大小：小者约3～5μm（大米)，大者70～100μm（马铃薯）

(5) 脐点位置与形状：①位置：居中（小麦、蚕豆)，偏于一侧（马铃薯)。②形状：点状，裂隙状、分叉状、星状、飞鸟状等。

(6) 淀粉粒的类型：①单粒淀粉：每一淀粉粒只具一个脐点，环绕着脐点有数条层纹。②复粒淀粉：每一淀粉粒有2个以上脐点，每个脐点各有层纹环绕。③半复粒淀粉：每一淀粉粒有2个以上脐点，每脐点除有各自层纹外，同时有共同的层纹（图23－5）。

(7) 显微化学鉴定：直链淀粉，遇碘液呈蓝色；侧（支）链淀粉，遇碘液呈紫红色。一般植物的淀粉同时含有以上两种淀粉，遇碘液呈蓝紫色。

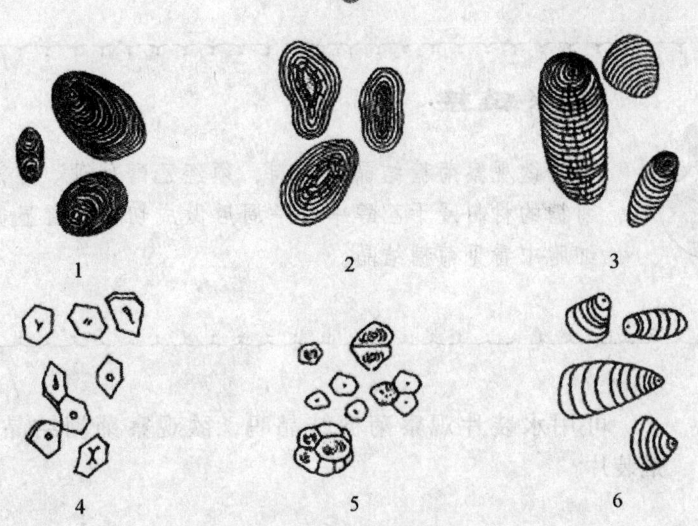

图 23-5　种淀粉粒

1. 马铃薯　2. 豌豆　3. 藕　4. 玉米　5. 半夏　6. 姜

议一议

植物药材中除叶类和花类外，常含较多的淀粉粒。为什么说淀粉粒可作为鉴别药材的依据之一？在显微镜下，你通过观察淀粉粒的哪些特征来达到鉴别药材的目的？

2. 菊糖（inulin）

（1）成分：由果糖分子聚合而成，属糖类。溶于水，不溶于乙醇。

（2）分布：多存在于菊科，桔梗科，龙胆科植物的细胞中。

（3）形态：用乙醇处理后，在细胞内其结晶呈球形、半球形、扇形等（图 23-6）。

（4）显微化学鉴定：菊糖结晶加 10% α-萘酚的乙醇溶液和浓硫酸，显紫红色而溶解。

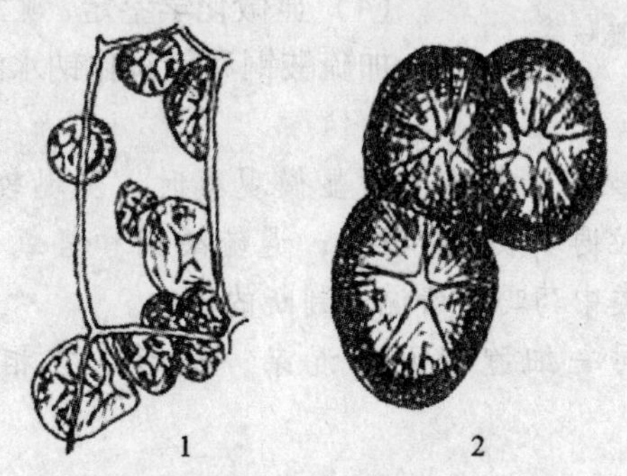

图 23-6　菊糖

1. 大丽菊细胞内所见菊糖　2. 放大菊糖球形结晶

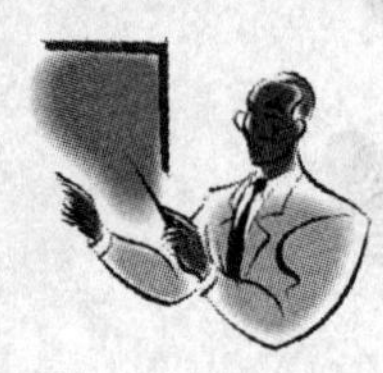

相关链接：

欲观察菊糖结晶的材料，须经乙醇处理。方法是：将含菊糖的材料浸于乙醇中，一周后做成切片，置显微镜下可在细胞中看见菊糖结晶。

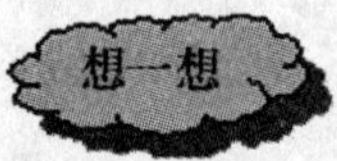

可用水装片观察菊糖结晶吗，欲观察菊糖结晶应选择哪些试剂装片？

3. 蛋白质（protein）　指贮藏的蛋白质，是化学性质稳定的非生命物质，它与构成原生质体的活性蛋白质完全不同。贮藏蛋白质有蛋白质晶体（拟晶体）和无定形颗粒（糊粉粒）两种。一般以糊粉粒状态存在于细胞中。

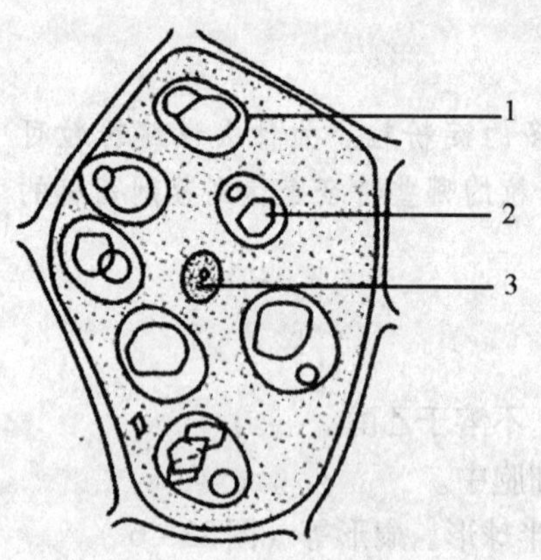

图 23－7　蓖麻胚乳细胞
1. 糊粉粒　2. 蛋白质晶体　3. 细胞核

（1）糊粉粒：呈圆球形或不定形颗粒，外有一层膜包裹，里面为无定形的蛋白质基质。有的糊粉粒既有无定形的蛋白质基质又有蛋白质晶体，成为一种复杂的形式。如蓖麻种子的糊粉粒在蛋白质基质中还含有蛋白质的拟晶体及磷酸盐球状体；小茴香种子中每一糊粉粒内含有一枚细小的草酸钙簇晶。

（2）拟晶体：具有晶体和胶体二重性，因而称拟晶体，又称为蛋白质晶体。拟晶体有不同形状，但常呈方形（图 23－7）。

（3）分布：在种子胚乳和子叶细胞中含有丰富的蛋白质。有时形成特殊的 1 至数层细胞（糊粉层）。

（4）显微化学鉴定：贮藏的蛋白质遇碘液呈暗黄色；加硫酸铜和氢氧化钠水溶液则显紫红色。

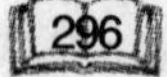

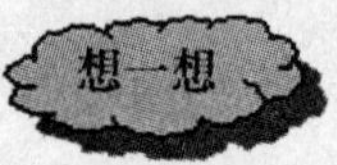

对某中药粉末进行显微观察时，发现较多圆球形或不定形颗粒，这些颗粒遇碘液呈暗黄色；遇硫酸铜和氢氧化钠水溶液显紫红色。据此，你能判断该粉末为何类中药吗？请说出判断的理由。

糊粉粒和淀粉常在同一细胞中互相混杂，且形态有相似之处，用何法能将两者区分？

4. 脂肪和脂肪油

（1）成分：由脂肪酸和甘油结合而成的脂类。不溶于水，易溶于有机溶剂。

（2）形态：在常温下呈固体或半固体的称为脂肪，呈液体的称为脂肪油。

（3）分布：通常呈小油滴状分散在细胞质里，主要存在于植物的种子里。

（4）显微化学鉴定：加苏丹Ⅲ试液显橙红色。

（二）非营养物质

非营养物质是细胞在新陈代谢过程中产生的，主要存在于细胞液内，有的呈溶液状态，如苷、生物碱、盐类、糖类、有机酸、挥发油等，有的呈结晶状态（晶体）。其中与中药显微鉴定关系最密切的是晶体（crystal）。常见的晶体有草酸钙结晶和碳酸钙结晶。

1. 草酸钙结晶　草酸钙结晶（calcium oxalate crystal）是植物体在新陈代谢过程中产生的草酸与钙结合而成的晶体，无色透明或呈灰色。主要有以下类型：

（1）方晶　呈正方形、长方形、斜方形，八面体、三棱形等，为常单独存在的单晶体，又称单晶。

（2）针晶　呈两端尖锐的针状，在细胞中多成束存在，称针晶束，常存在于含黏液的细胞中。

（3）簇晶　由许多八面体、三棱形单晶聚集而成，通常呈多角状星状或簇花状。

（4）砂晶　呈细小的三角形，箭头状或不规则状，通常聚集于细胞腔中。

（5）柱晶　呈长柱形，长度为直径的四倍以上，形如柱状（图 23－8）。

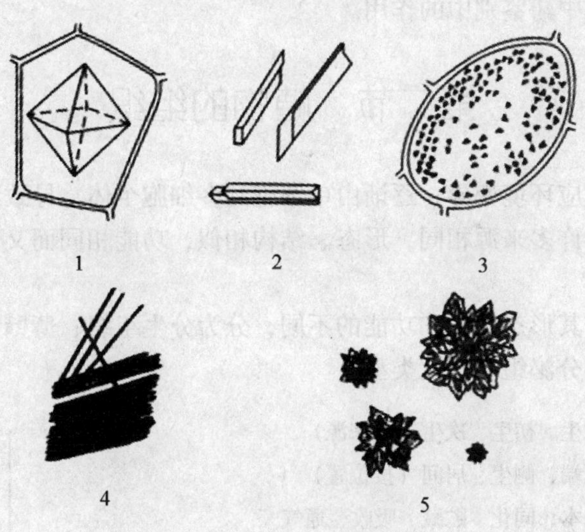

图 23－8　各种草酸钙结晶

1. 方晶（甘草根）　2. 柱晶（射干根茎）　3. 砂晶（牛膝根）
4. 针晶（半夏块茎）　5. 簇晶（大黄根茎）

2. 碳酸钙结晶　碳酸钙结晶（calcium carbonate crystal）是在细胞壁的特殊瘤状突起上聚集了大量碳酸钙而成。晶体的一端与细胞连接，另一端悬于细胞腔内，呈悬垂的葡萄串状或呈钟乳状，所以又称为钟乳体。碳酸钙结晶常存在桑科、爵床科、荨麻科等植物的表皮细胞中（图23－9）。

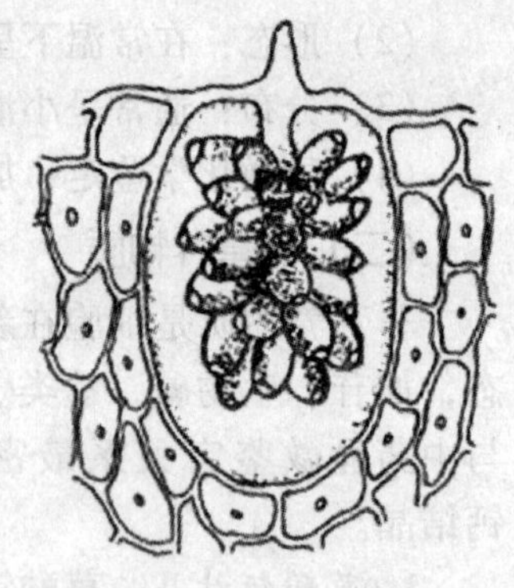

图23－9　无花果的钟乳体

3. 显微化学鉴定

（1）草酸钙结晶不溶于稀醋酸，加稀盐酸溶解而无气泡产生，遇硫酸溶液则溶解而形成针状的硫酸钙结晶。

（2）碳酸钙结晶加醋酸或稀盐酸溶解，同时有 CO_2 气泡产生，可与草酸钙区别。

实　训

内容：显微镜下寻找观察各种形态的淀粉粒，簇晶、方晶、针晶、菊糖。

任务一　在半夏、山药粉末中找出各种类型的淀粉粒，说一说你通过观察淀粉粒的哪些特征来达到鉴别药材的目的?

任务二　在大黄、猪苓、半夏、党参粉末中分别找出草酸钙簇晶、方晶、针晶、菊糖结晶，说一说它们在中药鉴别中的作用。

第二节　植物的组织

高等植物为了适应环境变异，逐渐由单细胞到多细胞个体，导致细胞分工。产生了组织，形成了器官。由许多来源相同，形态、结构相似，功能相同而又紧密联系的细胞群称为组织。

植物的组织，按其形态结构和功能的不同，分为分生组织、薄壁组织、保护组织、机械组织、输导组织、分泌组织六大类型。

植物组织
- 分生组织：原生、初生、次生（按来源）
  顶端、侧生、居间（按位置）
- 薄壁组织：基本、同化，贮藏、吸收、通气
- 保护组织：表皮、周皮
- 机械组织：厚角、厚壁（纤维、石细胞）
- 输导组织：管胞与导管；筛管，伴胞与筛胞
- 分泌组织：外部（腺毛、蜜腺）；内部（分泌细胞，腔，道，乳汁管）

（薄壁组织至分泌组织：成熟组织）

一、分生组织

分生组织（meristem）是一群具有分裂能力的细胞群。位于植物体的生长部位。

分生组织的特点：①细胞代谢作用旺盛，具强烈分生能力。②细胞体积一般较小，等径，排列紧密，无间隙。③细胞壁薄，不具纹孔，细胞质浓，细胞核大，无明显液泡。

分生组织根据性质、来源不同分为原分生组织、初生分生组织和次生分生组织。

（一）原分生组织

原分生组织是直接由种子的胚保留下来的一群原始细胞所组成，细胞由没有任何分化，具有持久面强烈的分裂能力。位于根、茎的最顶端。与植物的顶端生长有关，也称顶端分生组织。

（二）初生分生组织

初生分生组织是由原分生组织衍生的细胞所组成，细胞在形态上已出现初步分化，但仍具有较强的分裂能力。是边分裂边分化的组织。

初生分生组织一部分存在于根、茎的顶端，因此也可称为顶端分生组织。

初生分生组织一部分存在于植物茎的节间基部或叶的基部等处，称居间分生组织。由于居间分生组织的活动，小麦、水稻能拔节生长，竹笋出土后节间能迅速伸长，葱、韭菜叶片大部分被割后，基部仍能继续生长等。

（三）次生分生蛆织

次生分生组织是由成熟组织的某些薄壁细胞脱离分化状态，重新恢复分裂能力而成的。由于次生分生组织一般存在于裸子植物、双子叶植物根、茎四周的侧面，并与轴向平行，因此又称为侧生分生组织。如形成层、木栓形成层等。侧生分生组织的活动，可使根、茎不断增粗。

二、薄壁组织

薄壁组织（parenchyma）又称为基本组织。在植物体内担负着同化、贮藏、吸收、通气等营养功能，所以又称为营养组织。它们的结构特点是：薄壁组织的细胞为生活细胞，细胞壁薄，细胞壁由纤维素和果胶质构成。一般都具有胞间隙，纹孔是单纹孔，细胞体积比分生组织细胞大。细胞常为球形、椭圆形、圆柱形、多面体、星形等。薄壁组织分化程度较浅，但具有潜在的分生能力，在某些情况下，可转变为分生组织或进一步发展为其他组织。薄壁组织根据细胞结构和生理机能的不同，常可分为下列几种类型。

（一）基本薄壁组织

普遍存在于植物体内。细胞通常呈球形、圆柱形、多面体形等。细胞质较稀薄，液泡较大，细胞排列疏松，富有细胞间隙。如在根、茎的皮层和髓部。

（二）贮藏薄壁组织

植物光合作用产物一部分供给植物体本身的需要，另一部分以贮存的方式积聚在一定的组织中，这种积聚营养物质的薄壁细胞群称为贮藏薄壁组织。

（三）同化薄壁组织

同化薄壁组织主要特征为细胞内含有叶绿体，能进行光合作用，制造有机物质。存在于植物体表面易受光照的部分，如叶、果实和茎等处。吸收薄壁组织位于根的尖端，主要是根尖部分。细胞壁薄，形状稍细长。主要功能是从外界吸收水分和营养物质，并将吸入的物质运输到输导组织中。

（四）吸收薄壁组织

位于根的尖端，主要是根尖部分。细胞壁薄，形状稍细长。主要功能是从外界吸收水分和营养物质，并将吸入的物质运输到输导组织中。

（五）通气薄壁组织

在水生植物和沼泽植物的体内，薄壁组织中具有相当发达的细胞间隙，这些间隙在发育过程中逐渐相互连接，形成四通八达的管道或形成大的气腔，用以贮存大量空气。对植物体不但有贮藏气体作用，而且有着漂浮和支持的作用。如莲藕根茎以及灯心草茎髓、莲和菱的叶柄等（图23－10）。

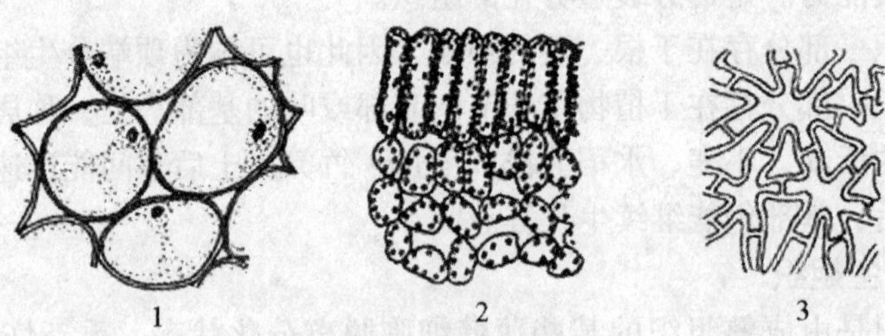

图23－10　薄壁组织

1. 基本薄壁组织　2. 同化薄壁组织　3. 通气薄壁组织

三、保护组织

保护组织（protective tissue）：包被在植物器官的表面，保护植物的内部组织，防止水分过度散失、病虫侵害以及机械的损伤。保护组织由于来源和形态结构不同，又分为表皮和木栓层，前者属于初生保护组织，后者则为次生保护组织。

（一）表皮

表皮（epidermis）由初生分生组织原表皮分化而来，通常由一层生活细胞组成，有的为2～3层，又称为复表皮。表皮细胞常为扁平状的长方形、方形、长柱形、多角形或不规则形，排列紧密，没有细胞间隙。表皮细胞的细胞壁常厚薄不一，外壁最厚，内壁、侧壁一般较薄。外壁不仅增厚，同时角质化形成角质层。有些植物的表皮具有蜡被。部分表皮细胞特化成表皮的附属结构，如向外突起形成各种毛茸，或特化成气孔器。

1. 毛茸　毛茸可分为腺毛和非腺毛。

（1）腺毛（glandular hair）：是能分泌黏液、树脂、挥发油等物质的毛茸，由多细胞组成，可分为腺头和腺柄两部分。腺头通常呈圆球形，具分泌作用，由一个或数个分泌细胞组成。腺柄也有单细胞和多细胞之分。如曼陀罗、洋地黄、薄荷、莨菪等叶上的腺毛。另外，在唇形科等植物的叶上，还有一种无柄或短极柄的腺毛，其头部常由6～8个细胞组成，略呈扁球形，排列在一个平面上，特称为腺鳞。有的腺毛存在于薄壁细胞的间隙中，称为细胞间隙腺毛。有少数植物如食虫植物的腺毛能分泌特殊的消化液，能将“捕捉”到的昆虫消化（图 23－11）。

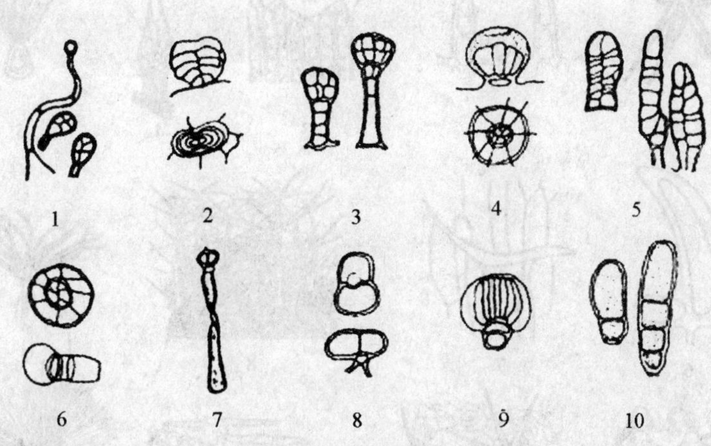

图 23－11　植物的腺毛

1. 洋金花腺毛　2. 石胡荽的腺毛　3. 金银花的腺毛　4. 薄荷叶的腺鳞　5. 旋覆花的腺毛
6. 广藿香叶的腺毛　7. 马鞭草叶的腺毛　8. 密蒙花的腺毛　9. 凌霄花的腺毛　10. 古精草的腺毛

（2）非腺毛（non－glandular hair）：非腺毛是不能分泌物质的毛茸，其顶端常狭尖，起单纯的保护作用，由单细胞或多细胞构成，形态多样，常见的有：

线状毛　呈线状，由单细胞（如金银花、番泻叶）或多细胞（如洋金花、益母草）构成。

丁字毛　呈丁字形（如艾叶）。

星状毛　呈放射状，分枝似星（如木芙蓉、石韦、密蒙花）。

分枝毛　呈分枝状（毛蕊花、裸花紫珠叶）。

棘毛　壁厚而坚牢，木质化，细胞内有结晶体沉积（如大麻）。

鳞毛　毛茸的突出部分呈鳞片状或圆形平顶状（如胡颓子）。

螯毛　细胞壁较脆，液泡中含乙酸，能刺激皮肤引起剧痛（如荨麻）。

冠毛　由单细胞或多细胞组成，生于果实顶端，利于果实传播（如蒲公英）。

种缨　生于种子上，有助于种子传播（如长春花、萝藦、络石）。

乳突　表皮突起呈乳头状，常见于花瓣和荷叶上。如红花、菊花）（图 23－12 ）。

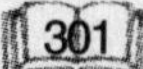

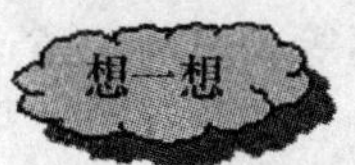

根及根茎类中药显微镜下可观察到毛茸吗，哪类中药显微观察时尤应注意毛茸的特征？

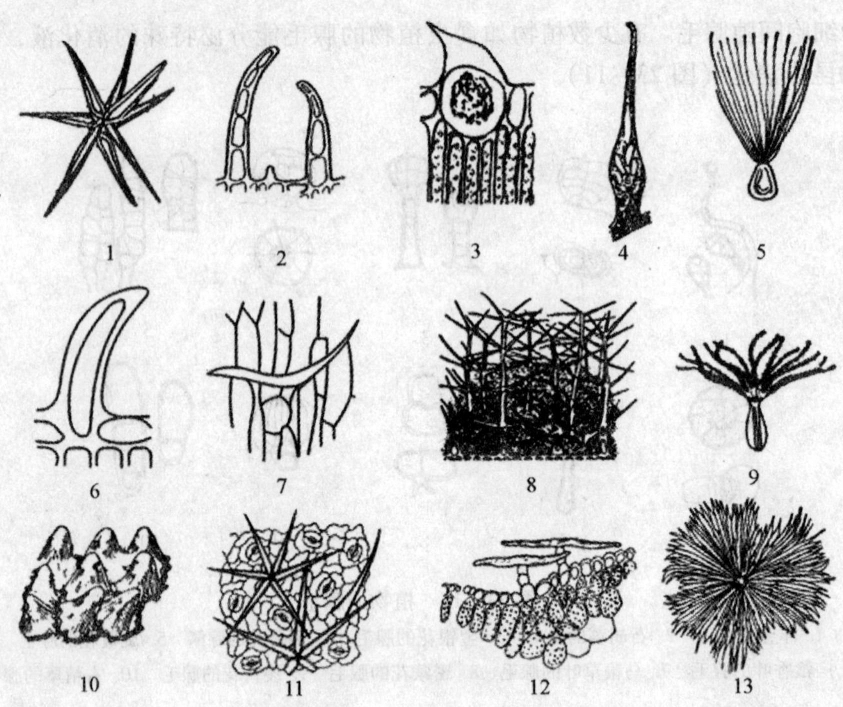

图 23－12　非腺毛类型

1. 蜀葵叶的星状毛　2. 洋地黄多细胞线状毛　3. 大麻叶的棘毛　4. 荨麻的螫毛　5. 萝藦科植物种子的种缨　6. 番泻叶的单细胞线状毛　7. 黄花蒿叶丁字毛　8. 毛蕊花的分枝毛　9. 颉草果实的冠毛　10. 三色堇花瓣的乳突　11. 蜀葵叶的星状毛　12. 艾叶的丁字毛　13. 胡颓子叶的鳞毛

2. 气孔　气孔（stoma）主要存在于叶的下表皮和幼嫩茎的表皮中。由两个肾形保卫细胞对合组成，中间的孔隙为气孔。保卫细胞有明显的细胞核，比周围表皮细胞小，是生活的，并有叶绿体。其与表皮相连的壁薄，其余各方的壁较厚因此，当保卫细胞充水时，向表皮一方的壁膨胀弯曲，，气孔缝隙被拉开：当保卫细胞失水时恢复原来伸直状态时，气孔则关闭。保卫细胞周围的表皮细胞，称为副卫细胞，保卫细胞与副卫细胞的排列关系，称为气孔轴式或气孔类型。双子叶植物中常见的气孔轴式有下列几种：

（1）平轴式（平列型）：保卫细胞周围副卫细胞两个，副卫细胞的长轴与保卫细胞的长轴平行，例如茜草叶、番泻叶等。

（2）直轴式（横列型）：保卫细胞周围副卫细胞两个，副卫细胞的长轴与保卫细胞长轴垂直，例如唇形科的薄荷、爵床科穿心莲的叶。

（3）不等式（不等细胞型）：保卫细胞周围副卫细胞 3～4 个，大小不等，其中一个明显较小，如十字花科、茄科的烟草属和茄属等植物的叶。

（4）不定式（无规则型）：保卫细胞周围副卫细胞数目不定，其大小基本相同，且形状与其他表皮细胞基本相似，如桑叶、艾叶等。

（5）环式（辐射型）：保卫细胞周围副卫细胞数目不定，围绕气排列成环状，如茶叶、桉叶等（图 23－13）。

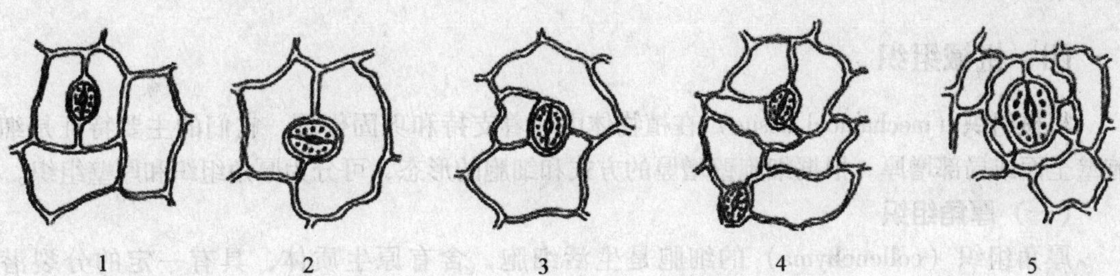

图 23－13　气孔轴式

1. 平轴式　2. 直轴式　3. 不等式　4. 不定式　5. 环式

一般情况下，不同植物可能具有不同类型的气孔轴式，同一植物同一器官上也可能有两种或两种以上类型。

植物叶片单位面积上的气孔个数与表皮细胞个数的比例关系称为气孔指数。气孔指数和气孔轴式因植物种类而异，可以作为中药材鉴定（重点为叶类中药）的依据之一。

单子叶植物的气孔类型也很多，如禾本科和莎草科植物，均有其特殊的气孔类型。哑铃形的禾本科植物气孔它的两个细长保卫细胞的两端膨大成小球形，好像并排的一对哑铃，副卫细胞与保卫细胞平行排列，略呈三角形。其保卫细胞中间窄的部分细胞壁特别厚，两端球形部分的细胞壁比较薄。当保卫细胞充水膨大时，两端膨胀，气孔开启。当水分减少时，气孔即缩小或关闭（图 23－14）。

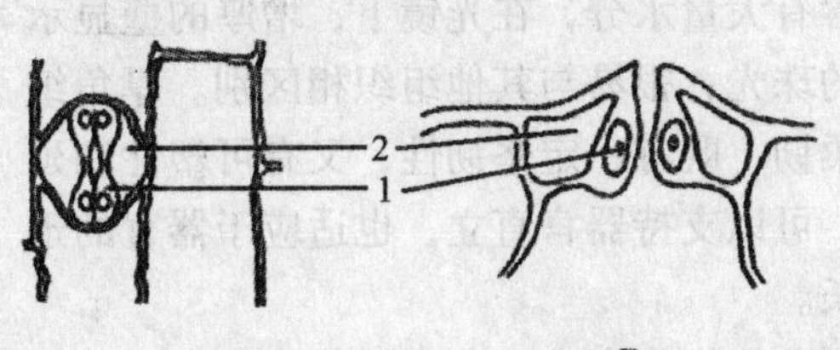

图 23－14　禾本科型表皮及气孔

A 表面观　B 切面观

1. 保卫细胞　2. 副卫细胞

（二）木栓层

大多数草本植物器官表面终生只具表皮，多年生木本植物，除叶外，茎与根幼年保持表皮，但随其不断增粗，表皮被破坏。此时。植物相应地形成次生保护组织——木栓层（cork phellem）。

木栓层是由木栓形成层的细胞向外作切向分裂所形成。其特点为：由多层木栓细胞组成，细胞扁平，排列紧密整齐，无细胞间隙，是死细胞，细胞壁栓质化，细胞内原生质体解体。栓质化的细胞壁不易透水，也不易透气，是良好的保护组织。

木栓形成层是次生分生组织，茎中的木栓形成层多由皮层或韧皮薄壁组织形成，少数由表皮细胞发育而来。根中的木栓形成层由中柱鞘细胞产生。木栓形成层细胞向外分生形成木栓层，向内分生形成栓内层，栓内层的细胞是生活细胞，细胞内常含叶绿体，所以又叫绿皮层。木栓层、木栓形成层和栓内层三者合称为周皮（复合组织）（图 23－15）。

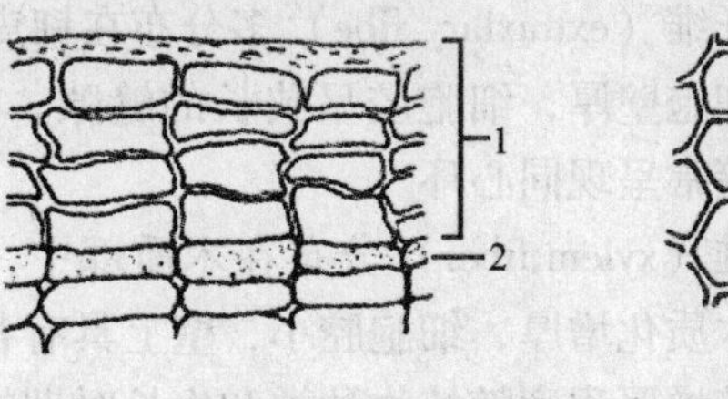

图 23－15　木栓组织

A 切面观　B 正面观

1. 木栓层细胞　2. 木栓形成层

四、机械组织

机械组织（mechanical tissue）在植物体内起着支持和巩固作用，它们的主要特征是细胞壁全面或局部增厚。根据细胞壁增厚的方式和细胞的形态，可分为厚角组织和厚壁组织。

（一）厚角组织

厚角组织（collenchyma）的细胞是生活细胞，含有原生质体，具有一定的分裂潜能，常含叶绿体，可进行光合作用。在横切面上细胞常呈多角形，它们的结构特点是具有不均匀加厚的初生壁，一般在细胞角隅处加厚（真厚角组织），也有的在切向壁处加厚（板状厚角组织），有的厚角组织之间有间隙，细胞壁在面对间隙处加厚（腔隙厚角组织）。

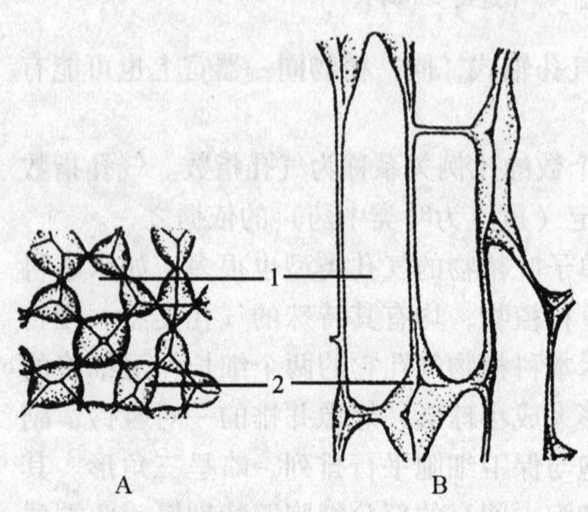

图 23－16　厚角组织

A 横切面　B 纵切面

1. 细胞腔　2. 增厚的壁

厚角组织细胞壁由纤维素和果胶质组成，不含木质素。由于果胶有强烈的亲水性，因此壁中含有大量水分，在光镜下，增厚的壁显示特殊的珠光，很易与其他组织相区别。厚角组织较柔韧，既有一定坚韧性，又有可塑性和延伸性，可以支持器官直立，也适应于器官的迅速生长。

厚角组织常存在于草本植物茎和木质茎的初生结构中，以及叶柄、花柄的外侧部分，多位于表皮下面，成束或成环分布。如薄荷茎的棱角处有厚角组织分布（图 23－16）。

（二）厚壁组织

厚壁组织（sclerenchyma）的细胞都具有全面增厚的次生壁，并有层纹和纹孔，大都木质化，细胞腔很小，成熟后成为死细胞。厚壁组织根据细胞形状的不同，可分为纤维和石细胞。

1. 纤维　纤维（fiber）一般是两端尖的细长梭形细胞，细胞壁具明显纤维素或木质化增厚的次生壁，坚硬。纤维末端彼此嵌插以增强器官的支持作用。由于植物种类的不同，纤维的类型也不同，通常根据纤维在植物体内所处位置的不同，分为韧皮纤维和木纤维。

韧皮纤维（extraxlary fibe）多分布在韧皮部中，常聚合成束。韧皮纤维两端尖，呈长纺锤形，细胞壁厚，细胞腔呈狭长的缝隙。在横切面上细胞常呈多角形、圆形、长圆形等，细胞壁常呈现同心环。

木纤维（xylem fiber）分布在木质部中，也是长轴的纺锤形细胞，但比韧皮纤维短，细胞壁均木质化增厚，细胞腔小，壁上具有各种形状退化具缘纹孔至裂隙状的单纹孔。木纤维细胞壁增厚程度随植物种类和生长时期的不同而异。

纤维的特殊类型：

晶鞘纤维（晶纤维）　纤维束周围薄壁细胞中含有草酸钙结晶，形成晶鞘，将纤维包被，称为晶鞘纤维；如甘草、黄柏等。

嵌晶纤维　纤维细胞的次生壁外层嵌有草酸钙结晶；如麻黄、南五味子根等。

分隔纤维　纤维细胞腔中有非薄的横隔膜；如姜等。

分支纤维　长梭形纤维顶端具有明显分支；如铁线莲等。

纤维的形态。长短、壁的增厚情况、纹孔的特点等可作为中药显微鉴定的依据之一（图 23－17）。

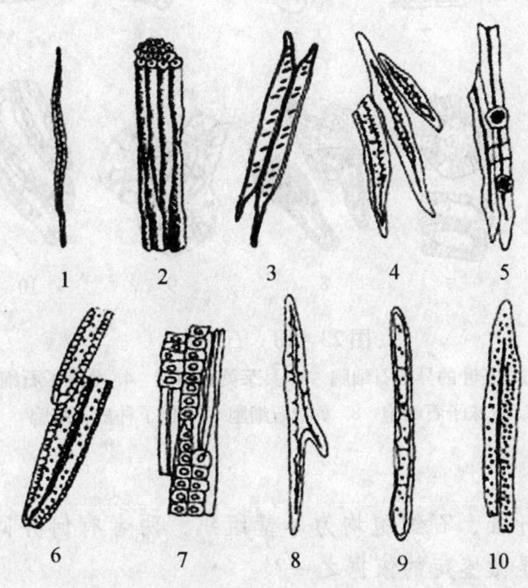

图 23－17　纤维

1. 单个纤维　2. 纤维束　3. 何首乌木纤维　4. 白头翁韧皮纤维　5. 簇晶纤维　6. 白头翁木纤维　7. 合欢晶纤维　8. 铁线连分枝纤维　9. 姜的分隔纤维　10. 冷饭团嵌晶纤维

2. *石细胞*　石细胞（sclereid，stone cell）广泛分布于植物体内，形状多样，为中药显微鉴定的重要依据之一。

石细胞具有以下特点：①是植物体内特别硬化的厚壁细胞，形状不一。通常等径（长度一般不超过宽度的 3～4 倍），呈类圆形、类方形（如黄连）、椭圆形等，有的呈分枝状（如黄柏、厚朴）。②石细胞是薄壁细胞经细胞增厚并木质化而成，因此成熟后是死细胞。③加厚程度大，腔小，单纹孔引伸成沟状，可形成管状纹孔道，如汇合则成分枝纹孔道。④有的随次生壁增厚而形成层纹。

石细胞的特殊类型：

异形石细胞　是植物体内单个散在的大型石细胞，有分枝呈“I”、“丁”字形或星形，增厚程度稍小，腔较大，起支持和巩固作用，又称支柱细胞；如茶叶、木犀叶等。

嵌晶石细胞　石细胞次生壁外层嵌有细小草酸钙晶体，稍突出于表面。

含晶石细胞　石细胞内含有各种形状草酸钙结晶；如南五味子根皮、侧柏种子等。

分隔石细胞　石细胞腔内有菲薄的横膈膜；如虎杖根及根茎等。

星状石细胞　石细胞有分枝大至呈星状；如睡莲等。

毛状石细胞　石细胞非常伸长，形状似毛，并有时有分枝；如木犀榄的叶子等（图 23－18）。

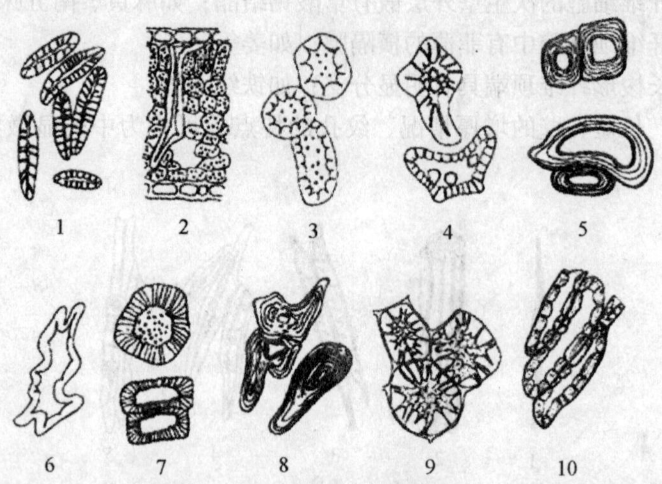

图 23－18　石细胞

1. 椰子果皮石细胞　2. 茶叶的异形石细胞　3. 吴茱萸石细胞　4. 蔓荆子石细胞　5. 黄芪石细胞　6. 厚朴分枝石细胞　7. 五味子石细胞　8. 黄柏石细胞　9. 栀子种皮石细胞　10. 巴豆果实石细胞

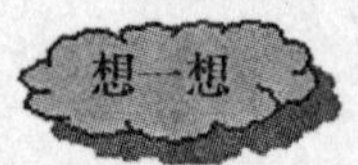

纤维、石细胞均为厚壁组织，两者有何异同点，为何两者可作为中药显微鉴定的依据之一？

五、分泌组织

植物体中具有分泌和贮藏分泌物功能的细胞群所构成的组织称为分泌组织（secretory tissue）。能分泌特殊物质如蜜液、黏液、挥发油、树脂和乳汁等的细胞称为分泌细胞。某些科属的植物具有一定的分泌组织。因此，分泌组织在中药鉴定上具有一定意义。

依据分泌细胞所分泌的分泌物是贮藏在植物体内部还是排出体外，把分泌组织分为外部分泌组织和内部分泌组织。

（一）外部分泌组织

外部分泌组织位于植物体表部分，其分泌物排出体外，如腺毛、蜜腺等。

1. 腺毛　腺毛多见于茎、叶、芽鳞和子房等部位。是具有分泌能力的表皮毛，其头部的细胞能分泌挥发油、树脂等物质（见本章节“保护组织”）。

2. 蜜腺　蜜腺是能分泌蜜液的腺体，位于植物体表，由一群表皮细胞或其下面数层细胞特化组成。其腺体细胞壁薄，细胞质较浓，无角质层或角质层很薄。细胞质产生的蜜液，通过角质层扩散或经腺体上表皮的气孔排出。分布于虫媒花的花瓣 、花萼、子房、花柱基部的蜜腺称为花蜜腺。分布于茎、叶、托叶、花柄处的蜜腺称为花外蜜腺（营养体蜜腺）。如蚕豆托叶紫色部分，梧桐叶下红色小斑，桃与樱桃叶片基部，枣、白花菜、大戟属花序中可见花外蜜腺。

(二) 内部分泌组织

内部分泌组织位于植物体内，分泌物也贮存在体内。根据它们形态不同，可分为分泌细胞、分泌腔、分泌道和乳汁管（图23-19)。

1. *分泌细胞*　分泌细胞（secretory cell）是分布在植物体内的具有分泌能力的细胞，分泌细胞多呈圆球形、椭圆形、囊状或分枝状，单个分散在基本组织中，通常比周围细胞大。当分泌物充满整个细胞时，壁也往往木栓化，似体内的一个贮藏室。由于贮藏的分泌物不同，又分为：

(1) 油细胞　贮藏挥发油的分泌细胞（如桂皮、菖蒲、姜等)。

(2) 黏液细胞　贮藏黏液的分泌细胞（如半夏、玉竹、麦冬等)。

(3) 单宁（鞣质）细胞　贮藏单宁的分泌细胞（如豆科、蔷薇科等植物)。

2. *分泌腔*　由许多分泌细胞围成具有一定空间的囊状腔室，称为分泌腔（secretory cavity)，或称为分泌囊，腔室内积累的分泌物常为挥发油，称为油室。有的腔室内积累的分泌物为黏液，称为黏液腔。分泌腔根据其起源方式可分为两类：溶生式分泌腔和裂生式分泌腔。

溶生式分泌腔是由一群分泌细胞，因分泌的物质积累增多。以至细胞破裂溶解，形成一个含有分泌物的腔室，破碎的细胞位于腔室周围，如陈皮、橘叶等。

裂生式分泌腔是由一群分泌细胞因细胞彼此分离，细胞间隙逐渐扩大而形成的腔室，分泌细胞并不破裂，包围着腔室，如漆树、桃金娘、当归根等。

3. *分泌道*　分泌道（secretory canal）是由分泌细胞彼此分离形成的一个长形胞间隙的腔道，其周围的分泌细胞称上皮细胞。上皮细胞产生的分泌物贮存于腔道中。分泌道横切面与分泌腔（裂生式）相似，纵切面可见管道状。根据贮存分泌物的不同将其分为：树脂道、油管、黏液道（黏液管）等。

树脂道　上皮细胞向腔道中分泌树脂；如松茎、人参等。

油管　上皮细胞向腔道中分泌挥发油；如小茴香果实等。

黏液道（黏液管）　上皮细胞向腔道中分泌黏液；如美人蕉、椴树、锦葵科植物。

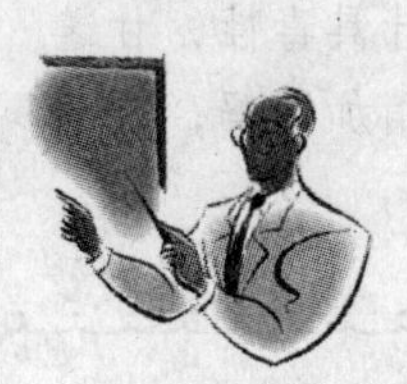

小资料：

鸡血藤茎中韧皮部有很多分泌道，每2~10个成群排列着，成为赤褐色半圆环，分泌管内充满了棕红色分泌物（鞣质、还原性糖、树脂类等)。一旦锯断，“血”就渗出。鸡血藤有补血、行血、通经活络作用。

4. *乳汁管*　乳汁管（laticifer）为分泌乳汁的长管状单细胞，可有分枝，或者由多个细胞连接成长管道，构成乳汁管的细胞是生活细胞，细胞质稀薄，通常有多数细胞核，液泡里含有大量乳汁，乳汁管具有贮藏乳汁和运输营养物质的机能。具乳汁管的植物很多，如菊科的蒲公英、桔梗科的党参、桔梗等。乳汁管可作为中药鉴定的依据之一。

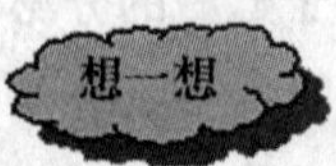

乳汁管是长管状的分泌组织，分泌道也呈管道状，两者为何不能成为一个类别？

乳汁管的类型：

(1) 无节乳汁管：由一个细胞构成，又称乳汁细胞。细胞分枝长管状，长度可达数米，如桑科、夹竹桃科、萝藦科以及大戟科的大戟属等植物的乳汁管。

(2) 有节乳汁管：许多细胞连接而成，连接处细胞壁溶解贯通，成为巨大多核的管道系统，乳汁管分枝或不分枝，如番木瓜科、罂粟科、旋花科、菊科、芭蕉科、桔梗科、大戟科的橡胶树属等一些植物的乳汁管（图 23 - 19 ）。

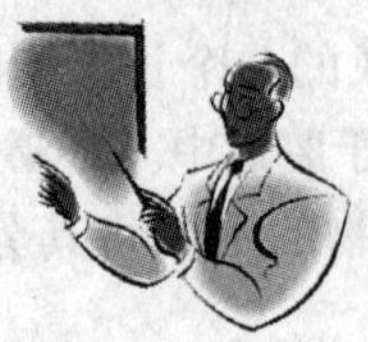

小资料：

乳汁管分泌的乳汁成分很复杂，主要为糖类、蛋白质、橡胶、生物碱、苷类、酶、单宁等物质。乳汁的颜色多样，以白色最常见。如桑科（桑、柘、无花果）、大戟科（泽漆、大戟）、菊科（蒲公英）、萝藦科（萝藦、杠柳）、夹竹桃科（夹竹桃、罗布麻）、旋花科（蕹菜、甘薯、）、桔梗科、漆树科等。具黄色乳汁的，如罂粟科（博落回、白屈菜）、大戟科（狼毒），具红色乳汁的，如罂粟科（血水草、荷青花）等。植物乳汁的用途：如桑乳汁可解蜈蚣毒；大戟属乳汁可提取石油；漆乳汁可制漆；南美索尔维拉树乳汁味同牛奶，可食用。有的乳汁具毒性，甘遂乳汁很毒，一滴在舌头上，喉咙和嘴均热得象燃烧，数小时方可稍加缓解，量多可被毒死。桑科见血封喉树液有剧毒。

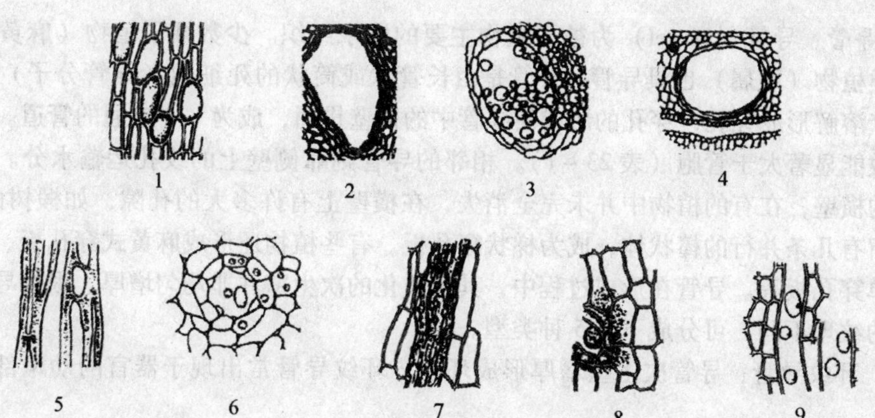

图 23－19　内部分泌组织

1. 油细胞　2. 丁香粉末油室　3. 茅苍术油室　4. 牵牛子分泌腔　5. 桔梗有节乳管
6. 当归油室　7. 人参树脂道纵面观　8. 人参树脂道横面观　9. 香加皮乳汁管

六、输导组织

输导组织（conducting tissue）是植物体内输送物质的细胞群。其细胞一般呈管状，上下相接，贯穿于整个植物体内。根据输导组织的构造和运输物质的不同，分为二类：一类是木质部中的导管和管胞，主要向上运输水分和无机盐；另一类是韧皮部中的筛管和筛胞，主要向下运输有机营养物质。

（一）管胞和导管

1. 管胞　管胞（tracheid）为绝大多数蕨类植物和裸子植物的输水组织，被子植物的叶柄、叶脉中也可见到。管胞为长管状细胞，两端尖斜，末端不形成穿孔，细胞口径小。管胞的次生壁增厚也常形成环纹、螺纹、梯纹和孔纹等类型。管胞由于细胞壁次生加厚并木化，最后使细胞内含物消失而成死细胞。两相邻的管胞通过侧壁上的纹孔运输水分，属于较原始的输导组织（图 23－20）。

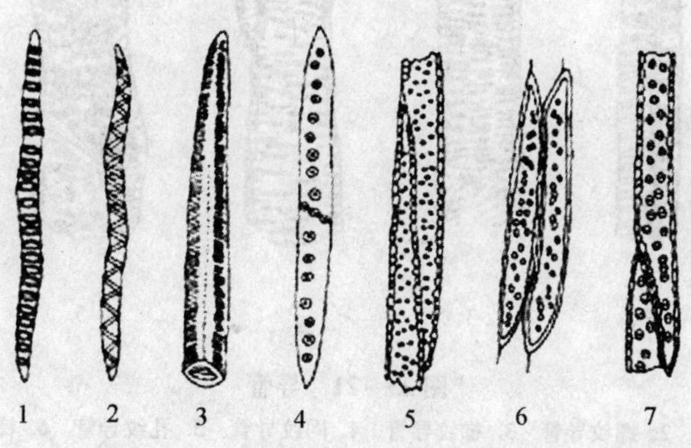

图 23－20　管胞

1. 环纹管胞　2. 螺纹管胞　3. 梯纹管胞　4. 孔纹管胞
5. 麦冬管胞碎片　6. 马兜铃管胞碎片　7. 白芍管胞碎片

2. 导管　导管（veesel）为被子植物主要的输水组织。少数裸子植物（麻黄等）和个别蕨类植物（蕨属）也具导管。导管是由长管状或筒状的死细胞（导管分子）连接而成，横壁溶解形成穿孔，穿孔的形成使导管中的横壁贯通，成为一个连通的管道。其运输水分的效能显著大于管胞（表23－1）。相邻的导管则靠侧壁上的纹孔运输水分。导管分子之间的横壁，在有的植物中并未完全消失，在横壁上有许多大的孔隙，如椴树的导管，其横壁留有几条并行的棒状体，成为梯状穿孔板。有些植物还形成麻黄式穿孔板、网状穿孔板和单穿孔板等。导管在形成过程中，其木质化的次生壁并非均匀增厚。根据导管增厚所形成的纹理不同，可分成下列5种类型。

（1）环纹导管：导管次生壁增厚形成环状。环纹导管常出现于器官的幼嫩部分，如玉米。

（2）螺纹导管：导管次生壁增厚形成一条或数条螺旋带状。螺纹导管多存在于植物器官的幼嫩部分，并同环纹导管一样，容易同初生壁分离，如“藕断丝连”就是一种常见的螺纹导管。

（3）梯纹导管：次生壁在导管内既有横的增厚，也有纵的增厚，增厚部分与未增厚部分（初生壁）相间排列成梯状。这种导管因分化程度较深，而不易再行伸长，如葡萄茎的导管。

（4）网纹导管：导管增厚的次生壁密集交织成网状，只有在网孔间还留有未增厚的部分，如大黄和南瓜茎中的导管。

（5）孔纹导管：导管壁几乎全面增厚，未增厚部分为单纹孔或具缘纹孔，直径较大，存在器官成熟部分。如甘草的导管。

以上所述是几种常见典型的导管，但在实际观察中，常有一些混合类型，如梯纹、网纹导管等（图23－21）。

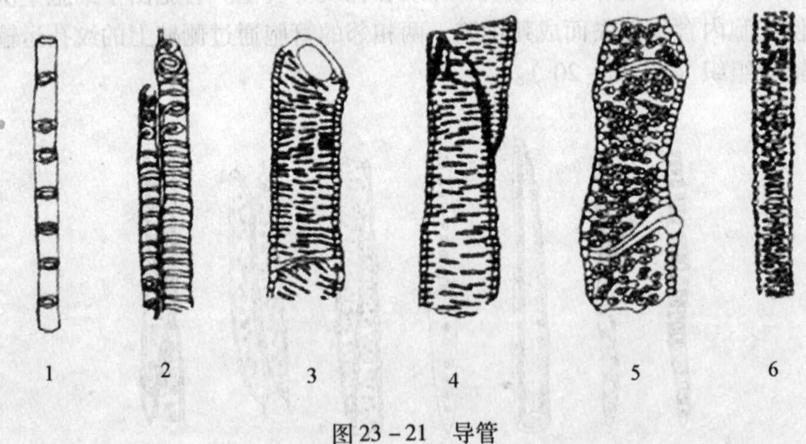

图23－21　导管

1. 环纹导管　2. 螺纹导管　3. 梯纹导管　4. 网纹导管　5. 孔纹导管　6. 梯－网纹导管

表 23 - 1　管胞与导管对比表

	管胞	导管
分布	蕨类、裸子及少数被子植物（叶柄、叶脉）	被子植物及少数裸子植物（麻黄）蕨类（蕨属）
形态	单个细胞，长管状，两端偏斜	由导管分子纵向连结成的细胞行列，端壁消失成穿孔
长度、管径	2 ~ 5mm，细	数厘米至数米不等，粗
运输方式	端部重叠，通过纹孔传输	穿孔直接沟通，侧壁还有纹孔
功能	输水与无机盐，兼支持作用	输水与无机盐，其木质部纤维起支持作用

（二）筛管、伴胞和筛胞

1. 筛管　筛管（sieve tube）是由多个长管状活细胞（筛管分子）连接而成，存在于被子植物的韧皮部中，负责运输有机养料。其在构造上和导管完全不同：一是筛管的细胞壁是由纤维素构成，不增厚，为活细胞；二是筛管分子两端的横隔壁不消失，其不均匀增厚而成筛板（sieve plate），筛板上有许多小孔，称为筛孔（sieve pore）。筛板两边的原生质，通过筛孔而彼此相连。有些植物的筛孔也见于筛管的侧壁上，通过侧壁上的筛孔，使相邻的筛管彼此得以相连。筛孔在侧壁和横壁上分布不均匀，筛孔较集中的区域，称为筛域。一个筛板上有一个筛域称为单筛域，一个筛板上有多个筛域称为复筛域。

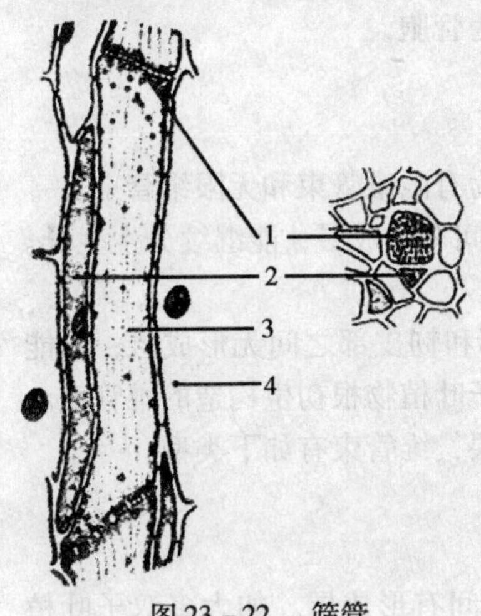

图 23 - 22　筛管

1. 筛板　2. 伴胞　3. 筛管分子　4. 韧皮薄壁细胞

2. 伴胞　伴胞（companion cell）在被子植物筛管分子的旁边，常有一个或多个小型的薄壁细胞，和筛管相伴存在，称为伴胞。伴胞为被子植物所特有，蕨类和裸子植物无伴胞。在显微镜下，伴胞和筛板是识别筛管的重要特征。

3. 筛胞　筛胞系单个分子的狭长细胞，直径较小，端壁很倾斜，没有特化成筛板，但仍有筛孔集中分布的“筛域”，是蕨类植物和裸子植物运输有机养料的组织。筛胞不具伴胞（图 23 - 22 ）。

实　训

内容：显微镜下寻找观察油细胞、纤维、石细胞、导管。

任务一：在石菖蒲横切片中观察油细胞；在肉桂、厚朴粉末中找出油细胞。说一说油细胞的识别理由。

任务二：在肉桂、黄连粉末中找出纤维；在黄柏粉末中找出晶纤维；在肉桂、黄连、黄柏粉末中找出各种形态的石细胞；说一说纤维、石细胞两种厚壁组织怎样应用到中药鉴别中去。

任务三：在大黄、甘草、半夏粉末中找出导管，并判断出导管的类型。说一说不同类型的导管怎样应用到中药鉴别中去。

第三节 维 管 束

一、维管束的概念

维管束（vascular bundle）是由韧皮部与木质部组成的束状复合组织。维管束贯穿于植物体的各个器官中，彼此相连形成一个完整的输导系统，同时对器官起着支持作用。维管束是维管植物（蕨类植物、裸子植物、被子植物）最主要的结构特征。

二、维管束的组成

韧皮部与木质部是维管束的两个重要组成部分。在被子植物中，韧皮部是由筛管、伴胞、韧皮纤维和韧皮薄壁细胞组成，这一部分质地柔软，称为韧皮部。木质部主要由导管、管胞、木纤维和木薄壁细胞组成，这一部分质地坚硬，称木质部。裸子植物和蕨类植物的韧皮部几无筛管、伴胞而为筛胞，木质部几无导管而为管胞。

三、维管束的类型

根据在木质部和韧皮部之间有无形成层，维管束可分为有限维管束和无限维管束。

1. 无限维管束（开放性维管束） 木质部和韧皮部之间有形成层，能继续分生生长。如双子叶植物和裸子植物的维管束。

2. 有限维管束（闭合维管束或闭锁维管束） 木质部和韧皮部之间无形成层，不能继续分生生长。如单子叶植物、蕨类植物的维管束以及双子叶植物根初生构造的维管束。

根据维管束中韧皮部与木质部排列的方式和有无形成层，维管束有如下类型：

（一）外韧维管束

韧皮部位于外侧，木质部位于内侧的维管束。

1. 无限外韧维管束 韧皮部在外，木质部在内，两者间有形成层。如大多双子叶植物根（次生构造）、茎和裸于植物的维管束。

2. 有限外韧维管束 韧皮部在外，木质部在内，两者之间无形成层．如大多单子叶植物茎、根茎的维管束。

（二）双韧维管束

木质部内外两侧都有韧皮部。常见于茄科、夹竹桃科、葫芦科、旋花科、桃金娘科等植物茎的维管束。

（三）周韧维管束

木质部居中，韧皮部围绕在木质部的四周。如百合科、禾本科、棕榈科、蓼科某些植物的维管束。

（四）周木维管束

韧皮部居中，木质部围绕在韧皮部四周。常见于单子叶植物根状茎．如石菖蒲、香附的维管束。

（五）辐射维管束

韧皮部和木质部相互间隔呈辐射状排列。如单子叶植物的根及双子叶植物根的初生构造的维管束（图 23－23）。

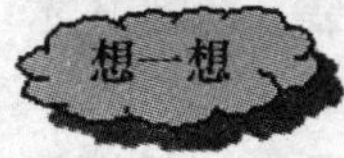

在显微镜下观察被子植物某器官横切片时，发现维管束中有形成层，据此，你能判断该植物是双子叶植物还是单子叶植物吗，为什么？

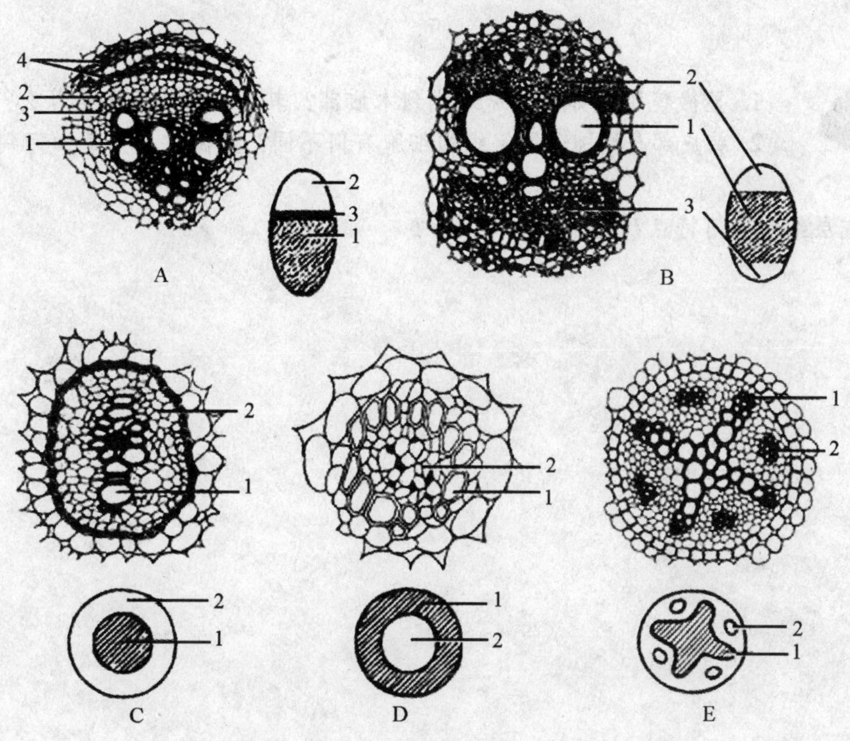

图 23－23　维管束类型详图与模式图

A 外韧维管束　1. 木质部　2. 韧皮部　3. 形成层　4. 压扁的韧皮部

B 双韧维管束　1. 木质部　2、3. 韧皮部

C 周韧维管束　1. 木质部　2. 韧皮部

D 周木维管束　1. 木质部　2. 韧皮部

E 辐射维管束　1. 原生木质部　2. 韧皮部

实　训

内容：显微镜下观察麦冬、大黄、石菖蒲、虎杖的维管束，说一说各种维管束的特点。

任务一：显微镜下用指针指出麦冬（块根）横切片韧皮部及木质部部位，说一说其两者如何排列，属于哪种类型的维管束？哪些植物、器官有此种类型的维管束。

任务二：显微镜下用指针分别指出大黄、虎杖（根茎）横切片正常维管束韧皮部、形成层、木质部的部位，说一说此种维管束属于哪种类型，有何特点？哪些植物、器官有此种类型的维管束。

任务三：显微镜下用指针指出大黄（根茎）横切片异型维管束的形成层，判断其木质部、韧皮部的部位。说一说与其正常维管束有何不同？

任务四：显微镜下用指针分别指出石菖蒲（根茎）横切片的叶迹维管束及中柱的维管束，试判断其类型，有何特点，说出判断的理由。通常哪些植物、器官有此种类型的维管束。

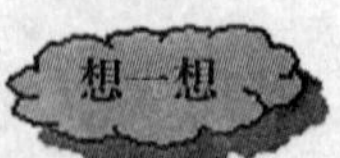

1. 显微镜下你如何快速地找到木质部？其最显著的标志是什么？

2. 韧皮部与周围薄壁组织的细胞有何不同？显微镜下你是如何判断韧皮部部位的？

3. 形成层细胞有何特点？此部位如何判断？

第二十四章　中药显微鉴定基础

第一节　中药显微鉴定概述

一、显微鉴定简介

显微鉴定是利用显微镜来观察中药的组织构造、细胞形状以及内含物的特征，用以鉴定中药的真伪和纯度，甚至品质的一种方法。此法所用仪器主要有普通光学显微镜、偏光显微镜和电子显微镜等，主要用于中药材及中成药的鉴定，尤其是粉末性中药的鉴定。

显微鉴定作为中药鉴定的一大方法，其应用已有一定历史。早在 1838 年德国学者施莱登（M. J. Schleiden）阐明了细胞是植物体构造的基本单位，并利用显微镜观察了多种生药的显微构造，发现不同的生药，其显微构造不同，因此可以根据显微构造准确地区别各种生药。1916 年，英国生物学家 Wallis 创立了石松孢子法（Lycopodium spor method），以石松孢子为参考标准，用以测定混合粉末中生药的比例量或外界掺杂物的含量。从而使粉末生药的纯度鉴定得到发展。并在以后又发展了一系列显微定量常数测定，如栅表比、气孔指数、脉岛数等，使生药的显微鉴定拥有了定量鉴定的手段。

1934 年赵燏黄、徐伯鋆等著成了我国第一本《生药学》上篇，1937 年叶三多编著了《生药学》下篇。这些《生药学》著作，引进了现代鉴定中药的方法和理论，对整理研究中药起到了先导的作用。

1951 年，中国科学院院士，中国药科大学教授徐国钧首次发表了 101 种“粉末生药检索表”。

1956 年，徐国钧院士以“灵应痧药”为突破口，率先应用显微分析技术，将麝香等 10 味药材一一检出，打破了“丸散膏丹，神仙难辨”的神秘观，开创了中成药鉴定之先河。

1957 年，徐国钧、赵守训所著《生药学》中简述了约 50 种生药的粉末特征。

1958 年，由中国药学会编辑出版的《中药鉴定参考资料》（第一集）收录中药 50 种，几乎都有粉末鉴定研究的内容。

1960 年，南京药学院编著的《药材学》简要描述了 120 余种中药的粉末鉴定，同年江苏省药品检验所编著的《中药粉末显微鉴定资料》第一册，专门收录了中药材及某些伪杂品的粉末鉴定计 50 种。这些研究报道对于鉴别中药品质，有一定参考价值。

1972 年，徐国钧院士负责长沙马王堆一号汉墓出土药物的研究，利用显微鉴定技术鉴定出茅香、高良姜等 9 味药材，开创了药物考古史上的先例。另外徐国钧院士经过多年坚持不懈的研究，完成了 380 种《中药材粉末显微鉴定》，使我国粉末生药学的研究工作跃居国际领先地位。

1974年编成的全国本科统一教材《中药鉴定学》，将药材传统的经验鉴别与原植（动、矿）物鉴别、显微鉴别、理化鉴别等方法相结合，较系统地介绍了中药鉴别的理论与方法。

1977年版《中华人民共和国药典》首次将显微鉴定应用到中药和中药制剂的鉴别中，从此，显微鉴定成为了中药鉴定的一大法定方法。至2005年版《中华人民共和国药典》就收载了500多个中药品种的显微组织和理化鉴定方法，把外形、显微和理化鉴定方法和技能结合了起来，为控制中药的质量做了大量的工作。

实践证明，显微技术在中药多基源和类似品的鉴别中的确解决了许多难题，如利用显微技术对比麝香、牛黄、羚羊角、珍珠的显微特征；经磨片发现珍珠中有结构环及珍珠虹光环，而伪品则具平行排列的结构，或具有棱柱结构，成为珍珠鉴别的依据。又如山药与其伪品木薯片，性状上极易相混，但山药显微观察可见草酸钙针晶，而木薯有草酸钙簇晶易于区别。显微鉴别不仅用在单味药，也大量使用在复方制剂的鉴别中。如处方量大，组成达58种中药的再造丸，通过显微鉴定可检出其全部组成。此外。显微鉴定尚能鉴定中药的纯度，甚至品质。如麝香掺伪的鉴定：薄荷通过显微观察比较其茎、叶腺毛的多少，从而得知其叶腺毛较茎多，叶有效成分（挥发油）的含量高，因此薄荷商品应以叶多为佳。

近年来随着现代科技的发展，中药材显微镜鉴别手段和方法也得到很快发展，透射电镜、扫描电镜加X射线能谱分析等也都用在药材的微观鉴别上。也有应用显微镜操作器取出细胞中的结晶、油滴，再用高效液相色谱、气相色谱及气－质联仪分析等方法鉴别化学成分，称为“组织化学色谱法”。也有用毛细管微量技术（显微操作器是用超细玻璃管，直径0.001～0.008mm）直接从组织切片的细胞中取样，一般2～4个细胞量就可以进行高效液相分析，100个细胞量可进行气－质联仪分析。利用这一技术，探明了丁香中主要成分丁香酚在花蕾中主为乙酰丁香酚，以后逐步转化为丁香酚。目前应用电脑检索显微特征来鉴别中药也取得一定进展。它利用各类天然药物粉末中具有鉴别意义的重要特征，设计转换成特征编码信息，输入并储存在计算机的数据区作为资料库。在鉴别检品时，当检品的特征编码信息输入计算机后，计算机即将检验样品的编码信息和资料库中标准样品的编码信息逐一比较，最后打印出检索结果。总之，由于新设备、新技术的应用，拓宽了生药学、中药鉴定学等相关学科研究的范围，丰富了这些学科研究的内容，也推动了生药学、中药鉴定学学科的不断发展。

二、显微鉴定的步骤及方法

显微鉴定的步骤主要是制作显微标本片，应用显微镜进行观察及将所得结果进行对证分析（查文献、核对标准品等）。

（一）制作显微标本片

可根据观察的对象和目的，选择具有代表性的供试品，制作不同的显微标本片。显微标本片的制作方法主要可分为两类：一类是切片法，即用切片刀徒手或借助特定的机械设备将材料切成一定厚度的片子（横切或纵切）。如徒手切片法、滑走切片法、石蜡切片法、冰冻切片法、超薄切片法等。另一类是非切片法，如粉末制片、表面制片、整体封固法制片、解离组织制片等。

1. 横切片　观察药材的组织构造需作横切片。通常植物的根、根茎、茎、皮、叶等适宜作横切片；果实、种子必要时亦可作横切片观察。

2. 纵切片　观察射线的高度、宽度以及油管、乳管等特征时可作纵切片。分为径向纵切片及切向纵切片两种。如茎木类、果实、种子等类药材的鉴定可根据需要制成纵切片。

3. 粉末片　可观察具有鉴别意义的组织、细胞及细胞内含物等特征。一般坚硬、细小、破碎难以切片，或呈粉末状的药材以及中成药等适于制作粉末片进行显微鉴定。

4. 表面片（表皮撕离、整体封固）　观察表皮细胞、气孔、毛茸等表面特征可制作表面片。对叶类、花类药进行显微鉴定时常用此制片方法；另外幼茎、果皮、种皮等亦可制成表面片观察。不易撕取表皮的花冠、花萼等材料可采取整体封固法制片。

5. 解离组织片（离析法）　用于观察植物细胞的完整形态及立体结构，特别适用于纤维、导管、管胞等在粉末中易打碎的长形细胞，也适于木化、栓化、角质化等彼此不易分离的细胞的观察。用此法制片观察，还可弄清某些特征存在的部位，如木纤维与韧皮纤维在形态上有时难以区别，但经逐层解离，木部与皮部分别制片，则易将二者区分。解离组织制片法常用的有：5%氢氧化钾法，适用于解离木化程度较低的材料；硝酸－铬酸法，适用于解离木化程度较强的材料。

制作临时性显微标本片时，所用的封藏剂可根据欲观察特征的性质以及封藏剂本身的性质来确定。如欲观察菊糖，可用乙醇装片也可用水合氯醛液不加热装片立即观察。观察淀粉粒，可用蒸馏水或醋酸甘油液装片。欲清晰地观察植物的细胞、组织，应选用水合氯醛液加热、透化装片；因水合氯醛液能迅速地透入植物组织，使干缩的细胞膨胀透明，并能溶解淀粉粒、叶绿素等物质；透化后滴加稀甘油少许，可防止水合氯醛析出结晶。

上述显微标本片的制作方法及常用封藏剂的配制方法详见本章第二节。

（二）显微观察

将制好的显微标本片置显微镜中观察，其观察方法及观察注意点为：

1. 横切片的观察

方法：从切片的某一边缘开始，由外至内依次观察。

注意点：注意维管束的类型及排列方式；注意有无异型构造；注意各层次的比例、射线的宽度等等；同时还应注意有无分泌组织、纤维、石细胞、细胞后含物等及其存在部位。

2. 纵切片的观察

方法：从切片的某一边缘开始，由外至内依次观察。

注意点：主要注意射线的高度、宽度、年轮及各层次比例情况。

3. 粉末片的观察

方法：从盖玻片的某一边缘开始，由上至下，由左至右（或由右至左）“之”字形进行观察。

注意点：应注意各种组织碎片、细胞、细胞后含物等特征的存在方式、数量及大小（可用显微量尺测量）；同时应注意由于粉碎度不同、观察方向不同而引起的特征形态变化（如表面观、断面观、极面观、赤道面观等）。

4. 表面片的观察

方法：同粉末片。

注意点：主要注意气孔、毛茸的有无及类型，注意表皮细胞的特点。

5. 解离组织片

方法：同粉末片。

注意点：主要注意完整细胞的形态、大小，导管、纤维尚应注意端壁的特征。

在进行显微观察时，尚可利用适当的化学试剂进行显徽化学反应，鉴定细胞壁和细胞后含物的性质，如纤维素性、木质化、木栓化、角质化与淀粉粒、糊粉粒、草酸钙结晶或碳酸钙结晶等。为了确定某些结晶形物质或淀粉粒，可利用偏光显微镜进行观察（详见第四单元、第三节）。鉴定中药时，还需测量目的物的大小，如细胞、毛茸、淀粉粒、结晶的长度、宽度等，可借助显微量尺测量（见本章第二节）。显微观察时。对观察的目的物，尚应及时用文字（显微特征描述）及绘图加以记录。

（三）查文献、核对标准品

将上述观察、记录所得的结果与天然药物标准品、《中国药典》以及和标准品有关显微特征描述的资料进行对证，再结合其他鉴定方法（如来源、性状、理化鉴定等）进行综合分析做出结论。

第二节　显微鉴定常用技术

一、显微制片技术

目前，显微标本的制作方法极其繁多，就其原理，可以分为两类：一类是切片法，即用切片刀徒手或借助特定的机械设备将材料切成一定厚度的薄片。本法又可根据切片时是否需要支持剂分为两种：①无支持剂切片法，包括徒手切片法，滑走切片法等。②有支持剂切片法，包括石蜡切片法。冰凉切片法、火棉胶切片法、明胶切片法、超薄切片法等。另一类是非切片法，即用物理或化学的方法，将材料组织分离成为单个细胞或薄片，或将整个材料进行整体封藏。本法包括整体封固法，粉末制片法、离析法、涂片法、压片法、透明法、磨片法等。

本节着重讲述中药鉴定中常用的制片方法，并以快速、简便、无需特殊设备的临时制片为主。

（一）常用封藏剂

将材料封藏剂于盖玻片下所用的制片试剂称为封藏剂。常用的有：

1. 蒸馏水　用于观察淀粉粒，但易引起淀粉粒膨胀变形，欲测淀粉粒大小时则不宜用水作封藏剂。

2. 甘油醋酸试液（斯氏液）　取甘油、50%乙酸与蒸馏水各等份，混合即得。是观察淀粉粒最理想的封藏剂，可使淀粉粒保持原来的状态而不膨胀变形，便于测定其大小。

3. *稀甘油*　取甘油33ml，加蒸馏水使成10ml，再加樟脑一小块或液化苯酚1滴，即得。配制时应注意冬天气温低，黏度小，装片时易产生气泡，可适当配浓一些，而夏天则相反。为临时制片常用的封藏剂，与水合氯醛试液配合使用，可防止水合氯醛析出结晶。

4. *水合氯醛试液*　取水合氯醛50g，加蒸馏水15ml与甘油10ml使溶解，即得。为显微制片常用的透化剂，可使干缩的细胞膨胀而透明，并能溶解淀粉粒、叶绿素、树脂、蛋白质等。在观察菊糖时，用其作为封藏液，不加热，装片后立即观察。

5. *乙醇*　主要用于观察菊糖及橙皮甙结晶。因乙醇极易挥发，故装片后应立即观察，放置稍久则乙醇挥发产生大量气泡。

(二) 常用的制片方法

1. *粉末制片法*　选取有代表性的样品适量，剪成长约0.1cm的小段，置50～60℃烘箱中干燥（含挥发油的药材温度应更低，控制在30～40℃），然后用粉碎器粉碎，常用的粉碎器有冲窝、铁碾、微型粉碎机等。粉碎后的粉末过50～80目筛，成药则应过100目筛，置干净瓶中备用。制备粉末时应注意不得有其他杂物混入，样品应全部过筛，过筛后的粉末需充分混匀方可装片。

根据需要不同，可作成临时或永久制片。

(1) 临时制片：作临时观察用，随用随作，通常仅能保存1～2周。

直接封藏片：不经任何处理，直接用封藏液装片后即可观察。

取清洁载玻片，用牙签或火柴杆挑取粉末少许于载玻片上，滴加1～2滴封藏剂，混匀，然后用镊子夹住盖玻片的边缘中部，将其一侧边沿压在封藏液旁的载玻片上，慢慢放下至水平位置，用滤纸屑清洁载玻片即可。

装片过程中应注意封藏液要适量，若不足则封藏液不能充满盖片，过多则溢出盖玻片，使盖玻片浮动，并易将封藏液溢到盖玻片上面。盖玻片上面应干燥，不得将封藏液溢到上面，否则会污染物镜，并降低盖玻片的透明度。若盖玻片上面有试剂，必须经严格清理，洁净方可置显微镜下观察。

若封藏液不足未充满盖玻片，可在盖玻片一侧边缘的载玻片上滴加少量封藏液；若封藏液过多溢出盖片或引起盖玻片浮动，则用小滤纸条从侧面吸去过多的封藏液，使盖玻片紧贴载玻片，不再浮动。

在盖片过程中，常因不熟练或不注意而在片子中留下气泡，可用解剖针或镊子将盖玻片的一侧挑起，再轻轻放下，以除去气泡。另外，有的封藏剂黏度较大（如甘油），不易渗透到细胞组织中，常在厚壁细胞胞腔内留下气泡，若先用少量乙醇润湿粉末，再滴加封藏剂装片，则气泡可消除。

水合氯醛透化片：用水合氯醛液加热处理除去粉末中所含的淀粉粒、叶绿素、树脂、蛋白质、油脂、色素、挥发油等物质，并使细胞膨胀、透明，以利于细胞及组织的观察。方法如下：

取清洁载玻片，用牙签或火柴杆挑取粉末少许于载玻片上，滴加1～2滴水合氯醛液，混匀，于酒精灯上微热透化，补充1~2次水合氯醛溶液（勿使溶液蒸干）继续透化，而后滴加稀甘油1~2滴，搅拌混匀，盖上盖玻片（方法同直接封藏片），清除盖玻片周围多余的药液。

此法每次只能制得一张片子，对科研及鉴定工作中需要观察大量片子时很不方便。可改用以下方法：取离心管一支，加水合氯醛及样品粉末适量，混匀。于酒精灯上微火加热，用解剖针搅拌，然后离心沉淀，倾去水合氯醛溶液。再加入新鲜的水合氧醛溶液适量，混匀，重复以上操作。一般更换2~3次水合氯醛液即可。透化好的粉末加入适量稀甘油调匀，用时挑取少量于载玻片上，加稀甘油1~2滴，盖片即可。

特殊处理制片：①漂白：若粉末中色素太多，色泽太暗，不便观察时，可预先用漂白剂浸渍处理，再以沸水及冷水洗涤，离心分离，然后挑取粉末适量，按前述方法制片。常用的漂白剂有过氧化氢、氧化碱液（由碳酸钠与漂白粉混合而成）等。②脱脂：一些含脂肪较多的中药（如种子类中药），即使用水合氯醛液透化也不便观察，可预先进行脱脂，然后再按一般方法制片观察。脱脂的方法有两种，一种是将粉末放于两层滤纸间挤压以去油脂，另一种是将粉末用某些溶媒（如三氯甲烷、乙醇－乙醚混合液等）浸渍处理。③解离：若粉末中木化组织较多，细胞彼此不易分离时，可用5%氢氧化钾浸泡几小时或在水浴中加热浸渍，使组织崩解后再制片规察。

永久制片：粉末永久制片方法较多，这里仅简单介绍离心管操作法制片。①脱水：取粉末0.3~0.5g，置离心管中，分步加入各级浓度的乙醇进行脱水，每步3分钟，用细玻棒搅拌，每次均用离心机沉淀，倾去乙醇液，各级乙醇液浓度依次是30%，50%、70%。②染色：在70%乙醇脱水后的粉末中加入番红染色剂，搅匀，染30分钟，若为单子叶植物药材或叶类，花类药材，因其机械组织及输导组织不发达，可将染色时间缩短为10~15分钟)。离心分离，去上层染液，沉淀用70%乙醇洗涤。染好色的粉末逐步用80%、95%、100%的乙醇脱水，每步5分钟。③透明与封片：粉末逐步用25%、50%、75%、100%的二甲苯透明，每步3分钟，搅 拌，离心分离，去上层二甲苯液，速加入加拿大树胶（预先用二乙苯溶化好）约0.5~1ml，用玻棒搅拌均匀，用吸管吸取一滴于载破片上，加盖破片封藏，并贴上标签，低温防尘干燥即可。

2. 徒手切片法　徒手切片法主要用于临时制片。因切片过程中没有经过复杂的化学处理，可以真实地反映植物细胞、组织的本来面目。

(1) 切片用具：①切片刀：一般使用普通的有柄剃刀，这种刀使用时间较长，每次用前在磨刀石上磨至锋利即可。若没有剃刀，也可用刀片代替，刀片有单面和双面两种，以单面刀片为好，特别是切较硬的材料。②培养皿：用于盛片，切片前先装适量清水（对较坚硬的材料）或30%乙醇（对较柔软或含黏液，菊糖等的材料》，乙醇浓度也可更高，但不宜超过50%，否则易引起细胞收缩。③毛笔：用于取片，小楷及中楷毛笔均可。④切片板：木板或玻板，压切法用之。⑤夹持物：夹持物应是坚固面易切的材料，常用的有莴笋、萝卜、土豆、接骨木髓、通草等，用于夹持柔软的材料，如叶、花瓣及细小的须根。通草遇水即软，故不能与水接触，可将其保存在乙醇中作切片，对于在乙醇中保存的材料，用通草作夹持物甚好。另外软木或杉木，可用于较坚硬的材料如果实、种子类的夹持，用前需软化。

（2）材料的软化：对于新鲜的材料，多数无需软化即能进行切片，但中药大都为干材料，切片前必须经过软化处理。软化的方法较多，使用时应根据材料的性质加以选择。

①热水浸泡法：将材料放在60℃左右的温水中浸泡数小时即可。本法适用于纤细的根茎及根、全草、叶、花等质软而细薄的材料。②水煮法：材料放入沸水中煮一段时间，软后取出。本法适用于较硬的根、根茎、茎木类、皮类等材料。对于特别坚硬的材料可放入压力锅中煮。若采用骤冷骤热的方法（材料在沸水中煮一段时间，取出投入冷水中冷却，再投入沸水中煮，如此反复进行，直至软化），可缩短软化时间。③乙酸煮沸软化法：材料置5%乙酸水溶液中，于微火上煮沸数小时后，再换清水煮或温浸至材料全部透软而无乙酸味即可。本法适用于坚硬的木化材料。注意勿使煮沸时间过长否则材料涨裂。④甘油蒸煮法：材料用甘油浸泡后，将材料连同甘油一起放入隔水锅中蒸煮，直至软化。本法适用于坚硬的木化材料。⑤湿气密闭法：取玻璃干燥器一个，于干燥器底部放温水约至2/3高（不放干燥剂），但不得超过有孔磁板，于磁板上铺一层湿润的纱布，将材料切成小块，放在纱布上，加盖密闭，然后将干燥器放在温箱内，保温45℃左右（若在夏季则不必放在温箱内），一般经过2～10天即可软化。本法软化时间较长，但它能保证细胞内含物的完整，使细胞内含物不会因洗涤、升华或过分膨胀、黏液化等现象而受损失，对于作显微化学研究，特别是含淀粉粒、菊糖、黏液质等的材料的软化尤为重要。⑥甘油－乙醇软化法：材料先用水煮，除去内部气体，以免妨碍软化剂的掺入。冷却后投入50%的甘油－乙醇等量混合液中浸泡数天至数星期，直至软化。⑦氢氟酸软化法：材料先用骤冷骤热法处理2～3小时，冷却后放入氢氟酸（37%～40%）与水各半混合液中，经一星期至一个月左右可软化完全。本法适用于某些极硬的材料（如果实、种子类药材）的软化。

以上所述各种软化方法，除可用于徒手切片外，其他各种切片法亦可选择使用。

（3）切片：软化好的材料经分割成适当的大小后即可切片，切片方法有如下几种：①手执法：用左手拇指和食指夹住材料，并用中指托着，使材料略高出拇指和食指，右手持刀，使刀刃与材料的切面平行，移动右臂，以轻微均匀的动作斜斜向后拉切。切片过程中不得造成短促而断续的动作，更不得来回拉切，标本必须一次切下，否则将得到厚薄不均的切片。刀刃及材料切面应经常用水或30%乙醇润湿，以防止材料的干缩切出，避免切下的薄片粘在刀刃上不易取下。切片用蘸水或蘸30%乙醇的毛笔从刀背上拂下，放入培养皿。②夹持法：取夹持物切成适当大小，然后纵向剖开（但不完全切刀开），将材料夹入，再按前法即夹持物与材料同时切下，除去夹持物即可。本法适用叶片、花瓣、细小的须根等质软而不便手执的材料。对于细小的果实。种子类药材，应将夹持物完全削开，并在中心挖一小洞，放入材料，再合上夹持物进行切片。③压切法：将材料放于切片板上，以左手中指及食指轻轻压住材料，右手持刀自左向右或自上而下均匀用力切削。本法所用刀片以单面为好，若用双面刀片则需用胶布将刀片的另一面贴上，以防割手，一般不用剃刀。切片过程中应尽量避免刀刃与板相撞。本法对于细小的果实、种子类，以及某些较硬的材料尤为适用。

（4）装片：用毛笔挑取透明的薄片（形状并不要求十分完整），放于载玻片中央，加

1～2 滴封藏剂后，盖上盖玻片，或加热透化后装片观察（方法同粉末制片）。

3. *解离组织制片法（离析法）* 解离是利用化学试剂使组织中各细胞之间的胞间层溶解而使细胞相互分离。目前常用的解离方法有下列几种。

（1）氢氧化钾（或氢氧化钠）法：本法适用于木化程度较低的柔软材料的解离。解离剂不但可使细胞分离，而且其有透明作用，是目前透明、离析柔软或稍硬材料最简单的方法。

将切割好的材料放于试管或坩锅内，加 5% KOH（或 NaOH）溶液适量（超过材料体积的 20 倍），在沸水浴中加热，至用玻棒挤压材料能离散为止（一般约需 30 分钟）。或在 50℃左右恒温浸泡 1～2 天。若离析液因溶出材料内的物质而混浊时，可更换 1～2 次离析液。离析后，倾去碱液，用清水洗涤 3～5 次，取材料少许于载玻片上，用解剖针撕开，加稀甘油装片观察。

对于较硬的材料尚可提高 KOH（或 NaOH）的浓度到 6%～10%. 或增长解离时间。

（2）硝铬酸法：本法适用于木化组织较多或木化组织集结成群的材料。

方法是将分割好的材料放入试管或坩埚中，加入 20% 硝酸与 20% 铬酸的等量混合液适量（相当于材料体积的 20 倍），室温或 30～40℃温箱中放置浸渍，至材料用玻棒轻压即散为度（时间随材料性质而定，一般需 1～2 天）。然后用水洗净，保存于 50% 乙醇中，用时挑取少许，用解剖针撕开，稀甘油封片即可。

若急需作解离观察，亦可将材料与解离液加热煮沸，大约在 30 分钟内即可解离，但在加热时应注意掌握好温度，以使解离液保持微沸即可，加热时间不能过久，否则解离过度，材料熔化。

用此法解离的材料，木质化细胞壁将不再呈木质化反应。

（3）硝酸－氯酸钾法：本法适用于木化很强的材料如茎木类、坚硬的果壳或种皮等。

将材料经水煮后置于试管中，加 5% 硝酸适量（以淹没材料为度），然后酌量投入氯酸钾粉末（相当于材料体积量）。在小火或沸水浴、砂浴中加热，保持微沸，至用玻棒挤压材料能散为度，约 15～30 分钟。取出，迅速用流水冲洗，保存于 50% 乙醇中。用时取出用稀甘油封片。若不急于观察，可不经加热处理，室温放置几天至半月即可。

此法离析过程中有氯气散出，故应注意防止氯气中毒，整个操作必须在通风橱内进行。

（4）盐酸－草酸铵离析法：此法较为缓和，适用于草本植物的髓、薄壁组织、叶肉组织等的解离。

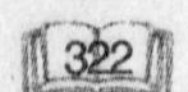

将分割好的材料放入 3∶1 的 70% 或 95% 乙醇和浓盐酸混合液中浸 24 小时，然后用水洗净，放入 0.5% 草酸铵水溶液中，时间随材料性质而定，至用玻棒轻压即散为度。取出水洗 3～5 次，稀甘油封片观察。

若急需作解离观察，可加热缩短时间，数分钟内即可位组织的细胞分离。但切勿加热过度，使细胞溶化。

4. *表面制片法* 表面制片可归于整体封固法，但因在中药显微鉴定中运用较多，故在此分开专述。

（1）材料的预处理：①鲜材料：用剪刀剪下所需的部位，成适当大小，用清水冲洗一次。若不马上用可泡于30%乙醇中防腐保存。②干药材：先用冷水浸，再用温水浸，必要时可煮沸，至能展开恢复原样即可。若是较硬的材料（如果实类），还需经过软比处理。然后分割成适当大小。

（2）方法：①撕取法：一般用于表皮易于剥离的叶的表皮制片。取出材料，认清上下表面，用刀片在表面轻轻划一刀（不能划断叶片），或从上面等分地将叶片往下面折迭，再用小镊子从裂痕处撕取表皮。或用镊子插入表皮内直接撕取。撕得的表皮置于载玻片中央，表皮的外表面朝上，加稀甘油封片即可。②削取法：对于表皮难于剥离的材料（如多数植物叶的上表皮、果实的外果皮、草质茎的表皮等，可采用削取法。用左手拿住材料，右手持刀（与徒手切片刀相同），使刀与材料表面平行，移动右臂，轻轻切削，得表面一层薄片。放于载玻片中央，切割成适当大小，加水合氯醛进化处理，然后以稀甘油装片即可。③解离法：主要用于表皮不易剥离的叶的表面制片。将材料切割成适当大小，放入5% KOH（或 NaOH）溶液中浸泡1~2日，也可稍加热以缩短时间，至表皮易于剥离时，取出。用清水冲洗2~3次，再照撕取法制片。

5. 整体封固法　本法适用于扁平而薄或小的材料，如叶的表皮、花瓣、花粉粒、孢子以及藻类、菌类、纤细的苔藓等，根据需要可作成临时制片或永久制片。

（1）临时制片：取材料适量（表皮、花瓣等较宽的材料应切割成适当大小），放于载玻片中央，加1~2滴稀甘油或先经水合氯醛透化处理后再加稀甘油封片观察。

（2）永久制片：根据脱水剂、透明剂、封固剂的不同而有多种方法，本节仅介绍两种。①甘油法：将材料放于载玻片中央，滴加一滴的纯甘油（甘油不可过多），盖上盖玻片，用较稠的加拿大树胶沿盖玻片四周封边即可。②冰乙酸法（孢粉制片法）：此为孢子和花粉粒的一般制片方法。

将花药或雄蕊、孢子囊放入试管中，加少量冰乙酸，并用玻棒捣碎。用铜网将材料过滤到离心管中，离心沉降，倾去冰乙酸。再于离心管中加醋酐-硫酸混合液（9:1）5~8ml，放于水浴（80~90℃）中加热，并时时取出少许于显微镜下检查，至孢粉内容物分解除尽，外壁及孔沟清晰为度（约需3~5分钟）。离心沉降，倾去醋酐-硫酸混合液，用蒸馏水洗3次，将材料保存于5%甘油中，为了保存长久还可加2~3滴石碳酸或几颗麝香草酸作防腐剂。制片时取材料适量于载玻片上，用甘油胶装片，并以加拿大树胶封边即可。

6. 涂片法及压片法　此法将材料涂抹或压成一均匀的薄层，再作成临时或永久制片，目前主要用于细胞遗传学方面的研究，在中药显微鉴定中也有应用，如浆果果肉的制片。

（1）涂片法：将新鲜或经固定的材料放于载玻片中央，用解剖刀压住材料，并往载玻片的一边拖过，得一材料薄层，用稀甘油封片即可。注意涂片时应用力均匀，否则组织不能涂成均匀的薄片。

（2）压片法：将材料置于载玻片上，用小解剖刀或解剖针捣碎分散，加上涂料一滴，盖上盖玻片。用拇指挤压盖片或用橡皮头轻击盖片，使组织压散而成一薄层，然后进行观察。

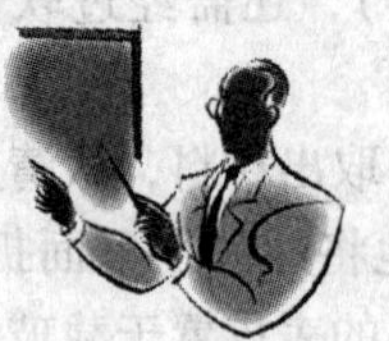

相关链接：

显微制片中易发生的问题及其解决的方法

1. 显微制片中气泡的驱除　制片中形成的过多气泡会影响观察，须将其驱除. 方法是，用解剖针或镊子将盖玻片轻轻抬起，再缓缓放下，必要时重复数次，往往可使气泡逸出；如气泡不易逸出，则可用解剖针将其轻轻引出，必要时补加少量的封藏液，然后盖好盖玻片。加盖玻片时，动作要轻而徐缓，不可操之过急。

如果制片可以加热，则可将制片加热，同时使载玻片略倾斜，则气泡可受热膨胀而从盖玻片的一侧逸出。必要时可添加少量药液以补充蒸发损失的液体。

如上述方法无效，则需重新制片。为了避免气泡的形成，制片时，一般先将载玻片放在平稳的桌子上，用镊子夹起盖玻片的一端，使另一端接触载玻片上的药液后，再慢慢放下盖玻片。

2. 显微制片的药液添加或置换　在显微制片中，有时需要添加某些试剂（如碘试液. 稀甘油），或用一种药液置换另一种药液（如用钌红试液置换水溶液）。此时可用滴管吸取药液，滴加在盖玻片右侧或左侧边缘，而在其相对一侧的边缘放 1 小片滤纸，以吸取在盖玻片下的原药液，滤纸变湿后可更换 1 片。吸取时间的长短取决于所需添加的药液量，如为有色药液，则可根据盖玻片下的药液颜色的变化而定。

操作时需防止药液玷污盖玻片上表面。万一发生污染现象，需用毛笔蘸蒸馏水轻轻地擦净（不宜用滤纸擦）。

实　训

内容：制作临时性显微标本片。

任务一：按操作规程，在规定时间内制作一片合格的粉末标本片（水合氯醛加热透化）。

任务二：按操作规程，在规定时间内制作一片合格的表面片。

任务三：按操作规程，在规定时间内制作一片合格的徒手切片（横切片）。

二、显微量尺的使用

显微量尺是用来测量显微镜下所见物体长度和大小的标尺，包括载台测微尺和目镜测微尺。载台测微尺为一特制载玻片. 中央封有 1mm 长的小尺，精确分成 10 大格，每大格又分 10 小格，共 100 小格，每小格长度为 0. 10mm，即 10μm。标尺的外围有一小黑环，以便于在显微镜下寻找标尺。载台测微尺并不直接用来测量物体的长度和大小，而是用来校正目镜测微尺的。经过校正后的目镜测微尺，方可用来测量显微镜下物体的大小。目镜测微尺为一直径约 20mm 的圆形玻片，中央具一小尺，精确分成 50 小格或 100 小格。由于目镜测微尺每小格的长度随显微镜放大的倍数而改变，故使用前必须将各物镜头逐一用载台测微尺加以校正，以确定在使用此显微镜时各组镜头下目镜测微尺每小格所代表的实际长度。

1. 目镜测微尺的校正（标化） 将载台测微尺放在载物台上，于高倍镜下将测微尺清晰的调整到视野的中央，将目镜测微尺放入目镜内，适当移动载台测微尺，使两尺刻度重合，自左端的重合刻度线起再向右找出第二条刻度重合线，根据两条重合线间两种测微尺的小格数的比值，计算目镜测微尺在高倍物镜下每小格的长度（图 24－1）。

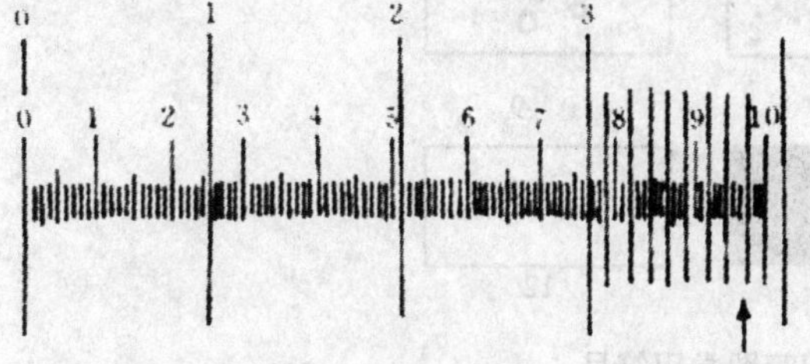

图 24－1 用载台测微尺校正目镜测微尺

2. 细微物体的测量 将标本片置载物台上，用已标化的目镜测微尺测量欲测物为目镜测微尺的几小格，乘以目镜测微尺每小格的实际长度即得（图 24－2）。

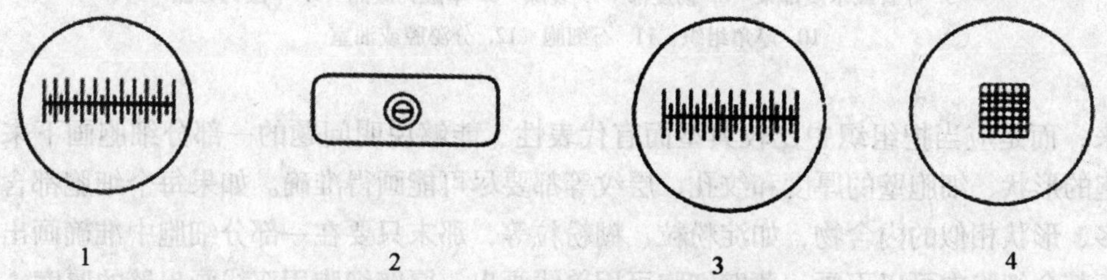

图 24－2 载台测微尺及目镜测微尺

1. 标尺的放大 2. 具标尺的载玻片 3. 直线式 4. 网格式

三、显微绘图

在显微鉴定工作中，对于观察到的物像除了应做文字记录外，也应描绘其图形，以供以后查询和核对时用，因为图形能更好地表现实物的形状特征，有助于文字叙述的不足。中药鉴定资料中，更应兼备文字叙述与精确的图形。所以，显微绘图是中药鉴定必备的基本技能。

（一）显微特征图的类别及描绘注意点

中药的显微特征图可分组织简图、组织详图、解离组织图和粉末图等。

1. 组织简图 组织简图是用来表明在低倍镜下所见各种组织和某些特征分子的排列和分布情况的。在这种图中，用线条来表示各种组织的界限，不画出细胞的形状。不同的组织或特征分子可用不同的划线方式或符号来区别。这种划线方式或符号应当前后统一，一般的表示方法如图所示（图 24－3）。

2. 组织详图 组织详图是用来表明在高倍镜下所见各种细胞的形状及其排列情况的，可分横切面图、纵切面图和表面观图 3 种。在这些图中，并不需要把见到的许多细胞

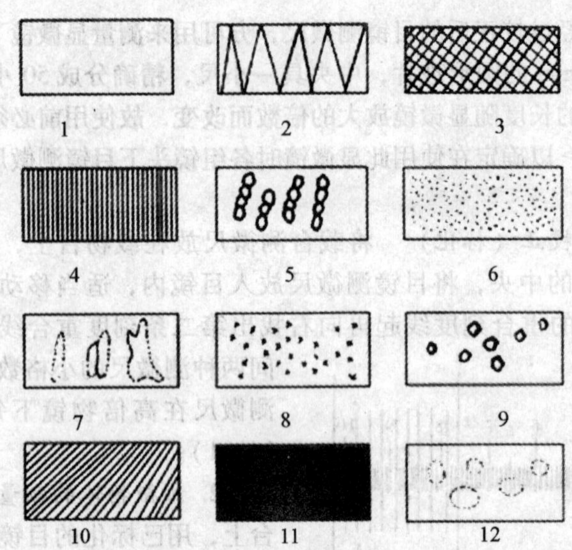

图 24－3　植物组织简图常用符号

1. 薄壁组织　2. 木栓组织　3. 纤维束　4. 木质部或栅栏组织
5. 导管或木质部束　6. 韧皮部　7. 裂隙　8. 草酸钙簇晶　9. 草酸钙方晶
10. 厚角组织　11. 石细胞　12. 分泌腔或油室

画出来，而是应当把组织中比较典型而有代表性、能够说明问题的一部分细胞画下来。每个细胞的形状、细胞壁的厚度和纹孔、层纹等都要尽可能画得准确。如果每个细胞都含有数目很多、形状相似的内含物，如淀粉粒、糊粉粒等，那末只要在一部分细胞中准确画出作为代表，其余细胞中可以不画。薄壁细胞可用单线画出，厚壁细胞用双线画出壁的厚度。

3. 粉末图及解离组织图　绘粉末图或解离组织图时，应当真实地把特征按类别画出。例如各种形状的纤维、石细胞、导管、管胞、乳管、油细胞、草酸钙结晶、淀粉粒等；同一类的最好画在一起，粉末图还应当注意各类特征的合理布局，这样看起来既清楚，又便于互相比较。

（二）显微绘图基本要求

1. 注意科学性和准确性　要选择正常的典型材料，认真观察要画的标本片，正确理解各部特征，才能保证所绘图的科学性和准确性。

2. 先构图　画图前，应按绘图的数量和内容，安排好各图的位置及相关部分的比例，留出书写图题和注字的地方。

3. 绘图

（1）绘图用具：B 号绘图铅笔；白色软橡皮；白色无条纹能耐橡皮擦拭的纸。

（2）铅笔描绘：以点、线表示，保持图面清洁，做到轮廓清楚，线条粗细均匀、光滑清晰，点圆、大小均匀。

4. 图注、图题

（1）图注：一律用铅笔正楷书写。①组织简图及组织详图的图注　图中的组织等用平行线（指示线）引出在图的左侧，各指示线末端应平齐。指示线和注字要适当分布，避免局部拥挤或与图中线条混淆。指示线要用实线画出，要避免与图中线条平行，也要避免深入图内1/2以上。②粉末图及解离组织图的图注　在图中用阿拉伯数字标注各组织、细胞和特征分子，但相同特征不重复标注，不可用其他文字注入图中。

（2）图题：图题和使用材料的名称及部位写在图的下方。粉末图、解离组织图在图题的下方对阿拉伯数字标注的组织、细胞和特征分子作中文注释。

四、显微特征描述

中药的显微特征是通过观察其各种显微制片所得到的显微形象，对这些显微形象进行精确而明白的描述尤为重要的。因此，显微特征的描述是显微鉴定工作中的重要内容之一，也是中药鉴定工作者必备的一项基本功。

（一）显微特征描述的一般方法

1. *组织排列的描述*　组织排列的描述主要用于完整中药的各种制片的组织观察。在描述时，一般是由外向内依次进行，例如双子叶植物根次生构造的组织排列，应先描述木栓层、木栓形成层、栓内层（次生皮层），而后依次描述韧皮部、形成层、木质部、射线等。

同时应注意描述其各部分的比例、细胞形态、有无厚壁组织、分泌组织等其他组织分布，有无细胞后含物及其类型和存在方式等特征。

2. *细胞形状的描述*　细胞形状的描述可采用平面和立体2种方式进行，具体运用哪一种方式进行描述，可根据具体情况和工作需要加以选择。平面描述，就是根据1种显微制片上见到的细胞形状进行描述。立体描述，就是把显微制片上见到细胞3个切面（横切、径向纵切、切向纵切）的形状综合起来，描述其立体形状。平面描述比较简单易行，但不易使人得到立体的概念，而立体描述需要综合后才能写出，但其概念明确，最适用于粉末中药的观察。例如木栓细胞的平面描述：横切面观扁平而切向延长，纵切面观扁平而径向延长，表面观呈多角形。立体描述则是把上述3个切面见到的形状综合起来，描述其立体形状，即木栓细胞呈扁平多边形。

3. *大小和数量的描述*　大小和数量的描述有3种方式，可在不同的情况下采用。①当目的物的大小或数量差异很小时，可记载1个数字，如直径约20μm。②当目的物的大小或数量有不很大的差距时，可记载2个数字，即最小值与最大值，如直径为15～30μm；如有少数为50μm，则可记其直径为15～30（50）μm。③若目的物的大小或数量有很大差距时，可记载3个数字，即最小值、常见值（不是平均值）和最大值，如长15～50～90μm。

在大小和数量的描述上，允许有少量超出上下限范围的数值，但超出的数量一般不得超过10%。

显微测量数据的处理应按下列规定进行：10μm以下可以带小数，如直径6.5μm；10μm以上的则宜把小数四舍五入变为整数，如所测的数据为16.5～42.7μm，应写成17～43μm；200μm以上的数值，则可把个位数四舍五入变为十位数，如208～382μm，应写成210～380μm。

4. *颜色的描述*　中药显微特征的颜色，通常不是单纯的一种颜色，即使同一种组织或细胞，有时亦有差异。这样，在描述目的物的颜色时，往往要用两个描写颜色的字重叠起来使用，并以后一种颜色为主。例如红棕色表示带红色的棕色，即以棕色为主。此外，颜色常在一定的范围内并有所不同。例如浅黄色至深黄色，是指同一中药的颜色变化范围；而浅棕色或棕黑色则是指同一中药不同个体的颜色变化范围。上述颜色描述在含意上稍有不同，但第一种颜色均指主要的或多见的颜色。

5. 粉末显微特征的描述　粉末中药的显微制片在镜下观察时，不像组织构造那样层次分明。其描述的顺序，一般可遵循三条原则，即“先多数后少数，先特殊后一般，先感观后测试”。这三条原则不论是对于单纯粉末，混合粉末还是中成药粉末的显微特征描述，都是适用的。

(1) 先多数后少数：粉末中药镜检时，总是数量较多的容易被察见，数量较少的难以察见，有些特征极为稀少，所以在特征描述时应先描述多见的、易见的，后描述少见的、偶见的，并分别注明多见、少见，偶见等字样。

(2) 先特殊后一般：对于共性特征，就大多数情况来说，其对具体中药的鉴定没有多大用处。所以在描述时应先重点描述比较特殊的组织，细胞以及内含物等，因为这些特征才具有鉴别的实际意义，而且在描述时应力求详尽。对于一般的特征，就大多数情况来说，只要在最后简单地提一句就可以了。

(3) 先感观后测试：在对每一种细胞或细胞后含物进行描述时，应当先从感观入手，就是将一眼便能看出的特点先进行描述。例如细胞和细胞后含物的名称、形状、颜色等，然后再测量并记录它们的大小、长短、细胞壁增厚情况等。

对于组成复杂的中成药，有时不易体现“特殊”和“一般”的特点，为了便于分析比较，一般可按下列顺序进行描述：淀粉粒 → 草酸钙结晶 → 保护组织与毛茸 → 厚壁组织 → 分泌组织 → 输导组织 → 薄壁组织 → 其他。

以上顺序并不绝对，可根据具体情况做必要变动。

（二）常见的显微特征描述要点及举例

1. 淀粉粒　淀粉粒应先描述单粒，后描述半复粒及复粒（复粒的分粒数）。其次描述形状、大小、脐点（形状、位置）和层纹（明显、隐约可见或不明显）及崩裂、糊化的特点。

例如：淀粉粒较多，单粒多圆三角状卵形、类贝壳形或广卵形，直径 5 ~ 48（~ 56）μm，长约至 51μm，脐点细点状或短缝状，位于较小端，层纹较粗；复粒少，由 2 ~ 4 分粒组成；半复粒稀少，脐点 2 ~ 7 个（川贝母）。

2. 草酸钙结晶　首先描述其晶形，如方晶、针晶、簇晶、砂晶等，再写明其大小，等径性或近等径性的可写明其直径，长形的可写明其长径与短径；极微细的针晶可不写直径，但应写长度；砂晶可不写大小，应记载含砂晶细胞的直径。此外，结晶的存在部位及疏密情况也应说明。

例如：草酸钙簇晶多，直径 20 ~ 190μm，棱角大多短钝（大黄）。草酸钙针晶多，散在或成束存在于椭圆形黏液细胞中，针晶长 20 ~ 144μm（半夏）。

3. 保护组织　保护组织如为表皮组织，则应描述其形状，尤应注意其表面观的垂周壁是否平直、弯曲或呈串珠状增厚、平周壁有无角质纹理、气孔类型等。

表皮上若有非腺毛，需注意其细胞数、列数、长度、直径、表面情况等。若有腺毛，描述时需先写头部的形状、组成细胞数、大小，再描写柄部的细胞数、列数（如为单列，则可不写）、长度。

保护组织如为木栓组织，则应写明其颜色、形状、大小，若细胞壁增厚或胞腔内有特殊的内含物均应说明。

例如：表皮细胞垂周壁呈深波状弯曲，下表皮有气孔和非腺毛，气孔为不定式。非腺毛3～14个细胞，长270～1420μm，基部数个细胞短，向上渐长，上端有时呈钩状或波状弯曲，先端钝圆，细胞有的含棕色物（淫羊藿）。

再如：木栓细胞棕红色，表面观呈多角形，大小均匀，壁薄，微木化（甘草）。

4. 厚壁组织　厚壁组织通常分为纤维和石细胞两类。首先要写明其名称，如韧皮纤维、中柱鞘纤维、晶纤维、木纤维、分隔纤维、内果皮石细胞，皮层石细胞等，然后描述其形状、宽度或短径（测中间最宽处）、长度或长径、细胞壁的增厚情况或厚度、是否木化、纹孔与孔沟的形状特点等。

例如：晶纤维易见，方晶长至24μm，含晶细胞壁增厚，非木化或微木化，纤维细长。直径8～14μm，壁极厚，微木化，孔沟不明显（甘草）。

石细胞类圆形、类方形或多角形，直径32～88μm，常有一面非薄三面增厚的细胞壁（肉桂）。

5. 输导组织　在描述导管时，除写明其类型和直径外，还要注意其端壁的穿孔形状及类型，导管分子的长度、纹孔的排列方式及其他有关情况。在描述筛管时，要重点描述其筛域的分布与形状。描述管胞，重点写明其形状、纹孔的排列等。

例如：导管非木化，多为网纹，并有具缘纹孔及细小螺纹导管，直径11～140μm。（掌叶大黄）。筛胞多成束，侧壁上有多数椭圆形筛域，排列成网状（土荆皮）。筛管分子端壁复筛板的筛域较大，筛孔明显，侧壁上筛域亦可察见（厚朴）。

6. 分泌组织　分泌组织首先要写明其类别，如油室、油管、树脂道、乳汁管、油细胞、黏液细胞等，然后描述其形状、大小、颜色等特征。腺毛与间隙腺毛也属于分泌组织的范畴（描述特征见保护组织）。在粉末中药中，分泌组织除少数完整外，通常均已成为碎片，不易见到其完整形状，此时可描述其组成分泌细胞的形状、大小和颜色等。

例如：油细胞多单个散在，类圆形或椭圆形，直径68～84μm，壁稍厚，含有黄棕色油滴状物质（厚朴）。树脂道纵断面和横断面碎片易见，内径34～110μm，更大的稀少，腔道内含金黄色或黄棕色块状分泌物，周围的分泌细胞含粒状物或油滴（人参）。

7. 薄壁组织　薄壁组织普遍存在于各类组织器官中，一般无鉴别意义，如某些具有特殊点者则需加以描述。

例如：薄壁组织碎片众多，淡灰棕色至棕黑色，细胞呈类多角形，大多皱缩，细胞中含有棕色类圆形核状物，直径11～13μm（熟地黄）。薄壁细胞较大并含糊化多糖类物质，无色或微灰棕色，有的隐约可见长卵形颗粒，直径约至30μm，遇碘液显棕色，用水合氯醛液装置则颗粒溶化；有的薄壁细胞具较大而密的纹孔（天麻）。

此外，如射线、内皮层、外皮层、胚乳细胞、菊糖，分泌物等，可根据其在鉴定上的重要性，酌情详尽地或简略地描述。其鉴别要点详见各类中药的显微鉴别。

第三节　中药横切面的显微结构观察与鉴别

一、根类中药的横切面观察要点

观察根类中药的横切面，首先是判断维管束的类型，并根据维管束的类型，确定其为单子叶植物或双子叶植物，然后由外至内依次仔细观察各部分组织的特征。尤应注意下列几点：

（1）注意保护组织的类型及细胞形状、细胞壁的性质，具有后生皮层或根被的根类中药为数不多，应特别注意。

（2）注意厚壁组织如石细胞及纤维的有无及存在部位、形状、大小、细胞壁厚度和木化程度等。

（3）注意分泌组织的有无、存在部位及其种类、形状、分泌物性质和反应。如桔梗科、萝藦科、大戟科、菊科植物常有乳汁管；伞形科、菊科植物常有油室；姜科植物有油细胞；五加科植物常有树脂道；百合科、天南星科、兰科植物常有黏液细胞并含针晶束，玄参科植物地黄有分泌细胞；绵马贯众有间隙腺毛等。

（4）注意细胞内含物，如草酸钙结晶、淀粉粒、菊糖结晶等的有无及形状、大小等。例如牛膝含砂晶；常山、麦冬含针晶束；甘草、葛根含方晶；有的形成晶鞘纤维；人参、何首乌、大黄含簇晶；射干含柱晶等。根类中药常含多量淀粉，淀粉粒的形状、大小、脐点、层纹以及复粒、半夏粒、多脐点单粒（如贝母类）等均是重要的鉴别依据。

（5）注意有无异常构造及类型。具有异常构造的根类中药为数不多，是极为重要的鉴别依据。

横切面观察，重点是判断植物的种类及器官、构造，并从中找出有鉴别意义的显微特征，以此作为中药鉴定的依据。

（一）根的初生构造（单子叶植物根的构造）

由根的初生分生组织分裂、分化形成的构造，称为根的初生构造。大多数蕨类植物和单子叶植物的根，在整个生活期，一直保留初生构造。而一般双子叶植物和裸子植物的根，不停留在初生构造，可转化成次生构造。以下主要介绍单子叶植物根的构造。

单子叶植物根的构造（根的初生构造）层次由外至内依次为：

表皮→皮层（外皮层、皮层薄壁细胞、内皮层）→维管柱（中柱鞘、辐射维管束、髓部）

1. *表皮*　由一列扁平细胞组成，细胞排列整齐、紧密，没有气孔，无细胞间隙，细胞壁薄，不角质化，富有通透性。一部分细胞外壁突出，形成根毛，有的表皮细胞切向分裂为多层细胞，称为根被。

2. *皮层*　位于表皮内方，为多层排列疏松的薄壁细胞所组成，占根的大部分。通常可分为外皮层、皮层薄壁组织和内皮层。

（1）外皮层：为皮层最外方的一层细胞，排列整齐、紧密。在表皮被破坏后，此层细胞的细胞壁常增厚并栓质化，以增强保护作用。

（2）皮层薄壁细胞：为外皮层内方的多层细胞，占根的大部分。细胞壁薄，排列疏松，有细胞间隙。

（3）内皮层：为皮层最内的一层细胞，排列紧密整齐，无细胞间隙。内皮层的细胞壁增厚情况较特殊，一种是内皮层细胞的径向壁（侧壁）和上下壁（横壁）局部增厚（木质化或木栓化），增厚部分呈带状，环绕径向壁和上下壁而成一整圈，叫凯氏带；其宽度不一，但常远比其所在的细胞壁狭窄，故从横切面观，增厚的部分呈点状，故又称凯氏点。另一种是内皮层细胞进一步发育。其径向壁、上下壁以及内切向壁（内壁）五面显著增厚，只有外切向壁（外壁）比较薄，因此横切面观时，内皮层细胞壁增厚部分呈马蹄形，也有的内皮层细胞壁全部木栓化加厚。在内皮层细胞壁增厚过程中，有少数正对初生木质部的内皮层细胞壁不增厚，这些细胞称为通道细胞，有利于水分和养料的内外流通。

3. 维管柱　根的内皮层以内所有组织构造称为维管柱，在横切面上占有较小的面积，包括中柱鞘、辐射维管束、髓部。

（1）中柱鞘：位于内皮层和维管束之间，通常由一层薄壁细胞构成，少数有二至多层。

（2）辐射维管束：初生木质部和初生韧皮部径向相间排列成一圈，呈辐射状，故又称辐射维管束，无形成层，是根初生构造的特点。单子叶植物根的初生木质部数目一般较多，通常 8 ~ 30 余个，称为多原型（初生木质部数目 6 个以上）。

（3）髓部：维管柱中以薄壁细胞或厚壁细胞够成的中心部分称为髓部。单子叶植物的根，初生木质部一般不分化到中心，因而有发达的髓部（图 24 -4）。

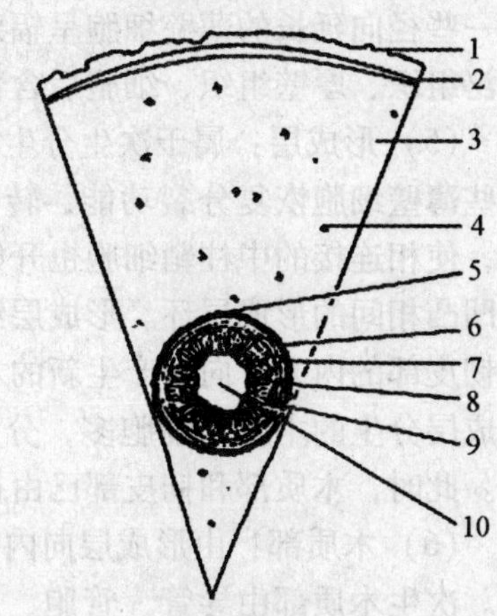

图 24 -4　麦冬横切面简图

1. 根被　2. 外皮层　3. 皮层　4. 草酸钙针晶束　5. 石细胞层　6. 内皮层　7. 中柱鞘　8. 韧皮部束　9. 木质部　10. 髓

（二）根的次生构造（双子叶植物根的次生构造）

由次生分生组织（形成层和木栓形成层）细胞的分裂、分化产生的构造称为次生构造。一般双子叶植物和裸子植物的根，因有形成层和木栓形成层的产生与活动，故可次生增粗，形成次生构造。以下主要介绍双子叶植物根的次生构造。

1. 次生构造发达的双子叶植物根　多数双子叶植物根具有正常而发达的次生构造，其构造层次由外至内依次为：木栓层→木栓形成层→栓内层（次生皮层）→韧皮部→形成层→木质部。

（1）木栓层：位于根的最外方，由木栓形成层向外分生形成。木栓层细胞（横切面）多呈扁平状，排列整齐紧密，常多层相叠，细胞壁木栓化，呈褐色。

（2）木栓形成层：由 1 ~3 层扁平细胞组成，属于次生分生组织，由中柱鞘细胞恢复分裂后形成，它向外分生产生木栓层，向内分生产生栓内层。

（3）栓内层：栓内层为数层薄壁细胞，排列较疏松。有的栓内层比较发达，称为次生皮层”，但通常仍多称之为皮层。

木栓层、木栓形成层和栓内层三者合称为周皮。

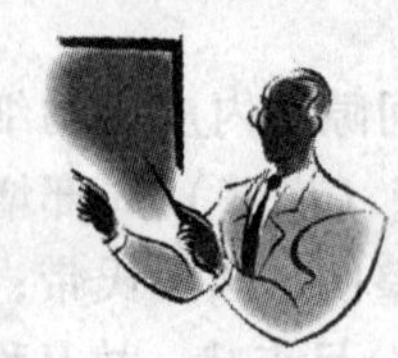

次生构造发达的双子叶植物根其外方为何无表皮及初生皮层？次生皮层与初生皮层通常仍多称之为皮层，在显微注图时也直接注为皮层，这两个概念是否可等同？

(4) 韧皮部：由形成层向外分生新的韧皮部（次生韧皮部），加在初生韧皮部的内方形成。韧皮部由筛管、伴胞、韧皮薄壁细胞和韧皮纤维组成。在韧皮部中，由于形成层分生一些径向延长的薄壁细胞呈辐射状排列，称韧皮射线。在根的次生韧皮部中，常有各种分泌组织、厚壁组织、细胞后含物存在，应注意观察、鉴别。

(5) 形成层：属于次生分生组织。由初生构造中的初生木质部和初生韧皮部之间的一些薄壁细胞恢复分裂功能，转变为形成层，并逐渐向初生木质部外方的中柱鞘部位发展，使相连接的中柱鞘细胞也开始分化成为形成层的一部分，这样形成层就由片断连成一个凹凸相间的形成层环。形成层细胞不断进行平周分裂，向部外产生新的韧皮部，加在初生韧皮部的内方，向内产生新的木质部，加在初生木质部的外方，由于位于韧皮部内方的形成层分生的木质部细胞多，分裂的速度快，于是使凹凸相间的形成层环逐渐成为圆环状。此时，木质部和韧皮部已由初生构造的间隔排列转变为内外排列。

(6) 木质部：由形成层向内分生新的木质部（次生木质部），加在初生木质部外所形成。次生木质部由导管、管胞、木薄壁细胞和木纤维所组成，占根的大部分。在木质部中，由于形成层分生一些径向延长的薄壁细胞呈辐射状排列，称为木射线。木射线和韧皮射线合称为维管射线，因贯穿在次生维管组织中，又称为次生射线。

次生构造发达的双子叶植物根，初生木质部往往一直分化到维管柱的中心，因此，一般不具髓部。位于维管柱的中心的初生木质部呈星角状，其角的数目随植物种类而异。对植物而言初生木质部束的数目有相对的稳定性，可作为中药鉴定的依据。如具两个星角的初生木质部称为二原型（十字花科、伞形科、牛膝等植物根）；毛茛科唐松草属植物的根有三个星角，称为三原型。双子叶植物根初生木质部一般束数少，常为2~5原型（图24-5）。

2. 次生构造不发达的双子叶植物根　有些双子叶植物根（多为须根），因次生生长有限，故次生构造不发达，常保留许多初生构造的特征。次生构造不发达的双子叶植物根其构造特点为：

(1) 外方保护组织不为木栓层，而为表皮（如关龙胆、威灵仙）、后生表皮（由外皮层细胞木栓化形成，如细辛）或后生皮层（由部分皮层细胞木栓化形成，如附子、乌头）。

(2) 具有较发达的初生皮层（如紫菀、徐长卿）；有的外皮层明显（如关龙胆）；大多具有明显的内皮层（如附子、乌头、关龙胆、细辛等）。

(3) 形成层分裂能力较弱，维管束（无限外韧型）不甚发达（如关龙胆等）。

(4) 常具有髓部（如附子、乌头、关龙胆等）（图24-6）。

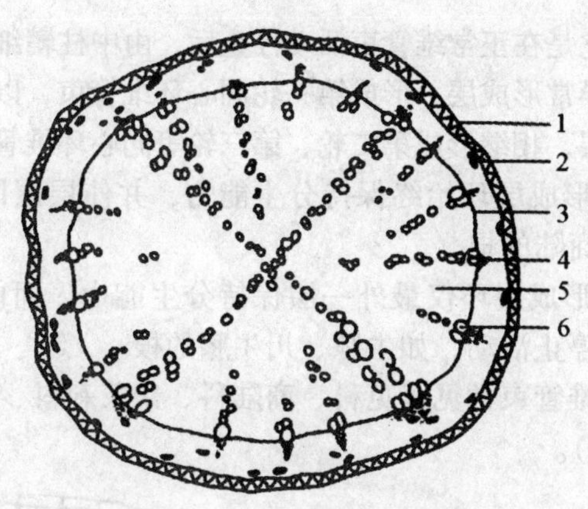

图 24－5　防己根横切面简图

1. 木栓层　2. 纤维和细胞群　3. 形成层　4. 韧皮部　5. 射线　6. 木质部

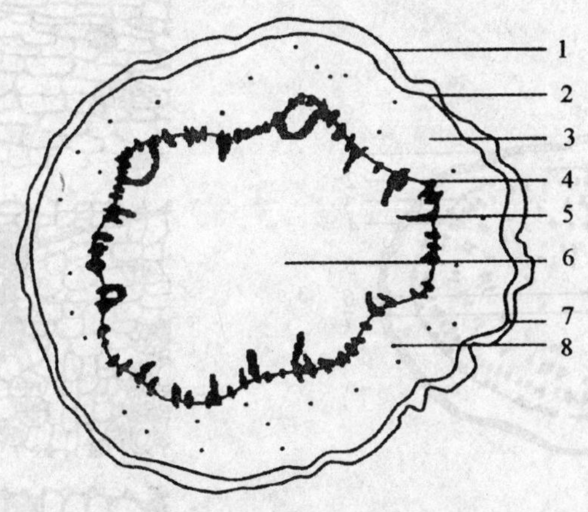

图 24－6　川乌根横切面简图

1. 后生皮层　2. 内皮层　3. 韧皮部　4. 形成层　5. 木质部　6. 髓　7. 石细胞　8. 筛管

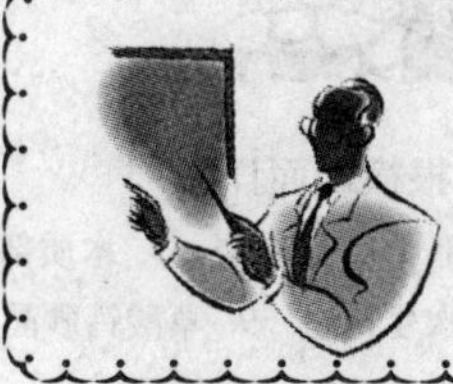

次生构造不发达的双子叶植物根与单子叶植物根构造上最本质的区别点是什么？

（三）根的异常构造

某些双子叶植物的根，除了正常的次生构造外，另外还产生一些额外的维管束，称为异型（常）维管束，这些异型维管束是由异常形成层分生产生的。由于有异常形成层的产生及活动，或由于正常形成层活动不规则所形成的构造称为异常构造，也称为三生构造。根的异常构造常见有以下类型：

1. ***多轮同心环状异型维管束***　是指在正常的维管束外边出现若干同心环状排列的三生

维管组织。通常认为，它是在正常维管束活动停止后，由中柱鞘细胞分裂产生薄壁组织，从中产生新的形成层，即异常形成层，形成第一轮同心环维管束，以后随着外方薄壁细胞继续分裂，又产生新的形成层，相继形成第二轮、第三轮等同心环维管束。有下列两种情况：

（1）不断产生的新形成层环始终保持分生能力，并使层层同心排列的异常维管束不断增大，呈年轮状，如商陆的根。

（2）不断产生的新形成层环仅最外一层保持分生能力，而内面各同心形成层环于新的异型维管束形成后即停止活动，如牛膝、川牛膝的根。

多轮同心环状异型维管束常见于苋科、商陆科、紫茉莉科、防己科、石竹科等植物的根中（图 24－7、24－8）。

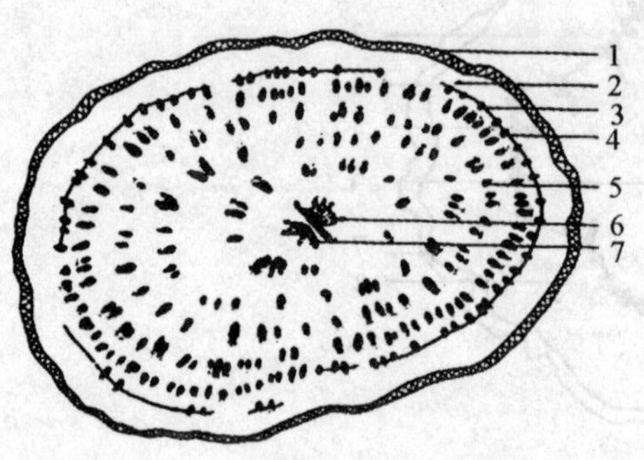

图 24－7　川牛膝根横切面简图

1. 木栓层　2. 皮层　3. 形成层　4. 木质部
5. 异常维管束　6. 韧皮部　7. 初生木质部

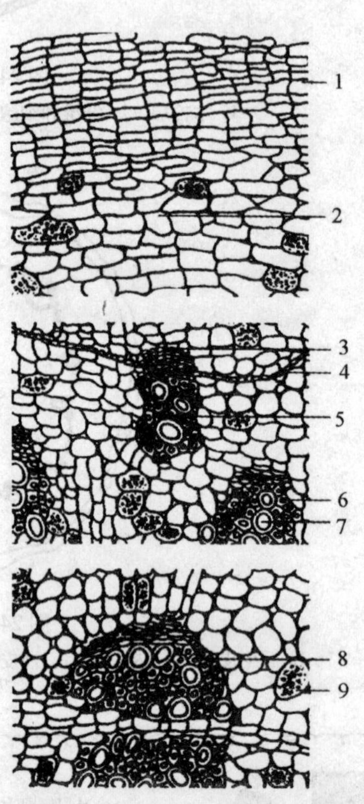

图 24－8　川牛膝根横切面详图

1. 木栓层　2. 皮层　3. 韧皮部　4. 形成层　5. 木质部
6. 木纤维　7. 导管　8. 中央次生构造　9. 草酸钙砂晶

2. *复合异型维管束*　有的双子叶植物根当正常维管束形成后，其皮层中部分薄壁细胞恢复分生能力，产生多个形成层环，分生许多单独的和复合的异常维管束。如何首乌的块根在横切面上可以看到一些大小不等的圆圈状花纹，药材鉴别上称为“云锦样花纹”，即由复合异常维管束形成。

复合异型维管束常见于无患子科和蓼科植物中。

3. *木间韧皮部*　是指在次生木质部中包埋有次生韧皮部，亦称为内函韧皮部。这种异常构造是形成层活动的不规则的结果，只是在次生生长的某一阶段，形成层不仅向外也可向内产生韧皮部，以后形成层活动又恢复正常，于是异常活动产生的韧皮部就被包埋在次生木质部中。例如茄科植物华山参等。

4. 木间木栓　有些双子叶植物的根，在次生木质部内也形成木栓带，称为木间木栓。木间木栓通常由次生木质部薄壁组织细胞分化形成。如黄芩的老根中央可见木栓环；新疆紫草根中央也有木栓环带；甘松根中的木间木栓环包围一部分韧皮部和木质部而把维管柱分隔成1～5个束（图24－9）。

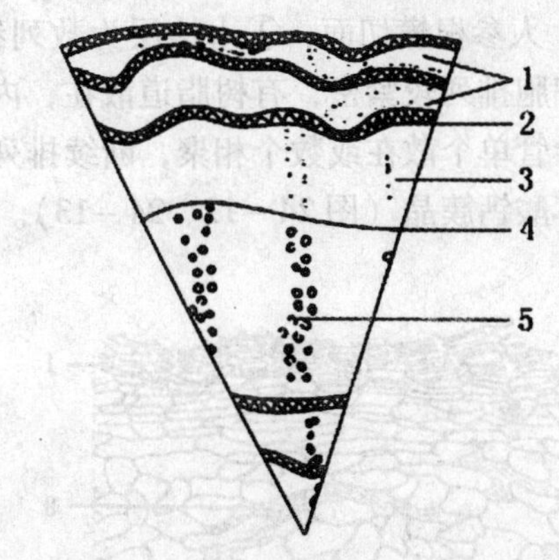

图24－9　新疆紫草根（软紫草）横切面简图

1. 裂隙　2. 木栓层　3. 韧皮部　4. 形成层　5. 木质部

（四）根类中药的横切面观察与鉴别举例

1. 次生构造发达的双子叶植物根

（1）甘草根横切面：①木栓层为数列棕色细胞。②栓内层较窄。③韧皮部射线宽广，多弯曲，常现裂隙；纤维多成束，非木化或微木化，周围薄壁细胞常含草酸钙方晶；筛管群常因压缩而变形。④束内形成层明显。⑤木质部射线宽3～5列细胞；导管较多，直径约至160μm；木纤维成束，周围薄壁细胞亦含草酸钙方晶。根中心无髓（图24－10、24－11）。

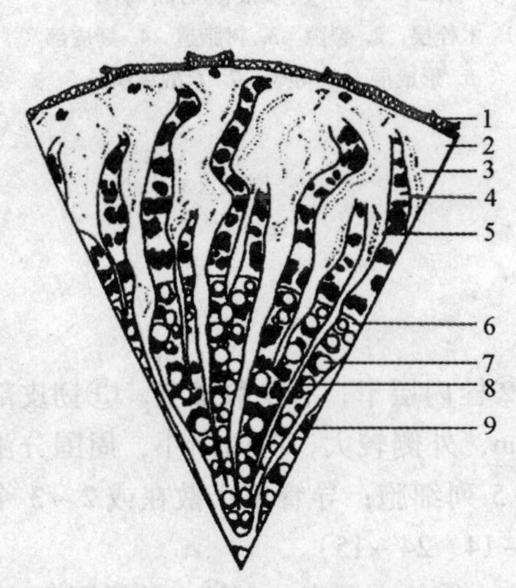

图24－10　甘草根横切面简图

木栓层　2. 方晶　3. 裂隙　4. 韧皮部　5. 韧皮射线　6. 形成层　7. 导管　8. 木射线　9. 木纤维

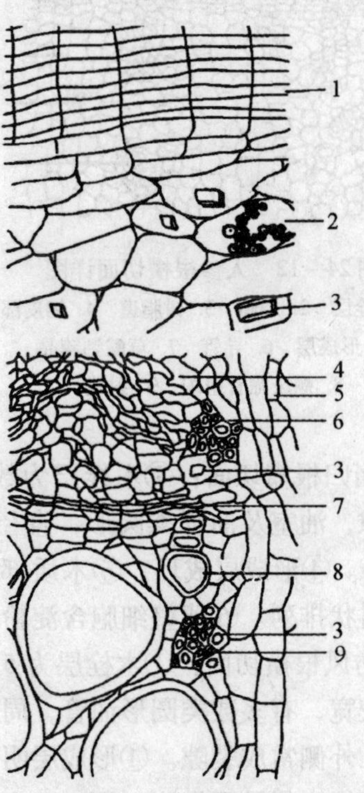

图24－11　甘草根横切面详图

1. 木栓层　2. 皮层　3. 草酸钙方晶　4. 韧皮部　5. 射线　6. 韧皮纤维　7. 形成层　8. 导管　9. 木纤维束

（2）人参根横切面：①木栓层为数列细胞。②栓内层窄。③韧皮部外侧有裂隙，内侧薄壁细胞排列较紧密，有树脂道散在，内含黄色分泌物。④形成层成环。⑤木质部射线宽广，导管单个散在或数个相聚，断续排列成放射状，导管旁偶有非木化的纤维。⑥薄壁细胞含草酸钙簇晶（图 24－12、24－13）。

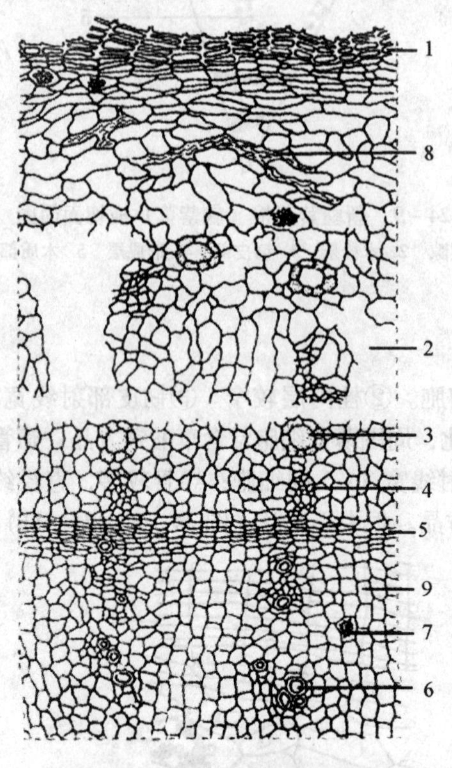

图 24－12　人参根横切面详图

1. 木栓层　2. 裂隙　3. 树脂道　4. 韧皮部　5. 形成层　6. 导管　7. 草酸钙簇晶　8. 颓废筛管组织　9. 射线

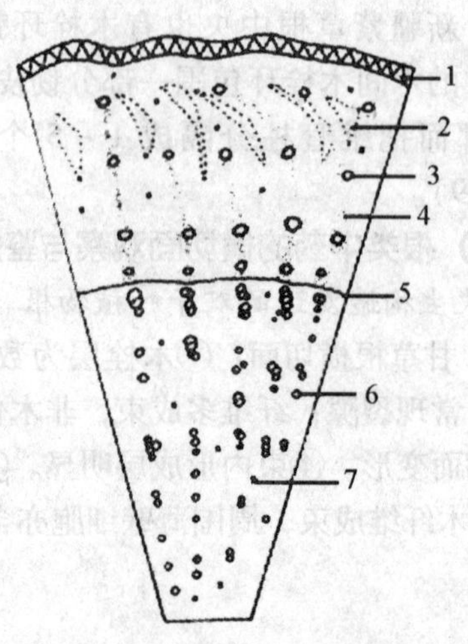

图 24－13　人参根横切面简图

1. 木栓层　2. 裂隙　3. 树脂道　4. 韧皮部　5. 形成层　6. 导管　7. 草酸钙簇晶

（3）当归根横切面：①木栓层为数列细胞。②栓内层窄，有少数油室。③韧皮部宽广，多裂隙，油室及油管类圆形，直径 25～160μm，外侧较大，向内渐小，周围分泌细胞6 ～9 个。④形成层成环。⑤木质部射线宽 3～5 列细胞；导管单个散在或 2～3 个相聚，成放射状排列。⑥薄壁细胞含淀粉粒（图 24－14、24－15）。

（4）防风根横切面：①木栓层为 5～30 列细胞。②栓内层窄，有较大的椭圆形油管。③韧皮部较宽，有多数类圆形油管，周围分泌细胞 4～8 个，管内可见金黄色分泌物；射线多弯曲，外侧常成裂隙。④形成层明显。⑤木质部导管甚多，呈放射状排列。根头处有髓，薄壁组织中偶见石细胞（图 24－16、24－17）。

（5）丹参根横切面：①木栓层 4～6 列细胞，有时可见落皮层组织存在。②皮层狭。③韧皮部较宽广，呈半月形。④形成层成环，束间形成层不甚明显。⑤木质部 8～10 数

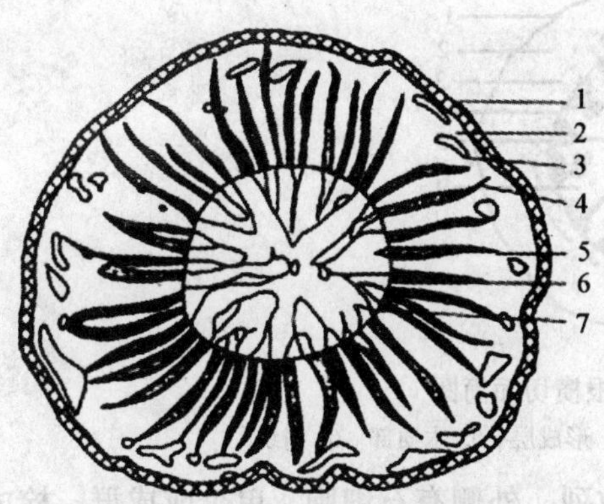

图 24－14　当归根横切面简图

1. 木栓层　2. 皮层　3. 裂隙　4. 韧皮部
5. 油室　6. 形成层　7. 导管

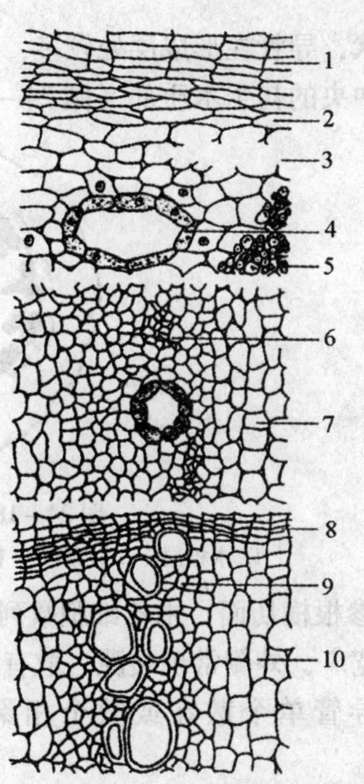

图 24－15　当归根横切面详图

1. 木栓层　2. 皮层　3. 裂隙　4. 油室　5. 淀粉粒
韧皮部　7. 韧皮射线　8. 形成层　9. 木质部　10. 木射线

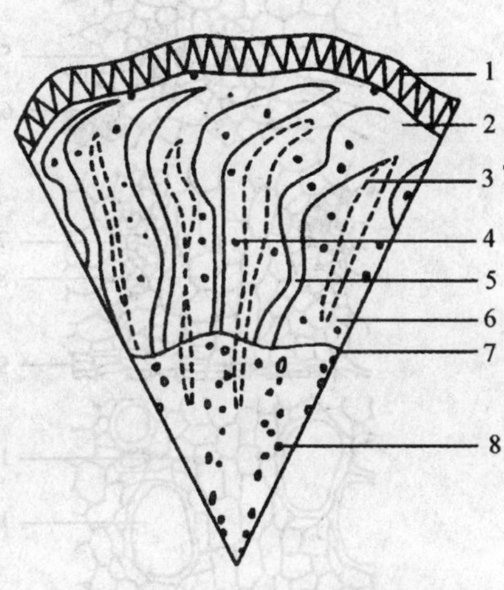

图 24－16　防风根横切面简图

1. 木栓层　2. 皮层　3. 韧皮部　4. 油管
5. 射线　6. 裂隙　7. 形成层　8. 木质部

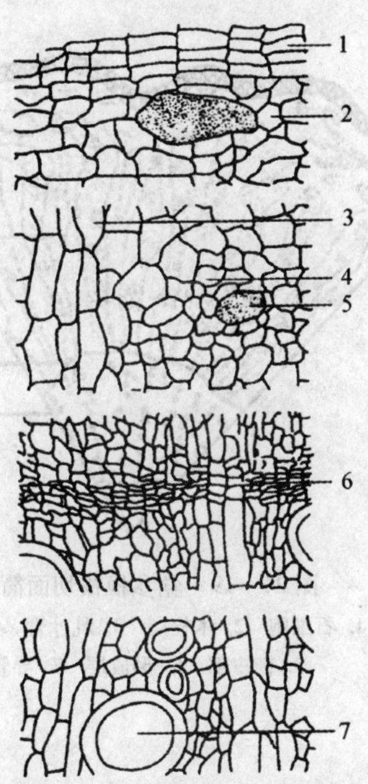

图 24－17　防风根横切面详图

1. 木栓层　2. 皮层　3. 射线　4. 韧皮部
5. 油管　6. 形成层　7. 导管

束，呈放射状，导管在形成层处较多，呈切向排列，渐至中央导管呈单列。木质部纤维常成束存在于中央的初生木质部（图 24－18）。

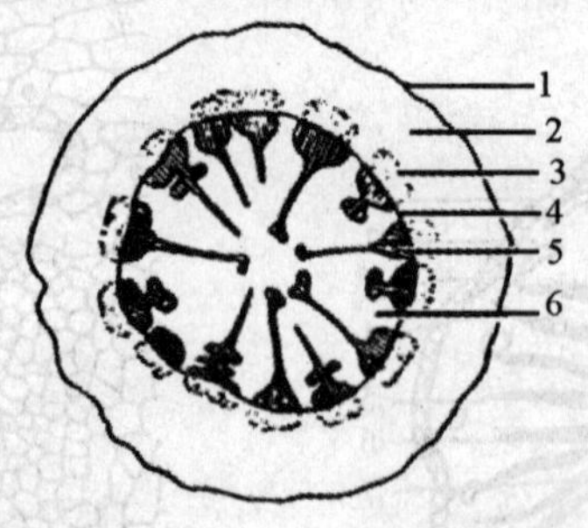

图 24－18　丹参根横切面简图

1. 木栓层　2. 皮层　3. 韧皮部　4. 形成层　5. 木质部　6. 射线

（6）党参根横切面：木栓细胞数列至 10 数列，外侧有石细胞，单个或成群。栓内层窄。韧皮部宽广，外侧常现裂隙，散有淡黄色乳管群，并常与筛管群交互排列。形成层成环。木质部导管单个散在或数个相聚，呈放射状排列。薄壁细胞含菊糖（图 24－19、24－20）。

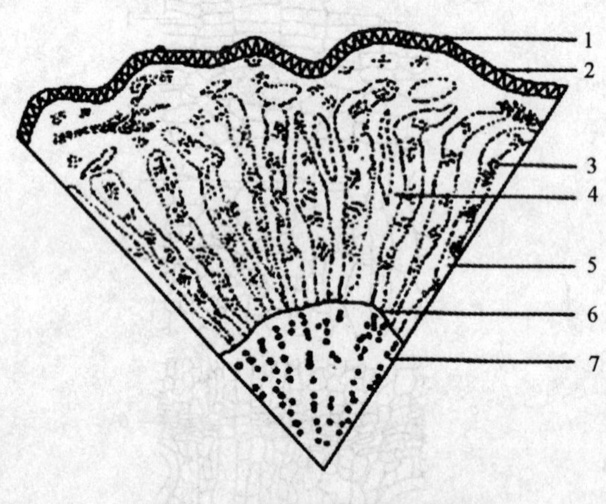

图 24－19　党参根横切面简图

1. 石细胞　2. 木栓层　3. 乳汁管　4. 裂隙　5. 韧皮部　6. 形成层　7. 导管

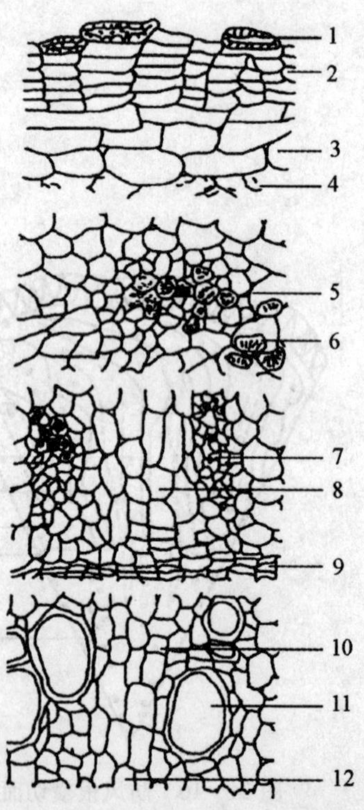

图 24－20　党参根横切面详图

1. 石细胞　2. 木栓层　3. 栓内层　4. 裂隙　5. 乳管群　6. 菊糖　7. 韧皮部　8. 韧皮射线　9. 形成层　10. 木质部　11. 导管　12. 木射线

（7）桔梗根横切面：木栓细胞有时残存，不去外皮者有木栓层，细胞中含草酸钙小棱晶。栓内层窄，常见裂隙。韧皮部乳管群散在，壁略厚，内含微细颗粒状黄棕色物。形成层成环。木质部导管单个散在或数个相聚，呈放射状排列。薄壁细胞含菊糖（图 24－21、24－22）。

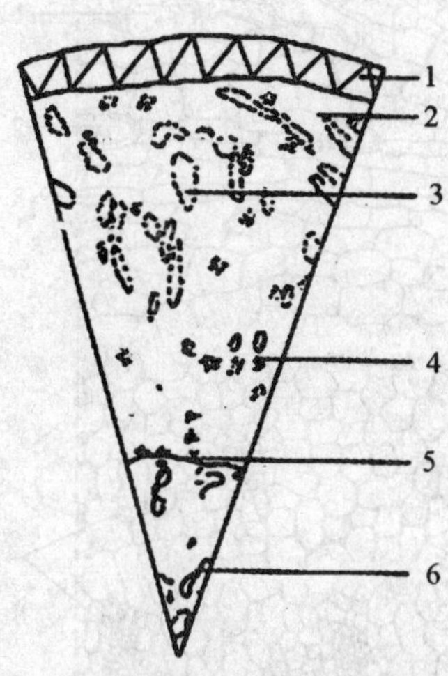

图 24－21　桔梗根横切面简图

1. 木栓层　2. 皮层　3. 裂隙　4. 韧皮部　5. 形成层　6. 木质部

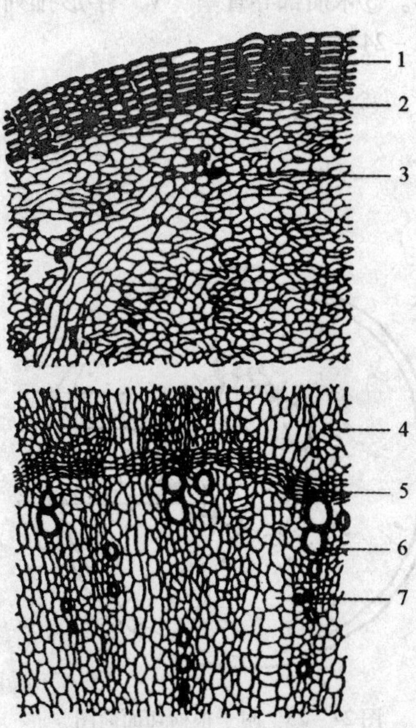

图 24－22　桔梗根横切面详图

1. 木栓层　2. 皮层　3. 乳管群　4. 韧皮部　5. 形成层　6. 导管　7. 木射线

实　训

内容：观察人参、甘草根的横切面。

任务一：观察人参、甘草的横切面，说一说次生构造发达的双子叶植物根的构造特点。

任务二：在显微镜下用指针分别指出人参的树脂道、草酸钙簇晶；指出甘草的纤维束，及其周围薄壁细胞所含的草酸钙方晶，说一说人参、甘草的识别点。

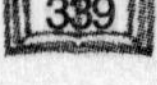

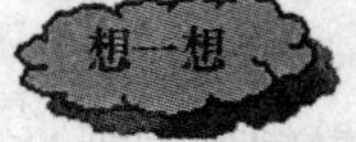

1. 上述药材构造相同，在显微镜下你根据哪些特征识别它们？
2. 具分泌组织树脂道、油室、油管、乳管的药材分别是哪个？
3. 含草酸钙方晶，有晶鞘纤维的药材是哪个？
4. 上述哪些药材含草酸钙簇晶、菊糖结晶？
5. 上述哪些药材具有石细胞，如何区别党参和桔梗？

2. 次生构造不发达的双子叶植物根

(1) 附子根横切面：①后生皮层为淡黄色木栓细胞。②皮层细胞切向延长，偶有石细胞，类长方形，胞腔较大；内皮层明显。③韧皮部宽广，有小筛管群散在。④形成层环多角形。⑤木质部导管呈“V”字形排列。⑥髓明显。⑦薄壁细胞中含淀粉粒（图24－23、24－24）。

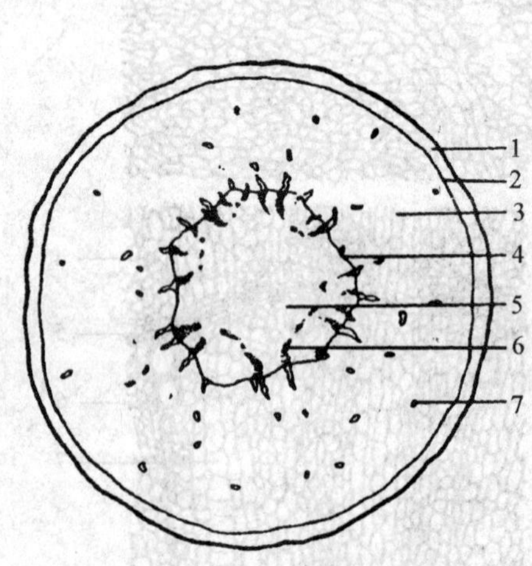

图24－23　附子根横切面简图

1. 后生皮层　2. 内皮层　3. 韧皮部　4. 形成层　5. 髓　6. 木质部　7. 筛管群

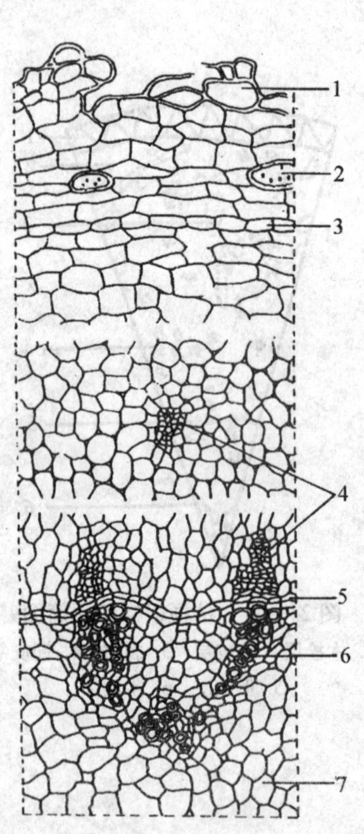

图24－24　附子根横切面详图

1. 后生皮层　2. 皮层石细胞　3. 内皮层　4. 筛管群　5. 形成层　6. 导管　7. 髓

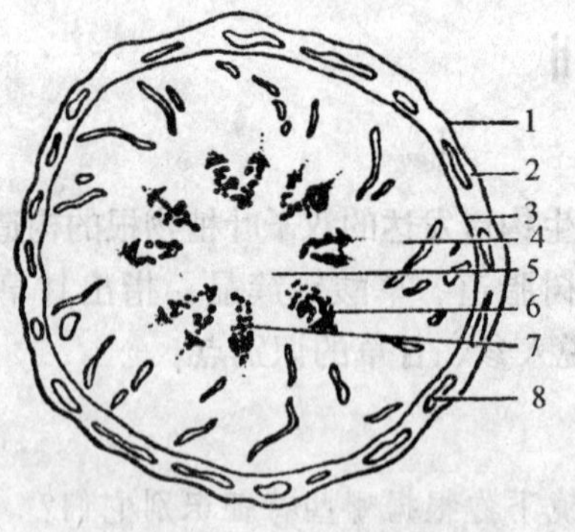

图24－25　龙胆根横切面简图

1. 外皮层　2. 皮层　3. 内皮层　4. 韧皮部　5. 髓　6. 形成层　7. 木质部　8. 裂隙

(2) 龙胆根横切面：①表皮细胞有时残存，外壁较厚。②皮层窄；外皮层细胞类方形，壁稍厚，木栓化；内皮层细胞切向延长，每一细胞由纵向壁分隔成数个类方形小细胞。③韧皮部宽广，有裂隙。④形成层不甚明显。⑤木质部导管3～10个群束。⑥髓部明显。⑦薄壁细胞含细小草酸钙针晶（图24－25、24－26）。

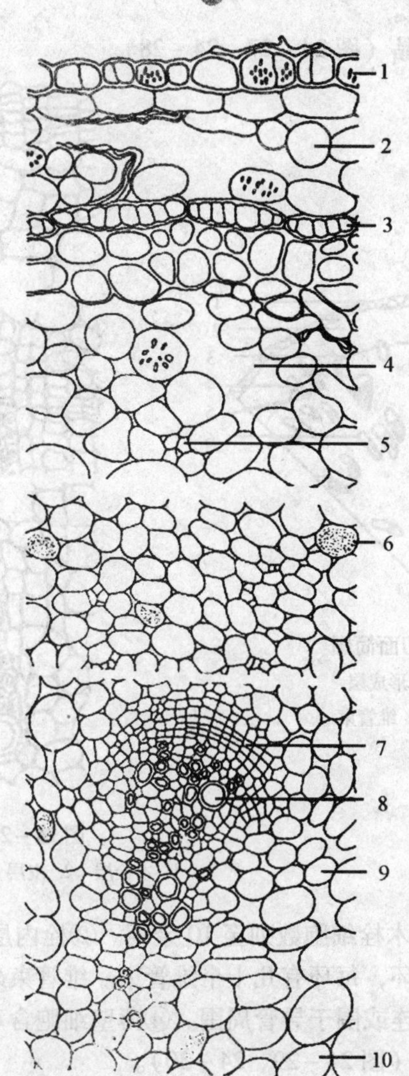

图 24－26　龙胆根横切面详图

1. 外皮层　2. 皮层　3. 内皮层　4. 裂隙　5. 筛管群　6. 针晶　7. 形成层　8. 导管　9. 射线　10. 髓

实　训

内容：观察龙胆（根）横切面。

任务一：观察龙胆横切面，说一说次生构造不发达的双子叶植物根的构造特点。

任务二：在显微镜下用指针分别指出龙胆根的表皮、内皮层、韧皮部、形成层、木质部、髓部，说一说龙胆的识别点。

3. 根的异常构造

（1）牛膝根横切面。①木栓层为数列扁平细胞，切向延伸。②栓内层较窄。③外韧型维管束断续排列成 2～4 轮，最外轮维管束较小，有时仅 1 至数个导管，束间形成层几连接成环，向内维管束较大；木质部由导管及小的木纤维组成，根中心木质部集成 2～3

群。④薄壁细胞含草酸钙砂晶（图 24－27、24－28）。

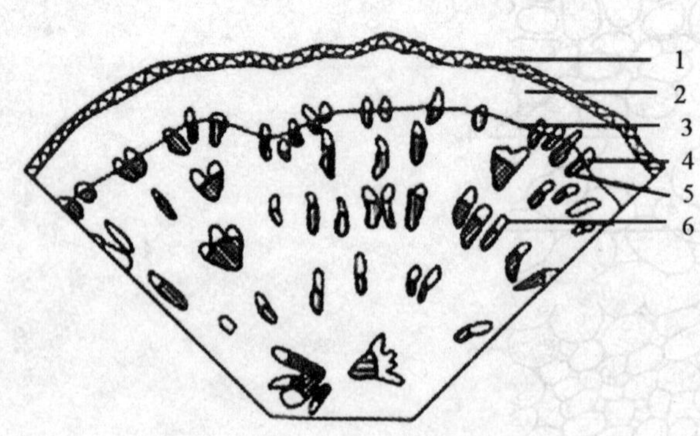

图 24－27　牛膝根横切面简图

1. 木栓层　2. 皮层　3. 形成层

4. 韧皮部　5. 木质部　6. 维管束

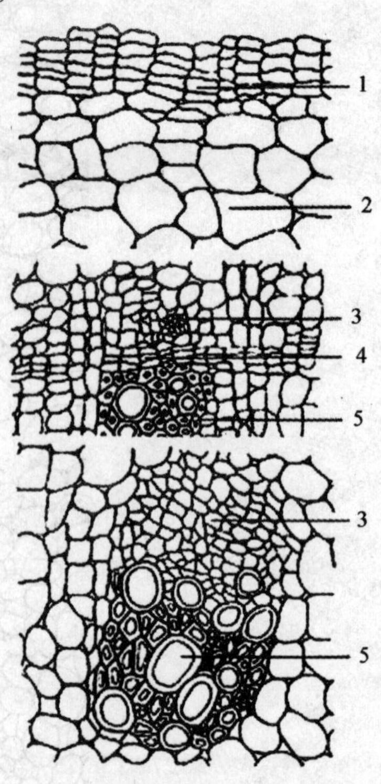

图 24－28　牛膝根横切面详图

1. 木栓层　2. 皮层　3. 韧皮部　4. 形成层　5. 木质部

（2）商陆根横切面：①木栓细胞数列至 10 余列。②栓内层较窄。③维管组织为三生构造，有数层同心性形成层环，每环有几十个维管束。维管束外侧为韧皮部，内侧为木质部；木纤维较多，常数个相连或围于导管周围。④薄壁细胞含草酸钙针晶束，有少数草酸钙方晶或簇晶，并含淀粉粒（图 24－29、24－30）。

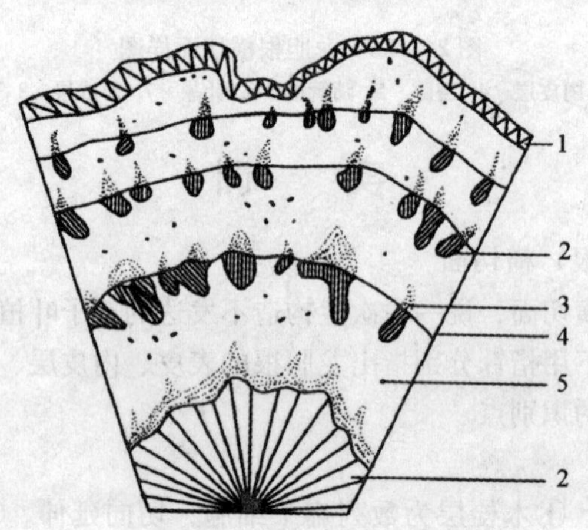

图 24－29　商陆根横切面简图

1. 木栓层　2. 木质部　3. 韧皮部　4. 形成层　5. 针晶束

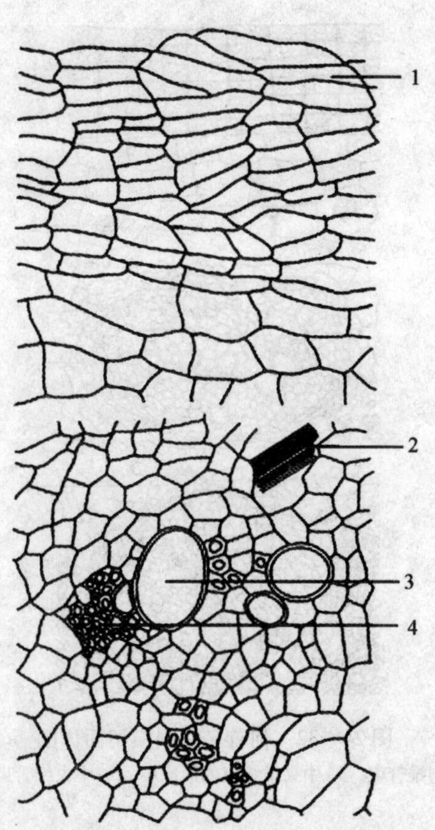

图 24－30　商陆根横切面详图

1. 木栓层　2. 草酸钙针晶束　3. 导管　4. 木纤维

（3）何首乌块根横切面：①木栓层为数列细胞，充满棕色物。②韧皮部较宽，散有类圆形异型维管束 4～11 个，为外韧型，导管稀少。③根的中央形成层成环；木质部导管较少，周围有管胞及少数木纤维。④薄壁细胞含草酸钙簇晶及淀粉粒（图 24－31、24－32）。

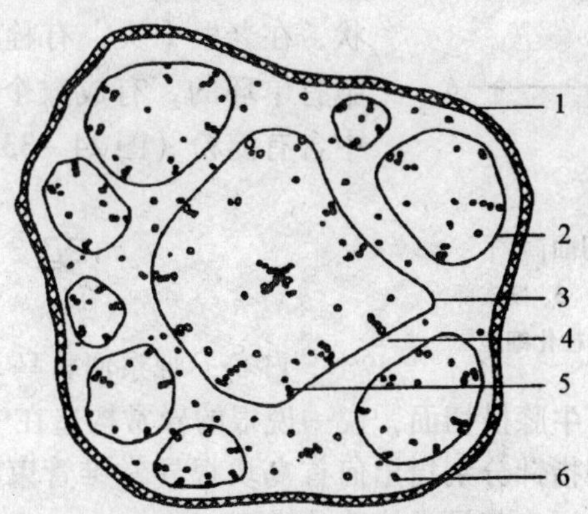

图 24－31　何首乌块根横切面简图

1. 木栓层　2. 异型复合维管束　3. 中央维管束的形成层　4. 中央维管束的韧皮部
5. 中央维管束的木质部　6. 草酸钙簇晶

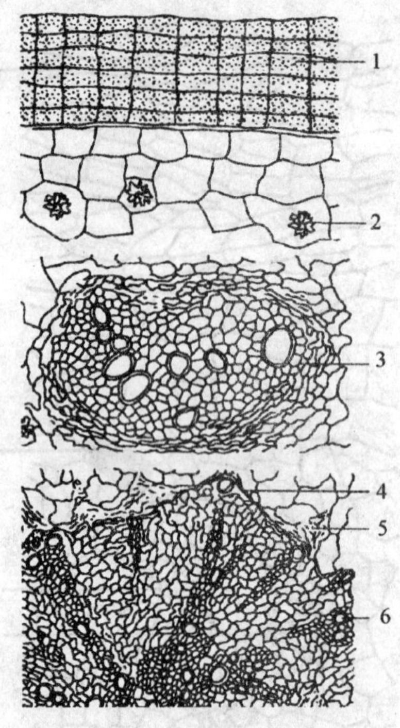

图 24－32　何首乌块根横切面详图

1. 木栓层　2. 草酸钙簇晶　3. 异型维管束　4. 中央维管束的形成层　5. 中央维管束的韧皮部　6. 中央维管束的木质部

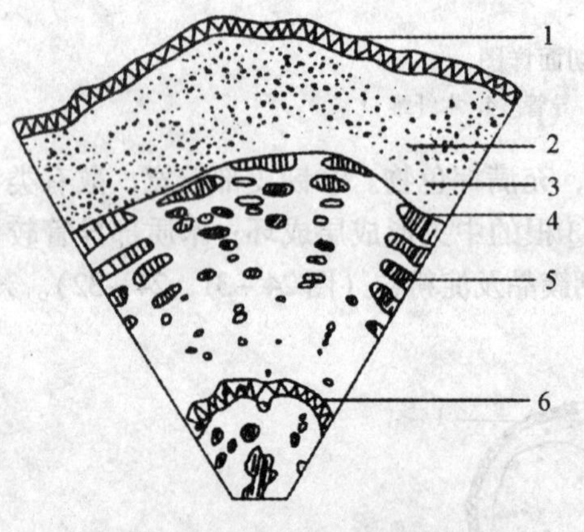

图 24－33　黄芩根横切面简图

1. 木栓层　2. 纤维和石细胞　3. 韧皮部
4. 形成层　5. 木质部　6. 木栓化细胞层

（4）黄芩根横切面：①木栓层外缘多破裂，木栓细胞扁平，其中有石细胞散在。②皮层狭窄。③韧皮部宽广，有多数石细胞与韧皮纤维，单个或成群散在，石细胞多分布于外缘，韧皮纤维多分布于内侧。④形成层成环。⑤木质部导管成束，一般 6～20 束，导管群排列呈扁平状，在老根中央，有栓化细胞环形成，栓化细胞有单环的，有成数个同心环的。⑥薄壁细胞中含有淀粉（图 24－33）。

实　训

内容：观察何首乌、牛膝（根）横切面。

任务一：观察何首乌、牛膝横切面，说一说根的异常构造在中药鉴定中的应用。

任务二：在显微镜下用指针分别指出何首乌块根异常维管束的形成层、草酸钙簇晶，说一说何首乌的识别点，并说出其异常构造的类型。

任务三：在显微镜下用指针分别指出牛膝根异常维管束的形成层、草酸钙砂晶，说一说牛膝的识别点，并说出其异常构造的类型。

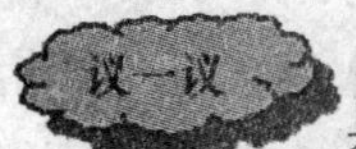

1. 何谓“云锦样花纹”，是什么药的鉴别特征？请用上述所观察到的异常构造特征加以解释。

2. 牛膝性状上可见其断面有2～4轮“筋脉点”，此特征是如何形成的？请用上述所观察到的牛膝异常构造特征加以解释。

4. 单子叶植物根

（1）麦冬根横切面：①表皮细胞1列，根被为3～5列木化细胞。②皮层宽广，散有含草酸钙针晶束的黏液细胞，有的针晶直径至10μm；内皮层细胞壁均匀增厚，木化，有通道细胞，外侧为1列石细胞，其内壁及侧壁增厚，纹孔细密。③中柱较小，韧皮部束16～22个，木质部由导管、管胞、木纤维以及内侧的木化细胞连结成环层。髓小，薄壁细胞类圆形（图24－34）。

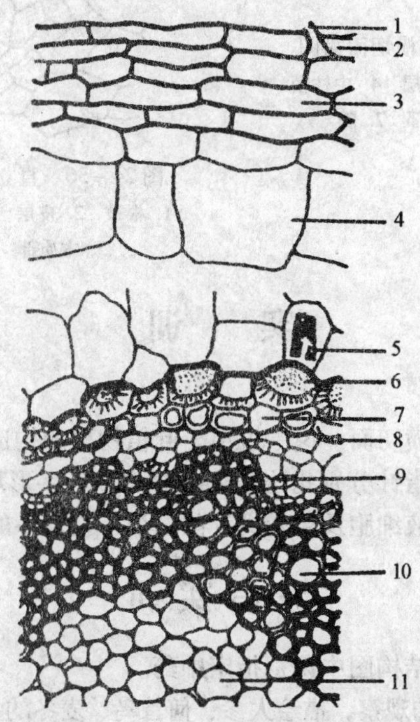

图24－34　麦冬根横切面详图

1. 表皮毛　2. 表皮　3. 根被　4. 皮层　5. 针晶束　6. 石细胞　7. 通道细胞　8. 内皮层　9. 韧皮部　10. 木质部　11. 髓

（2）百根部（直立百部）：根被为3～4列细胞，壁木栓化及木化，具致密的细条纹。皮层较宽。中柱韧皮部束与木质部束各19～27个，间隔排列，韧皮部束内侧有少数非木化纤维；木质部束导管2～5个，并有木纤维及管胞，导管类多角形，径向直径约至48μm，偶有导管深入至髓部。髓部散有少数细小纤维（图24－35、24－36）。

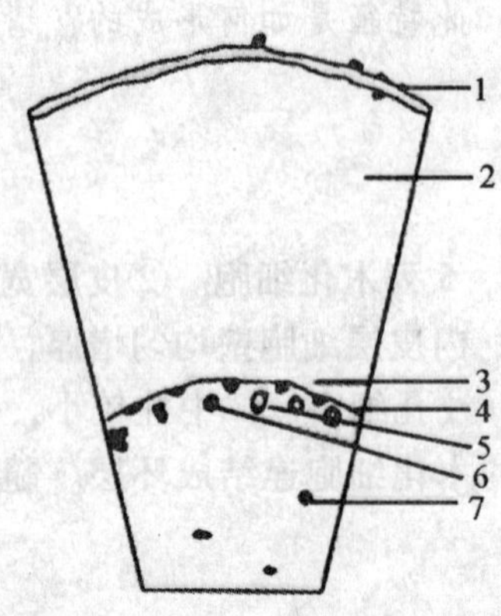

图 24－35　直立百部根横切面简图

1. 根被　2. 皮层　3. 内皮层　4. 中柱鞘　5.　韧皮部 6.　木质部　7. 髓

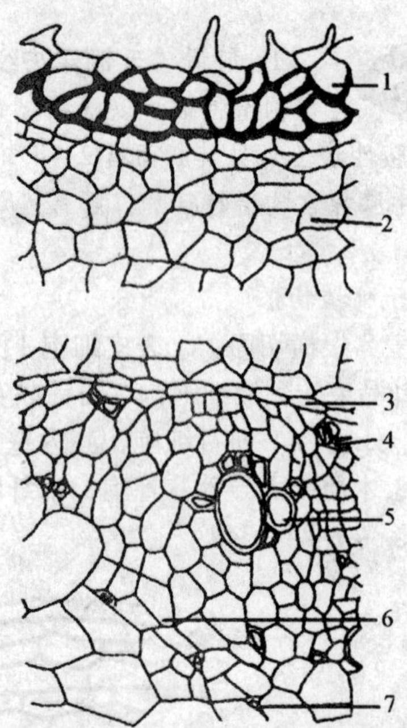

图 24－36　直立百部根横切面详图

1. 根被　2. 皮层　3. 内皮层　4. 韧皮部　5. 木质部　6. 髓　7. 纤维

实　训

内容：观察麦冬横切面。

任务一：观察麦冬块根横切面，说一说单子叶植物根的构造特点。

任务二：在显微镜下用指针分别指出麦冬块根“U”字形增厚的石细胞环、内皮层、中柱鞘、辐射型维管束、黏液细胞及草酸钙针晶，说一说麦冬的识别点。

综合实训

内容：从根类中药显微结构图中识别指定中药。

任务一：通过显微结构的观察，描绘人参、何首乌、麦冬的显微结构，并标注其名称。

任务二：从人参、甘草、附子、龙胆、何首乌、牛膝、麦冬 7 种根类植物的显微结构图中找出龙胆及麦冬的显微特征，说出识别两药的理由。

二、根茎类中药的横切面观察

（一）观察要点

根茎类中药的横切面观察，首先根据中柱，维管束的类型和排列形式，判断其为双子叶植物、单子叶植物或蕨类植物的根茎，然后由外至内依次观察各部组织及后含物的特征。尤应注意下列各点：

（1）注意木栓细胞的列数、形状、木栓层中有无石细胞。

（2）皮层如有存在，注意其厚度，内皮层明显与否，细胞壁是否增厚。

（3）注意中柱鞘部位有无厚壁组织，如中柱鞘纤维等。

（4）注意石细胞、纤维的有无，如有，应注意其存在部位，细胞形状，排列方式，壁的厚度及纹孔等。

（5）注意细胞后含物如淀粉粒，菊糖，草酸钙结晶的有无及形状，大小、存在部位等。

（6）注意分泌组织如油细胞，油室，油管，乳汁管，树脂道的有无及其存在部位等。单子叶植物的根茎中，常有大形黏液细胞，其中并含草酸钙针晶束。

（7）蕨类植物的根茎，尤要注意分体中柱的形状、数目和排列方式，要注意薄壁细胞的间隙中有无间隙腺毛，附带的叶柄残基横切面除了注意分体中柱（维管束）的特征外，尚应注意鳞毛的全形，边缘形状等特征。

（二）根茎的构造及根茎类中药举例

1. *双子叶植物根茎的正常次生构造*　双子叶植物的根状茎一般是指草本双子叶植物根状茎，其构造与其地上茎类似。但根茎生于地下，支持作用相对削弱，机械组织和保护组织不如地上茎发达；多具有贮藏功能，薄壁组织发达，细胞中常含大量淀粉粒。双子叶植物根茎不停留在初生构造上，可转化成次生构造。其木栓形成层发生的部位与根不完全相同。木栓形成层如发生在皮层外方，则初生皮层仍保留，如黄连。如发生在皮层最内方，则为发达的栓内层形成的次生皮层。根茎的重要特征是：皮层中常有根迹维管束和叶迹维管束斜向通过。

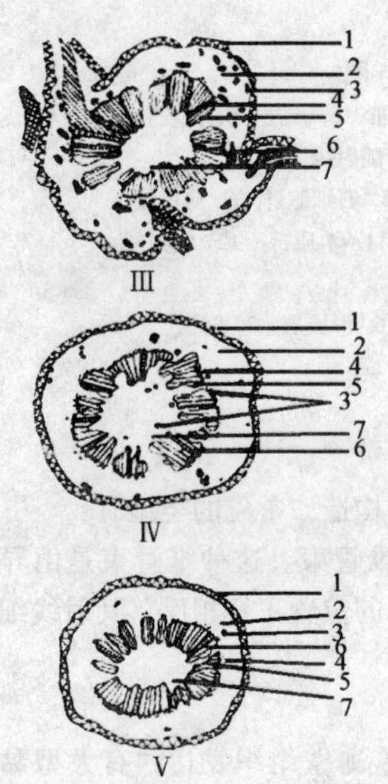

图24－37　味连、雅连、云连横切面简图

1. 木栓层　2. 皮层　3. 石细胞　4. 韧皮部　5. 木质部　6. 木化射线　7. 髓

双子叶植物根茎的正常次生构造层次由外至内依次为：木栓层→木栓形成层→栓内层 →皮层（有根迹维管束和叶迹维管束）→ 韧皮部→ 形成层→ 木质部→髓部。

双子叶植物根茎的正常次生构造有以下特点：

（1）表面通常有木栓组织，少数有表皮或鳞叶。

（2）皮层中常有根迹维管束（茎与不定根相连的维管束）和叶迹维管束（茎与叶柄相连的维管束）斜向通过。

（3）皮层内侧有时有厚壁组织，维管束无限外韧型环状排列。束间形成层明显的植物，其形成层成完整的环状。有的束间形成层不明显。

（4）薄壁组织发达，细胞中多含有贮藏物质。

（5）中央有明显的髓部。

例：黄连根茎横切面

味连　①木栓层为数列细胞。②皮层较宽，石细胞单个或成群散在。③中柱鞘纤维成束，或伴有少数石细胞，均显黄色。④维管束外韧型，环列。束间形成层不明显。木质部黄色，均木化，木纤维较发达。⑤髓部均为薄壁细胞，无石细胞。

雅连　髓部有石细胞。

云连　皮层、中柱鞘及髓部均无石细胞（图24－37、24－38）。

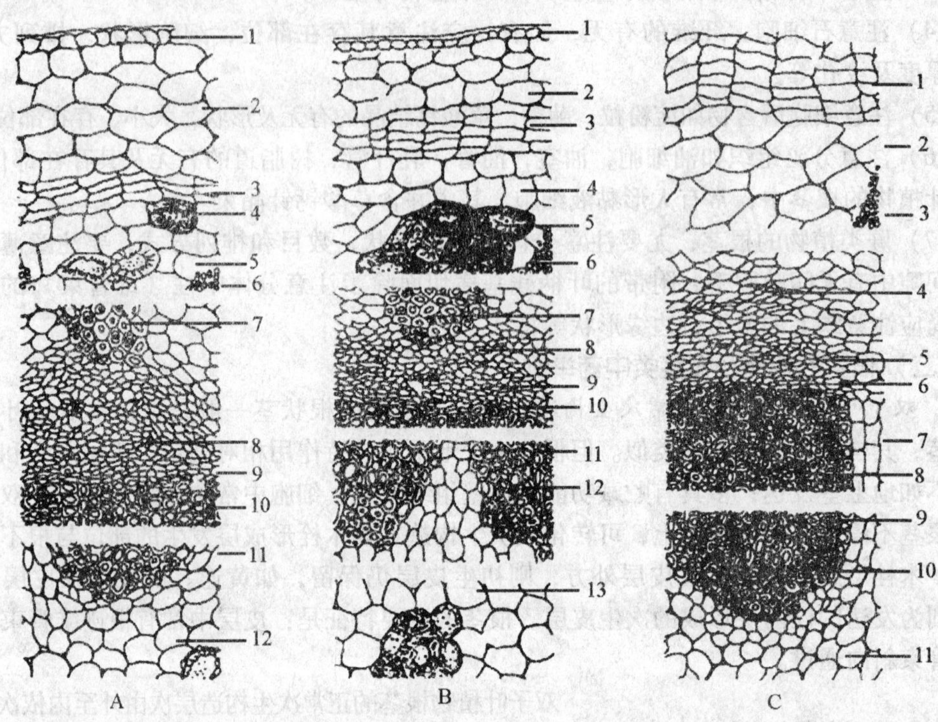

图24－38　味连、雅连、云连横切面详图

A 味连　1. 表皮　2. 木栓化皮层薄壁细胞　3. 木栓层　4. 石细胞群　5. 皮层　6. 淀粉粒　7. 中柱鞘纤维　8. 韧皮部　9. 形成层　10. 木质部　11. 髓射线　12. 髓

B 雅连　1. 表皮　2. 木栓化皮层薄壁细胞　3. 木栓层　4. 皮层　5. 石细胞群　6. 淀粉粒　7. 中柱鞘纤维　8. 韧皮部　9. 鳞叶组织　10. 形成层　11. 木质部　12. 髓射线　13. 髓

C 云连　1. 木栓层　2. 皮层　3. 淀粉粒　4. 筛管群　5. 韧皮部　6. 形成层　7. 射线　8. 木薄壁细胞　9. 木纤维　10. 导管　11. 髓

2. 双子叶植物根茎的异常构造

双子叶植物根茎类除正常的组织结构外，有的尚具异常构造，常见的类型有：

（1）具髓部维管束：如大黄的根茎。髓部具多个异常维管束。这种维管束是由异常形成向内分生韧皮部向外分生木质部形成的，与正常维管束的位置正好相反。其射线细胞呈星芒状射出，习称为“星点”。

例：大黄根茎横切面

①木栓层及栓内层大多已除去。②韧皮部筛管群明显；薄壁组织发达，有大型黏液腔。③形成层成环。④木质部射线较密，宽2～4列细胞，内含棕色物；导管非木化，常1至数个相聚，稀疏排列。⑤髓部宽广，其中常见黏液腔，内有红棕色物；异型维管束散在，形成层成环，木质部位于形成层外方，韧皮部位于形成层内方，射线呈星芒状射出。⑥薄壁细胞含草酸钙簇晶，并含多数淀粉粒（图24－39、24－40）。

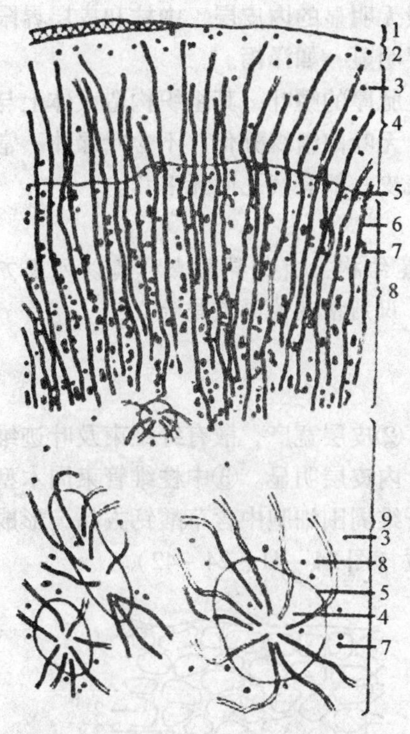

图 24－39　大黄根茎横切面简图

1. 木栓层　2. 皮层　3. 草酸钙簇晶　4. 韧皮部
5. 形成层　6. 射线　7. 导管　8. 木质部　9. 髓

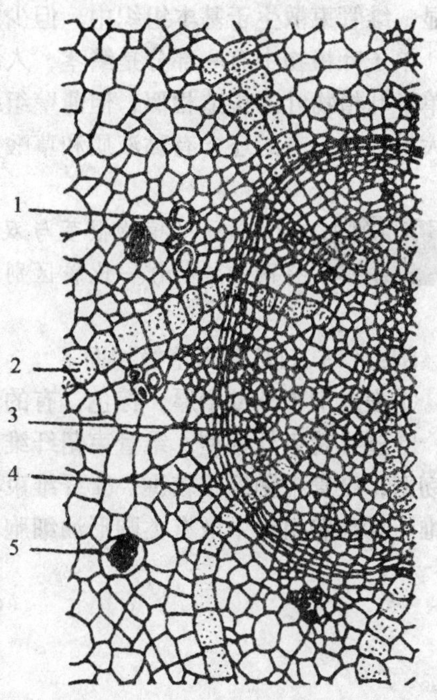

图 24－40　大黄根茎异常维管束详图

1. 木质部　2. 射线　3. 韧皮部
4. 形成层　5. 草酸钙簇晶

(2) 具内生韧皮部：内生韧皮部是指位于初生木质部里端的初生韧皮部，多成束或成环，是由原形成层形成的。内生韧皮部与木质部之间无形成层，次生生长仅限于外生韧皮部和木质部之间。与木质部里端紧密相接的则构成正常的双韧型维管束。据记载，具内生韧皮部的植物有萝藦科植物柳叶白前、白薇的根茎。另外茄科，葫芦科、旋花科、夹竹桃科、马钱亚科和桃金娘科的一些植物根茎也具有此异常构造。

有些植物，如龙胆科植物秦艽和小秦艽的根茎，韧皮束散布于整个髓部。

(3) 木间木栓：根茎中薄壁组织的细胞恢复分生能力后，形成新的木栓形成层，从而在次生木质部内也形成木栓带，称为木间木栓。如甘松的根茎。

3. 单子叶植物根茎的构造　单子叶植物根茎一般只具初生构造。外层通常为一列表皮细胞，少数根茎外侧皮层细胞木栓化代替表皮起保护作用，称为后生皮层，如藜芦。皮层中常有稀疏散在的叶迹维管束。内皮层大多明显。有时内皮层细胞的内切向壁增厚且木化，如白茅根。中柱鞘通常只有 1～2 列薄壁细胞。在整个中柱薄壁组织中散在有许多有限维管束（无形成层），多数为外韧型，少数为周木型，如香附、石菖蒲等。中心无明显的髓部。

单子叶植物根茎的基本构造层次由外至内依次为：

表皮 → 皮层薄壁细胞（有叶迹维管束散生）→ 内皮层 → 中柱鞘 → 中柱（散生有限维管束）

单子叶植物块茎与根茎构造不同点为：块茎一般无明显的内皮层，中柱和皮层界限不明显，维管束散生于基本组织中。但少数种类内皮层明显，如泽泻。

单子叶植物中有一部分是鳞茎，入药部位主要是肥厚的鳞叶，其组织构造大体上与一般单子叶植物叶的构造相似，但薄壁组织极为发达，无叶肉组织分化，不含叶绿体，常含有大量淀粉，有的还含有黏液质和草酸钙针晶束。表皮一般有气孔而无毛茸。

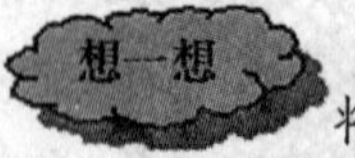

单子叶植物根茎与双子叶植物根茎结构上有何异同点？请以列表方式将两种结构作一比较区别。显微镜下，识别根茎的要点是什么？

例：（1）石菖蒲根茎横切面

①表皮细胞外壁增厚，棕色，有的含红棕色物。②皮层宽广，散有纤维束及叶迹维管束；叶迹维管束外韧型，维管束鞘纤维成环，木化；内皮层明显。③中柱维管束周木型及外韧型，维管束鞘纤维较少。④纤维束及维管束鞘纤维周围细胞中含草酸钙方晶，形成晶纤维。⑤薄壁组织中散有类圆形油细胞；并含淀粉粒（图 24－41、24－42）。

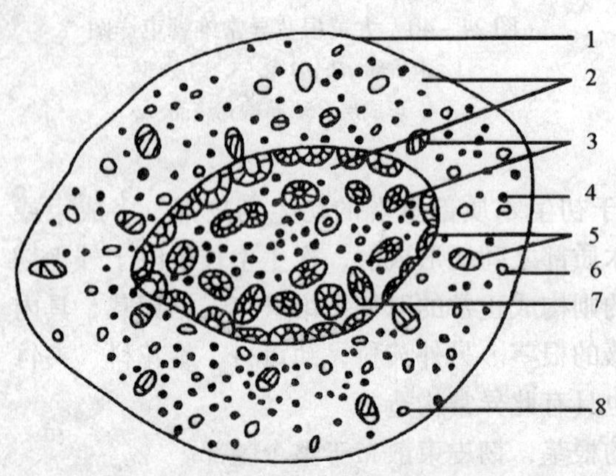

图 24－41　石菖蒲根茎横切面简图

1. 表皮　2. 薄壁组织　3. 维管束　4. 纤维束　5. 内皮层　6. 叶迹维管束　7. 周木型维管束　8. 油细胞

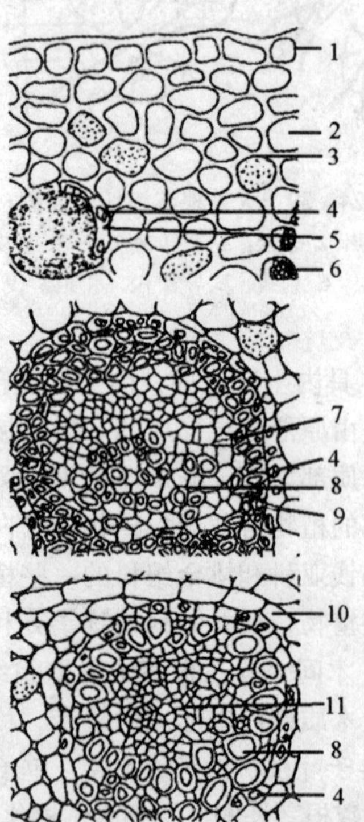

图 24－42　石菖蒲根茎横切面详图

1. 表皮细胞　2. 皮层　3. 油细胞　4. 草酸钙方晶　5. 纤维束　6. 淀粉粒　7. 叶迹维管束　8. 导管　9. 纤维　10. 内皮层　11. 中柱维管束

（2）天麻块茎横切面：①表皮有残留，下皮由2～3列切向延长的栓化细胞组成。②皮层为10数列多角形细胞，有的含草酸钙针晶束。较老块茎皮层与下皮相接处有2～3列椭圆形厚壁细胞，木化，纹孔明显。③中柱占绝大部分，有小型周韧维管束散在；薄壁细胞亦含草酸钙针晶束。④薄壁细胞中含有多糖类团块状物，遇碘液显暗棕色（图24－43、24－44）。

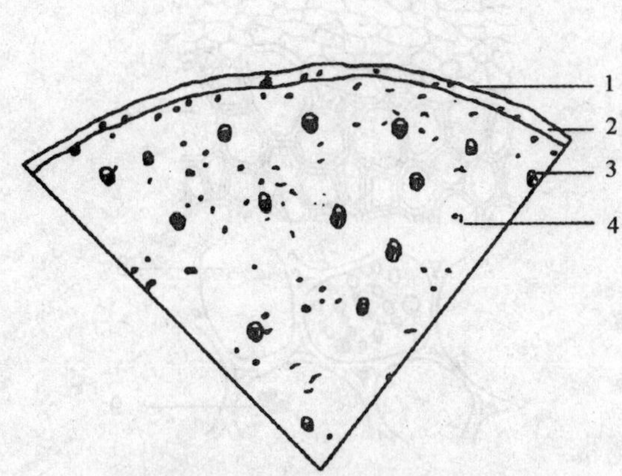

图24－43　天麻块茎横切面简图

1. 表皮　2. 皮层　3. 维管束　4. 草酸钙针晶

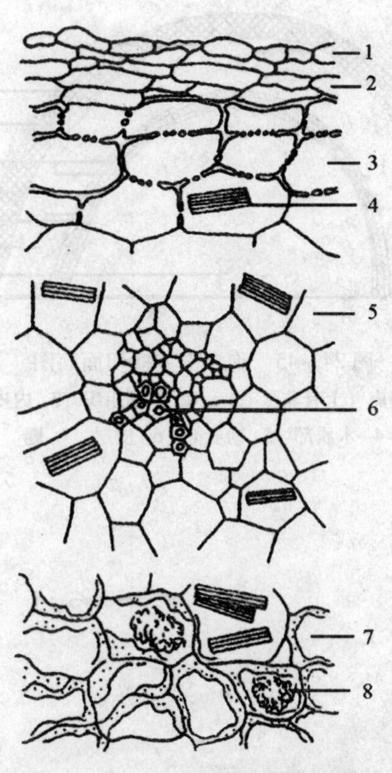

图24－44　天麻块茎横切面详图

1. 表皮　2. 下皮　3. 皮层　4. 针晶束　5. 中柱　6. 维管束　7. 具纹孔薄壁细胞　8. 糊化多糖团块

4. *蕨类植物根茎的基本构造*　蕨类植物根茎均为初生构造。最外侧通常为一列厚壁的表皮细胞及数列厚壁性的下皮细胞，基本组织由薄壁细胞构成。中柱大多数为网状中柱，横切面观可见数个周韧型维管束呈断续环状排列。每一个维管束又称分体中柱，即中心为木质部，外围是韧皮部、中柱鞘和内皮层，如绵马贯众。有的根茎具双韧管状中柱，如狗脊。分体中柱的形状、数目和排列方式是鉴定蕨类植物根茎的重要依据。蕨类植物根茎的木质部无导管而有管胞。

例：狗脊根茎横切面①表皮细胞1列，残存金黄色的非腺毛。②其内有10余列棕黄色厚壁细胞，壁孔明显。③双韧管状中柱，木质部排列成环，由管胞组成，其内外均有韧皮部及内皮层。④皮层及髓均由薄壁细胞组成，细胞充满淀粉粒，有的含黄棕色物（图24－45、24－46）。

图 24－45　狗脊根茎横切面简图

1. 表皮（上有非腺毛）　2. 厚壁组织　3. 内皮层

4. 木质部　5. 韧皮部　6. 皮层　7. 髓

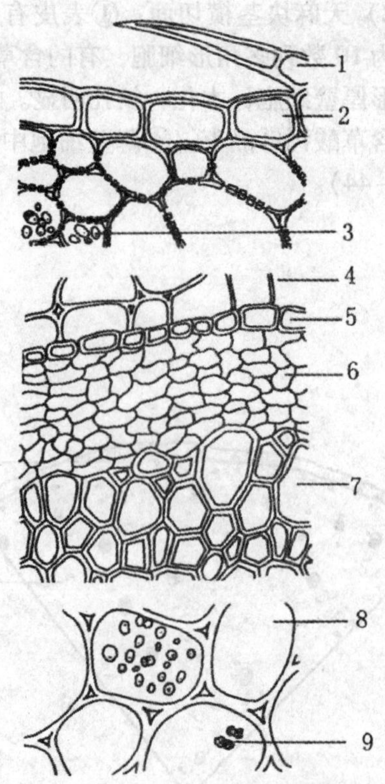

图 24－46　狗脊根茎横切面详图

1. 非腺毛　2. 表皮　3. 淀粉粒　4. 皮层　5. 内皮层

6. 韧皮部　7. 木质部　8. 髓　9. 黄棕色物质

实　训

内容：观察黄连、大黄（根茎）横切面

任务一：观察黄连（味连、雅连、云连）根茎横切面，说出 3 种黄连的识别点及区别点。

任务二：观察大黄根茎的横切面，说出其识别点。

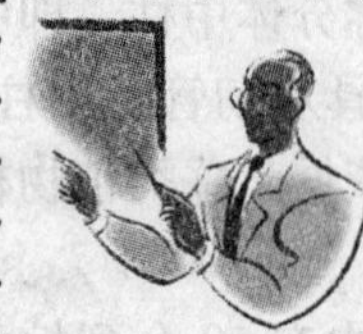

1. 何谓“星点”，是什么药的鉴别特征，请用上述所观察到的异常构造特征加以解释。

2. 大黄草酸钙簇晶有何特点，与人参的草酸钙簇晶可作区别吗？

三、茎木类中药

茎木类中药是茎类中药和木类中药的总称。茎类中药大多数为双子叶植物的木质茎

（草质茎习惯归入全草类中药叙述）；木类中药为木本植物（主要为双子叶植物）的木材部分，即形成层以内的各部分。

（一）组织构造观察注意点

1. *双子叶植物木质茎的次生构造*　双子叶植物木质茎的次生构造层次由外至内依次为：

周皮（木栓层、木栓形成层、栓内层）→ 皮层 → 韧皮部 → 中柱鞘（有的不存在）→ 形成层 → 木质部 → 髓部

显微观察时应注意以下几个部分的特征：

（1）周皮：茎的木栓形成层通常发生于表皮内的皮层部位，由于周皮的产生，表皮已剥落。随着次生生长的发展，陆续形成的周皮不断深入内层，则皮层、中柱鞘甚至一部分韧皮组织均可构成落皮层而逐渐剥落。应注意木栓细胞的形状、层数、增厚情况等。

（2）皮层：木质茎的木栓形成层如发生于皮层以内，则皮层不存在而由栓内层（又称次生皮层）所代替，如关木通。观察时应注意皮层的厚度、有无纤维、石细胞等。

（3）中柱鞘部位：只有当中柱鞘部位产生厚壁组织（纤维或石细胞）时，才能确定它的存在。应注意其形状与排列情况。

（4）维管束：多数为无限外韧型，束间、束中形成层连接成环。应注意维管束的排列，韧皮部有无厚壁组织，形成层是否明显成环，木质部导管，木纤维和木薄壁细胞的形状及排列状况，射线的宽度（即细胞列数）等。

（5）髓：多由薄壁细胞组成，有时壁稍增厚，具单纹孔。木质茎髓部小。

此外，还应注意草酸钙结晶及淀粉粒、分泌组织的有无、形状与分布（图24－47）。

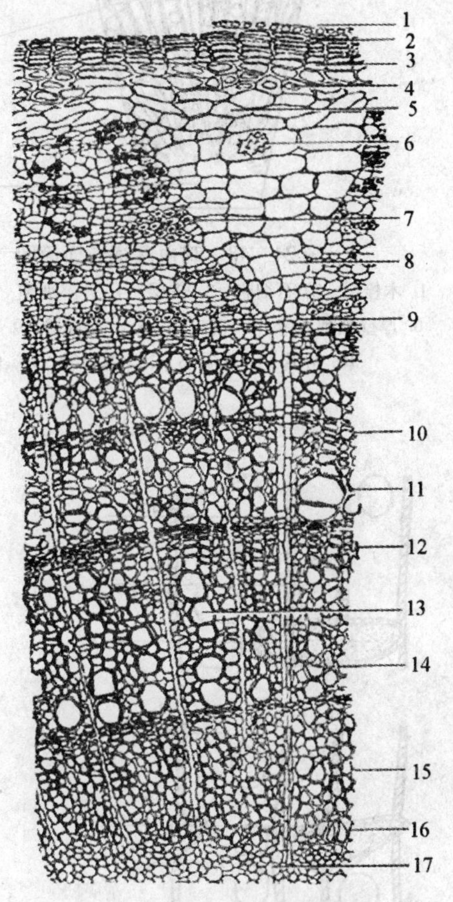

图24－47　双子叶植物茎构造（椴树）

1. 枯萎的表皮　2. 木栓层　3. 木栓层形成层　4. 厚角组织　5. 皮层薄壁细胞　6. 草酸钙结晶　7. 韧皮纤维　8. 髓射线　9. 形成层　10. 第三年晚材　11. 第三年早材　12. 第二年晚材　13. 导管　14. 第二年早材　15. 次生木质部　16. 初生木质部　17. 髓

木质藤茎虽然也属于木本双子叶植物茎的类型，但往往具有下述特点：①髓射线较宽，横切面观，在韧皮部处扩展成漏斗状，使维管束呈明显的楔形，由于束内形成层的活动而产生较短而窄的次生射线，使木质部形成明显的车轮状纹理（习称“车轮纹”）；②木质部生长轮较明显，早材的导管较大，形成环孔材；③中柱鞘部位往往有连续或间断的厚壁细胞环带；④髓部大多明显。

异常构造也是一个重要的鉴别特征。如鸡

血藤具多环维管束，络石藤有内生韧皮部，海风藤有髓部维管束，沉香具有木间韧皮部等（图24－48、24－49、24－50、24－51）。

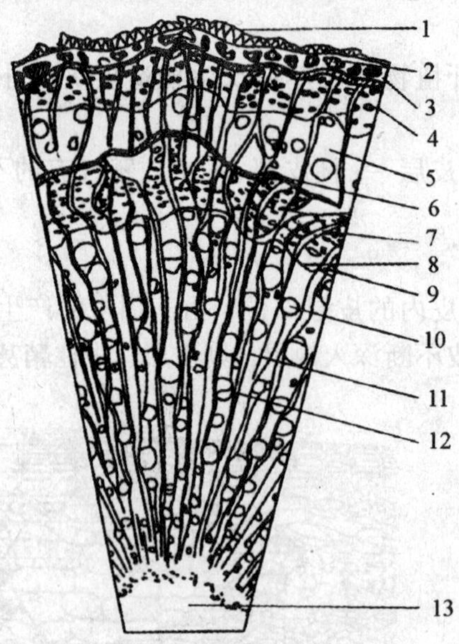

图24－48　鸡血藤横切面简图

1. 木栓层　2. 石细胞　3. 皮层　4. 分泌细胞　5. 木质部　6. 厚壁细胞环带　7. 韧皮部　8. 形成层　9. 韧皮射线　10. 导管 11. 木质部　12. 木射线　13. 髓

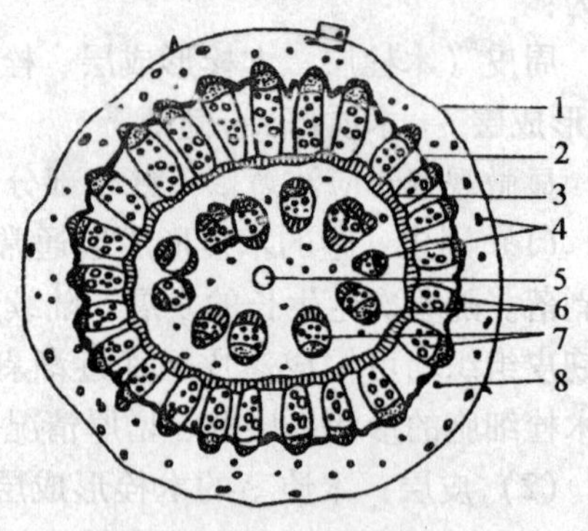

图24－49　海风藤横切面简图

1. 表皮　2. 石细胞　3. 环髓纤维　4. 纤维束　5. 黏液腔　6. 韧皮部　7. 木质部　8. 分泌细胞

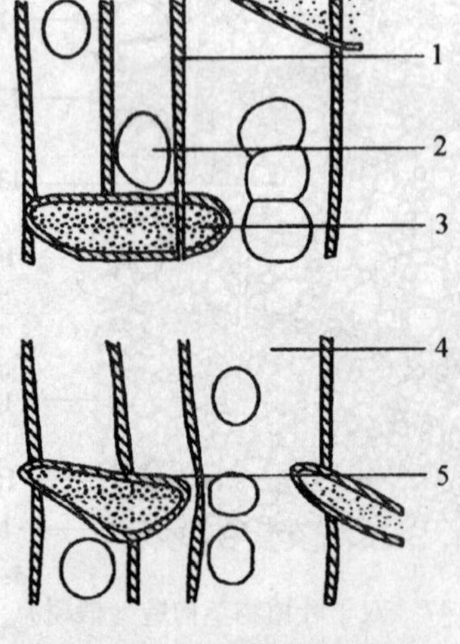

图24－50　白木香横切面简图

1. 射线　2. 导管　3. 木纤维　4. 木间韧皮部　5. 草酸钙柱晶

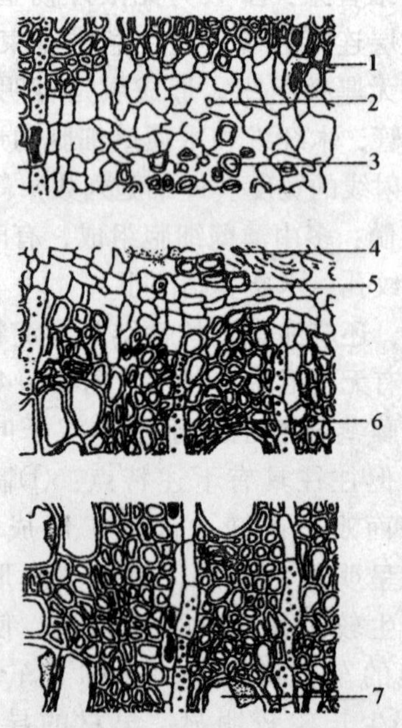

图24－51　白木香横切面详图

1. 树脂　2. 草酸钙柱晶　3. 韧皮纤维　4. 木间韧皮部　5. 木纤维　6. 射线　7. 导管

2. 木类中药的组织构造　通常从3个不同切面进行观察。

(1) 横切面：年轮呈同心环状，春材与秋材通常区分明显，射线呈放射状．在两射线之间为木质部束，双子叶植物主要由导管（裸子植物为管胞）、木纤维及木薄壁细胞等组成，导管被切成多角形或类圆形的孔洞，可观察射线的宽度。

(2) 径向纵切面：是通过茎直径方向所作的纵切面。可见木射线呈窄带状横向排列，可观察射线的高度。其余木质部束的细胞均纵向延长，与木射线垂直交叉排列．

(3) 切向纵切面：是沿着茎的圆弧的切线面所作的纵切面。可见木射线细胞聚集排列呈梭状，可观察射线的高度与宽度。

在观察木类中药的3个切面时．要注意木射线的宽度及高度，细胞增厚情况及纹孔；导管分子的大小、纹孔的类型、有无侵填体；木纤维与木薄壁细胞壁的木化增厚程度及纹孔；分泌组织（树脂道、油细胞）的有无及分布；木射线及木薄壁细胞中是否含淀粉粒、草酸钙结晶、色素等（图24－52）。

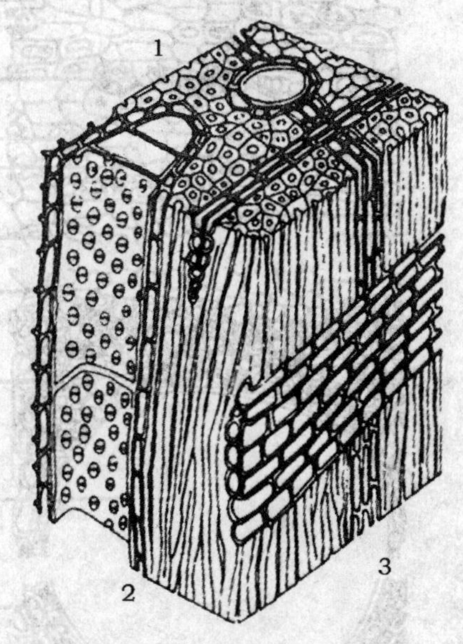

图24－52　降香三切面详图

1. 横切面　2. 切向切面　3. 径向切面

(二) 茎木类中药举例

例：大血藤横切面

①木栓层为多列细胞，含棕红色物。②皮层石细胞常数个成群，有的含草酸钙方晶。③维管束外韧型。韧皮部分泌细胞常切向排列，与筛管群相间隔；有少数石细胞群散在。束内形成层明显。木质部导管多单个散在，类圆形，直径约至400μm，周围有木纤维。射线宽广，外侧石细胞较多，有的含数个草酸钙方晶。④髓部可见石细胞群。⑤薄壁细胞含棕色或棕红色物（图24－53、24－54）。

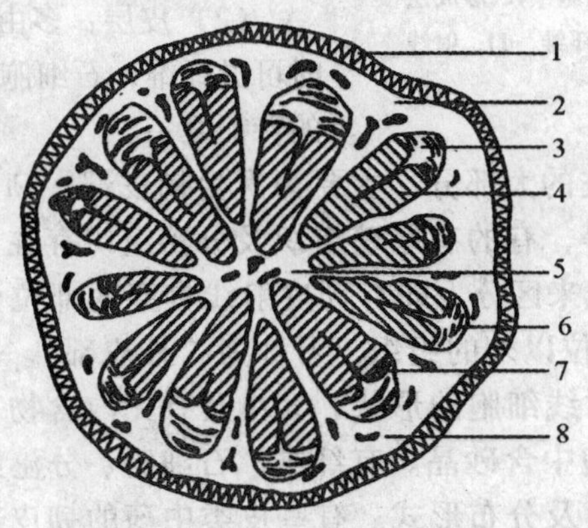

图24－53　大血藤横切面简图

1. 木栓层　2. 栓内层　3. 韧皮部　4. 木质部
5. 髓　6. 分泌细胞　7. 形成层　8. 石细胞

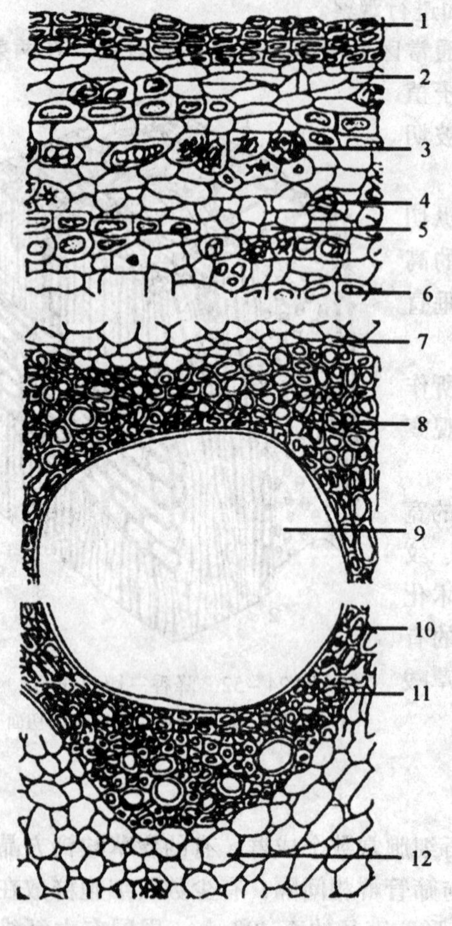

图 24－54　大血藤横切面详图

1. 木栓层　2. 皮层　3. 石细胞　4. 草酸钙方晶　5. 韧皮部　6. 分泌细胞　7. 形成层　8. 木质部　9. 导管　10. 木纤维　11. 射线　12. 髓

四、皮类中药

（一）组织构造观察注意点

皮类中药主要是指裸子植物、木本双子叶植物的茎干、枝、根的形成层以外部分入药的中药。这是一类没有木部组织的中药。皮类中药由于植物种类及取材部位不同，组织构造也有差异。观察皮类中药的显微构造时，应注意找出构造中各层次具有鉴别意义的特征。通常以观察木栓层、韧皮部的特征为主。

1. 双子叶植物茎皮的构造　双子叶植物茎皮的构造一般分为周皮、皮层、韧皮部 3 个部分，以次生韧皮部占绝大部分。若以内皮（已去周皮及皮层）入药，则仅为韧皮部。

（1）周皮：包括木栓层、木栓形成层、栓内层三部分，以木栓组织为主要鉴别部分。木栓细胞常呈切向长方形，径向壁整齐，壁木栓化或木质化。有的木栓层中夹有石细胞，称为硬栓部；有的木栓细胞外壁特厚，如肉桂最内层木栓细胞；有的木栓细胞内壁增厚，如杜仲。观察时应注意木栓细胞的层数、细胞壁的增厚程度，颜色及有无内含物。栓内层细胞有的含叶绿体，称为绿皮层，有的栓内层细胞分化成厚壁组织，如厚朴，有的外方具落皮层。这些特征观察时均应注意。

（2）皮层：多由薄壁细胞组成。皮层中有时可见纤维，石细胞和分泌组织，为显微鉴别的特征之一。

（3）韧皮部：占树皮的大部分，主要为次生韧皮部。韧皮部包括筛管、伴胞，韧皮薄壁细胞及韧皮射线等，有的有厚壁组织及分泌组织存在。韧皮部与外方组织的区别，一般是根据韧皮射线来区分，即有韧皮射线贯穿的部位全为韧皮部，习称“内皮部”，在韧皮射线所达部位以外的组织，习称为“外皮部”。观察时，应注意韧皮射线的宽度，平直或弯曲，射线细胞的形状、大小及有无内含物。如肉桂射线细胞中含草酸钙针晶，秦皮射线细胞中含砂晶。有纤维、石细胞、分泌组织存在时，应注意它们的形状、大小，壁的厚度及分布形式。有些皮类中药的韧皮部中，纤维或石细胞切向集结成若干层带（称硬韧部），与筛管群及韧皮薄壁组织（称软韧部）相间排列形成层次，如黄柏、杜仲。韧皮薄壁细胞中有的含有淀粉粒或草酸钙培晶，以簇晶、方晶为多见，砂晶较少，针晶罕见。

2. 双子叶植物根皮的构造　双子叶植物根皮的构造一般分为周皮、皮层、中柱鞘、韧皮部四部分。双子叶植物根皮的栓内层细胞不含叶绿体，皮层多为次生皮层，中柱鞘为一至数列薄壁细胞，有时为纤维或石细胞构成断续的环带。根的中柱鞘细胞具有分生能力，侧根源生于此，木栓形成层往往在中柱鞘部位产生。双子叶植物根皮通常富含淀粉粒。其余特征，鉴别注章点同双子叶植物茎皮。

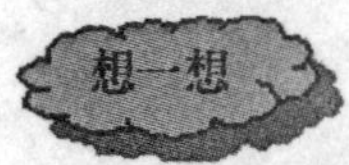

皮类中药与木类中药构造上最重要的区别点是什么，两类中药显微观察不应看到哪些组织？

（二）皮类中药举例

1. 双子叶植物茎皮类中药

例：

（1）厚朴（茎皮）横切面：①木栓层为10余列细胞；有的可见落皮层。②皮层外侧（栓内层）有石细胞环带，内侧散有多数油细胞及石细胞群，石细胞多呈分枝状。③韧皮部射线宽1～3列细胞；纤维多数个成束；亦有油细胞散在（图24－55、24－56）。

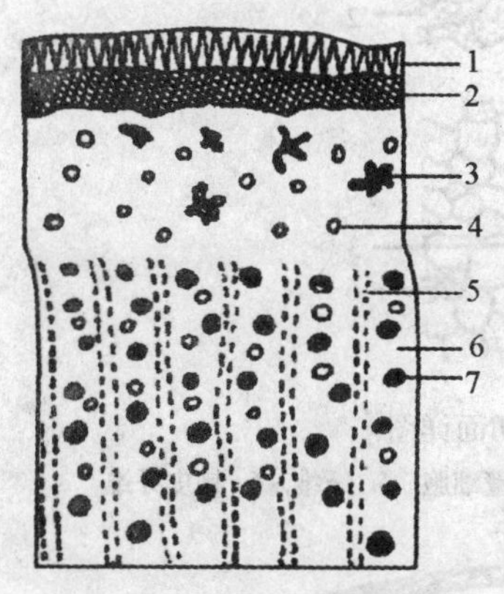

图24－55　厚朴横切面简图

1. 木栓层　2. 石细胞层　3. 异型石细胞　4. 油细胞　5. 韧皮射线　6. 韧皮部　7. 纤维束

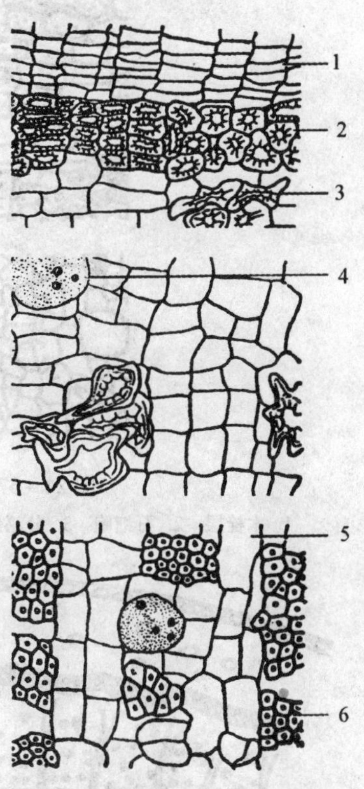

图24－56　厚朴横切面详图

1. 木栓层　2. 石细胞环带　3. 异型石细胞　4. 油细胞　5. 韧皮纤维　6. 韧皮部

（2）肉桂（茎皮）横切面：①木栓细胞数列，最内层细胞外壁增厚，木化。②皮层散有石细胞及油细胞及黏液细胞。③中柱鞘部位有石细胞群，断续排列成环，外侧伴有纤维束，石细胞通常外壁较薄（呈马蹄形）。④韧皮部射线宽1～2列细胞，含细小草酸钙针晶；纤维常2～3个成束；油细胞随处可见。薄壁细胞含淀粉粒（图24－57、24－58）。

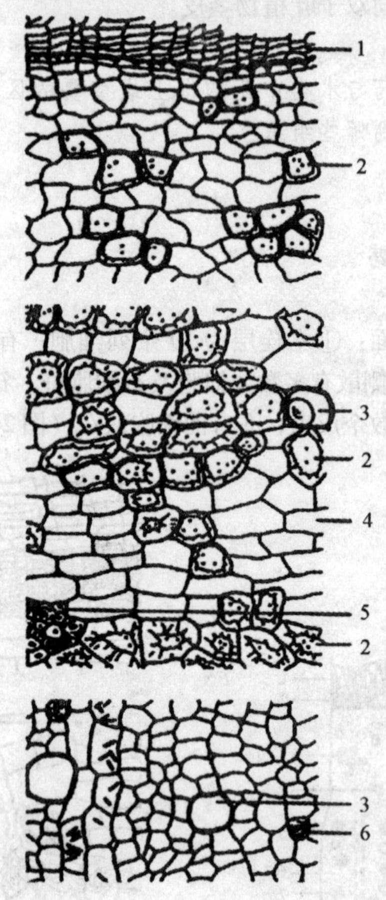

图24－57　肉桂横切面详图

1. 木栓层　2. 石细胞　3. 分泌细胞　4. 薄壁细胞　5. 纤维　6. 韧皮纤维

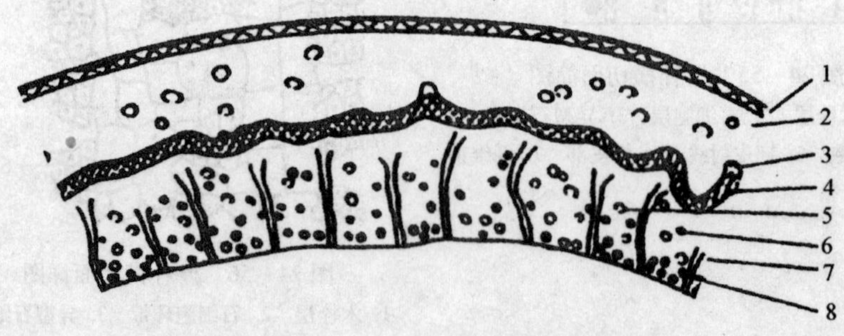

图24－58　肉桂横切面简图

1. 木栓层　2. 皮层　3. 纤维束　4. 石细胞　5. 油细胞　6. 纤维　7. 韧皮部　8. 射线

(3) 杜仲（茎皮）横切面：①落皮层残存，内侧有数个木栓组织层带，每层为排列整齐、内壁特别增厚且木化的木栓细胞。两层带间为颓废的皮层组织，细胞壁木化。②韧皮部有5~7层石细胞环带，每环有3~5列石细胞并伴有少数纤维。射线2~3列细胞，近栓内层时向一方偏斜。③白色胶丝团随处可见，以韧皮部为多，此胶丝存在于乳汁细胞内（图24-59）。

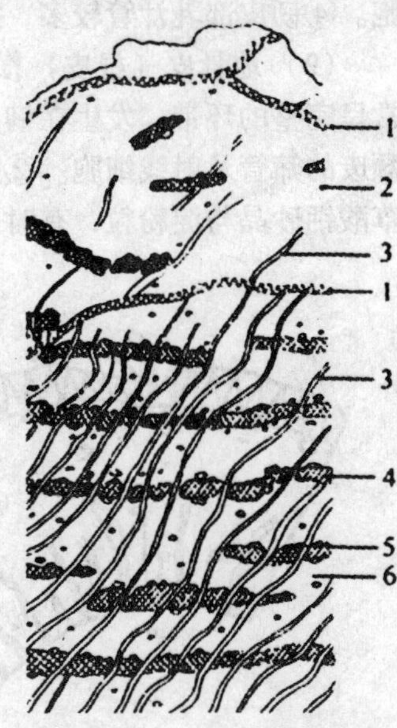

图24-59　杜仲横切面简图

1. 木栓层　2. 橡胶质　3. 射线　4. 石细胞　5. 纤维群　6. 韧皮部

(4) 黄柏（茎皮）横切面：

川黄柏横切面：川黄柏：①未去净外皮者，木栓层由多列长方形细胞组成：内含棕色物质。栓内层细胞中含草酸钙方晶。②皮层比较狭窄，散有纤维群及石细胞群，石细胞大多分枝状，壁极厚，层纹明显。③韧皮部占树皮的极大部分，外侧有少数石细胞，纤维束切向排列呈断续的层带（又称硬韧带），纤维束周围薄壁细胞中常含草酸钙方晶。④射线宽2~4列细胞，常弯曲而细长。⑤薄壁细胞中含有细小的淀粉粒和草酸钙方晶，黏液细胞随处可见。

关黄柏横切面：与川黄柏相似，不同点是关黄柏木栓细胞呈方形，皮层比较宽广，石细胞较川黄柏略少，韧皮部外侧几无石细胞。射线较平直，硬韧部不甚发达（图24-60）。

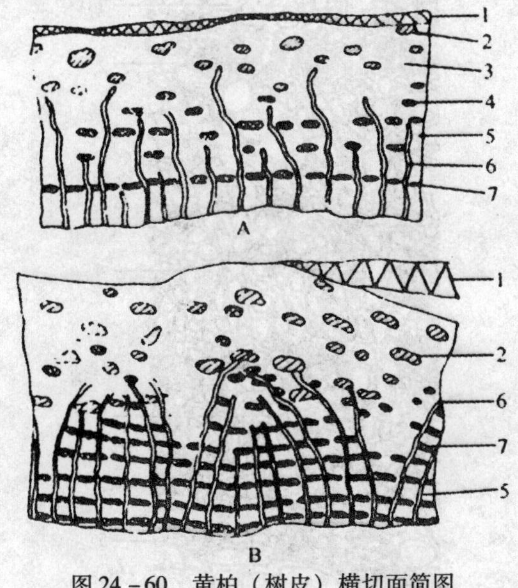

图24-60　黄柏（树皮）横切面简图

A 黄檗　B 黄皮树

1. 木栓层　2. 石细胞群　3. 皮层　4. 纤维束　5. 软韧部　6. 射线　7. 硬韧部

2. 双子叶植物根皮类中药

例：

(1) 香加皮（根皮）横切面：①木栓层10~30列细胞；②栓内层宽厚，细胞多切向延长。薄壁细胞中含草酸钙方（棱）晶，有石细胞及乳汁管分布。③射线宽1~5列细胞。④韧皮部乳汁管较多，椭圆形，切向延长（图24-61）。

（2）地骨皮（根皮）横切面：①外皮层有2~3条木栓组织层带，最内1层木栓组织常呈完整的环带，发生在韧皮部深处，外面的木栓组织层则交错连接，落皮层组织中可见颓废的筛管及射线细胞。②韧皮部约占根皮厚度1/2，射线宽1列细胞，薄壁细胞中含有草酸钙砂晶与淀粉粒，有时可见纤维及石细胞散在（图24-62、24-63）。

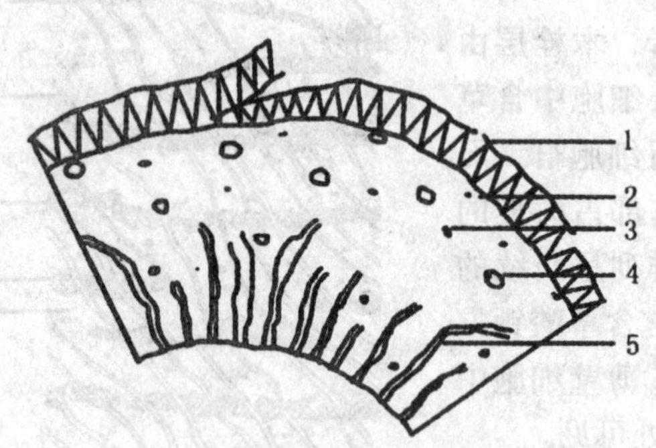

图24-61　香加皮横切面简图

1. 木栓层　2. 栓内层　3. 石细胞　4. 乳汁管　5. 射线

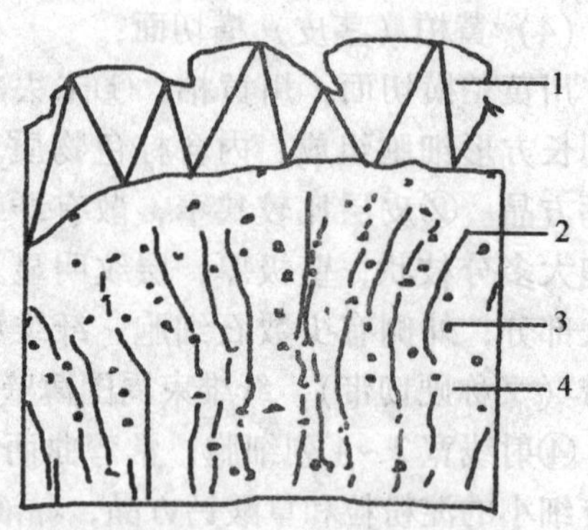

图24-62　地骨皮横切面简图

1. 木栓层　2. 韧皮射线　3. 草酸钙砂晶　4. 韧皮部

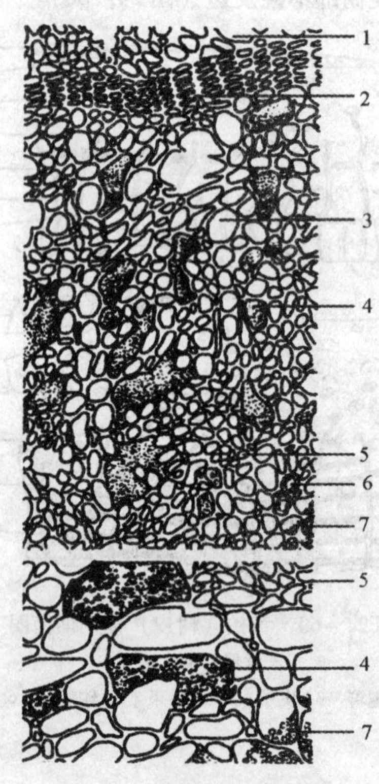

图24-63　地骨皮横切面详图

1. 落皮层　2. 木栓层　3. 韧皮射线　4. 草酸钙砂晶　5. 韧皮部　6. 纤维　7. 淀粉粒

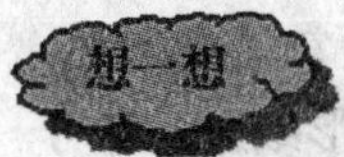

说说下列显微特征为何药的鉴别点：

1. 哪个中药栓内层为石细胞环带？
2. 哪个中药中柱鞘部位有石细胞群，断续排列成环？
3. 最内层木栓细胞外壁增厚且木化的中药是哪个？
4. 木栓细胞内壁特别增厚且木化的中药是哪个？
5. 哪些中药纤维束周围薄壁细胞中常含草酸钙方晶，有分枝状石细胞？
6. 有油细胞及分枝状石细胞的中药是哪个？
7. 有白色胶丝团的中药是哪个？
8. 上述皮类中药哪些含有草酸钙方晶、针晶、砂晶？哪些具有分泌组织？并说出其类型。
9. 显微镜下如何区别香加皮与地骨皮？

实　训

内容：观察厚朴、肉桂、黄柏横切面。

任务一：利用显微镜观察厚朴、肉桂、黄柏，说一说皮类中药的鉴别点。

任务二：显微镜下用指针分别指出厚朴的拴内层、油细胞及分枝状石细胞，说一说识别它的理由。

任务三：显微镜下用指针分别指出肉桂的最内层木栓细胞、中柱鞘部位的石细胞群环、含细小草酸钙针晶的韧皮部射线细胞以及油细胞，说一说识别它的理由。

任务四：显微镜下用指针分别指出黄柏硬韧部（韧皮部厚壁组织部分）及软韧部（韧皮部薄壁组织部分）、纤维束周围含草酸钙方晶的薄壁细胞、分枝状石细胞、黏液细胞，说一说识别它的理由。

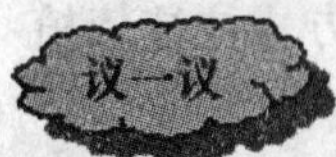

厚朴、肉桂、黄柏横切面均可观察到石细胞，它们的石细胞有何特点，你能否就石细胞此特征区分三味中药？说一说你的理由。

五、叶类中药

（一）显微观察注意点

叶类中药的显微鉴别主要观察叶片中脉部分的横切面构造和上下表面制片或粉末制片的特征。叶类中药的组织构造包括表皮、叶肉、叶脉三部分。叶的表面制片主要观察表皮细胞、气孔、毛茸的特征。鉴定时，应注意以下各部分组织的特征。

1. *表皮*　表皮特征的观察在叶类中药鉴定中最为重要。应注意：叶的上下表皮细胞的形状，垂周壁的弯曲程度及增厚情况，外平周壁有无角质层、皱纹或突出，毛茸的种类、形状及密度，气孔类型及密度等。

表皮多为一列细胞，亦有一列以上的复表皮，如夹竹桃叶。表皮细胞通常排列紧密，无胞间隙．横切面观多呈略扁平或近方形的细胞，表面观多为近等径的多边形细胞，单子叶植物叶的表皮细胞则呈长方形，其长径与中脉相平行。禾本科植物叶的上表皮细胞有较大的运动细胞．表皮细胞的垂周壁呈平直或不同程度的弯曲，通常下表皮细胞较上表皮细胞弯曲更为明显。有的并显特殊的增厚情况，如洋地黄叶。表皮细胞的外平周壁常具角质层。表面常显皱纹，表面观呈多少弯曲的细线状，如颠茄叶与臭椿叶。有的表皮细胞向外突起形成毛茸。表皮毛茸的观察极为重要，应注意毛茸的种类（非腺毛或腺毛）、长度、组成毛茸的细胞数（腺毛应注意腺头和腺柄的细胞数）、行列数、是否分支，以及毛壁的厚度，表面是否有疣状突起或螺纹，木化程度等。在同一张叶子上可能有数种不同的毛同时存在，应注意其分布情况。

气孔的轴式也是叶类中药鉴定的重要特征。气孔的类型与植物的科、属有一定关系，有的植物的叶子上可能不止一种轴式的气孔。气孔的数目在不同种间有较大差别，在同一叶片的上、下表皮也可能不同，通常以下表皮的数目较多。一种植物叶单位面积上气孔数与表皮细胞数的比值称为气孔指数。它有一定的范围且比较恒定，可用于区别同属不同种的植物和中药。

2. 叶肉　通常分化为栅栏组织和海绵组织两部分。

（1）栅栏组织：通常为1列长圆柱形的细胞，排列紧密，内含大量叶绿体，多在上表皮细胞下方，亦有为2～3列细胞的。只在上表皮细胞的下方有栅栏组织的叶称为异面叶；或上下表皮细胞内方均有栅栏细胞的，称为等面型叶。如番泻叶。

（2）海绵组织：位于栅栏组织下方，由排列疏松的薄壁细胞组成。鉴别时，主要注意是否有草酸钙结晶、分泌组织（如油细胞、黏液细胞、油室、间隙腺毛等）与厚壁组织（如茶叶的异型石细胞）的存在，观察其形状及存在部位。

3. 主脉　叶的主脉是叶片中最发达的维管束，多为外韧型维管束，即木质部位于上方，呈新月形至半月形；韧皮部在木质部的下方，主脉上下表皮内方常有厚角组织存在。有少数叶的主脉部分有栅栏组织通过，如番泻叶。有的维管束外围具有纤维或石细胞构成的维管束鞘。叶片主脉横切面上、下表面的凹凸程度与维管束的数目和排列方式往往依植物的种类而异。在叶类中药鉴定上有一定意义。应注意观察（图24－64）。

细小的叶脉将叶肉组织分割成许多小块，称为“脉岛”。同种植物叶子上，单位面积中脉岛的数目常常是固定不变的，因此，可用来鉴定叶类中药。

（二）叶类中药举例

例：

（1）大青叶横切面：①上下表皮均为1列切向延长的细胞，外被角质层。②叶肉中栅栏组织与海绵组织无明显区分。③主脉维管束4～9个，外韧型，中间1个形状较大，在每个维管束的上、下侧均可见到厚壁组织。④薄壁组织中有含芥子酶的分泌细胞，类圆形，较其周围薄壁细胞小（图24－65）。

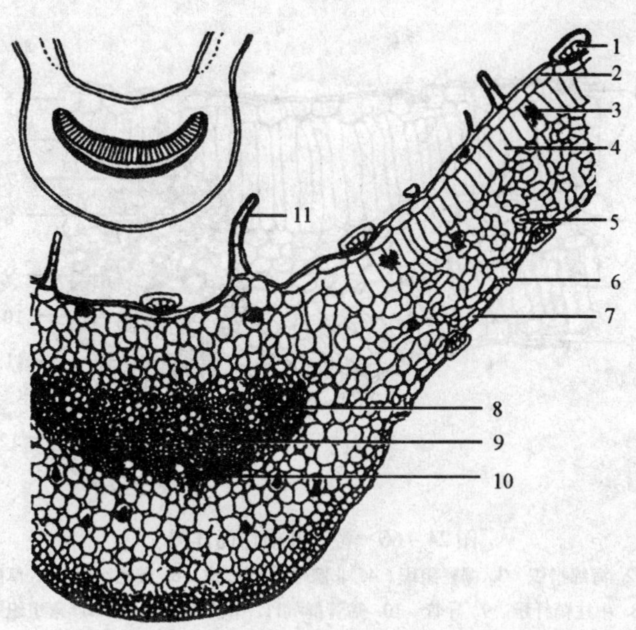

图 24-64　薄荷叶横切面详图

1. 腺毛　2. 上表皮　3. 橙皮苷结晶　4. 栅栏部组织　5. 海绵组织
6. 气孔　7. 下表皮　8. 木质部　9. 韧皮部　10. 厚角组织　11. 非腺毛

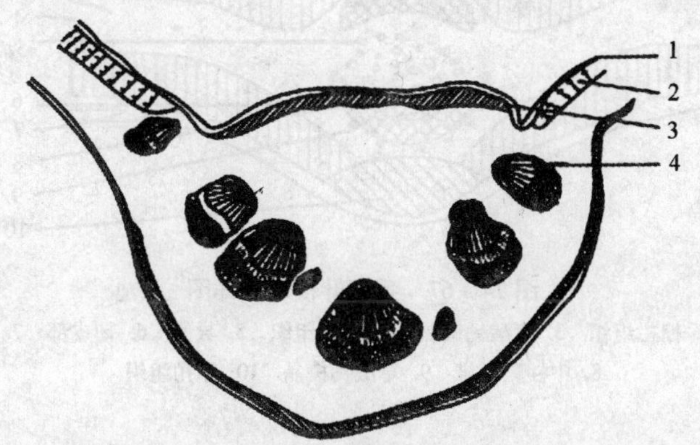

图 24-65　大青叶横切面简图

1. 表皮　2. 栅栏组织　3. 海绵组织　4. 维管束

（2）番泻叶横切面：①表皮细胞中常含黏液质；上下表皮均有气孔；非腺毛单细胞，壁厚，多具疣状突起，基部稍弯曲。②叶肉组织为等面叶型。上下表皮内方均有 1 列栅栏细胞，上面栅栏组织通过主脉，细胞较长，下面栅栏细胞较短。③海绵组织细胞中含有草酸钙簇晶。④主脉维管束外韧型，上下两侧均有微木化的中柱鞘纤维束，外有含草酸钙方晶或棱晶的薄壁细胞，形成晶鞘纤维（图 24-66、24-67）。

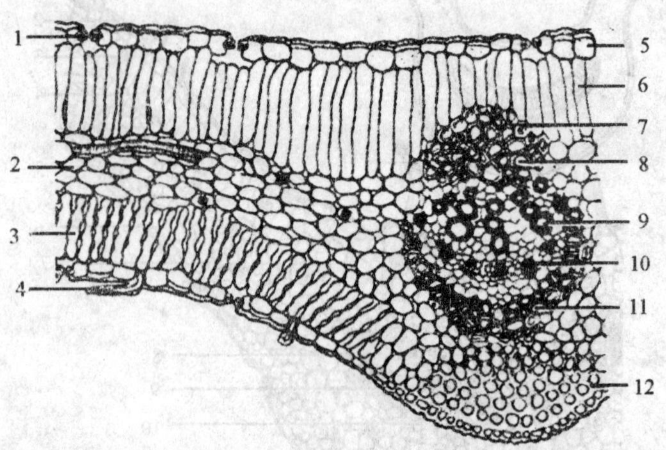

图 24-66　番泻叶横切面详图

1. 气孔　2. 海绵组织　3. 栅栏组织　4. 非腺毛　5. 表皮　6. 栅栏组织　7. 草酸钙方晶　8. 中柱鞘纤维　9. 导管　10. 筛管群　11. 中柱鞘组织　12. 厚角组织

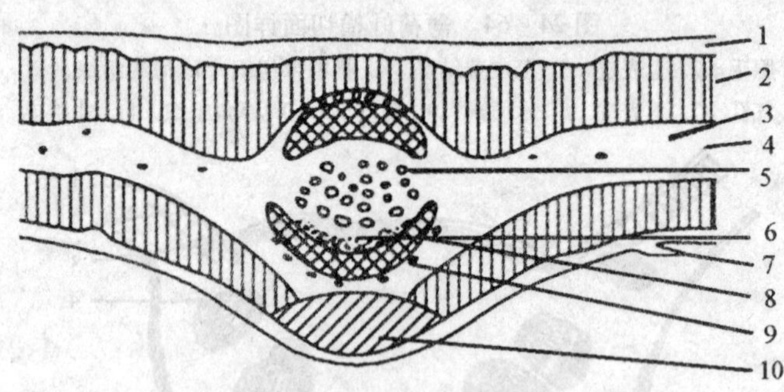

图 24-67　番泻叶横切面详图

1. 上表皮　2. 栅栏组织　3. 草酸钙簇晶　4. 海绵组织　5. 导管　6. 韧皮部　7. 非腺毛　8. 中柱鞘纤维　9. 草酸钙棱晶　10. 厚角组织

实　训

内容：观察番泻叶横切面。

任务一：利用显微镜观察番泻叶横切面，说一说叶类中药的鉴别点。

任务二：显微镜下用指针分别指出番泻叶单细胞的非腺毛、上下表皮内方的栅栏细胞、海绵组织细胞中的草酸钙簇晶、中柱鞘纤维、草酸钙方晶，说一说识别它的理由。

六、果实、种子类中药

（一）显微观察注意点

1. 果实类中药　果实类中药如果采用的是完整的果实，则其内部构造分果皮及种子两部分。通常以观察果皮构造为主。果皮的构造，可分为外果皮、中果皮及内果皮三部分：

（1）外果皮：与叶的下表皮相当。通常为一列表皮细胞，外被角质层，偶有气孔存在，有 时其中含有色物质或色素，如川花椒；有时在表皮细胞间嵌有油细胞，如五味子。有的外果皮是由表皮与下皮细胞组成，如由数层薄壁细胞与数层石细胞共同组成外果皮。外果皮的表皮细胞有的具有毛茸，多数为非腺毛，少数具腺毛如吴茱萸，也有具腺鳞的，如蔓荆子。观察时重点注意外果皮细胞的组成，有无分泌组织、厚壁组织、毛茸等及其类型。

（2）中果皮：与叶肉组织相当，通常较厚，大多由薄壁细胞组成，在中部有细小的维管束散在。观察时，应注意有无石细胞、油细胞、油室或油管、细胞后含物等存在。例如荜澄茄的中果皮内部有石细胞与油细胞分布；小茴香的中果皮内可见油管；五味子中果皮细胞中含淀粉粒。

（3）内果皮：与叶的上表皮相当，是果皮的最内层组织，大多由一列薄壁细胞组成。也有内果皮细胞全为石细胞，如胡椒。有些核果的内果皮，则由多层石细胞组成。有的以5~8个狭长的薄壁细胞互相并列为一群，各群以斜角联合，形如镶嵌式地板状，称为“镶嵌细胞”（为伞形科植物内果皮的共同特征）。

含有种子的果实，还应取出种子进行观察，其鉴别方法见种子类中药项下。

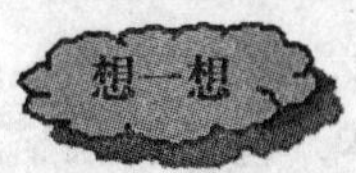

果皮的构造为何与叶的构造相似？

2. 种子类中药　种子的构造包括种皮、胚乳、胚3个部分。种于类中药的显微鉴别特征主要在种皮，因为种皮的构造因植物的种类而异，最富于变化。因而常可找出其在鉴定上具有重要意义的特征。

（1）种皮：种子通常只有一层种皮，但有的种子有两层种皮，即有内外皮的区分。种皮常由下列一种或数种组织组成。

表皮层：多数种子的种皮表皮细胞为一列薄壁细胞组成。有的表皮细胞充满黏液质，如白芥子等；有的部分表皮细胞形成非腺毛，如牵牛子；有的全部表皮细胞分化成非腺毛如马钱子；有的表皮细胞中单独或成群地散列着石细胞，如杏仁、桃仁；也有表皮层全由石细胞组成，如天仙子；有的表皮细胞成为狭长的栅状细胞，其细胞壁常有不同程度的木化增厚，如青葙子以及一般豆科植物的种子；种皮的表皮细胞中有时含有色素，如青葙子及牵牛子等（图24－68）。

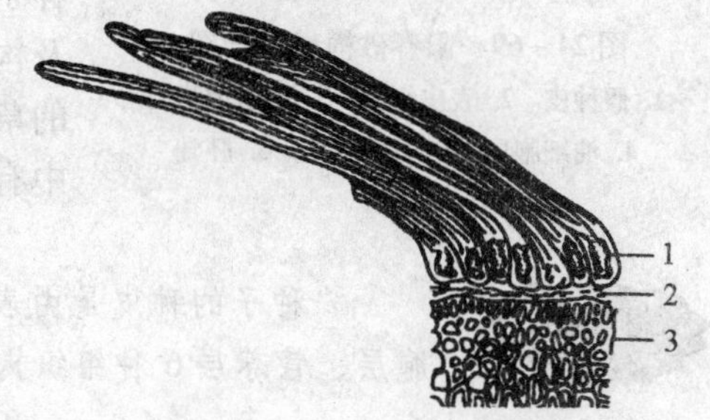

图24－68　马钱子横切面详图

1. 表皮　2. 种皮内层（颓废组织）　3. 胚乳

栅状细胞层：有的种子的表皮下方，常有栅状细胞层，由一列或2~3列狭长的细胞排列而成，壁多木化增厚，如决明子，有的内壁和侧壁增厚，而外壁非薄的，如白芥子。在栅状细胞的外缘处，有时可见一条折光率特别强的光辉带，如牵牛子、菟丝子。

油细胞层：有的种子的表皮层下，有油细胞层，内贮挥发油，如白豆蔻、砂仁等。

色素层：具有颜色的种子，除表皮层可含色素物质外，内层细胞或者内种皮细胞中也可含色素物质，如黑芥子、白豆蔻等。

石细胞层：除种子的表皮有时为石细胞外，也有表皮的内层几全为石细胞组成，如瓜蒌仁；或种皮的最内层细胞为石细胞，如白豆蔻的内种皮为石细胞层。

营养层：多数种子的种皮中，常有数列贮有淀粉粒的薄壁细胞，为营养层。在种子发育过程中，淀粉常已被消耗尽，故成熟的种子，营养层往往成为扁缩颓废的薄层。有的营养层中尚包含一层含糊粉粒的细胞。

（2）胚乳：通常由贮藏大量脂肪油和糊扮粒的薄壁细胞组成，有时细胞中含淀粉粒。大多数种子具内胚乳。在无胚乳的种子中，也可见到一、二列残存的内胚乳细胞。胚乳细胞的细胞壁大多为纤维素，也有半纤维素增厚的厚壁性细胞，其上具有明显微细的纹孔，新鲜时可见胞间联丝，如马钱子。胚乳细胞中有时含草酸钙结晶；有时糊粉粒中也有小簇晶存在，如小茴香。少数种子有发达的外胚乳，或外胚乳成颓废组织而残留。也有少数种子的种皮和外胚乳的折合层，不规则地错入于内胚乳中，形成错入组织，如槟榔；也有为外胚乳错入于内胚乳中而形成的错入组织，如肉豆蔻。

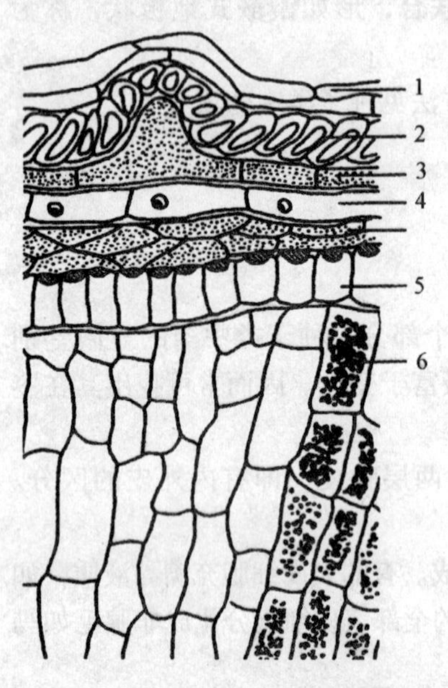

图24－69　阳春砂横切面详图

1. 假种皮　2. 表皮细胞　3. 色素细胞层　4. 油细胞层　5. 石细胞层　6. 胚乳

（3）胚：胚是种子中未发育的幼体，包括胚根、胚茎、胚芽及子叶四部分。通常以子叶占胚的较大部分，子叶的构造与叶大致相似，其表皮下方常可看到明显的栅栏组织，胚的其他部分一般亦全由薄壁细胞组成。胚乳和胚中贮藏的营养物质，主要为脂肪油、蛋白质和淀粉粒。其中以蛋白质的存在最为特殊。种子中的贮藏蛋白质，可能呈非晶形状态，也可能成为具有特殊形状的颗粒——糊粉粒。在植物器官中只有种子含有糊粉粒。因此糊粉粒是确定种子类粉末中药的主要标志。糊粉粒的形状、大小及构造常依植物种类而异，有的糊粉粒中含有小型的草酸钙结晶，因此也象淀粉粒一样，在中药鉴定中有着重要的意义（图24－69）。

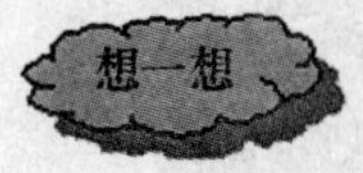

“种子的种皮是由表皮层、栅状细胞层、油细胞层、色素层、石细胞层、营养层6种组织构成的。”这句话对吗，为什么？

（二）果实、种子类中药举例

1. 果实类中药

（1）五味子横切面：①外果皮为1列方形或长方形细胞，壁稍厚，外被角质层，散有油细胞。②中果皮薄壁细胞10余列，含淀粉粒，散有小型外韧型维管束。③内果皮为1列小方形薄壁细胞。④种皮最外层为1列径向延长的石细胞，壁厚，纹孔及孔沟细密；其下为数列类圆形、三角形或多角形石细胞，纹孔较大；石细胞层下为数列薄壁细胞，种脊部位有维管束；油细胞层为1列长方形细胞，含棕黄色油滴；再下为3～5列小形细胞；种皮内表皮为1列小细胞，壁稍厚。⑤胚乳细胞含脂肪油滴及糊粉粒（图24－70）。

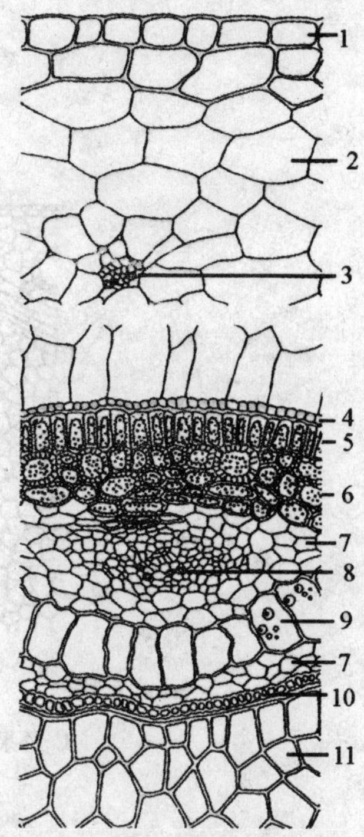

图24－70　五味子横切面详图

1. 外果皮　2. 中果皮　3. 维管束　4. 内果皮　5. 种皮外层石细胞　6. 种皮内层石细胞　7. 薄壁细胞　8. 种脊维管束　9. 油细胞　10. 种皮内表细胞　11. 胚乳

（2）小茴香分果横切面：①外果皮为1列扁平细胞，外被角质层。②中果皮纵棱处有维管束，其周围有多数木化网纹细胞；背面纵棱间各有大的椭圆形棕色油管1个，接合面有油管2个，共6个。③内果皮为1列扁平薄壁细胞，细胞长短不一。种皮细胞扁长，含棕色物。④胚乳细胞多角形，含多数糊粉粒，每个糊粉粒中含有细小草酸钙簇晶（图24－71、24－72）。

2. 种子类中药

（1）苦杏仁（种子）横切面：①种皮的表皮为1列薄壁细胞，散有近圆形的橙黄色石细胞；内为多列薄壁细胞，有小型维管束。②外胚乳为1薄层颓废细胞。③内胚乳为1至数层方形细胞，内含糊粉粒及脂肪油。④子叶薄壁细胞多角形，含糊粉粒及脂肪油（图24－73）。

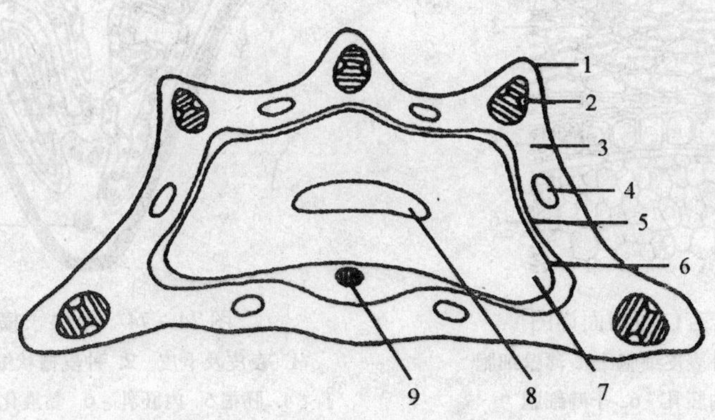

图24－71　小茴香分果横切面简图

1. 外果皮　2. 维管束柱　3. 中果皮　4. 油管　5. 内果皮　6. 种皮　7. 内胚乳　8. 胚　9. 种脊维管束

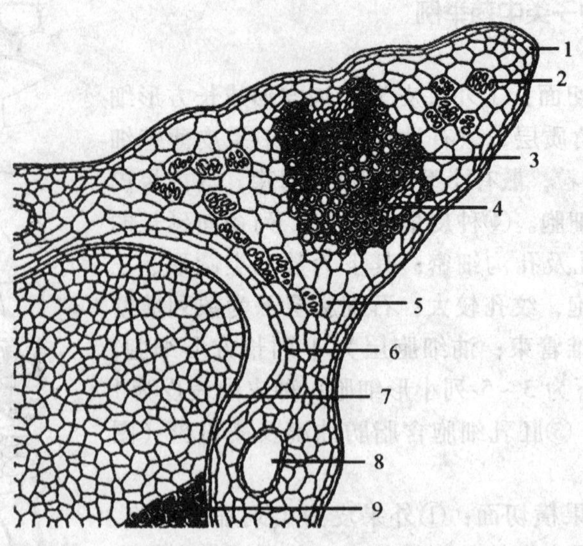

图 24－72　小茴香分果横切面详图

1. 外果皮　2. 木化网纹细胞　3. 木质部　4. 韧皮部　5. 中果皮　6. 内果皮　7. 种皮　8. 油管　9. 内胚乳

（2）牵牛子横切面：①表皮细胞 1 列，略呈切向延长，有的含棕色物，间有分裂成单细胞的非腺毛。②其下为 1 列扁小的下皮细胞．栅状细胞层由 2～3 列细胞组成，径向长 65～105μm，外缘有“光辉带”。③营养层由数列切向延长的细胞及颓废细胞组成，有细小维管束；薄壁细胞中含细小淀粉粒。④子叶组织中有多数圆形的分泌腔，直径约至 108μm，子叶细胞中充满糊粉粒和脂肪油滴，并含草酸钙簇晶（图 24－74）。

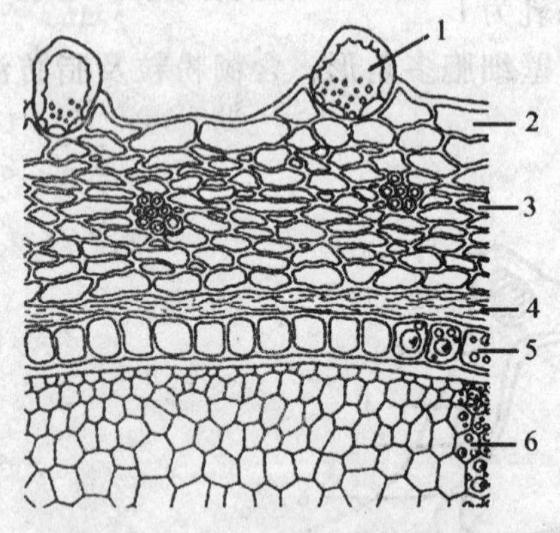

图 24－73　苦杏仁横切面详图

1. 石细胞　2. 种皮外表皮细胞　3. 薄壁细胞　4. 外胚乳　5. 内胚乳　6. 子叶细胞

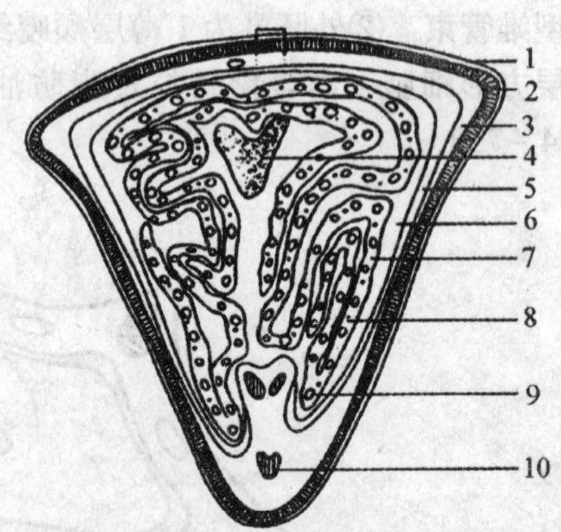

图 24－74　牵牛子横切面详图

1. 表皮及下皮　2. 种皮栅状细胞层　3. 营养层　4. 胚根 5. 内胚乳　6. 黏液化内胚乳　7. 子叶　8. 草酸钙簇晶　9. 分泌腔　10. 维管束

（3）槟榔横切面：①种皮外层为数列切向延长的小形石细胞，内含红棕色物质；内层为数列含棕红色物质的薄壁细胞，并散有少数维管束。②外胚乳较狭窄，为数列大型、内含黑棕色物质的厚壁细胞。③种皮内层和外胚乳折合伸入内胚乳中，形成错入组织。④内胚乳细胞白色，多角形，壁厚，壁孔大，略呈念珠状，含有油滴及糊粉粒（图24－75）。

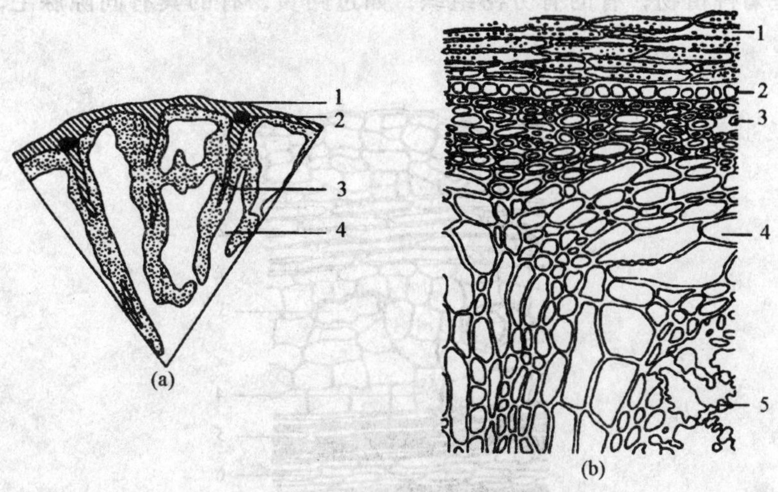

图24－75　槟榔横切面组织特征图

（a）简图：1. 种皮外层　2. 维管束　3. 种皮内层（错入组织）　4. 胚乳

（b）详图：1. 果皮　2. 内果皮　3. 种皮外层　4. 种皮内层　5. 胚乳

七、全草类中药

（一）显微观察注意点

全草类中药可能包括植物的各种器官，其内部组织构造，可分别参照前述根、茎、叶、花（见二十五章）、果实、种子等进行观察和鉴别，显微观察注意点见前述。全草类中药其来源几为草本植物，包括裸子植物，如麻黄；双子叶植物，如薄荷、荆芥等；亦有单子叶植物，如石斛等。为此，对全草类中药进行显微鉴定，尤应注意制作横切片，观察草质茎的构造特征。

1. 裸子植物草质茎的构造　裸子植物草质茎多为初生构造，少数有次生生长。茎的最外层为表皮细胞，通常有气孔、角质层和其他附属物，茎的维管束排列成环，有时可见形成层。木质部无导管（麻黄例外）由管胞组成，韧皮部没有筛管及伴胞而为筛胞。

2. 双子叶植物草质茎的构造　通常双于叶植物草质茎的构造层次由外向内依次为：

表皮 → 皮层 → 中柱鞘 → 韧皮部 → 形成层 → 木质部 → 髓部

（1）表皮：草本植物的茎通常不出现木栓形成层，因此通常没有周皮存在，始终由表皮行使保护功能。表皮通常有角质层，并具气孔、毛茸或其他附属物。如荆芥有腺毛，非腺毛，薄荷有腺鳞。有的表皮细胞中含有结晶，如薄荷有橙皮苷结晶，穿心莲有钟乳体等。

少数草质茎（特别是较老的茎）在表皮的下方形成木栓形成层，向外分生木栓细胞，向内分生栓内层，栓内层细胞中有时含有叶绿体，称为绿皮层。但由于木栓形成层的分裂能力不强，所形成的木栓层不厚，所以表皮往往仍然保留在茎的表面。

（2）皮层：其最外层有时分化成厚角组织或厚壁组织，有的排列成环，如葫芦科和菊科的一些植物；有的聚集在茎的棱角处，如薄荷及某些伞形科植物；有的植物皮层中有纤维，如某些菊科植物；有的有分泌组织，如过路黄，有的具有间隙腺毛，如广藿香（图24－76）。

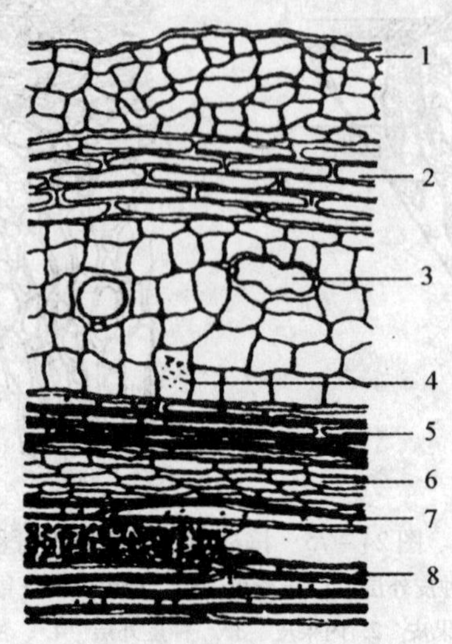

图24－76　广藿香茎纵切面详图

1. 表皮　2. 厚角组织　3. 间隙腺毛　4. 草酸钙针晶　5. 中柱鞘纤维　6. 韧皮部　7. 形成层　8. 木质部

大多数双子叶植物茎皮层的最内一层细胞（内皮层）一般为薄壁组织。

（3）中柱鞘：为一列或多列细胞组成，常为厚壁组织，由于维管束次生构造的加粗，常使中柱鞘厚壁组织断裂成为不连续的环。

（4）维管束：在茎中排列成环，大多数双于叶植物为外韧维管束。但也有少数植物，为双韧维管束，如茄科、葫芦科、旋花科等一些植物。韧皮部位于外方，由筛管、伴胞，韧皮薄壁细胞与韧皮纤维组成。形成层连续成环或不成环。木质部位于形成层内侧，由导管、管胞、木纤维与木薄壁细胞组成。髓射线一般较宽。

（5）髓部：位于茎的中央，通常所占比例较大，有的破碎成空洞。

3. 单子叶植物草质茎的构造

单子叶植物草质茎的构造层次由外向内依次为：

表皮→基本薄壁组织（有限外韧型维管束散布在其中）

单子叶植物草质茎中一般没有形成层和木栓形成层，终生只有初生构造，茎的最外层由一列表皮细胞构成，外被角质层（图24－77、24－78）。禾本科植物茎的表皮下方，往往有数层厚壁细胞分布，以增强支持作用。

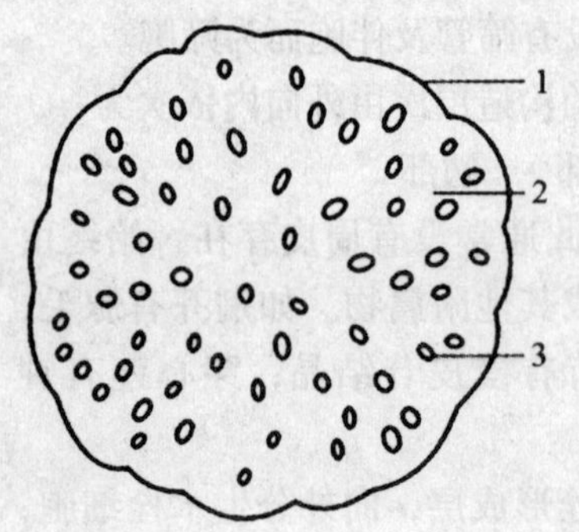

图24－77　石斛茎横切面简图

1. 表皮　2. 薄壁组织　3. 维管束

表皮以内为基本薄壁组织，有多数维管束散布在其中，无皮层和髓之分，维管束为有限外韧型。多数禾本科植物茎的中央部萎缩破坏，形成中空的茎秆。

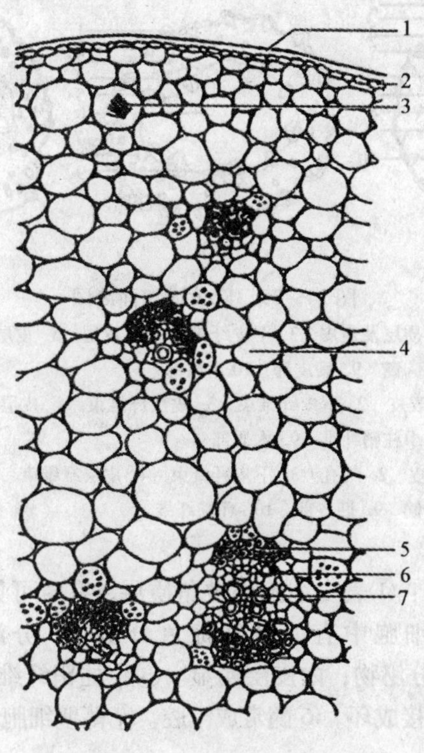

图 24－78　石斛茎横切面详图

1. 角质层　2. 表皮　3. 针晶束　4. 薄壁细胞　5. 纤维束　6. 韧皮部　7. 木质部

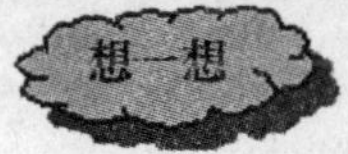

1. 双子叶植物草质茎与单子叶植物草质茎最本质的区别点是什么？

2. 双子叶植物草质茎与双子叶植物木质茎有哪些异同点？

3. 双子叶植物草质茎与双子叶植物根茎有哪些异同点？

4. 请列表区别双子叶植物、单子叶植物的根、根茎、茎（木质茎、草质茎）几种构造。

（二）全草类中药举例

1. 麻黄

（1）草麻黄（草质茎）横切面：①表皮细胞外被厚的角质层；脊线较密，有蜡质疣状突起，两脊线间有下陷气孔。②下皮纤维束位于脊线处，壁厚，非木化。③皮层较宽，纤维成束散在。④中柱鞘纤维束新月形。⑤维管束外韧型，8～10 个。形成层环类圆形。木质部呈三角状。⑥髓部薄壁细胞含棕色块；偶有环髓纤维。⑦表皮细胞外壁、皮层薄壁细胞及纤维均有多数微小草酸钙砂晶或方晶。

（2）中麻黄：维管束 12～15 个。形成层环类三角形。环髓纤维成束或单个散在。

（3）木贼麻黄：维管束8～10个。形成层环类圆形。无环髓纤维（图24－79）。

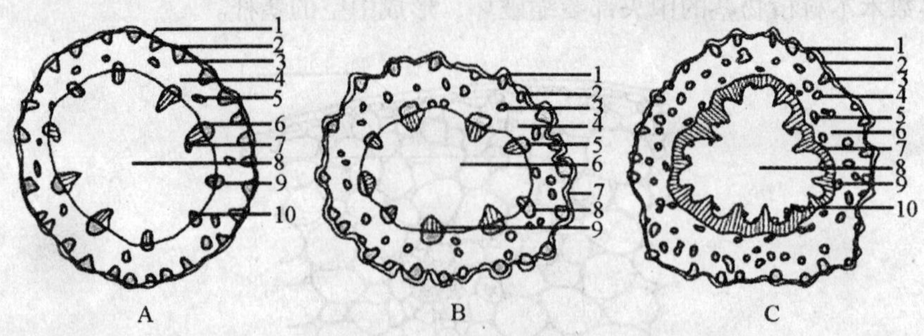

图24－79　麻黄横切面简图

A草麻黄：1. 气孔　2. 角质层及表皮　3. 下皮纤维束　4. 皮层　5. 皮层纤维束　6. 中柱鞘纤维　7. 环髓纤维　8. 髓　9. 韧皮部　10木质部

B木贼麻黄：1. 角质层及表皮　2. 下皮纤维束　3. 皮层纤维束　4. 皮层　5. 韧皮部　6. 髓　7. 气孔　8. 中柱鞘纤维　9. 木质部

C中麻黄：1. 角质层及表皮　2. 气孔　3. 下皮纤维束　4. 皮层纤维束　5. 中柱鞘纤维　6. 皮层　7. 木质部　8. 髓　9. 韧皮部　10. 环髓纤维

2. 金钱草

（1）金钱草茎的横切面：①表皮细胞外被角质层，有时可见腺毛，头部单细胞，柄部1～2细胞。②皮层宽广，细胞中有的含红棕色分泌物；分泌道散在，周围分泌细胞5～10个，内含红棕色块状分泌物；内皮层明显。③中柱鞘纤维断续排列成环，壁微木化。④韧皮部狭窄。⑤木质部连接成环。⑥髓常成空腔。⑦薄壁细胞含淀粉粒（图24－80）。

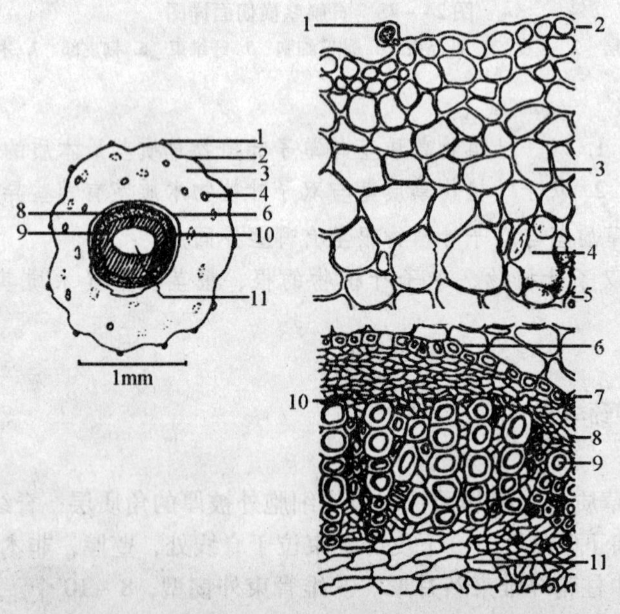

图24－80　金钱草茎横切面组织特征图

1. 腺毛　2. 表皮　3. 厚角组织　4. 分泌道　5. 淀粉粒　6. 内皮层　7. 皮层细胞　8. 韧皮部　9. 木质部　10. 中柱鞘纤维　11. 髓

（2）金钱草叶的表面观：①腺毛红棕色，头部单细胞，类圆形，柄单细胞。②分泌道散在于叶肉组织内，含红棕色分泌物。③被疏毛者茎、叶表面可见非腺毛，1～17细胞，平直或弯曲，有的细胞呈缢缩状，表面可见细条纹，胞腔内含黄棕色物。④气孔不等式或不定式。

3. 益母草

茎横切面：①表皮细胞外被角质层，有毛茸；腺鳞头部4、6或8细胞，柄单细胞；非腺毛1～4细胞。②下皮厚角细胞在棱角处较多。③皮层为数列薄壁细胞；内皮层明显。④中柱鞘纤维束微木化。⑤韧皮部较窄。⑥木质部在棱角处较发达。⑦髓部薄壁细胞较大。⑧薄壁细胞含细小草酸钙针晶及小方晶。鲜品近表皮部分皮层薄壁细胞含叶绿体（图24－81、24－82）。

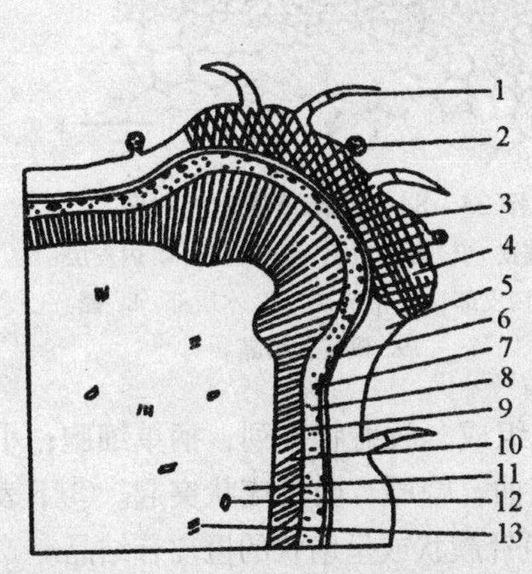

图24－81　益母草茎横切面简图

1. 非腺毛　2. 腺鳞　3. 表皮　4. 下皮厚角细胞　5. 皮层　6. 内皮层　7. 中柱鞘纤维束　8. 韧皮部　9. 形成层　10. 木质部　11. 髓部　12. 草酸钙方晶　13. 草酸钙针晶

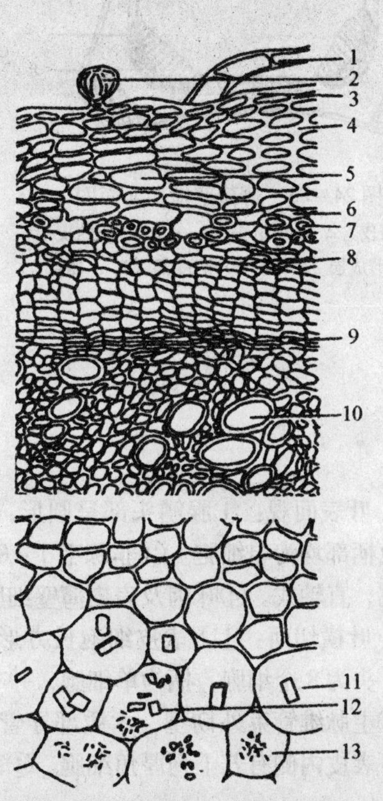

图24－82　益母草茎横切面详图

1. 非腺毛　2. 腺鳞　3. 表皮　4. 下皮厚角细胞　5. 皮层　6. 内皮层　7. 中柱鞘纤维束　8. 韧皮部　9. 形成层　10. 木质部　11. 髓部　12. 草酸钙方晶　13. 草酸钙针晶

4. 薄荷

（1）茎横切面：呈四方形。①表皮上有扁球形腺鳞、单细胞头的腺毛和1～8个细胞的非腺毛。②皮层在四棱脊处有厚角细胞，内皮层明显。③维管束于四角处较发达，于相邻两角间具数个小维管束；韧皮部细胞较小，呈狭环状；形成层成环；木质部在四棱处发达。④髓部宽广，中心常有空隙。⑤薄壁细胞中含橙皮苷结晶（图24－83、24－84）。

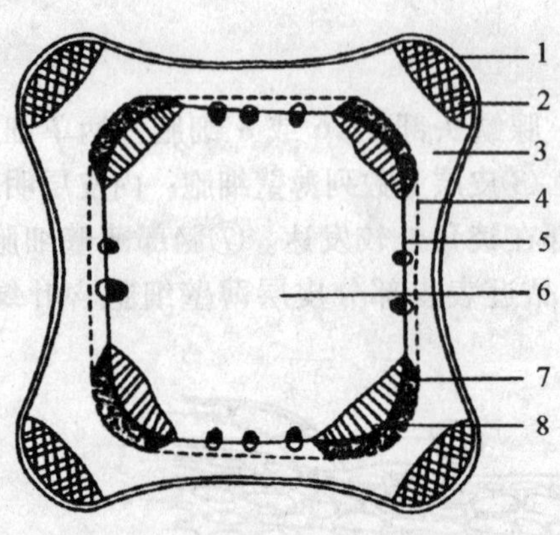

图 24－83　薄荷茎横切面简图

1. 表皮　2. 厚角组织　3. 皮层　4. 内皮层
5. 形成层　6. 髓　7. 韧皮部　8. 木质部

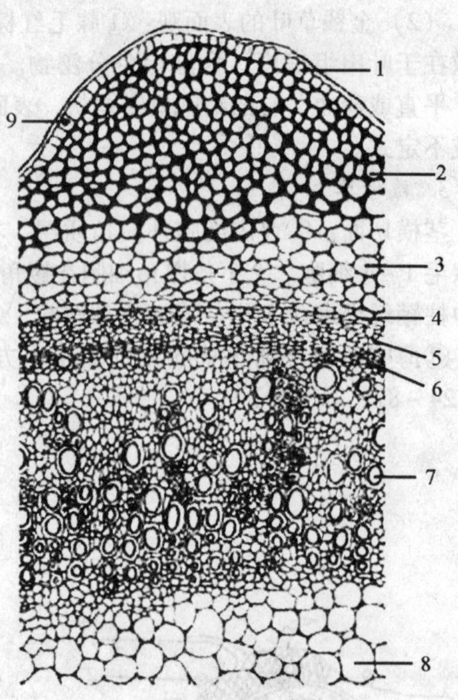

图 24－84　薄荷茎横切面详图

1. 表皮　2. 厚角组织　3. 皮层　4. 内皮层
5. 韧皮部　6. 形成层　7. 木质部　8. 髓
9. 橙皮苷结晶

（2）叶表面观：①腺鳞头部呈圆形，由 8 个细胞组成，放射状排列，柄单细胞；小腺毛头部及柄部均为单细胞。②非腺毛 1～8 细胞，常弯曲，壁厚，微具疣状突起。③下表皮气孔多见，直轴式。④叶肉及表皮薄壁细胞内有淡黄色针簇状或呈扇状的橙皮苷结晶。

（3）叶横切面：①上表皮细胞长方形，下表皮细胞较小，均扁平一列、具气孔；表皮有腺鳞，头为 8 个细胞，柄为单细胞，并有多细胞非腺毛。②叶肉栅栏组织为一列薄壁细胞组成。③主脉维管束外韧型，木质部导管常 2～6 个排列成行，韧皮部较小，细胞多角形，主脉上下表皮内侧有若干列厚角细胞。④薄壁细胞和少数导管内有簇针状橙皮苷结晶。

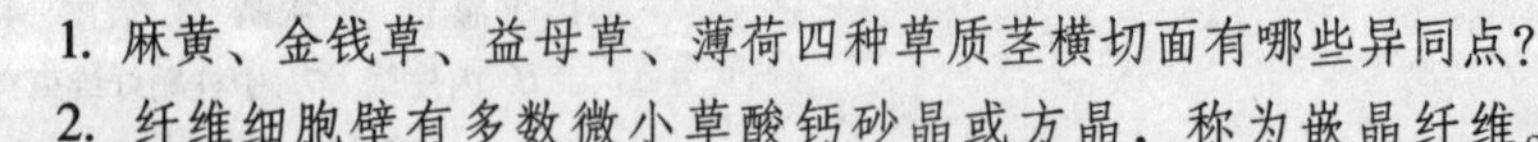

1. 麻黄、金钱草、益母草、薄荷四种草质茎横切面有哪些异同点？

2. 纤维细胞壁有多数微小草酸钙砂晶或方晶，称为嵌晶纤维。具此特征的药材是哪个？

3. 薄壁细胞中含橙皮苷结晶的药材是哪个？

4. 腺鳞头为 8 个细胞，柄为单细胞；腺毛头单细胞；非腺毛 1～8 细胞组成。具此毛茸特征的药材是哪个？

5. 上述皮层宽广，有分泌道的药材是哪个？

实　训

内容：观察小茴香（果实）、麻黄（茎）、薄荷（茎）横切面。

任务一：利用显微镜观察小茴香、麻黄、薄荷，议一议果实和全草类中药的鉴别点。

任务二：显微镜下用指针分别指出小茴香外、中、内三层果皮、种皮、胚乳、胚各部分，并指出油管、维管束、糊粉粒等特征，说一说识别它的理由。

任务三：显微镜下用指针分别指出草麻黄的下陷气孔、下皮纤维束、中柱鞘纤维束、环髓纤维、无限外韧型维管束、髓部等部位，说一说识别它的理由。

任务四：显微镜下用指针分别指出薄荷茎表皮上的腺鳞、腺毛、非腺毛、厚角细胞，内皮层、维管束、髓部、橙皮苷结晶等特征，说一说识别它的理由。

综合实训

内容：显微绘图、显微特征描述、显微镜观察中药横切片，从中找出指定中药。

任务一：根据文献资料，借助显微镜观察何首乌的显微特征，并用文字、图形描述出来。

任务二：根据文献资料，借助显微镜观察麦冬的显微特征，判断它是或不是人参，说一说理由。

任务三：根据文献资料，借助显微镜观察“实物”的显微特征，从40种药中找出大黄、何首乌、番泻叶、黄柏、黄连来，说一说理由。

狗脊、甘草、人参 当归、防风、丹参、黄芩、党参、桔梗、附子、龙胆、何首乌、牛膝 、商陆、麦冬、百部、黄连（味连、雅连、云连）、大黄、石菖蒲、天麻、大血藤、厚朴、肉桂、杜仲、黄柏、香加皮、地骨皮、大青叶、番泻叶、五味子、苦杏仁小茴香、槟榔、牵牛子、麻黄、金钱草、益母草、薄荷

第二十五章　中药粉末的显微鉴定

有的中药破碎不完整，或呈粉末状（如散剂等），可采用显微鉴定的方法观察其粉末特征进行鉴定；有些完整的药材也可根据需要将其制成粉末，通过观察其粉末特征进行鉴定。这种方法具有用量少、快速、准确的特点，适用于中药的真伪鉴定或纯度鉴定。

第一节　中药粉末显微鉴定的步骤和方法

一、制片

制片是中药粉末显微鉴定的第一步。要观察中药粉末的显微特征，必须先将样品药材做成可供显微观察用的标本片。供制片用的中药粉末需过四号筛。呈粉末状的药材可直接用于装片；完整或破碎的药材可用研磨等方法制成细粉，但要注意保证制备出来的中药粉末具有药材各部分的特征。制片时可根据观察目的物的性质，采用以下不同的封藏剂进行制片：

（一）直接用水、稀甘油或乙酸－甘油装片

观察淀粉粒时，可取中药粉末少许，置载玻片中央偏右处，滴加水或稀甘油或乙酸－甘油1～2滴，搅匀，盖上盖玻片后即可镜检。

（二）用水合氯醛液加热透化装片

观察细胞形状、草酸钙结晶、碳酸钙结晶等，可取中药粉末少许，置载玻片中央偏右处，滴加水合氯醛液1～2滴，搅匀，在酒精灯上加热至微沸后，离开火焰；必要时再滴加水合氯醛液1～2滴，搅匀，再次加热至透化清晰，离开火焰放冷后，滴加1滴稀甘油，搅匀后盖上盖玻片即可镜检。

（三）用水合氯醛液加热透化的混悬液装片

对于含较多淀粉粒或复方制剂需检查多味中药的，可取中药粉末适量置试管或小烧杯中，加适量水合氯醛液搅匀，加热透化后，用吸管吸取适量混悬液装片镜检。

（四）用乙醇装片

观察菊糖结晶时，可先用乙醇浸泡中药粉末，再用牙签挑取经浸泡后的中药粉末少许，置载玻片中央偏右处，滴加乙醇1～2滴，搅匀，盖上盖玻片后即可镜检。

二、镜检观察

将制好的粉末片置显微镜下观察。观察时宜先用低倍镜，后用高倍镜，并沿盖玻片的某一边缘开始，左右上下呈“之”字形逐步移动、观察。必要时可对细胞壁、细胞后含物进行化学检验识别及大小测量。并随时将观察到的显微特征记录下来（包括文字记录和图像记录）。

三、核对文献或标准样品

将药品标准中记载该样品的粉末特征与观察该样品看到的特征进行比对，或将观察到的特征与标准样品的粉末特征进行比对，结果应该一致。

第二节 中药粉末常见的显微特征

一、植物组织碎片

（一）保护组织

1. *木栓组织碎片* 常见于双子叶植物根类、根茎类和茎类药材。细胞常呈多角形（断面观呈长方形），排列整齐紧密，壁稍厚，遇苏丹Ⅲ试液呈橙红色。

2. *气孔* 常见于叶类、全草类、花类、果实类和鳞茎类药材的表皮碎片上。气孔由两个保卫细胞并列组成，观察时要注意判断气孔的类型。可根据气孔周围副卫细胞的数目和排列方式分为平轴式、直轴式、不等式、不定式等类型。

3. *毛茸* 常见于叶类、全草类、花类和果实类药材的表皮碎片上。观察时要注意判断毛茸的类型、细胞数目等。腺毛有腺头、腺柄，内有分泌物；非腺毛可由单细胞或多细胞组成。

（二）机械组织

1. *纤维* 常见于根类、根茎类、茎木类、叶类、全草类、花类和果实类药材。观察时要注意判断纤维的类型、形状、纹孔等。纤维细胞长、壁厚、胞腔小，具单斜纹孔、具缘纹孔或纹孔呈人字形、十字形。韧型纤维细胞壁较厚；木纤维细胞壁较薄；纤维束由数条纤维组成；晶纤维就是周围有含晶薄壁细胞的纤维束。

2. *石细胞* 常见于根类、根茎类、茎木类、叶类、全草类、花类和果实类药材。观察时要注意石细胞的形状、大小、纹孔、孔沟和层纹。石细胞多呈类圆形、类方形或分枝状，壁厚，单个或多个成群，细胞腔可见纹孔，细胞壁可见孔沟和层纹。

（三）分泌组织组织

1. *油细胞、油室、油管* 常见于伞形科、菊科、芸香科等科的药材中。观察时要注意判断它们的类型。油细胞为单个细胞；油室为腔室；油管呈管状，都含挥发油。

2. *乳管* 常见于桔梗科、菊科等科的药材中。观察时要注意乳管的形状和内含物。乳管多呈分支管状，内含分泌物。

3. *树脂道* 常见于五加科、松科等科的药材中。树脂道呈管状，内含分泌物。

（四）输导组织

导管碎片 除皮类药材外，根类、根茎类、茎木类、叶类、全草类、花类和果实类药材的粉末中都可看到导管碎片。观察时要注意判断导管的类型。次生壁呈环状增厚的为环纹导管、呈螺纹状增厚的为螺纹导管、呈梯状增厚的为梯纹导管、呈网状增厚的为网纹导管；纹孔类圆形，孔口边缘向胞腔突起的为具缘纹孔导管。

（五）花粉粒和孢子

1. 花粉粒　常见于花类药材，是花类中药重要的显微鉴别特征。多呈类圆球形或多面体。观察时要注意花粉粒的形状、大小、表面雕纹和萌发孔。

2. 孢子　常见于蕨类和菌类类药材。观察时要注意其形状、大小等特征。

二、植物细胞后含物

（一）淀粉粒

常见于根类、根茎类、茎木类和果实类药材。观察时要注意判断淀粉粒的类型及其形状、大小、脐点、层纹等。具一个脐点的称单粒；具两个以上脐点，脐点周围有各自层纹的称复粒；具两个以上脐点，脐点周围有共同层纹的称半复粒。淀粉粒遇碘试液呈蓝色或蓝紫色。

（二）糊粉粒

为种子类药材所特有，是判断识别种子类药材的重要标志。观察时要注意其形状、大小等。糊粉粒遇碘试液呈黄色；遇硝酸汞试液呈砖红色。

（三）菊糖结晶

常见于菊科、桔梗科的药材。多呈扇形，遇萘酚-浓硫酸结晶溶解，并呈紫红色。

（四）草酸钙结晶

各类植物药材中都可能含有。观察时要注意判断结晶的类型。结晶呈针状的称针晶；呈方形的称方晶；呈砂粒状的称砂晶；由许多结晶聚集而成的称簇晶。

（五）碳酸钙结晶

常见于桑科、爵床科的药材。常呈葡萄串状，遇稀盐酸溶解，并放出二氧化碳气泡。

第三节　中药粉末显微鉴别实例

一、粉末中有气孔、毛茸等特征的中药

番泻叶

本品粉末淡绿色或黄绿色。晶纤维多，草酸钙方晶直径12~15μm。非腺毛单细胞，长100~350μm，直径12~25μm，壁厚，有疣状突起。草酸钙簇晶存在于叶肉薄壁细胞中，直径9~20μm。上下表皮细胞表面观呈多角形，垂周壁平直；上下表皮均有气孔，主为平轴式，副卫细胞大多为2个，也有3个的。

薄　荷

本品叶的表面观：腺鳞头部8细胞，直径约至90μm，柄单细胞；小腺毛头部及柄部均为单细胞。非腺毛1~8细胞，常弯曲，壁厚，微具疣突。下表皮气孔多见，直轴式。

广藿香

本品叶片粉末淡棕色。叶表皮细胞不规则形，气孔直轴式。非腺毛1~6细胞，平直

或先端弯曲，长约至590μm，壁具刺状突起，有的胞腔含黄棕色物。腺鳞头部单细胞状，顶面观常作窗形或缝状开裂，直径37～70μm；柄单细胞，极短。间隙腺毛存在于栅栏组织或薄壁组织的细胞间隙中，头部单细胞，呈不规则囊状，直径13～50μm，长约至113μm；柄短，单细胞。小腺毛头部2细胞；柄1～3细胞，甚短。草酸钙针晶细小，散在于叶肉细胞中，长约至27μm。

蒲　公　英

本品叶表面观：上下表面细胞垂周壁波状弯曲，表面角质纹理明显或稀疏可见。上下表皮均有非腺毛，3～9细胞，直径17～34μm，顶端细胞甚长，皱缩呈鞭状或脱落。下表皮气孔较多，不定式或不等式，副卫细胞3～6个，叶肉细胞含细小草酸钙结晶。叶脉旁可见乳汁管。

大　青　叶

本品粉末绿褐色。下表皮细胞垂周壁稍弯曲，略成连珠状增厚；气孔不等式，副卫细胞3～4个。叶肉组织分化不明显。

车　前　草

车前：上、下表皮细胞类长方形，上表皮细胞具角质线纹。气孔不定式，副卫细胞3～4个。腺毛头部2细胞，椭圆形，柄单细胞。非腺毛少见，2～5细胞，长100～320μm，壁稍厚，微具疣状突起。

平车前：非腺毛3～7细胞，长350～900μm。

辛　夷

本品粉末灰绿色或淡黄绿色。非腺毛甚多，散在，多碎断；完整者2～4细胞，亦有单细胞，壁厚4～13μm，基部细胞短粗膨大，细胞壁极度增厚似石细胞。石细胞多成群，呈椭圆形、不规则形或分枝状，壁厚4～20μm，孔沟不甚明显，胞腔中可见棕黄色分泌物。油细胞较多，类圆形，有的可见微小油滴。苞片表皮细胞扁方形，垂周壁连珠状。

二、粉末中有纤维、石细胞等特征的中药

黄　连

味连　粉末呈黄棕色或黄色。石细胞类方形、类圆形，单个或成群散在，直径25～64μm，黄色，壁厚，纹孔、孔沟明显。中柱鞘纤维单个或成束，黄色，纺锤形或梭形，长136～185μm。木纤维壁较薄，有稀疏点状纹孔。木薄壁细胞长方形，壁稍厚有纹孔。鳞叶表皮细胞绿黄色或黄棕色，长方形或多角形，壁微波状弯曲，或作连珠状增厚。导管为网纹或孔纹，短节状。淀粉粒细小。

雅连粉末与味连相似，但石细胞较多，金黄色。

黄　芩

本品粉末黄色。韧皮纤维单个散在或数个成束，梭形，长 60 ~ 250μm，直径 9 ~ 33μm，壁厚，孔沟细。石细胞类圆形、类方形或长方形，壁较厚或甚厚。木栓细胞棕黄色，多角形。网纹导管多见，直径 24 ~ 72μm。木纤维多碎断，直径约 12μm，有稀疏斜纹孔。淀粉粒甚多，单粒类球形，直径 2 ~ 10μm，脐点明显，复粒由 2 ~ 3 分粒组成。

桑白皮

粉末淡灰黄色。纤维甚多，多碎断，直径 13 ~ 26μm，壁厚，非木化至微木化，孔沟不明显。草酸钙方晶直径 11 ~ 32μm 。石细胞类圆形、类方形或形状不规则，直径 22 ~ 52μm ，壁较厚或极厚，纹孔及孔沟明显，胞腔内有的含方晶。另有含晶厚壁细胞，纹孔不明显。淀粉粒甚多，类圆形，直径 4 ~ 16μm。

肉　桂

粉末红棕色。纤维大多单个散在，长梭形，长 195 ~ 920μm，直径约至 50μm，壁厚，木化，纹孔不明显。石细胞类方形或类圆形，直径 32 ~ 88μm，壁厚，有的一面菲薄。油细胞类圆形或长圆形，直径 45 ~ 108μm。草酸钙针晶细小，散在于射线细胞中。木栓细胞多角形，含红棕色物。

厚　朴

粉末棕色。纤维甚多，直径 15 ~ 32μm ，壁甚厚，有的呈波浪形或一边呈锯齿状，木化，孔沟不明显。石细胞类方形、椭圆形，卵圆形或不规则分枝状，直径 11 ~ 65μm ，有时可见层纹。油细胞椭圆形或类圆形，直径 50 ~ 85μm ，含黄棕色油状物。

黄　柏

本品粉末鲜黄色。纤维鲜黄色，直径 16 ~ 38μm，常成束，周围细胞含草酸钙方晶，形成晶纤维；含晶细胞壁木化增厚。石细胞鲜黄色，类圆形，直径 35 ~ 128 μm，有的呈分枝状，枝端锐尖，壁厚，层纹明显；有的可见大型纤维状的石细胞，长可达 900μm。草酸钙方晶众多。

巴戟天

粉末淡紫色或紫褐色。石细胞淡黄色，类圆形、类方形、类长方形、长条形或不规则形，有的一端尖，直径 21 ~ 96μm，壁厚至 39 μm，有的层纹明显，纹孔及孔沟明显，有的石细胞形大，壁稍厚。草酸钙针晶多成束存在于薄壁细胞中，针晶长至 184μm。具缘纹孔导管淡黄色，直径至 105μm，具缘纹孔细密。纤维管胞长梭形，具缘纹孔较大，纹孔口斜缝状或相交成人字形、十字形。

天花粉

本品粉末类白色。淀粉粒甚多，单粒类球形、半圆形或盔帽形，直径6～48μm，脐点点状，短缝状或人字状，层纹隐约可见；复粒由2～14分粒组成，常由一个大的分粒与几个小分粒复合。具缘纹孔导管大，多破碎，有的具缘纹孔呈六角形或方形，排列紧密。石细胞黄绿色，长方形，椭圆形、类方形、多角形或纺锤形，直径27～72μm，壁较厚，纹孔细密。

三、粉末中有晶纤维、具缘纹孔导管等特征的中药

葛根

本品粉末淡棕色。淀粉粒单粒球形、半圆形或多角形，直径3～37μm，脐点点状、裂缝状或星状；复粒由2～10分粒组成。纤维多成束，壁厚，木化，周围细胞大多含草酸钙方晶，形成晶纤维，含晶细胞壁木化增厚。石细胞少见，类圆形或多角形，直径38～70μm。具缘纹孔导管较大，具缘纹孔六角形或椭圆形，排列极为紧密。

甘草

粉末淡棕黄色。纤维成束，直径8～14μm，壁厚，微木化，周围薄壁细胞含草酸钙方晶，形成晶纤维。草酸钙方晶多见。具缘纹孔导管较大，稀有网纹导管。木栓细胞红棕色，多角形，微木化。

四、粉末中有油细胞、油管、油室等特征的中药

炮姜

本品粉末棕褐色。淀粉粒众多，长卵圆形、三角状卵形、椭圆形、类圆形或不规则形，直径5～40μm，脐点点状，位于较小端，也有呈裂缝状者，层纹有的明显。偶见糊化淀粉粒团块。油细胞及树脂细胞散于薄壁组织中，内含淡黄色油滴或暗红棕色物质。纤维成束或散离，先端钝尖，少数分叉，有的一边呈波状或锯齿状，直径15～40μm，壁稍厚，非木化，具斜细纹孔，常可见菲薄的横隔。梯纹导管、螺纹导管及网纹导管多见，少数为环纹导管，直径15～70μm。导管或纤维旁有时可见内含暗红棕色物的管状细胞，直径12～20μm。

当归

粉末淡黄棕色。韧皮薄壁细胞纺锤形，壁略厚，表面有极微细的斜向交错纹理，有时可见菲薄的横隔。梯纹导管及网纹导管多见，直径约至80μm。有时可见油室碎片。

川芎

粉末淡黄棕色或灰棕色。淀粉粒较多，单粒椭圆形、长圆形、类圆形、卵圆形或肾

形，直径5～16μm，长约21μm，脐点点状、长缝状或人字状；偶见复粒，由2～4分粒组成。草酸钙晶体存在于薄壁细胞中，呈类圆形团块或类簇晶状，直径10～25μm。木栓细胞深黄棕色，表面观呈多角形，微波状弯曲。油室多已破碎，偶可见油室碎片，分泌细胞壁薄，含有较多的油滴。导管主为螺纹导管，亦有网纹导管及梯纹导管，直径14～50μm。

五、粉末中有菊糖结晶、乳管、油室等特征的中药

桔　梗

粉末黄白色。菊糖结晶多，扇形或类圆形。在含乳管的组织碎片上，乳管常互相连接成网状，内含黄色油滴状物。导管碎片单个散在或数个相聚，梯纹或网纹。

党　参

粉末黄棕色。菊糖结晶多，扇形或类圆形，有放射状纹理。在含乳管的组织碎片上，乳管常互相连接成网状，内含黄色颗粒状物。石细胞类方形、长方形或多角形，单个或数个成群，壁不甚厚。淀粉粒类球形。导管碎片单个散在或数个相聚，网纹或具缘纹。

白　术

本品粉末淡黄棕色。草酸钙针晶细小，长10～32μm，存在于薄壁细胞中，少数针晶直径至4μm。纤维黄色，大多成束，长梭形，直径约至40μm，壁甚厚，木化，孔沟明显。石细胞淡黄色，类圆形、多角形、长方形或少数纺锤形，直径37～64μm。薄壁细胞含菊糖，表面显放射状纹理。导管分子短小，为网纹及具缘纹孔，直径至48μm。

苍　术

本品粉末棕色。草酸钙针晶细小，长5～30μm，不规则地充塞于薄壁细胞中。纤维大多成束，长梭形，直径约至40μm，壁甚厚，木化。石细胞甚多，有时与木栓细胞连结，多角形、类圆形或类长方形，直径20～80μm，壁极厚。菊糖多见，表面呈放射状纹理。

木　香

本品粉末黄绿色。菊糖多见，表面现放射状纹理。木纤维多成束，长梭形，直径16～24μm，纹孔口横裂缝状、十字状或人字状。网纹导管多见，也有具缘纹孔导管，直径30～90μm。油室碎片有时可见，内含黄色或棕色分泌物。

香加皮

本品粉末淡棕色。草酸钙方晶少数，直径9～20μm。石细胞长方形或类多角形，直径24～70μm 。乳管含无色油滴状颗粒。木栓细胞棕黄色。淀粉粒甚多，单粒类圆形或长圆形，直径3～11μm；复粒由2～6分粒组成。

六、粉末中有树脂道等特征的中药

人　参

粉末淡黄白色，树脂道碎片易见，含黄色块状分泌物。草酸钙簇晶直径20~68μm，棱角锐尖。木栓细胞表面观类方形或多角形，壁细波状弯曲。网纹导管及梯纹导管直径10~56μm。淀粉粒甚多，单粒类球形、半圆形或不规则多角形，直径4~20μm，脐点点状或裂缝状；复粒由2~6分粒组成。

三　七

本品粉末灰黄色。淀粉粒甚多，单粒圆形、半圆形或圆多角形，直径4~30μm；复粒由2~10余分粒组成。树脂道碎片含黄色分泌物。梯纹导管、网纹导管及螺纹导管直径15~55μm。草酸钙簇晶少见，直径50~80μm。

七、粉末中有花粉粒等特征的中药

松花粉

本品置显微镜下观察：花粉粒椭圆形，长45~55μm，直径29~40μm，表面光滑，两侧各有一膨大的气囊，气囊壁有明显的网状纹理，网眼多角形。

蒲　黄

本品粉末黄色。花粉粒类圆形或椭圆形，直径17~29μm，表面有网状雕纹，周边轮廓线光滑，呈凸波状或齿轮状，具单孔，不甚明显。

红　花

本品粉末橙黄色。花冠、花丝、柱头碎片多见，有长管状分泌细胞，常位于导管旁，直径约至66μm，含黄棕色至红棕色分泌物。花冠裂片顶端表皮细胞外壁突起呈短绒毛状。柱头及花柱上部表皮细胞分化成圆锥形单细胞毛，先端尖或稍钝。花粉粒类圆形、椭圆形或橄榄形，直径约至60μm，具3个萌发孔，外壁有齿状突起。草酸钙方晶存在于薄壁细胞中，直径2~6μm。

八、粉末中有淀粉粒、草酸钙针晶和螺纹（或环纹）导管等特征的中药

半　夏

本品粉末类白色。淀粉粒甚多，单粒类圆形、半圆形或圆多角形，直径2~20μm，脐点裂缝状、人字状或星状；复粒由2~6分粒组成。草酸钙针晶束存在于椭圆形黏液细胞中，或随处散在，针晶长20~144μm。螺纹导管直径10~24μm。

天　南　星

粉末类白色，淀粉粒以单粒为主，圆球形或长圆形，直径 2～17μm，脐点点状，裂缝状，大粒层纹隐约可见；复粒少数，由 2～12 分粒组成。草酸钙针晶散在或成束存在于黏液细胞中，长 63～131 μm。草酸钙方晶多见于导管旁的薄壁细胞中，直径 3～20μm。

白　附　子

粉末黄白色。淀粉粒甚多，单粒球形或类球形，直径 2～29μm，脐点点状、裂缝状或人字状；复粒由 2～12 分粒组成，以 2～4 分粒者为多见。草酸钙针晶散在或成束存在于黏液细胞中，针晶长约至 97（136）μm，螺纹导管、环纹导管直径 9～45μm。

山　　药

本品粉末类白色。淀粉粒单粒扁卵形、三角状卵形、类圆形或矩圆形，直径 8～35μm，脐点点状、人字状、十字状或短缝状，可见层纹；复粒稀少，由 2～3 分粒组成。草酸钙针晶束存在于黏液细胞中，长约至 240μm，针晶粗 2～5μm。具缘纹孔导管、网纹导管、螺纹导管及环纹导管直径 12～48μm。

九、粉末中有草酸钙簇晶等特征的中药

白　　芍

本品粉末黄白色。糊化淀粉团块甚多。草酸钙簇晶直径 11～35μm，存在于薄壁细胞中，常排列成行，或一个细胞中含数个簇晶。具缘纹孔及网纹导管直径 20～65μm。纤维长梭形，直径 15～40μm，壁厚，微木化，具大的圆形纹孔。

大　　黄

粉末黄棕色。草酸钙簇晶直径 20～160μm，有的至 190μm。具缘纹孔导管、网纹导管、螺纹导管及环纹导管非木化。淀粉粒甚多，单粒类球形或多角形，直径 3～45μm，脐点星状；复粒由 2～8 分粒组成。

续　　断

粉末黄棕色。草酸钙簇晶甚多，直径 15～50μm，散在或存在于皱缩的薄壁细胞中，有时数个排列成紧密的条状。纺锤形薄壁细胞壁稍厚，有斜向交错的细纹理。具缘纹孔及网纹导管直径约至 72（90）μm。木栓细胞淡棕色，表面观类长方形、类方形、多角形或长多角形，壁薄。

十、粉末中有草酸钙方晶等特征的中药

陈　　皮

本品粉末黄白色至黄棕色。中果皮薄壁组织众多，细胞形状不规则，壁不均匀增厚，

有的作连珠状。果皮表皮细胞表面观多角形、类方形或长方形，垂周壁增厚，气孔类圆形，直径18~26μm，副卫细胞不清晰；侧面观外被角质层，靠外方的径向壁增厚。草酸钙方晶成片存在于中果皮薄壁细胞中，呈多面形、菱形或双锥形，直径3~34μm，长5~53μm，有的一个细胞内含有由两个多面体构成的平行双晶或3~5个方晶。橙皮苷结晶大多存在于薄壁细胞中，黄色或无色，呈圆形或无定形团块，有的可见放射状条纹。螺纹导管、孔纹导管和网纹导管及管胞较小。

猪　苓

粉末灰黄白色。菌丝团：菌丝交织成团，大多无色。菌丝：直径2~10μm，无色或棕色，细长弯曲，有分枝或呈结节状膨大。草酸钙结晶：甚多，正方形八面体、双锥形八面体。

十一、粉末中有草酸钙砂晶的等特征的中药

川　牛　膝

粉末棕色。草酸钙砂晶、方晶散在，或充塞于薄壁细胞中。具缘纹孔导管直径10~80μm，纹孔圆形或横向延长呈长圆形，互列，排列紧密，有的导管分子末端呈梭形。纤维长条形，弯曲，末端渐尖，直径8~25μm，壁厚3~5μm，纹孔呈单斜纹孔或人字形，也可见具缘纹孔、纹孔口交叉成十字形，孔沟明显，疏密不一。

十二、粉末中有碳酸钙结晶等特征的中药

穿　心　莲

叶的表皮碎片：上下表皮均有增大的晶细胞，内含大型螺状钟乳体，直径约至36μm，长约至180μm，较大端有脐样点痕，层纹波状。下表皮气孔密布，直轴式，副卫细胞大小悬殊，也有不定式 。腺鳞头部扁球形，4 、6（8）细胞，直径至40μm ，柄极短。非腺毛1~4细胞，长约至160μm，基部直径约至40μm ，表面有角质纹理。

桑　　叶

本品粉末黄绿色或黄棕色。上表皮有含钟乳体的大型晶细胞，钟乳体直径47~77μm。下表皮气孔不定式，副卫细胞4~6个。非腺毛单细胞，长50~230μm。草酸钙簇晶直径5~16μm；偶见方晶。

十三、粉末中有糊粉粒等特征的中药

八角茴香

本品粉末红棕色。内果皮栅状细胞长柱形，长200~546μm ，壁稍厚，纹孔口十字状或人字状。种皮石细胞黄色，表面观类多角形，壁极厚，波状弯曲，胞腔分枝状，内含棕

黑色物；断面观长方形，壁不均匀增厚。果皮石细胞类长方形、长圆形或分枝状，壁厚。纤维长，单个散在或成束，直径29～60μm，壁木化，有纹孔。中果皮细胞红棕色，散有油细胞。内胚乳细胞多角形，含脂肪油滴和糊粉粒。

小茴香

粉末绿黄色或黄棕色。木化网纹细胞碎片棕色，壁稍厚，具卵圆形网状壁孔。油管碎片黄棕色至深棕色。镶嵌细胞由5～13个狭长细胞组成。胚乳细胞多角形，含多数糊粉粒，每个糊粉粒中含有细小草酸钙簇晶。

槟榔

粉末红棕色至淡棕色。内胚乳碎片众多，白色，细胞多角形，壁厚，纹孔大，含油滴及糊粉粒。外胚乳碎片红棕色，细胞长方形或多角形。种皮石细胞鞋底形，有的内含棕红色物。

第二十六章　中成药的鉴别

中成药是我国传统特有的药品，在组成上讲究配伍，在制剂上注重功效和疾病的性质，在应用上重视辨证用药，在生产和经营管理上与中药材不同，具有其独特的性质，中成药的制剂处方符合传统中医药的组方原则，应用广泛、疗效确切；有上级药品监督部门批准的生产文号，生产工业化和机械化；产品具有特定的质量标准和检验方法；有利于贮运、携带和服用；产品商品化，不仅为医生处方药，也可为患者依据医疗经验和中医药常识购买服用。

第一节　中成药鉴定的特点

中成药鉴定是以中医药理论为指导，运用现代分析的理论和方法，综合检验和控制中成药质量的一门分支学科，是中药鉴定学的重要组成部分。中成药鉴定的对象是中成药的各组成及其所含的有效成分、毒性成分或指标性成分，与单味中药或化学药品的鉴定比较，具有以下特点。

（一）化学成分的复杂性与多样性

1. *成分复杂*　单味中药本身就是多种成分的混合物，当由几味甚至几十味中药组成复方制剂后，所含成分更为复杂。

2. *相互影响*　中成药中的化学成分有时还相互影响，产生某些稳定或不亚稳定的复合物，使含量发生较大变化，给质量分析增加难度。

（二）成分含量不稳定，质量差异大

由于受原料药材、加工炮制、制备工艺等多种因素的影响，不同生产企业，甚至同一生产企业不同批次的同种中成药，其成分的种类和含量往往会有较大差异。中成药成分含量的不稳定性，影响了中成药质量的可控性。中成药质量的影响因素很多，主要表现在以下几方面：

1. *原料药材*　真实、优质、稳定、可控的原料药材是保证中成药质量的基础。原料药材的质量又受品种、产地、栽培（或饲养）管理、采收、加工、包装、运输和贮藏等多种因素的影响。“中药材生产质量管理规范”（GAP）的实施，在规范中药材生产、产地加工、贮藏、运输的全过程中影响质量的关键步骤，确保生产出品质优良、含量稳定的中药材。

2. *炮制方法*　中药材经加工炮制后，其化学成分、性味归经、药理作用、临床疗效等方面都会发生较大变化。为保证中成药的质量，对原料药应依法炮制，以确保中药饮片的质量。

3. *制备工艺*　同一中成药，由于不同生产企业生产工艺的差别，成分含量会有较大

差异。因此，设计合理的制备工艺，采用新技术。新设备，尽可能多地保留有效成分，是保证中成药质量的关键。

4. 辅料　辅料是指生产中成药时所使用的赋形剂，如蜂蜜、蜂蜡、麻油、淀粉、糊精、蔗糖等。在对中成药进行质量分析时，应注意辅料对测定结果的影响。因此样品在测定前必须经过预处理，排除辅料的干扰。

5. 贮藏　引起中成药质量变化的环境因素很多，包括空气、温度、湿度、光线、微生物等。因此，采取适当的贮藏养护措施，是保证中成药质量的重要环节。

（三）有效成分的非单一性

按生物活性不同，中成药中的化学成分可分为有效成分、辅助成分和无效成分三类。中成药的疗效不是单一成分作用的结果，也不是某些成分作用的简单加和。目前，单位中药的有效成分及辅助成分尚不十分清楚，当由几味甚至几十味中药，而是多种成分的协同作用组成复方制剂后，其有效成分的种类与数量，成分间的相互作用与影响，药物成分与机体的相互作用等，构成了中成药整体疗效的复杂体系。所以，仅对其中1~2种成分作为定量指标，难以制定合理、客观的质量控制标准。中药复方制剂的成分监测应逐渐由1~2种指标成分向多种指标成分过渡，由指标成分向效应成分发展。

（四）药物配伍的独特性

中成药的组方原则有君、臣、佐、使之分，在质量分析时，应进行处方分析，首选君药和臣药的有效成分做为定量指标，进行质量评价。难以用某种或某些成分的含量评价中成药的质量。目前，多根据制剂中君药或臣药有效成分的特性，建立控制其质量的方法。

总之，中成药鉴定具有成分复杂、剂型多样、干扰因素多、含量变异大、杂质较多、测定困难等特点。

第二节　中成药鉴定的程序与方法

一、取样

与中药材的取样一样，中成药的取样应有代表性、科学性和真实性，取样量应至少可供3次全检的用量。

二、鉴别

中成药的鉴别，是利用制剂中各原料药的显微特征、所含成分的理化性质、色谱和光谱特征等，鉴别制剂的真实性及各药味真伪的方法。目前，中成药的鉴别方法主要有显微鉴别法和理化鉴别法两大类。

（一）显微鉴定

中成药的显微鉴定是指用显微镜对中成药中各粉末药材特有的组织、细胞及细胞内含物等显微特征进行鉴别的方法。适用于含有药材粉末的中成药，如丸剂、散剂、片剂等。主要检查制剂中是否有缺少或代用的药材。中成药在进行显微鉴别时，首先要进行处方分析，再根据分析结果，取样制片，在显微镜下观察其特征，最后确定其组成是否符合规定。

1. 处方分析　中成药的显微鉴别不同于单味药的粉末鉴别，其多药味的组成、各种加工手段及制备过程中加入的辅料都会对处方原料药材的显微特征产生干扰，使某些显微特征发生改变，甚至消失。因此，在进行中成药的显微鉴别时，不能简单地直接选用单味药材的鉴别特征，而必须进行处方分析。

（1）专属性显微特征的确定：首先，对制剂中含有的原药材粉末的显微特征逐一进行观察比较，选取该药材在本制剂中易观察、专属性强的显微特征 1～2 个，作为你表明该药味存在的鉴别依据。

（2）鉴别药味的选择：对组成药味较多的中成药，一般不需要逐个进行鉴别，应以组方原则首选主药、贵重药和毒性药进行鉴别。这是因为主药是针对主病或主证起主要治疗作用的药物，贵重药常有不投料、少投料或用其他药材替代投料的现象，毒性药影响中成药的安全性。对投料量少或缺少专属性特征的药材可不作分析。国家药品标准规定的中成药显微特征，都是经处方分析后选取的专属性鉴别特征。

2. 显微制片　在进行显微鉴别时，应按剂型的不同，采用不同的制片方法。

（1）散剂、胶囊剂：可直接取粉末制片。

（2）片剂：可取 2～3 片研细，混匀，再取粉末适量制片。

（3）水丸：可取数丸置乳钵中研细，混匀，再取粉末适量制片。

（4）蜜丸：可将丸药沿正中切开，从切面由外至内刮取少许样品，置玻片上，滴加适宜的试液，用玻棒搅匀，按粉末制片法装片。

（5）含升华性成分的制剂：可取其粉末进行微量升华，收集升华物进行显微观察。

3. 显微观察　显微观察时要根据处方分析的结果或药品标准的规定，有目的、按步骤地观察组成药物的显微特征，一般需要观察 5 个以上显微标本片，根据能否观察到某药材的专属性特征，判断制剂中该药材是否存在。

（二）理化鉴定

中成药的理化鉴别是是指利用制剂中所含某些化学成分的物理或化学性质，通过化学方法或仪器分析的方法，鉴定中成药真伪的过程。常用的定性方法有化学反应鉴别法、微量升华鉴别法、荧光分析鉴别法、显微化学鉴别法、光谱鉴别法、色谱鉴别法等。薄层色谱法具有分离和鉴定的双重作用，只要一些特征斑点重现性好，就可以作为鉴定依据，具有较强的适用性。

（三）定量分析

中成药的定量分析是依据原料药的主要成分、有效成分进行含量测定的方法，它是目前控制中成药内在质量的主要方法。

（1）有效成分明确的中成药：应进行有效成分的含量测定。

（2）有效成分类别大致明确的中成药：可测定某些成分的总含量，以控制中成药的质量。

（3）有效成分不明确或无确切测定方法的中成药：可采用下列方法：①测定一种或几种认为可能的有效成分或主要成分的含量。②测定制剂的总固体量或浸出物含量。③选择在炮制、制备或贮藏等过程中易损失的成分进行含量测定或限量测定。④采用生物碱测定方法检测中成药药理作用的强度，定出供试品的效价并以此控制中成药的质量。

（四）结果判断

判断某一中成药是否合格，必须按照药品标准对其进行全面检查，并全部符合规定。如全检后某项不符合规定，就应判为不合格品。药品质检人员在经验过程中应实事求是，准确地做好经验记录，并根据检验结果得出检验结论，填写检验报告书。检验结论必须明确“符合规定”或“不符合规定”。

二　妙　丸

本品为苍术（炒）500g、黄柏（炒）500g 制成的丸剂。取上两味，粉碎成细粉，过筛，混匀，用水泛丸，干燥，即得。

【性状】本品为黄棕色的水丸；气微香，味苦涩。

【显微鉴别】取本品，置显微镜下观察，草酸钙针晶细小，长 5 ~ 32μm，不规则地充塞于薄壁细胞中。黄色纤维大多成束，周围细胞含草酸钙方晶，形成方晶纤维，含晶细胞壁木化，增厚；可见黄色不规则分支状石细胞。

第五单元

中药的理化鉴别

第二十七章　中药理化鉴定基础知识

理化鉴定是利用物理、化学或仪器分析的方法，对中药含有的有效成分、指标成分或类别成分进行定性、定量分析，或对中药含有的可溶性物质进行测定，或对中药的纯净程度、有害或有毒物质进行限量检查，以鉴定中药的真伪、纯度和质量的方法。包括了《中国药典》中的“理化鉴别”、“检查”、“浸出物”和“含量测定”等内容。根据使用的目的的不同，可分为定性和定量两大类。定性是对中药的真伪的鉴定；定量是对中药质量和纯度的鉴定。根据分析方法的不同，可分为物理常数测定法、化学定性分析法、化学定量分析法、色谱和光谱法等。

一、物理常数的确定

中药的有效成分多为有机化合物，有一定的物理常数，如相对密度、热点、旋光度等。当药材中惨有其他物质时，物理常数会随之改变。物理常数的测定，对鉴定含挥发油，油脂，树脂等成分的中药，具有重要意义。

二、化学定性鉴别

化学定性鉴别是利用药材中的化学成分能与某些试剂产生特殊的颜色变化或沉淀反应等现象来检视中药真实性的方法。可将试剂加到药材表面，切片，粉末，升华物或自备的供试液中，观察反应现象。将样品制成适宜的供试液可除去干扰，提高鉴定反应的专属性，如用水常温下浸泡过夜，滤液可供检验氨基酸，蛋白质等；用不同浓度的乙醇回流提取，其滤液可供检验生物碱，黄酮，酚类，有机酸等。现将常用的化学鉴别反应举例介绍如下。

（一）含生物碱中药的定性反应

1. 沉淀反应　通常在酸性水溶液中进行，但需注意，鞣质氨基酸和蛋白质在此条件下也能与生物碱沉淀试剂产生沉淀对鉴别有干扰，应先除去。生物碱沉淀试剂有：①碘化汞钾试剂：生成类白色或黄色沉淀。②碘化铋钾试剂：生成黄色，橘红色或红棕色沉淀。③碘－碘化钾试剂：生成棕色至褐色沉淀。④硅钨酸试剂：生成灰白色或淡黄色沉淀。

2. 显色反应　①矾酸铵－浓硫酸溶液；②钼酸铵－浓硫酸溶液；③对二甲氨基苯甲醛试剂。不同的生物碱产生不同的颜色。

（二）含黄酮的中药定性反应

1. 盐酸－镁粉反应：多数显橙色至红紫色。

2. 四氢硼钠反应：二氢黄酮类呈红色至紫红色。

（三）含蒽苷的中药定性反应

1. 碱液试验：（氢氧化钠、碳酸钠、氢氧化铵）显橙色、红色。

2. 乙酸镁反应：显黄色、橘红色、紫色或蓝紫色。

3. 微量升华：蒽醌类化合物具有升华的性质，。可取少量样品粉末进行微量升华，可见多种有色升华结晶，此结晶遇碱溶液溶解并呈红色

（四）含皂苷的中药定性反应

1. 泡沫反应：取样品粉末，加水10ml，煮沸10分钟，滤过，滤液强烈振摇，产生持久性泡沫。

2. 醋酐－浓硫酸反应：显红色，渐变紫色至蓝色，最终可变污绿色。

3. 三氯乙酸反应：将供试液滴在滤纸上，滴加三氯乙酸试剂，加热至60℃或100℃，显红色渐变为紫色。

4. 三氯甲烷－浓硫酸反应：三氯甲烷层显红色或蓝色，硫酸层有绿色荧光出现。

（五）可利用荧光定性的中药

利用中药中所含的某些成分，在吸收紫外光（或自然光）时能产生一定颜色荧光的性质，对中药进行鉴别。

直接取中药饮片、粉末或其浸出液在紫外光下进行观察。此外，可利用荧光显微镜观察中药的切片或粉末，确定化学成分存在的部位。

相关链接：化学定量分析法、色谱和光谱法可参见《药物分析》、《仪器分析》中的相关内容，了解它们的原理、方法，了解控制中药质量先进的科学手段。

实 训

任务一：观察黄连、秦皮、大黄的荧光，说说它们的荧光颜色。

任务二：大黄微量升华的结晶，说说哪类成分才能升华。

结题实训：自己查阅文献资料，并制定鉴别方案，运用性状、显微与理化鉴别的技能与技巧，从无标签的5～10种中药中找出某种中药。根据工作过程与结果出具鉴定报告。